Biomecânica Básica

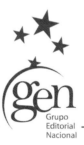

O GEN | Grupo Editorial Nacional – maior plataforma editorial brasileira no segmento científico, técnico e profissional – publica conteúdos nas áreas de ciências da saúde, exatas, humanas, jurídicas e sociais aplicadas, além de prover serviços direcionados à educação continuada e à preparação para concursos.

As editoras que integram o GEN, das mais respeitadas no mercado editorial, construíram catálogos inigualáveis, com obras decisivas para a formação acadêmica e o aperfeiçoamento de várias gerações de profissionais e estudantes, tendo se tornado sinônimo de qualidade e seriedade.

A missão do GEN e dos núcleos de conteúdo que o compõem é prover a melhor informação científica e distribuí-la de maneira flexível e conveniente, a preços justos, gerando benefícios e servindo a autores, docentes, livreiros, funcionários, colaboradores e acionistas.

Nosso comportamento ético incondicional e nossa responsabilidade social e ambiental são reforçados pela natureza educacional de nossa atividade e dão sustentabilidade ao crescimento contínuo e à rentabilidade do grupo.

Biomecânica Básica

Susan J. Hall, Ph.D.
College of Health Sciences
University of Delaware

Revisão Técnica
Eliane Ferreira
Mestre em Morfologia.
Professora do curso de Mestrado Profissional em Gestão do Trabalho para
Qualidade do Ambiente Construído da Universidade Gama Filho.
Conteudista digital da Yduqs.

Oitava edição

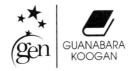

- A autora deste livro e a editora empenharam seus melhores esforços para assegurar que as informações e os procedimentos apresentados no texto estejam em acordo com os padrões aceitos à época da publicação. Entretanto, tendo em conta a evolução das ciências, as atualizações legislativas, as mudanças regulamentares governamentais e o constante fluxo de novas informações sobre os temas que constam do livro, recomendamos enfaticamente que os leitores consultem sempre outras fontes fidedignas, de modo a se certificarem de que as informações contidas no texto estão corretas e de que não houve alterações nas recomendações ou na legislação regulamentadora.

- Data do fechamento do livro: 26/08/2020

- A autora e a editora se empenharam para citar adequadamente e dar o devido crédito a todos os detentores de direitos autorais de qualquer material utilizado neste livro, dispondo-se a possíveis acertos posteriores caso, inadvertida e involuntariamente, a identificação de algum deles tenha sido omitida.

- **Atendimento ao cliente: (11) 5080-0751 | faleconosco@grupogen.com.br**

- Translation of the Eighth edition in English of:
  BASIC BIOMECHANICS
  Original edition copyright © 2019 by McGraw-Hill Education.
  Previous editions © 2015, 2012, and 2007.
  All rights reserved.
  ISBN: 978-1-259-91387-7

  Portuguese edition copyright © 2021 by Editora Guanabara Koogan Ltda.
  All rights reserved.

- Direitos exclusivos para a língua portuguesa
  Copyright © 2021
  EDITORA GUANABARA KOOGAN LTDA.
  Uma editora integrante do GEN | Grupo Editorial Nacional
  Travessa do Ouvidor, 11
  Rio de Janeiro – RJ – CEP 20040-040
  www.grupogen.com.br

- Reservados todos os direitos. É proibida a duplicação ou reprodução deste volume, no todo ou em parte, em quaisquer formas ou por quaisquer meios (eletrônico, mecânico, gravação, fotocópia, distribuição pela Internet ou outros), sem permissão, por escrito, da EDITORA GUANABARA KOOGAN LTDA.

- Editoração eletrônica: R.O. Moura
- Imagem da capa: © FS-Stock

- Ficha catalográfica

CIP-BRASIL. CATALOGAÇÃO NA PUBLICAÇÃO
SINDICATO NACIONAL DOS EDITORES DE LIVROS, RJ

H184b
8. ed.

    Hall, Susan J., 1953-
        Biomecânica básica / Susan J. Hall ; revisão técnica Eliane Ferreira. - 8. ed. - [Reimpr.] - Rio de Janeiro : Guanabara Koogan, 2022.
        il. ; 28 cm.

        Tradução de: Basic biomechanics
        Apêndice
        Inclui bibliografia e índice
        ISBN 978-85-277-3650-3

        1. Biomecânica. I. Ferreira, Eliane. II. Título.

20-65804   CDD: 571.43
                     CDU: 577.3

Leandra Felix da Cruz Candido - Bibliotecária - CRB-7/6135

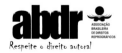

Prefácio

A oitava edição de *Biomecânica Básica* foi totalmente atualizada e reestruturada. Com os avanços no campo interdisciplinar da biomecânica, é importante que os livros-textos básicos reflitam a natureza desta ciência. Assim, o texto foi revisado, expandido e atualizado, com o objetivo de apresentar informações relevantes sobre pesquisas recentes e preparar o estudante para *analisar* a biomecânica humana.

Esta edição mantém exemplos qualitativos e quantitativos de modo equilibrado, bem como aplicações e problemas elaborados para ilustrar os princípios discutidos. Considerando-se que alguns alunos iniciantes em biomecânica podem não ter uma base forte em matemática, os problemas e as aplicações apresentados são acompanhados por orientações práticas sobre a abordagem aos problemas quantitativos.

Organização

Cada capítulo segue um formato objetivo e de fácil leitura, com a apresentação dos novos conceitos consistentemente acompanhada por exemplos de movimentos humanos e aplicações ao longo da vida e nas atividades desportivas, clínicas e cotidianas.

Destaque para o conteúdo novo

As informações científicas sobre tópicos relevantes foram atualizadas. Todos os capítulos foram revisados com o propósito de incorporar as mais recentes pesquisas em biomecânica, e muitos exemplos e aplicações em esportes e na clínica foram incluídos. Os tópicos acrescentados ou expandidos incluem corrida com os pés descalços e economia de corrida, alongamento e desempenho, saúde óssea e voos espaciais, tacadas de golfe, lesões do ligamento cruzado anterior, fadiga muscular e técnicas de natação.

Cobertura equilibrada

A biomecânica é um campo da ciência que analisa os aspectos mecânicos dos organismos biológicos. Este livro se concentra nos fatores biomecânicos, anatômicos e mecânicos do ser humano, bem como abrange aplicações funcionais. Nesta edição, a abordagem integrada para a cobertura dessas áreas foi mantida.

Aplicações orientadas

Em todos os capítulos desta edição é apresentada uma ampla gama de aplicações atualizadas sobre o movimento humano, muitas extraídas da mais recente literatura sobre biomecânica. Ênfase especial foi dada aos exemplos que se aplicam a todas as faixas etárias e que tratam de assuntos clínicos e cotidianos, além de aplicações desportivas.

Laboratório

Ao fim de cada capítulo há uma seção intitulada Laboratório, na qual o leitor poderá colocar em prática a teoria estudada.

Características pedagógicas

Além das seções Autoavaliação, Avaliação adicional, Laboratório e listas de palavras-chave e *sites* relacionados que constam no fim dos capítulos, foram mantidas outras características das edições anteriores, como definições de termos nas margens das páginas, exemplos de problemas, resumos, referências bibliográficas e apêndices.

Agradecimentos

Gostaria de agradecer os seguintes revisores: Jean McCrory (West Virginia University), Marcus William Barr (Ohio University), Alex Jordan (Concordia University), Matthew Wagner (Sam Houston State University), Mark Geil (Georgia State University), Jacob Sosnoff (University of Illinois at Urbana-Champaign), A. Page Glave (Sam Houston State University), Nicholas Hanson (Western Michigan University, Eric E. LaMott (Concordia University, St. Paul) e Michael Torry (Illinois State University).

Por fim, agradeço os estudantes e colegas que, ao longo dessas oito edições, têm contribuído com excelentes sugestões.

Susan J. Hall
Deputy Dean,
College of Health Sciences
University of Delaware

Sumário

1 O Que É Biomecânica?, 1

Biomecânica | Definição e perspectiva, 2

Abordagem para solução de problemas, 9

2 Conceitos Cinemáticos para a Análise do Movimento, 19

Formas de movimento, 20

Terminologia de referência padrão, 22

Terminologia do movimento articular, 25

Sistemas de referência espacial, 30

Análise do movimento humano, 31

Ferramentas para mensuração de grandezas cinemáticas, 38

3 Conceitos Cinéticos para a Análise do Movimento, 43

Conceitos básicos relacionados com a cinética, 44

Cargas mecânicas sobre o corpo humano, 51

Efeitos do carregamento, 55

Ferramentas para mensuração de grandezas cinéticas, 56

Álgebra vetorial, 57

4 Biomecânica do Crescimento e do Desenvolvimento Ósseos, 65

Composição e estrutura do tecido ósseo, 66

Crescimento e desenvolvimento ósseos, 69

Resposta óssea ao estresse, 71

Osteoporose, 75

Lesões ósseas comuns, 77

5 Biomecânica das Articulações, 85

Arquitetura da articulação, 86

Estabilidade articular, 91

Flexibilidade articular, 93

Técnicas para aumentar a flexibilidade articular, 96

Lesões e patologias comuns das articulações, 100

6 Biomecânica do Músculo Esquelético, 107

Propriedades comportamentais da unidade musculotendínea, 108

Organização estrutural do músculo esquelético, 109

Função do músculo esquelético, 118

Fatores que afetam a produção de força muscular, 122

Força, potência e resistência musculares, 126

Lesões musculares comuns, 131

7 Biomecânica do Membro Superior, 137

Estrutura do ombro, 138

Movimentos do complexo do ombro, 141

Cargas sobre o ombro, 147

Lesões comuns do ombro, 150

Estrutura do cotovelo, 152

Movimentos do cotovelo, 154

Cargas sobre o cotovelo, 156

Lesões comuns do cotovelo, 157

Estrutura do punho, 160

Movimentos do punho, 161

Estrutura das articulações da mão, 163

Movimentos da mão, 164

Lesões comuns do punho e da mão, 167

8 Biomecânica do Membro Inferior, 173

Estrutura do quadril, 174

Movimentos do quadril, 175

Cargas sobre o quadril, 179

Lesões comuns do quadril, 181

Estrutura do joelho, 182

Movimentos do joelho, 185

Cargas sobre o joelho, 187

Lesões comuns do joelho e da perna, 189

Estrutura do tornozelo, 192

Movimentos do tornozelo, 193

x BIOMECÂNICA BÁSICA

Estrutura do pé, 194

Movimentos do pé, 197

Cargas sobre o pé, 198

Lesões comuns do tornozelo e do pé, 199

9 Biomecânica da Coluna Vertebral, 209

Estrutura da coluna vertebral, 210

Movimentos da coluna vertebral, 218

Músculos da coluna vertebral, 220

Cargas sobre a coluna vertebral, 227

Lesões comuns das costas e do pescoço, 232

10 Cinemática Linear do Movimento, 243

Grandezas cinemáticas lineares, 244

Aceleração, 250

Cinemática do movimento de projétil, 254

Fatores que influenciam a trajetória do projétil, 257

Análise do movimento de um projétil, 262

11 Cinemática Angular do Movimento, 271

Observação da cinemática angular
do movimento humano, 272

Mensuração dos ângulos, 272

Relações cinemáticas angulares, 276

Relações entre os movimentos linear e angular, 284

12 Cinética Linear do Movimento, 295

Leis de Newton, 296

Comportamento mecânico dos corpos em contato, 299

Relações entre trabalho, potência e energia, 312

13 Equilíbrio e Movimento, 323

Equilíbrio, 324

Centro de gravidade, 338

Estabilidade e balanço, 342

14 Cinética Angular do Movimento, 351

Resistência à aceleração angular, 352

Momento angular, 356

Análogos angulares das
leis de Newton do movimento, 364

Força centrípeta, 366

15 Movimento em um Meio Fluido, 371

Natureza dos fluidos, 372

Flutuabilidade, 375

Arrasto, 377

Força de sustentação, 383

Propulsão em um meio fluido, 389

Apêndices

A Matemática Básica e Habilidades Relacionadas, 395

B Funções Trigonométricas, 400

C Unidades de Medida Comuns, 403

D Parâmetros Antropométricos, 404

Glossário, 407
Índice Alfabético, 413

Biomecânica Básica

O Que É Biomecânica?

1

Ao término deste capítulo, você será capaz de:

Definir os termos *biomecânica, estática, dinâmica, cinemática* e *cinética*, além de explicar de que maneira estão relacionados

Descrever a finalidade da pesquisa científica feita por biomecânicos

Distinguir entre abordagens qualitativas e quantitativas para a análise do movimento

Explicar como formular questões para a análise qualitativa do movimento

Utilizar as 11 etapas identificadas no capítulo para resolver problemas formais.

©Vaara/iStock/Getty Images RF

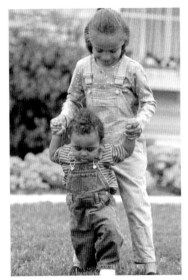

Aprender a andar é uma tarefa ambiciosa por uma perspectiva biomecânica. ©Ariel Skelley/Getty Images.

▼

Cursos de anatomia, fisiologia, matemática, física e engenharia fornecem as bases para o conhecimento da biomecânica.

Biomecânica
Aplicação dos princípios mecânicos no estudo dos organismos vivos.

Antropometria é o estudo do tamanho, da forma e da composição dos segmentos corporais. Características antropométricas podem predispor um atleta ao sucesso em um esporte e ser desvantajosas para a participação em outro. Foto da esquerda: ©Fuse/Corbis/Getty Images RF; Foto da direita: ©Comstock/Getty Images RF.

Mecânica
Ramo da física que analisa as ações de forças sobre partículas e sistemas mecânicos.

Estática
Ramo da mecânica que lida com sistemas em estado constante de movimento.

Dinâmica
Ramo da mecânica que lida com sistemas sujeitos a aceleração.

Por que alguns jogadores de golfe colocam efeito na bola? Como trabalhadores podem evitar o desenvolvimento de dor lombar? Que dicas um professor de educação física pode fornecer para ajudar seus alunos a dar um saque no voleibol? Por que alguns indivíduos idosos tendem a cair? Todos nós admiramos os movimentos fluidos e graciosos de atletas habilidosos em diferentes esportes. Também observamos os primeiros passos desajeitados de uma criança, o lento progresso de uma pessoa lesionada com um aparelho gessado e a marcha hesitante e desequilibrada da pessoa idosa que utiliza uma bengala. Quase todas as classes de atividades incluem um estudante que parece adquirir novas habilidades com extrema facilidade e outro que tropeça quando executa um salto ou erra a bola quando tenta pegá-la, chutá-la ou sacá-la. O que permite a alguns indivíduos executar movimentos complexos com tanta facilidade enquanto outros parecem ter dificuldade com movimentos relativamente simples?

Embora as respostas a essas perguntas tenham suas raízes em aspectos fisiológicos, psicológicos ou sociológicos, os problemas identificados são todos de natureza biomecânica. Este livro fornecerá uma base para identificação, análise e solução de problemas relacionados com a biomecânica do movimento humano.

Biomecânica | Definição e perspectiva

O termo **biomecânica** combina o prefixo *bio*, que significa "vida", com o campo da *mecânica*, que é o estudo das ações de forças. A comunidade internacional de cientistas adotou o termo *biomecânica* no início da década de 1970 para descrever a ciência que envolvia o estudo dos aspectos mecânicos de organismos vivos. Dentro dos campos da cinesiologia e da ciência do exercício, o organismo vivo mais estudado é o corpo humano. As forças estudadas incluem tanto forças internas produzidas pelos músculos como forças externas que atuam sobre o corpo.

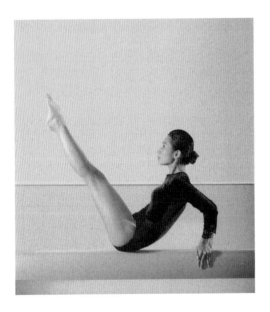
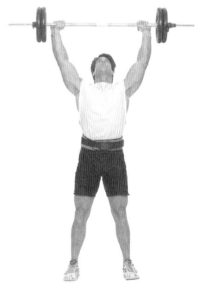

Biomecânicos utilizam as ferramentas da **mecânica**, o ramo da física que envolve a análise das ações das forças, para estudar aspectos anatômicos e funcionais dos organismos vivos (Figura 1.1). **Estática** e **dinâmica** são os dois principais sub-ramos da mecânica. Estática é o estudo de sistemas em estado constante de movimento, ou seja, em repouso (sem movimento) ou se movendo em velocidade constante. Dinâmica é o estudo dos sistemas nos quais a aceleração está presente.

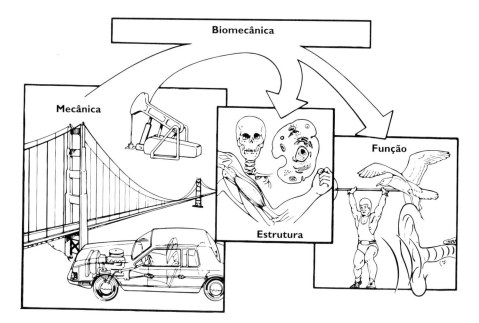

Figura 1.1

A biomecânica utiliza os princípios da mecânica para resolver problemas relacionados com a estrutura e a função dos organismos vivos.

Cinemática e **cinética** são outras subdivisões do estudo biomecânico. O que somos capazes de visualizar em um corpo em movimento é denominado *cinemática* do movimento. A cinemática envolve o estudo do tamanho, sequenciamento e cronologia do movimento, sem referência às forças que o causam ou que dele resultam. A cinemática de um exercício ou a execução da habilidade desportiva também é conhecida, mais comumente, como *forma* ou *técnica*. Enquanto a cinemática descreve a aparência do movimento, a cinética estuda as forças associadas a ele. A força pode ser uma ação de puxar ou empurrar um corpo. O estudo da biomecânica humana pode incluir questões sobre se a quantidade de força que os músculos produzem é ideal para o propósito pretendido do movimento.

Cinemática
Estudo da descrição do movimento, considerando espaço e tempo.

Cinética
Estudo da ação das forças.

Apesar de a biomecânica ser relativamente nova como um campo reconhecido da pesquisa científica, considerações biomecânicas são áreas de interesse em diferentes disciplinas científicas e campos profissionais. A biomecânica pode ter aplicações acadêmicas em zoologia; ortopedia; cardiologia; medicina desportiva; engenharia biomédica ou biomecânica; fisioterapia; ou cinesiologia, com um interesse mútuo nos aspectos biomecânicos da estrutura e função dos organismos vivos.

A biomecânica do movimento humano é uma das subdisciplinas da **cinesiologia**. Embora alguns biomecânicos estudem tópicos como a locomoção de ostras, fluxo sanguíneo por artérias contraídas ou micromapeamento de cavidades dentárias, este livro focaliza primariamente a biomecânica do movimento humano a partir da perspectiva da análise do movimento.

Cinesiologia
Estudo do movimento humano.

A biomecânica é um ramo científico da **medicina desportiva**. *Medicina desportiva* é um termo abrangente que engloba aspectos clínicos e científicos do exercício e dos esportes. O American College of Sports Medicine é um exemplo de organização que promove a interação de tópicos relacionados com a medicina desportiva.

Medicina desportiva
Aspectos clínicos e científicos de esportes e exercícios.

Quais são os problemas estudados pela biomecânica?

Como esperado, em razão dos diferentes campos científicos e profissionais representados, os biomecânicos estudam questões ou problemas diversos. Por exemplo, zoologistas examinaram os padrões de locomoção de dezenas de animais caminhando, correndo, trotando e galopando em velocidades controladas em uma esteira ergométrica, a fim de determinar por que os animais escolhem comprimento de passo e ritmo de passadas particulares em uma

> Na pesquisa, cada novo estudo, investigação ou experiência geralmente é projetado para responder a uma questão ou problema em particular.

determinada velocidade. Eles concluíram que, na verdade, a corrida consome menos energia do que a marcha em pequenos animais até o tamanho de cães, mas, para animais maiores, como cavalos, a corrida é mais extenuante.[8] Um dos desafios desse tipo de pesquisa é determinar como persuadir um gato, cão ou peru a correr em uma esteira ergométrica (Figura 1.2).

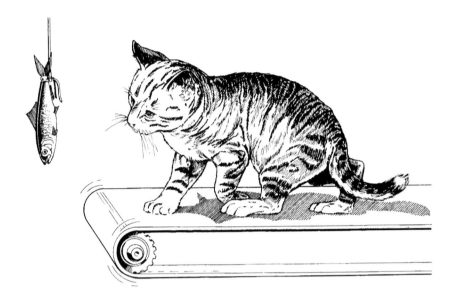

Figura 1.2
A pesquisa sobre a biomecânica das marchas de animais propõe algumas questões interessantes.

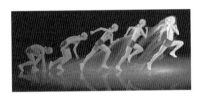

Os biomecânicos estudaram vários aspectos da corrida. ©Sergey Nivens/Shutterstock.com.

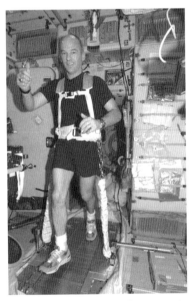

O exercício no espaço é importante para a prevenção da perda de massa óssea entre astronautas. Fonte: NASA.

Entre os seres humanos, o gasto energético de uma corrida aumenta de acordo com a velocidade, assim como com a quantidade de peso carregada pelo corredor. Expresso como consumo de oxigênio (VO_2) a uma determinada velocidade submáxima de corrida, esse gasto energético é conhecido como *economia de corrida*. A economia de corrida é uma função de uma combinação de fatores fisiológicos e biomecânicos, incluindo história e volume de treinamento, flexibilidade e rigidez e dieta.[2] Curiosamente, pesquisadores demonstraram que correr descalço ou com calçado minimalista (simples) é mais econômico do que correr com tênis de corrida, possivelmente graças ao armazenamento e ao retorno de energia elástica nos pés, e à diferença no peso do calçado.[6]

Nos EUA, a National Aeronautics and Space Administration (NASA) patrocina outra linha multidisciplinar da pesquisa biomecânica com o intuito de promover a compreensão dos efeitos da microgravidade sobre o sistema musculoesquelético humano. A preocupação se dá porque os astronautas que saíram do campo gravitacional da Terra por somente alguns dias retornaram com atrofia muscular, alterações nos sistemas cardiovascular e imunológico, e diminuição da densidade, mineralização e resistência ósseas, especialmente nos membros inferiores.[17] O tópico da perda óssea, em particular, atualmente é um fator limitante para os voos espaciais de longa duração. Tanto o aumento da reabsorção óssea como a diminuição da absorção de cálcio parecem ser os responsáveis (ver Capítulo 4).[7]

Desde os primeiros dias das viagens espaciais, biomecânicos projetaram e construíram diversos equipamentos para exercícios no espaço, a fim de promover a realização de atividades normais para a manutenção óssea. Parte desta pesquisa se concentrou no projeto de esteiras ergométricas que carregam os ossos dos membros com índices de deformação e distensão, e são ideais para o estímulo da formação de osso novo. Outras abordagens envolvem a combinação da contração muscular voluntária com a estimulação elétrica dos músculos a fim de manter a massa e o tônus muscular. Entretanto, até o momento, não foi encontrado substituto adequado para a carga do peso corporal, e assim prevenir as perdas óssea e muscular no espaço.

A manutenção de uma densidade mineral óssea suficiente também é um tópico de preocupação aqui na Terra. A osteoporose é uma condição na qual a massa e a resistência mineral óssea estão muito comprometidas, de modo que as atividades do dia a dia podem causar dor e fratura óssea. Essa condição é encontrada na maioria dos idosos, com início mais precoce em mulheres, e está se tornando cada vez mais prevalente em todo o mundo com o aumento da idade média da população. Aproximadamente 40% das mulheres sofrem uma ou mais fraturas osteoporóticas após os 50 anos, e após os 60 anos aproximadamente 90% de todas as fraturas em homens e mulheres estão relacionadas com a osteoporose. Os locais mais comuns de fraturas são nas vértebras, com a presença de uma fratura indicando risco elevado de futuras fraturas vertebrais e do quadril. Esse tópico é explorado mais profundamente no Capítulo 4.

Outra área problemática está desafiando biomecânicos que estudam a diminuição da mobilidade de idosos. A idade está associada a uma diminuição da capacidade de equilíbrio, e idosos pendulam e caem com maior frequência do que adultos jovens, embora os motivos destas alterações ainda não sejam bem compreendidos. Quedas estão particularmente relacionadas com fraturas do quadril, e são problemas médicos extremamente sérios, comuns e caros entre idosos. A cada ano, nos EUA, as quedas causam grandes porcentagens de fraturas de quadril, punho e vertebrais, lesões cranianas e lacerações. As equipes de pesquisa biomecânica estão investigando fatores biomecânicos que possibilitem aos indivíduos evitar quedas, as características de quedas seguras, as forças sofridas por diferentes partes do corpo durante as quedas, e as estratégias para a prevenção de quedas.

A pesquisa feita por biomecânicos clínicos resultou em melhoria da marcha entre crianças com paralisia cerebral, uma condição que envolve altos níveis de tensão e espasticidade muscular. A marcha do indivíduo com paralisia cerebral se caracteriza pela excessiva flexão do joelho durante a fase de apoio. Este problema é tratado com o alongamento cirúrgico dos tendões da musculatura isquiotibial para melhorar a extensão do joelho durante o apoio. Entretanto, em alguns pacientes o procedimento também diminui a flexão do joelho durante a fase do balanço da marcha, resultando em um caminhar que arrasta o pé. Depois que as pesquisas demonstraram que os pacientes com este problema exibiam cocontração do reto femoral e da musculatura isquiotibial durante a fase do balanço, os ortopedistas começaram a tratar o problema fixando cirurgicamente o reto femoral à inserção do sartório. Essa criativa abordagem com base na pesquisa biomecânica permitiu um grande avanço na normalização da marcha em crianças com paralisia cerebral.

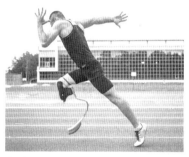

Os biomecânicos estão projetando próteses que permitem aos amputados competir em alto nível em eventos de corrida. ©sportpoint/Shutterstock.com.

A pesquisa feita por biomecânicos também resultou na melhoria da marcha de crianças e adultos com amputações abaixo do joelho. A marcha com uma prótese cria maior demanda metabólica, que pode ser particularmente significativa para idosos amputados e para amputados jovens ativos participantes de atividades desportivas nas quais o condicionamento aeróbico é requerido. Em resposta a este problema, os pesquisadores desenvolveram uma gama de próteses de perna e pé que armazenam e retornam a energia mecânica durante a marcha, reduzindo o custo metabólico da locomoção. Estudos demonstraram que próteses mais complacentes são mais bem adaptadas para deambuladores ativos e rápidos, enquanto próteses que fornecem uma base de apoio mais estável geralmente são preferidas para a população idosa. Atualmente, os pesquisadores estão desenvolvendo uma nova classe de pé protético "biônico" que se destina a imitar melhor a marcha normal.[13]

Biomecânica ocupacional é um campo que aborda a prevenção das lesões relacionadas com o trabalho e a melhoria das condições de trabalho e desempenho do trabalhador. Os pesquisadores neste campo aprenderam que a dor lombar relacionada com o trabalho pode derivar não somente da manipulação de materiais pesados, mas de posturas não naturais, movimentos súbitos e inesperados e características de determinados trabalhadores.[1,16]

Biomecânicos também contribuíram para melhorias no desempenho em alguns esportes por meio de projetos de equipamentos inovadores. Um exemplo excelente é o Klapskate, um patim de velocidade equipado com uma dobradiça

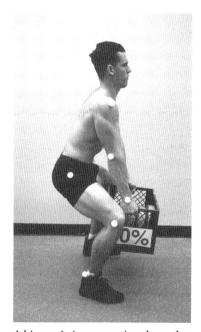

A biomecânica ocupacional envolve o estudo dos fatores de segurança em atividades como o levantamento de pesos. ©Susan Hall.

próximo aos pododáctilos que permite ao patinador fazer uma flexão plantar no tornozelo na fase do impulso, resultando em velocidades de patinação 5% maiores do que as obtidas com os patins tradicionais.[10] O Klapskate foi projetado por van Ingen Schenau e de Groot, com base no estudo da técnica do deslizamento durante o impulso na velocidade da patinação realizado por van Ingen Schenau e Baker, bem como no trabalho da coordenação intermuscular do salto vertical feito por Bobbert e van Ingen Schenau.[4] Quando o Klapskate foi utilizado pela primeira vez por competidores nas Olimpíadas de Inverno de 1998, os recordes de velocidade foram quebrados em todos os eventos.

Várias inovações nos equipamentos e roupas desportivas também resultaram dos achados de estudos conduzidos em câmaras experimentais, denominadas *túneis de vento*, que promoveram a simulação controlada da resistência do ar realmente encontrada durante alguns esportes. Exemplos incluem capacetes, roupas e bicicletas aerodinâmicos utilizados no ciclismo competitivo, e trajes ultralisos utilizados em outros eventos competitivos relacionados com a velocidade, como natação, trilha, patinação e esqui. Experiências em túneis de vento também foram conduzidas para identificar uma configuração corporal ideal durante eventos como salto com esqui.[18] Biomecânicos desportivos também direcionaram esforços para a melhoria da biomecânica, ou técnica do desempenho atlético.

Outro exemplo bastante notável de melhora do desempenho parcialmente atribuível à análise biomecânica é o caso do atleta quatro vezes campeão olímpico Al Oerter. A análise mecânica do arremesso de disco requer a avaliação precisa dos principais fatores mecânicos que afetam seu voo. Esses fatores incluem:

1. A velocidade do disco quando liberado pelo arremessador.
2. O ângulo de projeção no qual o disco é liberado.
3. A altura acima do chão na qual o disco é liberado.
4. O ângulo de ataque (a orientação do disco em relação à corrente de ar presente).

Com a utilização de técnicas de simulação computadorizadas, os pesquisadores podem prever a combinação necessária de valores para estas quatro variáveis que resultarão em um arremesso a uma distância máxima para determinado atleta. Câmeras de alta velocidade podem registrar os desempenhos em grande detalhe, e quando o filme ou vídeo é analisado, a projeção real da altura, velocidade e ângulo de ataque podem ser comparados aos valores gerados pelo computador necessários para o desempenho ideal. Aos 43 anos de idade, Oerter aprimorou seu melhor desempenho olímpico em 8,2 m. Apesar de ser difícil determinar as contribuições da motivação e do treinamento nesta melhora, parte do sucesso de Oerter foi resultado de uma técnica aprimorada após a análise biomecânica.[14] A maioria dos ajustes para as técnicas de atletas habilidosos produz resultados relativamente modestos, pois seus desempenhos já se caracterizam por uma técnica acima da média.

Algumas das pesquisas produzidas por biomecânicos desportivos foram feitas em conjunto com o Sports Medicine Division of the United States Olympic Committee (USOC). Tipicamente, este trabalho é feito em cooperação direta com o técnico nacional de um esporte a fim de assegurar a praticabilidade dos resultados. A pesquisa patrocinada pelo USOC gerou várias informações novas sobre o uso das características mecânicas do desempenho de elite em vários esportes. Devido aos contínuos avanços nos equipamentos de análise científica, o papel dos biomecânicos desportivos na contribuição para a melhoria do desempenho provavelmente será cada vez mais importante no futuro.

A influência dos biomecânicos também é observada em esportes populares tanto para atletas como para não atletas, como o golfe. Análises computadorizadas de imagens em vídeo das tacadas de golfe, projetadas por biomecânicos, comumente são encontradas em campos de golfe e lojas de equipamentos. A ciência da biomecânica pode desempenhar um papel na otimização da distância e da precisão de todas as tacadas de golfe, incluindo o *putting* (a tacada final no buraco), por meio da análise da cinemática ou cinética do movimento.[15]

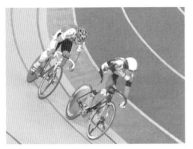

O equipamento aerodinâmico para o ciclismo contribuiu para a quebra de novos recordes mundiais. ©Jose Angel Astor Rocha/Shutterstock.com.

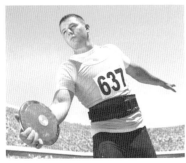

Os biomecânicos analisaram os fatores que contribuem para um ótimo desempenho em eventos como o arremesso de disco. ©Robert Daly/age fotostock RF.

▼

O USOC começou a patrocinar a pesquisa em medicina desportiva em 1981. Outros países começaram a patrocinar pesquisas para aumentar o desempenho de atletas de elite no início da década de 1970

BIOMECÂNICOS DESENVOLVEM UMA NOVA REVOLUÇÃO NA PATINAÇÃO ARTÍSTICA

O que o campeão de patinação artística norte-americano de 1996 Rudy Galindo e a medalhista de ouro olímpico de 1998 Tara Lipinski têm em comum além do sucesso na patinação artística? Ambos foram submetidos à artroplastia bilateral de quadril; Galindo aos 32 anos e Lipinski aos 18 anos de idade.

As lesões por uso excessivo entre patinadores são comuns; a maioria envolve as extremidades inferiores e a coluna lombar.[5] Em razão de os patinadores realizarem programas cada vez mais desafiadores, incluindo saltos com vários giros, o tempo de treinamento no gelo para profissionais de elite nos dias de hoje tipicamente inclui mais de 100 saltos por dia, 6 vezes por semana, ano após ano.

Além disso, ao contrário da maioria dos equipamentos desportivos modernos, a patinação artística sofreu somente pequenas modificações desde a década de 1900. A bota de cano alto e couro mole do século XIX atualmente é feita de couro mais rígido para aumentar a estabilidade do tornozelo, mas não excessivamente, de modo a permitir a manutenção de um pequeno grau de movimento. Entretanto, o desenho básico da bota rígida com uma lâmina de aço aparafusada não mudou.

O problema com a patinação artística tradicional é que, quando o patinador aterrissa após um salto, a bota rígida restringe severamente o movimento no tornozelo; isso força o atleta a pousar em uma posição com o pé quase plano, impedindo o movimento no tornozelo que poderia ajudar a atenuar o choque da aterrissagem que é transmitido para cima por meio do sistema musculoesquelético. Não surpreendentemente, a incidência de lesões por uso excessivo na patinação artística é crescente em razão da maior ênfase nos saltos, do aumento do tempo de treinamento e do uso de equipamento ultrapassado.

Para resolver este problema, o biomecânico Jim Richards e o estudante de pós-graduação Dustin Bruening, trabalhando no University of Delaware's Human Performance Lab, projetaram e testaram uma nova bota para patinação artística. Seguindo o modelo do esqui alpino moderno e das botas de patins *in-line*, a nova bota incorpora uma articulação no tornozelo que permite o movimento de flexão, mas restringe o potencialmente lesivo movimento lateral.

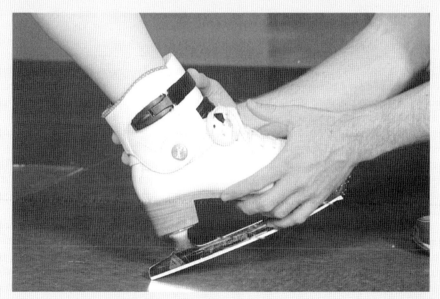

A nova bota de patinação artística com uma articulação no tornozelo projetada pelos biomecânicos da University of Delaware. ©Susan Hall.

A bota permite que os patinadores aterrissem inicialmente sobre os pododáctilos, com o resto do pé atingindo o gelo de modo mais lento. Isso aumenta o tempo de aterrissagem, pois a força de impacto é dissipada por um tempo maior, o que diminui drasticamente o pico de força transmitido para a região superior do corpo. Conforme demonstrado no gráfico a seguir, a nova bota atenua o pico da força de aterrissagem na ordem de 30%.

Embora o desenho da nova bota de patinação tenha sido motivado por um desejo de reduzir a incidência de lesões por estresse na patinação, ele também melhora o desempenho. A capacidade de realizar maior amplitude de movimentos no tornozelo pode permitir saltos de maiores alturas e concomitantemente mais rotações enquanto o patinador estiver no ar.

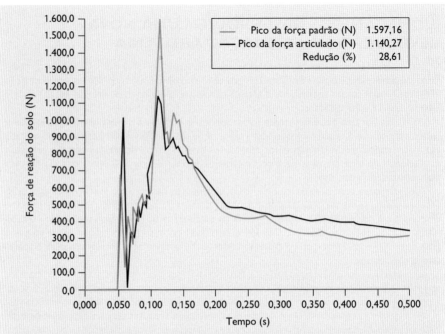

A nova bota para patinação artística com uma articulação no tornozelo reduz o pico das forças de impacto durante a aterrissagem de um salto na ordem de 30%.
Fonte: Dados extraídos de D. Bruening e J. Richards.

Patinadores que adotam a nova bota descobrem que seu uso efetivamente requer um período de adaptação. Aqueles que patinam com a bota tradicional durante muitos anos tendem a apresentar menor força na musculatura ao redor do tornozelo. A melhoria da força do tornozelo provavelmente é necessária para o uso ideal de uma bota que agora permite o seu movimento.

▼

Os testes de impacto de capacetes desportivos são feitos cientificamente em laboratórios certificados.

Outras preocupações de biomecânicos desportivos estão relacionadas com a redução das lesões desportivas por meio da identificação de práticas perigosas e criação de equipamentos e roupas seguras. Em corredores recreacionais, por exemplo, a pesquisa demonstra que os fatores de risco mais sérios para lesões de uso excessivo são erros de treinamento, como aumento súbito da distância ou intensidade da corrida, quilometragem excessiva acumulada e corrida em superfícies inadequadas.[9] A complexidade dos tópicos relacionados com a segurança aumenta quando o esporte depende de equipamento. A avaliação de capacetes de proteção busca assegurar não somente que as características do impacto ofereçam proteção confiável, mas também que o capacete não obstrua a visão periférica do usuário.

Outra complicação é que o equipamento projetado para proteger uma parte do corpo pode contribuir para a probabilidade de lesão em outra parte do sistema musculoesquelético. Botas modernas de esqui, apesar de serem efetivas na proteção contra lesões do tornozelo e da perna, infelizmente contribuem para graves momentos de arqueamento no joelho quando o esquiador perde o equilíbrio. Esquiadores alpinos recreacionais consequentemente experimentam maior incidência de lesão do ligamento cruzado anterior do que os participantes de qualquer outro tipo de esporte.[3] As lesões no *snowboard* também são mais frequentes com o uso de botas rígidas, quando comparadas com botas mais maleáveis, apesar de mais da metade das lesões secundárias ao *snowboard* se localizarem nas extremidades superiores.[12]

Uma área da pesquisa biomecânica com implicações para a segurança e o desempenho é o desenho dos calçados desportivos. Os calçados atuais são projetados tanto para a prevenção contra um carregamento excessivo e lesões relacionadas, como para aumentar o desempenho. Como o solo ou a superfície de jogo, o calçado e o corpo humano compõem um sistema interativo, os calçados desportivos são especificamente projetados para esportes, superfícies e considerações anatômicas próprias. Calçados de dança aeróbica são construídos para amortecer o arco metatarsiano. Calçados para futebol americano utilizados em grama artificial são projetados para minimizar o risco de lesões no joelho. Calçados para corrida estão disponíveis para o treinamento e para a corrida no gelo e na neve. De fato, os calçados desportivos atuais são projetados de modo tão específico para atividades determinadas, que a utilização de um calçado inadequado pode contribuir para a probabilidade de lesão. Uma nova linha de pensamento sugere que correr descalço ou com calçado minimalista é mais econômico e ajuda a proteger contra lesões relacionadas com a corrida.

Esses exemplos ilustram a diversidade dos tópicos tratados na pesquisa biomecânica, e incluem alguns casos de sucesso e algumas áreas de desafio constante. Claramente, os biomecânicos contribuem para o conhecimento básico sobre toda a gama de movimentos humanos, da marcha da criança com dificuldades físicas até a técnica do atleta de elite. Apesar de variada, toda a pesquisa descrita se baseia nas aplicações dos princípios mecânicos para a solução de problemas específicos em organismos vivos. Este livro se destina a fornecer uma introdução para vários destes princípios e abordar alguns dos modos por meio dos quais os princípios biomecânicos podem ser aplicados na análise do movimento humano.

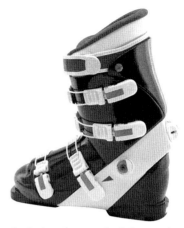

As botas de esqui alpino podem contribuir para lesões no joelho quando o esquiador perde o equilíbrio. ©Ingram Publishing/Alamy Stock Photo RF.

Por que estudar biomecânica?

Como evidenciado na seção anterior, os princípios biomecânicos são aplicados pelos cientistas e profissionais em diversos campos para problemas relacionados com a saúde e o desempenho humanos. O conhecimento dos conceitos biomecânicos básicos também é essencial para o professor de educação física, o fisioterapeuta, o médico, o técnico, o orientador físico pessoal ou o instrutor de exercícios.

Um curso introdutório em biomecânica fornece a compreensão básica sobre os princípios mecânicos e suas aplicações na análise dos movimentos do corpo humano. O analista do movimento humano deve ser capaz de responder aos seguintes tipos de questões relacionadas com a biomecânica: Por que a natação *não* é o melhor exercício para pessoas com osteoporose? Qual é o princípio biomecânico por trás das máquinas de exercício com resistência variável? Qual é o modo mais seguro de levantar um objeto pesado? É possível julgar quais movimentos são mais ou menos econômicos a partir de uma observação visual? Em qual ângulo uma bola, um disco, um martelo ou um dardo devem ser arremessados para que atinjam uma distância máxima? Qual é a melhor distância e o melhor ângulo para observar um paciente descer uma rampa ou um jogador de voleibol sacar? Quais estratégias um idoso ou um jogador de futebol americano empregam para aumentar a estabilidade? Por que alguns indivíduos são incapazes de flutuar?

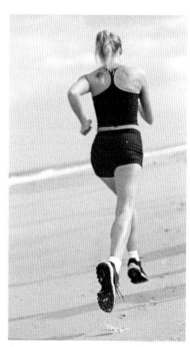

Os tênis de corrida se tornaram muito especializados. ©Ingram Publishing.

A busca dos objetivos no início de cada capítulo deste livro é uma boa forma de destacar o escopo dos tópicos biomecânicos a serem abordados no nível introdutório. Para aqueles que planejam carreiras que envolvam a observação visual e a análise do movimento humano, o conhecimento desses tópicos será valioso.

Abordagem para solução de problemas

A pesquisa científica geralmente é direcionada ao fornecimento de solução para um problema particular ou resposta a uma questão específica. Entretanto, mesmo para o não pesquisador, a capacidade de resolver problemas é uma necessidade prática para a sociedade moderna. O uso de problemas específicos também é uma abordagem efetiva para a ilustração dos conceitos biomecânicos básicos.

Quantitativo
Está relacionado com uso de números.

Qualitativo
Está relacionado com descrição não numérica de qualidade.

Problemas quantitativos *versus* qualitativos

A análise do movimento humano pode ser de caráter **quantitativo** ou **qualitativo**. *Quantitativo* implica que números estão envolvidos e *qualitativo* diz respeito à descrição da qualidade, sem o uso de números. Após observar o desempenho de um salto em distância, um observador pode declarar qualitativamente que "foi um salto muito bom". Outro observador pode anunciar quantitativamente que o mesmo salto alcançou um comprimento de 2,1 m. Outros exemplos de descritores qualitativos e quantitativos são demonstrados nas Figuras 1.3 e 1.4.

É importante reconhecer que *qualitativo* não significa *geral*. Descrições qualitativas podem ser gerais, mas também podem ser extremamente detalhadas. Pode-se falar de modo qualitativo e generalista, por exemplo, que um homem anda pela rua. Também pode ser dito que o mesmo homem caminha lentamente, parece estar inclinado para a esquerda e está colocando o peso sobre sua perna direita pelo mínimo de tempo possível. A segunda descrição é totalmente qualitativa, mas fornece um quadro mais detalhado do movimento.

As descrições qualitativas e quantitativas desempenham papéis importantes na análise biomecânica do movimento humano. Os pesquisadores biomecânicos se baseiam fortemente em técnicas quantitativas quando tentam responder a questões específicas relacionadas com a mecânica dos organismos vivos. Médicos, treinadores e professores de atividades físicas frequentemente empregam observações qualitativas de seus pacientes, atletas ou estudantes para formular opiniões ou para aconselhar.

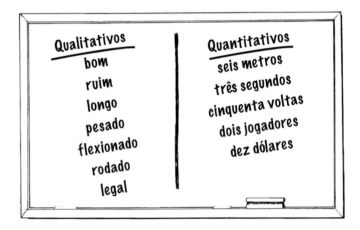

Figura 1.3
Exemplos de descritores qualitativos e quantitativos.

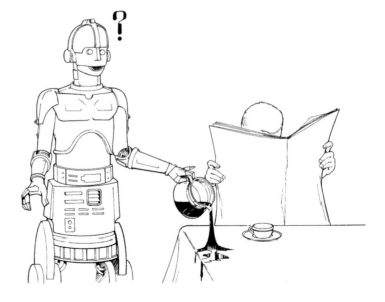

Figura 1.4
Quantitativamente, o robô errou a xícara de café em 15 cm. Qualitativamente, ele funcionou mal.

Resolução de problemas qualitativos

Problemas qualitativos comumente surgem durante as atividades diárias. Questões como qual roupa vestir, se deve estudar botânica ou inglês, e se vai assistir à televisão ou estudar são todos considerados problemas, por serem incertezas que podem necessitar de solução. Assim, uma grande proporção de nossos dias é dedicada à solução de problemas.

A análise do movimento humano, seja a identificação de uma alteração da marcha ou o refino de uma técnica, é essencialmente um processo da solução de problemas. Seja a análise qualitativa ou quantitativa, o processo envolve identificar, estudar ou analisar, e por fim solucionar a questão ou problema de interesse.

Para analisar efetivamente um movimento, é essencial formular primeiro uma ou mais questões sobre ele. Dependendo do propósito efetivo da análise, a questão pode ser geral ou específica. Questões gerais, por exemplo, podem incluir:

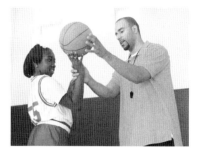

Treinadores se baseiam fortemente em observações qualitativas dos desempenhos de atletas para formular orientações sobre a técnica. ©Fuse/Getty Images RF.

1. O movimento está sendo realizado com a força adequada (ou ideal)?
2. O movimento está sendo realizado com um arco apropriado de movimento?
3. A sequência de movimentos corporais é apropriada (ou ideal) para a execução da habilidade?
4. Por que mulheres idosas tendem a cair?
5. Por que o jogador de golfe que vai dar uma tacada não toma distância maior?

Questões mais específicas podem incluir:

1. Uma pronação excessiva ocorre durante a fase do apoio da marcha?
2. A liberação da bola ocorre no momento de extensão total do cotovelo?
3. Para esta pessoa, o fortalecimento seletivo do vasto medial oblíquo reduz o deslocamento inadequado da patela?

Assim que uma ou mais questões são identificadas, a próxima etapa na análise de um movimento humano é a coleta de dados. A forma de dado mais comumente coletada por professores, terapeutas e treinadores é a observação qualitativa. Ou seja, o analista do movimento observa sua realização cuidadosamente e faz anotações mentais ou por escrito. Para obter o melhor dado observacional possível, é útil planejar quais são a distância e a perspectiva ideais para fazer as observações. Estas e outras observações importantes para a análise qualitativa do movimento humano são discutidas em detalhes no Capítulo 2.

Problemas formais *versus* informais

Quando confrontados com um problema de uma área da matemática ou ciência, muitos indivíduos acreditam não serem capazes de encontrar uma solução. Claramente, um problema matemático é diferente de um problema sobre qual roupa usar em um evento social. Entretanto, de algum modo o tipo de problema informal é mais difícil de resolver. Um problema formal (como um problema matemático) se caracteriza por três componentes:

1. Um conjunto de informações fornecidas.
2. Um objetivo, resposta ou desejo particular.
3. Um conjunto de operações ou processos que podem ser utilizados para se chegar à resposta a partir das informações fornecidas.

Entretanto, ao lidar com problemas informais, os indivíduos podem considerar as informações fornecidas, o processo a ser utilizado, e mesmo o objetivo propriamente dito obscuros ou não prontamente identificáveis.

Resolução de problemas formais quantitativos

Problemas formais são meios efetivos para traduzir conceitos nebulosos em princípios específicos bem definidos que podem ser prontamente compreendidos e aplicados na análise do movimento humano. Pessoas que se consideram incapazes de resolver problemas formais não reconhecem que, em grande parte, as habilidades de solução de problemas podem ser aprendidas. Existem livros completos sobre as abordagens e técnicas de solução de problemas. Entretanto, a maioria dos estudantes não recebe treinamento com estratégias gerais para esse processo. Um procedimento simples para a abordagem e solução de problemas envolve 11 etapas sequenciais:

1. Leia *cuidadosamente* o problema. Pode ser necessário ler o problema várias vezes antes de prosseguir para a próxima etapa. Você deve ir para a etapa 2 somente quando compreender claramente a informação fornecida e as questões a serem respondidas.
2. Escreva a informação em um formulário. É aceitável utilizar símbolos (como *v* para velocidade) para representar as grandezas físicas se os símbolos forem significativos.
3. Escreva o objetivo ou o que deve ser determinado, utilizando uma lista se mais de uma grandeza deve ser resolvida.
4. Desenhe um diagrama que represente a situação do problema, indicando claramente todas as grandezas conhecidas e representando com pontos de interrogação aquelas a serem identificadas. (Embora certos tipos de problemas não sejam facilmente representados por diagramas, é muito importante que esta etapa seja cumprida sempre que possível, para visualizar precisamente a situação.)
5. Identifique e escreva relações ou fórmulas que possam ser úteis na solução de problemas. (Mais de uma fórmula pode ser útil e/ou necessária.)
6. A partir das fórmulas que você escreveu na etapa 5, escolha a fórmula que apresente tanto as variáveis fornecidas (da etapa 2) quanto as variáveis desconhecidas desejadas (da etapa 3). Se a fórmula contiver somente uma variável desconhecida, que é a variável a ser determinada, pule a etapa 7 e siga diretamente para a etapa 8.
7. Se você não consegue identificar uma fórmula de trabalho (nos problemas mais difíceis), certas informações essenciais provavelmente não foram fornecidas claramente, mas podem ser determinadas por **inferência** e por desenvolvimento e análise da informação fornecida. Se isto ocorrer, pode ser necessário repetir a etapa 1 e rever as informações pertinentes relacionadas com o problema apresentado.
8. Depois de identificar a(s) fórmula(s) apropriada(s), escreva-a(s) e substitua as grandezas conhecidas fornecidas no problema para os símbolos das variáveis.
9. Utilizando técnicas algébricas simples revistas no Apêndice A, resolva a variável desconhecida (a) reescrevendo a equação de modo que a variável desconhecida seja isolada em um lado do sinal de igual e (b) reduzindo os números no outro lado da equação a uma grandeza única.
10. Faça uma checagem da resposta derivada. Parece muito pequena ou muito grande? Caso positivo, reanalise os cálculos. Também analise para assegurar-se de que *todas* as questões originais do problema tenham sido respondidas.
11. Destaque a resposta e inclua as unidades corretas de medida.

A Figura 1.5 fornece um resumo deste procedimento para a solução de problemas quantitativos formais. Estas etapas devem ser cuidadosamente estudadas, encaminhadas e aplicadas no trabalho de problemas quantitativos ao término de cada capítulo. O Exemplo de Problema 1.1 ilustra o uso deste procedimento.

Inferência
Processo de formação de deduções a partir das informações disponíveis.

Resumo das etapas para a solução de problemas formais

1. Leia cuidadosamente o problema.
2. Liste a informação fornecida.
3. Liste as informações desejadas (desconhecidas) que você deve solucionar.
4. Desenhe um diagrama da situação do problema, demonstrando as informações conhecidas e desconhecidas.
5. Escreva as fórmulas que podem ser úteis.
6. Identifique a fórmula a ser utilizada.
7. Se preciso, releia o enunciado do problema para determinar se é necessária alguma informação adicional.
8. Substitua cuidadosamente a informação fornecida na fórmula.
9. Resolva a equação para identificar a variável desconhecida (a informação desejada).
10. Verifique se a resposta está razoável e completa.
11. Destaque claramente a resposta.

Figura 1.5

O uso do processo sistemático ajuda a simplificar a solução dos problemas.

Unidades de medida

É importante informar as unidades de medida corretas associadas à resposta de um problema quantitativo. Claramente, uma resposta de 2 cm é muito diferente de uma resposta de 2 km. Também é importante reconhecer as unidades de medida associadas a grandezas físicas específicas. Pedir 10 km de gasolina para um carro evidentemente não é apropriado.

O sistema predominante nos EUA ainda é o **sistema inglês**. O sistema inglês de pesos e medidas surgiu ao longo dos séculos primariamente para propósitos de comércio e divisão de terras. Unidades específicas se originaram em grande parte de decretos reais. Por exemplo, uma jarda originariamente foi definida como a distância correspondente ao final do nariz do rei Henrique I até o polegar de seu braço estendido. O sistema inglês de medidas demonstra pouca lógica. Existem 12 polegadas em 1 pé, 3 pés em 1 jarda, 5.280 pés em 1 milha, 16 onças em 1 libra e 2.000 libras em 1 tonelada.

O sistema de medidas utilizado atualmente pela maioria dos países, exceto pelos EUA, é *Le Système International d'Unités* (o Sistema Internacional de Unidades), comumente conhecido como SI ou **sistema métrico**. O sistema métrico se originou como resultado de uma solicitação do rei Luis XVI para a academia francesa de ciências em 1790. Apesar de o sistema ter sido brevemente banido na França, foi readotado em 1837. Em 1875, o Tratado das Medidas foi assinado por 17 países que concordavam em adotar o sistema métrico.

Desde então, o sistema métrico ganhou popularidade mundial por diferentes motivos. Primeiro, tem somente quatro unidades básicas – o metro, de comprimento; o quilograma, de massa; o segundo, de tempo; e o grau Kelvin, de temperatura. Segundo, as bases de unidades são precisamente definidas, quantidades reprodutíveis que são independentes de fatores como força gravitacional. Terceiro, todas as unidades, exceto as de tempo, estão relacionadas em fatores de 10, em contraste com os diversos fatores de conversão necessários para a troca das unidades inglesas de medida. Por último, o sistema é utilizado internacionalmente.

Por esses motivos, bem como pelo fato de o sistema métrico ser utilizado pela comunidade científica quase exclusivamente, este é o sistema utilizado neste livro. Para aqueles não familiarizados com o sistema métrico, é útil ser capaz de reconhecer os equivalentes aproximados no sistema inglês de medida. Dois fatores de conversão particularmente valiosos são 2,54 cm para cada polegada e 4,45 N para cada libra. Todas as unidades relevantes de medida em ambos os sistemas e os fatores de conversão comuns para os sistemas métrico-inglês são apresentados no Apêndice C.

Sistema inglês
Sistema de pesos e medidas originalmente desenvolvido na Inglaterra e utilizado atualmente nos EUA.

Sistema métrico
Sistema de pesos e medidas internacionalmente utilizado em aplicações científicas e adotado para uso diário na maioria dos países, exceto nos EUA.

EXEMPLO DE PROBLEMA 1.1

Um jogador de beisebol rebate um triplo para o fundo do meio-campo. Conforme ele se aproxima da terceira base, nota que o arremesso de devolução na direção do receptador é forte e decide parar na *home base*. O receptador recupera a bola a 10 m da base e corre de volta para ela a uma velocidade de 5 m/s. Quando o receptador começa a correr, o corredor do outro time, que está a uma velocidade de 9 m/s, encontra-se a 15 m da base. Considerando que o tempo = distância/velocidade, quem chegará primeiro à base?

Solução

Etapa 1   Leia cuidadosamente o problema.

Etapa 2   Escreva as informações fornecidas:

velocidade do corredor do outro time = 9 m/s
velocidade do receptador = 5 m/s
distância do corredor do outro time até a base = 15 m
distância do receptador até a base = 10 m

Etapa 3   Escreva as variáveis a serem identificadas: descobrir qual jogador chegará primeiro à base.

Etapa 4   Desenhe um diagrama do problema.

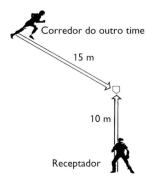

Etapa 5   Escreva as fórmulas que serão utilizadas:
tempo = distância/velocidade

Etapa 6   Identifique a fórmula a ser utilizada: pressupõe-se que a fórmula fornecida seja apropriada, porque nenhuma outra informação relevante para a solução foi apresentada.

Etapa 7   Releia o problema caso toda informação necessária não esteja disponível. Pode-se determinar que toda informação parece estar disponível.

Etapa 8   Substitua a informação fornecida na fórmula:

$$tempo = \frac{distância}{velocidade}$$

Receptador:

$$tempo = \frac{10 \text{ m}}{5 \text{ m/s}}$$

Corredor do outro time:

$$tempo = \frac{15 \text{ m}}{9 \text{ m/s}}$$

Etapa 9   Resolva as equações:

Receptador:

$$tempo = \frac{10 \text{ m}}{5 \text{ m/s}}$$
$$tempo = 2 \text{ s}$$

Corredor do outro time:

$$tempo = \frac{15 \text{ m}}{9 \text{ m/s}}$$
$$tempo = 1{,}67 \text{ s}$$

Etapa 10 Verifique se a resposta é razoável e completa.

Etapa 11 Destaque a resposta:

> O corredor do outro time chega à base antes, por 0,33 s.

RESUMO

A biomecânica é uma ciência multidisciplinar que envolve a aplicação de princípios mecânicos no estudo da estrutura e da função dos organismos vivos. Como os pesquisadores biomecânicos se originam de diferentes cenários acadêmicos e campos profissionais, a pesquisa biomecânica aborda um variado espectro de problemas e questões.

Conhecimento básico de biomecânica é essencial a um competente profissional analista do movimento, seja um professor de educação física, fisioterapeuta, médico, treinador, orientador pessoal ou instrutor de exercício. A abordagem estruturada apresentada neste livro se destina a facilitar a identificação, a análise e a solução de problemas ou questões relacionados com o movimento humano.

AUTOAVALIAÇÃO

1. Localize e leia três artigos da literatura científica que apresentem resultados de investigações biomecânicas. (O *Journal of Biomechanics*, o *Journal of Applied Biomechanics* e o *Medicine and Science Sports and Exercise* são possíveis fontes.) Escreva um resumo de uma página sobre cada artigo e identifique se a investigação envolveu aspectos estáticos ou dinâmicos e cinéticos ou cinemáticos.
2. Liste de 8 a 10 *sites* relacionados com a biomecânica e escreva um parágrafo descrevendo cada *site*.
3. Escreva uma breve argumentação sobre como o conhecimento da biomecânica pode ser útil em sua futura profissão ou carreira.
4. Escolha três atividades ou profissões e escreva uma argumentação sobre como cada uma envolve estudos quantitativos ou qualitativos.
5. Utilizando suas próprias palavras, escreva uma lista resumida das etapas para solução de problemas identificadas no capítulo.
6. Descreva um problema informal e um problema formal.
7. Passo a passo, demonstre como chegar à solução de um dos problemas que você descreveu no Problema 6.
8. Resolva o x em cada uma das equações abaixo. Se necessário, procure ajuda no Apêndice A.
   a. $x = 5^3$
   b. $7 + 8 = x/3$
   c. $4 \times 3^2 = x \times 8$
   d. $-15/3 = x + 1$
   e. $x^2 = 27 + 35$
   f. $x = \sqrt{79}$
   g. $x + 3 = \sqrt{38}$
   h. $7 \times 5 = -40 + x$
   i. $3^3 = x/2$
   j. $15 - 28 = x \times 2$
   (Respostas: a. 125; b. 45; c. 4,5; d. -6; e. 7,9; f. 8,9; g. 3,2; h. 75; i. 54; j. $-6,5$.)
9. Duas crianças em idade escolar correm pelo parque atrás de uma bola. Tim começa a correr a uma distância de 15 m da bola e Jan começa a correr a uma distância de 12 m da bola. Se a velocidade média de Tim é 4,2 m/s e a velocidade média de Jan é 4,0 m/s, qual criança chegará primeiro até a bola? Demonstre como você chegou à sua resposta. (Ver Exemplo de Problema 1.1.) (Resposta: Jan chega primeiro.)
10. Uma bola de 0,5 kg é quicada com uma força de 40 N. Qual é a aceleração resultante da bola? (Resposta: 80 m/s².)

AVALIAÇÃO ADICIONAL

1. Escolha um movimento específico ou habilidade desportiva de interesse e leia dois ou três artigos da literatura científica que apresentem resultados de investigações biomecânicas relacionadas com o tópico. Escreva um pequeno artigo que integre a informação de suas fontes em uma descrição com base científica do movimento que você escolheu.
2. Ao verificar seu talão de cheques, você descobre que seus cálculos indicam um valor diferente do calculado pelo banco. Liste um conjunto ordenado e lógico de procedimentos que podem ser utilizados para encontrar o erro. Você pode optar pelo formato de lista, sumário ou diagrama de blocos.
3. Sarah vai ao armazém e gasta a metade de seu dinheiro. No caminho para casa, compra um sorvete que custa $ 0,78. A seguir, gasta um quarto do dinheiro restante ao pagar uma conta de $ 5,50 na lavanderia. Quanto dinheiro Sarah tinha originalmente? (Resposta: $ 45,56.)
4. Wendell investe $ 10.000 em um portfólio de ações formado por Petróleo Especial a $ 30,00 por ação, Newshoe a $ 12,00 por ação e Beans & Sprouts a $ 2,50 por ação. Ele coloca 60% de seu dinheiro na P.E., 30% na N e 10% na B&S. Com os valores de mercado mudando (P.E. cai $ 3,12, N sobe 80% e B&S sobe $ 0,20), qual é seu portfólio 6 meses mais tarde? (Resposta: $11.856.)
5. A hipotenusa do triângulo retângulo *ABC* (apresentado abaixo) tem 4 cm de comprimento. Quais são os comprimentos dos outros dois lados? (Resposta: A = 2 cm; B = 3,5 cm.)

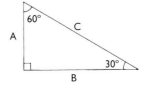

6. No triângulo *DEF*, o lado *E* tem 4 cm de comprimento e o lado *F*, 7 cm. Se o ângulo entre os lados *E* e *F* tem 50°, qual é o comprimento do lado *D*? (Resposta: 5,4 cm.)

7. Um praticante de orientação corre 300 m para o norte e 400 m para o sudeste (em um ângulo de 45° em relação ao norte). Se ele corre em velocidade constante, a que distância está da posição inicial? (Resposta: 283,4 m.)

8. John está fazendo sua corrida diária. Ele corre 2 km para o oeste, depois 2 km para o sul e depois corre por uma trilha que o leva diretamente ao ponto inicial.
a. Qual é a distância percorrida?
b. Se ele correu a uma velocidade média de 4 m/s, quanto tempo levou a corrida?
(Respostas: a. 6,83 km; b. 28,5 min.)

9. John e Al estão em uma corrida de 15 km. John corre a uma velocidade média de 4,4 m/s durante a primeira metade da corrida e depois a uma velocidade de 4,2 m/s até os últimos 200 m, que são cobertos a uma velocidade de 4,5 m/s. Qual é a velocidade média que Al deve manter para ganhar de John? (Resposta: > 4,3 m/s.)

10. Um barco a vela ruma para o norte a uma velocidade de 3 m/s durante uma hora e depois volta pelo sudeste (a um ângulo de 45° em relação ao norte) em uma velocidade de 2 m/s por 45 min.
a. Qual é a distância percorrida pelo barco?
b. A que distância ele está do ponto de partida?
(Respostas: a. 16,2 km; b. 8,0 km.)

LABORATÓRIO

NOME _____

DATA _____

1. Trabalhando em um grupo de 3 a 5 alunos, escolha três movimentos humanos ou habilidades motoras com as quais vocês estejam familiarizados. (Um salto vertical, por exemplo.) Para cada movimento, liste pelo menos três questões gerais e três questões específicas que um analista poderia escolher para responder.

Movimento ou habilidade 1: _____

Questões gerais
1. _____
2. _____
3. _____

Questões específicas
1. _____
2. _____
3. _____

Movimento ou habilidade 2: _____

Questões gerais
1. _____
2. _____
3. _____

Questões específicas
1. _____
2. _____
3. _____

Movimento ou habilidade 3: _____

Questões gerais
1. _____
2. _____
3. _____

Questões específicas
1. _____
2. _____
3. _____

2. Trabalhando em um grupo de 3 a 5 alunos, escolha um movimento humano ou habilidade motora com a qual vocês estejam familiarizados e peça para dois membros do grupo realizarem o movimento várias vezes, de modo simultâneo, enquanto o restante do grupo observa. Com base em observações comparativas, liste as diferenças e semelhanças que você detectar. Quais destas são potencialmente importantes e quais estão mais associadas a um estilo pessoal?

Diferenças de movimento	Importante? (Sim/Não)

Semelhanças de movimento	Importante? (Sim/Não)

3. Trabalhando em um grupo de 3 a 5 alunos, assista a um vídeo previamente escolhido de um movimento humano ou habilidade motora. Após assistir várias vezes ao movimento, liste pelo menos três questões gerais e três questões específicas que um analista poderia escolher para responder.

Questões gerais

1. _____

2. _____

3. _____

Questões específicas

1. _____

2. _____

3. _____

4. Depois de realizar os experimentos de 1 a 3, discuta com seu grupo as vantagens e desvantagens relativas de cada um dos três exercícios em termos de sua capacidade de formular questões significativas.

5. Peça para um membro de seu grupo fazer várias tentativas de marcha enquanto o resto do grupo observa pela frente, pelo lado e por trás. O indivíduo pode caminhar em uma esteira ergométrica ou no solo. Quais observações podem ser feitas sobre a marcha do indivíduo em cada uma das perspectivas que não são visíveis ou aparentes nas outras?

Observações frontais

_____

_____

_____

_____

Observações laterais

_____

_____

_____

_____

Observações por trás

_____

_____

_____

_____

REFERÊNCIAS BIBLIOGRÁFICAS

1. Al-Otaibi ST: Prevention of occupational back pain, *J Family Community Med* 22:73, 2015.
2. Barnes KR and Kilding AE: Strategies to improve running economy, *Sports Med* 45:37, 2015.
3. Basques BA, Gardner EC, Samuel AM, Webb ML, Lukasiewicz AM, Bohl DD, and Grauer JN: Injury patterns and risk factors for orthopaedic trauma from snowboarding and skiing: A national perspective, *Knee Surg Sports Traumatol Arthrosc* 2016 May 13. [Epub ahead of print]
4. De Koning JJ, Houdijk H, de Groot G, and Bobbert MF: From biomechanical theory to application in top sports: The Klapskate story, *J Biomech* 33:1225, 2000.
5. Dubravcic-Simunjak S, Pecina M, Kuipers H, Moran J, and Haspl M: The incidence of injuries in elite junior figure skaters, *Am J Sports Med* 31:511, 2003.
6. Fuller JT, Bellenger CR, Thewlis D, Tsiros MD, and Buckley JD: The effect of footwear on running performance and running economy in distance runners, *Sports Med* 45:411, 2015.
7. Grimm D, Grosse J, Wehland M, Mann V, Reseland JE, Sundaresan A, and Corydon TJ: The impact of microgravity on bone in humans, *Bone* 87:44, 2016.
8. Halsey LG: Terrestrial movement energetics: Current knowledge and its application to the optimising animal, *J Exp Biol* 219:1424, 2016.
9. Hulme A, Nielsen RO, Timpka T, Verhagen E, and Finch C: Risk and protective factors for middle- and long-distance running-related injury, *Sports Med* 47:869, 2017.
10. Houdijk H, de Koning JJ, de Groot G, Bobbert MF, and van Ingen Schenau GJ: Push-off mechanics in speed skating with conventional skates and klapskates, *Med Sci Sprt Exerc* 32:635, 2000.
11. Lukaszyk C, Harvey L, Sherrington C, Keay L, Tiedemann A, Coombes J, Clemson L, and Ivers R: Risk factors, incidence, consequences and prevention strategies for falls and fall-injury within older indigenous populations: A systematic review. *Aust N Z J Public Health* 40:564, 2016.
12. Patrick E, Cooper JG, and Daniels J: Changes in skiing and snowboarding injury epidemiology and attitudes to safety in Big Sky, Montana, USA: A comparison of 2 cross-sectional studies in 1996 and 2013, *Orthop J Sports Med* 3:2325967115588280. doi: 10.1177/2325967115588280. eCollection 2015.
13. Rigney SM, Simmons A, and Kark L: Mechanical characterization and comparison of energy storage and return prostheses, *Med Eng Phys* 41:90, 2017.
14. Ruby D: Biomechanics—How computers extend athletic performance to the body's far limits, *Popular Science* p 58, Jan 1982.
15. Smith AC, Roberts JR, Kong PW, and Forrester SE: Comparison of centre of gravity and centre of pressure patterns in the golf swing, *Eur J Sport Sci* 17:168, 2017.
16. Steenstra IA, Munhall C, Irvin E, Oranye N, Passmore S, Van Eerd D, Mahood Q, and Hogg-Johnson SL: Systematic Review of Prognostic Factors for Return to Work in Workers with Sub Acute and Chronic Low Back Pain, *J Occup Rehabil* 2016 Sep 19. [Epub ahead of print]
17. Tanaka K, Nishimura N, and Kawai Y: Adaptation to microgravity, deconditioning, and countermeasures, *J Physiol Sci* 67:271, 2017.
18. Yamamoto K, Tsubokura M, Ikeda J, Onishi K, and Baleriola S: Effect of posture on the aerodynamic characterisics during take-off in ski jumping, *J Biomech* 49:3688, 2016.

LEITURA SUGERIDA

Blazevich AJ: *Sports biomechanics: The basics: Optimising human performance*, London, Bloomsbury Sport, 2017. *Discute, em termos leigos, os princípios de biomecânica relacionados com a prática de atividades desportivas.*

Koomey JG: *Turning numbers into knowledge: Mastering the art of problem solving*, New York, Analytics Press, 2017. *Este texto oferece ferramentas para solucionar problemas do mundo real. Trata-se de um manual de treinamento para aqueles que se sentem intimidados pela análise quantitativa, inclusive aprimorando a qualidade dos dados e a clareza dos gráficos.*

Morin J-B and Samozino P (Eds.): *Biomechanics of training and testing: Innovative concepts and simple field methods*, New York, Springer, 2017. *Descreve princípios biomecânicos relacionados com o treinamento e a avaliação da melhora do desempenho nos esportes.*

Payton C (Ed.): *Biomechanical evaluation of movement in sport and exercise: The British Association of Sport and Exercise Sciences Guide*, London, Routledge, 2018. *Explica a teoria na qual se fundamenta a avaliação e a medida da biomecânica e fornece orientações sobre a escolha e a utilização efetiva do equipamento.*

SITES RELACIONADOS

American College of Sports Medicine–Biomechanics Interest Group
http://www.acsm.org
Fornece um link *para o American College of Sports Medicine Member Service Center, que está ligado ao ACSM Interest Groups, incluindo o Biomechanics Interest Group.*

American Society of Biomechanics
http://asb-biomech.org
Home page da American Society of Biomechanics. Fornece informações sobre organização, sumários de conferências e uma lista de programas de graduação em biomecânica.

The Biomch-L Newsgroup
http://www.health.uottawa.ca/biomech/courses/biomchl.txt
Fornece informações sobre um grupo de discussão por e-mail *que trata de biomecânica e ciência do movimento humano/animal.*

Biomechanics Classes on the Web
http://www.uoregon.edu/~karduna/biomechanics
Contém links *para mais de 100 apresentações sobre biomecânica com componentes instrucionais baseados na* web.

Biomechanics Yellow Pages
http://isbweb.org/yellow-pages-all
Fornece informações sobre tecnologia utilizada nos trabalhos relacionados com a biomecânica e inclui diversos videoclipes que podem ser baixados.

Biomechanics World Wide
http://www.uni-due.de/~qpd800/WSITECOPY.html
Site abrangente com links *para outros* sites, *para um amplo espectro de tópicos relacionados com a biomecânica.*

International Society of Biomechanics
http://www.isbweb.org
Home page da International Society of Biomechanics (ISB). Fornece informações sobre a ISB, programas de computador e dados biomecânicos, e destaques para outras fontes de informações relacionadas com a biomecânica.

International Society of Biomechanics in Sports
http://www.isbs.org
Home page da International Society of Biomechanics in Sports (ISBS).

PALAVRAS-CHAVE

Biomecânica	Aplicação dos princípios mecânicos no estudo dos organismos vivos.
Cinemática	Estudo da descrição do movimento, considerando espaço e tempo.
Cinesiologia	Estudo do movimento humano.
Cinética	Estudo da ação das forças.
Dinâmica	Ramo da mecânica que lida com sistemas sujeitos a aceleração.
Estática	Ramo da mecânica que lida com sistemas em estado constante de movimento.
Inferência	Processo de formação de deduções a partir das informações disponíveis.
Mecânica	Ramo da física que analisa as ações de forças sobre partículas e sistemas mecânicos.
Medicina desportiva	Aspectos clínicos e científicos de esportes e exercícios.
Qualitativo	Está relacionado com descrição não numérica de qualidade.
Quantitativo	Está relacionado com uso de números.
Sistema inglês	Sistema de pesos e medidas originalmente desenvolvido na Inglaterra e utilizado atualmente nos EUA.
Sistema métrico	Sistema de pesos e medidas internacionalmente utilizado em aplicações científicas e adotado para uso diário na maioria dos países, exceto nos EUA.

Conceitos Cinemáticos para a Análise do Movimento

2

Ao término deste capítulo, você será capaz de:

Exemplificar formas lineares, angulares e gerais de movimento

Identificar e descrever posições, planos e eixos de referência associados ao corpo humano

Definir e utilizar apropriadamente termos direcionais e a terminologia do movimento articular

Explicar como planejar e conduzir uma análise qualitativa do movimento de modo efetivo

Identificar e descrever os usos do instrumental disponível para a mensuração de grandezas cinemáticas.

©Vaara/iStock/Getty Images RF

BIOMECÂNICA BÁSICA

É melhor observar a marcha de um indivíduo por uma visão lateral, frontal ou posterior? A que distância o treinador pode observar melhor o estilo de um arremessador? Quais são as vantagens e desvantagens da análise de um movimento capturado em vídeo? Um observador não treinado pode não identificar diferenças nas formas demonstradas por um atleta de elite de corrida com obstáculos e um novato, ou no funcionamento de um joelho normal e de um joelho lesionado parcialmente reabilitado. Quais as habilidades necessárias e quais procedimentos são utilizados para a análise efetiva da cinemática do movimento humano?

Uma das etapas mais importantes no aprendizado de um novo assunto é o domínio da terminologia associada. Da mesma maneira, o aprendizado de um protocolo de análise geral que possa ser adaptado a questões ou problemas específicos dentro de um campo de estudo é valioso. Neste capítulo, é apresentada a terminologia do movimento humano, e a abordagem para solução de problemas é adaptada a fim de fornecer uma base para a solução qualitativa de problemas sobre a análise do movimento humano.

Formas de movimento

A maioria dos movimentos humanos é um **movimento geral**, uma combinação complexa de componentes de movimentos dos tipos **linear** e **angular**. Como os movimentos angular e linear são formas "puras" de movimento, algumas vezes é útil decompor movimentos complexos em seus componentes lineares e angulares durante a realização de uma análise.

Movimento linear

O movimento linear puro envolve o movimento uniforme do sistema de interesse, com todas as partes do sistema se movendo na mesma direção e na mesma velocidade. O movimento linear também é denominado movimento de translação, ou simplesmente **translação**. Quando um corpo experimenta uma translação, ele se move como uma unidade, e porções do corpo não se movem em relação às outras. Por exemplo, um passageiro que dorme em um voo de avião sem turbulência está sendo transladado através do ar. Se o passageiro acorda e pega uma revista, entretanto, não ocorre mais uma translação pura, porque a posição do braço em relação ao corpo mudou.

O movimento linear também pode ser considerado um movimento ao longo de uma linha. Se a linha é reta, o movimento é **retilíneo**; se a linha é curva, o movimento é **curvilíneo**. Um motociclista, ao manter uma postura sem movimento enquanto a motocicleta se move ao longo de uma trajetória reta, está se movimentando em modo retilíneo. Se o motociclista salta com a motocicleta e a estrutura desta não roda, tanto o motociclista como a motocicleta (com a exceção das rodas em movimento) estão se movendo de modo curvilíneo enquanto estão no ar. Do mesmo modo, um esquiador que desce uma montanha em posição estática está em movimento retilíneo. Se o esquiador salta sobre um obstáculo, com todas as partes do corpo se movendo na mesma direção e na mesma velocidade em uma trajetória curva, o movimento é curvilíneo. Quando um motociclista ou esquiador passa sobre uma colina, o movimento *não* é linear, porque a parte superior do corpo se move em velocidade maior que as partes inferiores do corpo. A Figura 2.1 demonstra uma ginasta em movimentos retilíneo, curvilíneo e rotacional.

Movimento angular

Movimento angular é a rotação ao redor de uma linha central imaginária conhecida como **eixo de rotação**, orientado perpendicularmente ao plano no qual ocorre a rotação. Quando um ginasta executa um movimento circular

---

Movimento geral
Movimento que envolve a translação e a rotação simultâneas.

Linear
Ao longo de uma linha, que pode ser reta ou curva, com todas as partes do corpo se movendo na mesma direção e na mesma velocidade.

Angular
Envolve a rotação ao redor de uma linha ou de um ponto central.

Translação
Movimento linear.

Retilíneo
Ao longo de uma linha reta.

Curvilíneo
Ao longo de uma linha curva.

Eixo de rotação
Linha imaginária perpendicular ao plano de rotação e que passa através do centro de rotação.

Capítulo 2 Conceitos Cinemáticos para a Análise do Movimento   21

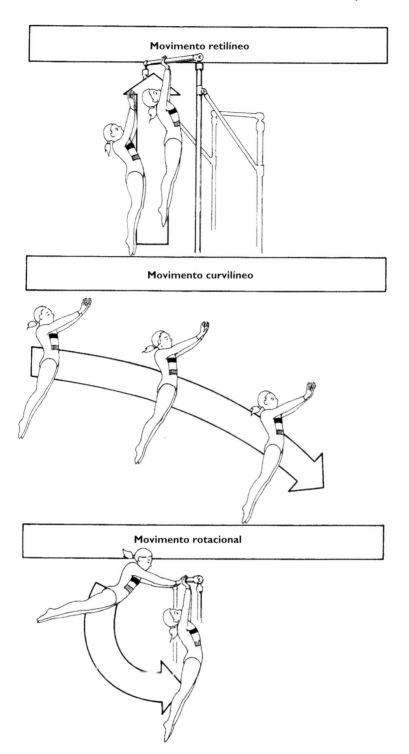

Figura 2.1
Exemplos de movimento retilíneo, curvilíneo e rotacional.

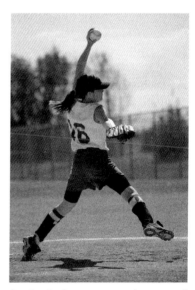

A rotação de um segmento corporal em uma articulação ocorre ao redor de uma linha imaginária conhecida como o eixo de rotação que passa através do centro articular.
©Design Pics.

amplo ao redor de uma barra, todo o corpo roda, e o eixo de rotação passa através do centro desta. Quando um atleta de saltos ornamentais executa um salto mortal, novamente todo o corpo está rodando, desta vez ao redor de um eixo de rotação imaginário que se move juntamente com o corpo. Quase todo movimento humano voluntário envolve a rotação de um segmento do corpo ao redor de um eixo de rotação imaginário que passa através do centro da articulação ao qual o segmento se fixa. Quando o movimento angular ou rotação ocorre, porções do corpo em movimento se movem constantemente em relação às outras porções.

Movimento geral

Quando a translação e a rotação são combinadas, o movimento resultante é um movimento geral. Uma bola chutada faz translação pelo ar e ao mesmo tempo gira ao redor de um eixo central (Figura 2.2). Um corredor é transladado por meio de movimentos angulares de segmentos corporais no quadril, joelho e tornozelo. O movimento humano geralmente consiste em movimentos gerais em vez de movimentos lineares ou angulares puros.

> Grande parte das atividades do movimento humano é categorizada como movimento geral.

Sistemas mecânicos

Antes da determinação da natureza de um movimento, o **sistema** mecânico de interesse precisa ser definido. Em várias circunstâncias, todo o corpo humano é escolhido como o sistema a ser analisado. Entretanto, em outros momentos, o sistema precisa ser definido como o braço direito ou mesmo uma bola projetada pelo braço direito. Quando um arremesso por sobre a cabeça é executado, o corpo como um todo demonstra um movimento geral, o movimento do braço de arremesso é primariamente angular, e o movimento da bola arremessada é linear. O sistema mecânico a ser analisado é escolhido pelo analista de movimento de acordo com o foco de interesse.

Sistema
Objeto ou grupo de objetos escolhidos pelo analista para estudo.

Terminologia de referência padrão

A comunicação de informações específicas sobre o movimento humano requer terminologia especializada que identifique precisamente as posições e direções corporais.

Posição anatômica de referência

A **posição anatômica de referência** é uma posição ereta, com os pés levemente separados e os braços pendentes aos lados do corpo, com as palmas das mãos voltadas para frente. Não é uma posição natural, mas é a orientação corporal convencionalmente utilizada como posição de referência ou posição inicial quando os termos de movimentos são definidos.

Posição anatômica de referência
Posição ereta, com todas as partes do corpo, incluindo as palmas das mãos, voltadas para a frente; é considerada a posição inicial para os movimentos dos segmentos corporais.

Figura 2.2
Movimento geral é uma combinação de movimento linear e angular.

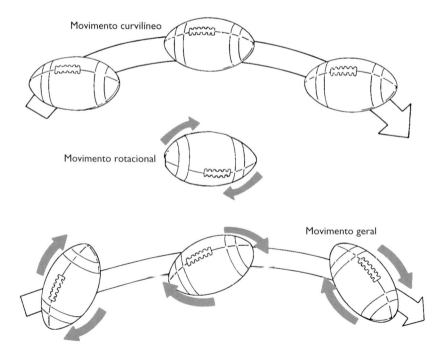

Termos direcionais

O uso de termos direcionais é necessário na descrição da relação das partes corporais ou localização de um objeto externo em relação ao corpo. A seguir, apresentamos termos direcionais comumente utilizados.

Superior. Mais próximo da cabeça (na zoologia, o termo sinônimo é *cranial*).
Inferior. Mais afastado da cabeça (na zoologia, o termo sinônimo é *caudal*).
Anterior. Na direção da frente do corpo (na zoologia, o termo sinônimo é *ventral*).
Posterior. Na direção da parte posterior do corpo (na zoologia, o termo sinônimo é *dorsal*).
Medial. Na direção da linha mediana do corpo.
Lateral. Afastado da linha mediana do corpo.
Proximal. Mais próximo do tronco (p. ex., o joelho é proximal ao tornozelo).
Distal. Mais distante do tronco (p. ex., o punho é distal ao cotovelo).
Superficial. Na direção da superfície do corpo.
Profundo. Dentro do corpo e afastado da superfície corporal.

Todos esses termos direcionais podem ser pareados como antônimos – palavras de significados opostos. Dizer que o cotovelo é proximal ao punho é tão correto quanto dizer que o punho é distal ao cotovelo. Similarmente, o nariz é superior à boca e a boca é inferior ao nariz.

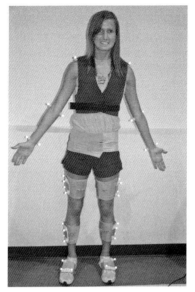

Posição anatômica de referência.
©Susan Hall.

▼

Planos e eixos de referência são úteis na descrição de movimentos corporais macroscópicos e na definição da terminologia de movimento mais específica.

Planos anatômicos de referência

Os três **planos cardeais** imaginários dividem a massa do corpo em três dimensões. Um *plano* é uma superfície bidimensional com uma orientação definida pelas coordenadas espaciais de três pontos distintos, nem todos contidos na mesma linha. Pode ser considerado uma superfície plana imaginária. O **plano sagital**, também conhecido como plano anteroposterior (AP), divide o corpo verticalmente em metades direita e esquerda, e cada metade contém massa igual. O **plano frontal**, também denominado plano coronal, divide o corpo verticalmente em metades anterior e posterior. O **plano transverso** ou horizontal separa o corpo em metades superior e inferior. Para um indivíduo em pé e em posição anatômica, os três planos cardeais fazem interseção em um único ponto, conhecido como centro de massa ou centro de gravidade do corpo (Figura 2.3). Estes planos de referência imaginários existem somente em relação ao corpo humano. Se uma pessoa gira em um ângulo para a direita, os planos de referência também giram em um ângulo para a direita.

Apesar de todo o corpo se mover ao longo de ou em paralelo a um plano cardeal, os movimentos de segmentos corporais individuais também podem ser descritos como movimentos no plano sagital, no plano frontal e no plano transverso. Quando isso ocorre, os movimentos descritos geralmente acontecem em um plano paralelo a um dos planos cardeais. Por exemplo, movimentos que envolvem a transferência para frente ou para trás são denominados movimentos no plano sagital. Quando um rolamento para frente é executado, todo o corpo se move em paralelo ao plano sagital. Durante uma corrida, o movimento dos braços e pernas geralmente é para frente e para trás, embora os planos de movimentos passem através das articulações dos ombros e quadris em vez do centro do corpo. Marcha, jogo de boliche e ciclismo são movimentos em grande parte no plano sagital (Figura 2.4). O movimento no plano frontal é um movimento lateral (lado a lado); um exemplo de movimento no plano frontal de todo o corpo é a cambalhota tipo "estrela". Polichinelos, saltos laterais e chutes laterais no futebol necessitam de movimentos no plano frontal de certas articulações do corpo. Exemplos de movimento corporal total no plano transverso incluem o giro em parafuso feito por um saltador ornamental, ginasta ou uma pirueta de um dançarino.

Planos cardeais
Três planos perpendiculares imaginários de referência que dividem o corpo na metade, pela massa.

Plano sagital
Plano no qual ocorrem movimentos para a frente e para trás do corpo e dos segmentos corporais.

Plano frontal
Plano no qual ocorrem movimentos laterais do corpo e dos segmentos corporais.

Plano transverso
Plano no qual ocorrem movimentos horizontais do corpo e dos segmentos corporais quando o corpo está na posição ereta.

▼

Embora a maioria dos movimentos humanos não seja estritamente planar, os planos cardeais são um modo útil para descrever movimentos primariamente planares.

Figura 2.3

Os três planos cardeais de referência. ©Joe DeGrandis/McGraw-Hill Education.

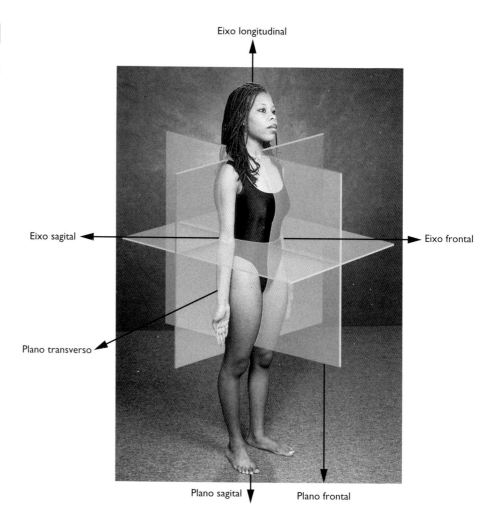

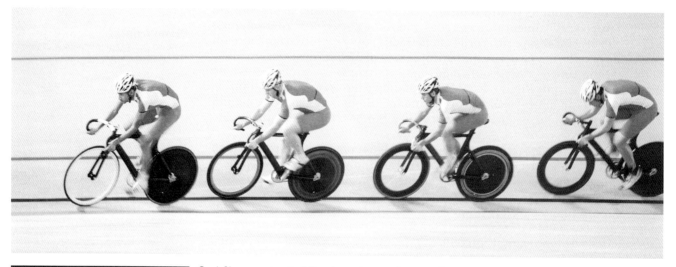

Figura 2.4

O ciclismo exige habitualmente movimento dos membros inferiores no plano sagital. ©Fredrick Kippe/Alamy Stock Photo RF.

Embora muitos movimentos realizados pelo corpo humano não sejam orientados em planos sagital, frontal ou transverso, ou não sejam planares, os três planos principais de referência ainda são úteis. Movimentos corporais gerais e movimentos especificamente denominados que ocorrem nas articulações são em geral descritos como movimentos primariamente nos planos frontal, sagital ou transversal.

Eixos anatômicos de referência

Quando um segmento do corpo humano se move, ele roda ao redor de um eixo de rotação imaginário que passa através de uma articulação à qual está fixado. Existem três eixos de referência para a descrição do movimento humano, e cada um deles está orientado perpendicularmente a um dos três planos de movimento. O **eixo frontal** é perpendicular ao plano sagital. A rotação no plano frontal ocorre ao redor do **eixo sagital** (Figura 2.5). A rotação no plano transversal ocorre ao redor do **eixo longitudinal**, ou eixo vertical. É importante reconhecer que cada um destes três eixos sempre está associado ao mesmo plano – aquele ao qual o eixo é perpendicular.

Eixo frontal
Linha imaginária que passa através do corpo de lado a lado, e ao redor da qual ocorrem rotações no plano sagital.

Eixo sagital
Linha imaginária que passa através do corpo da frente para trás, e ao redor da qual ocorrem rotações no plano frontal.

Eixo longitudinal
Linha imaginária que passa através do corpo de cima a baixo, e ao redor da qual ocorrem rotações no plano transversal.

Terminologia do movimento articular

Quando o corpo humano está na posição anatômica, todos os segmentos corporais são considerados na posição de 0° (zero grau). A rotação de um segmento corporal afastando-se da posição anatômica é denominada de acordo com a direção do movimento e é medida como o ângulo entre a posição do segmento corporal e a posição anatômica.

Movimentos no plano sagital

A partir da posição anatômica, os três movimentos primários que ocorrem no plano sagital são *flexão*, *extensão* e *hiperextensão* (Figura 2.6). A flexão inclui rotações no plano sagital direcionadas anteriormente da cabeça, tronco, braço, antebraço, mão e quadril e rotações no plano sagital direcionadas posteriormente da perna. A *extensão* é definida como o movimento que retorna um segmento corporal à posição anatômica a partir de uma flexão; e a hiperextensão é a rotação além da posição anatômica em direção oposta à da flexão.

▼
Movimentos no plano sagital incluem flexão, extensão e hiperextensão, bem como dorsiflexão e flexão plantar.

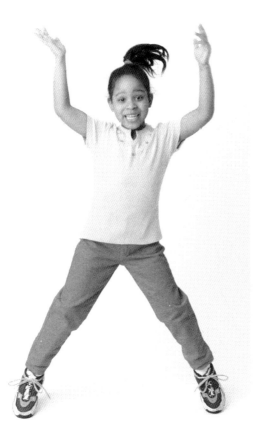

Figura 2.5

Movimento dos braços e das pernas no plano frontal. ©Joe Polillio/McGraw-Hill Education.

Figura 2.6
Movimentos da articulação do ombro no plano sagital.

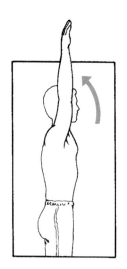
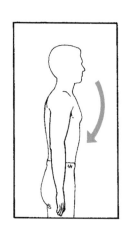
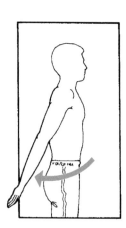

Se os braços ou pernas são rodados medial ou lateralmente a partir da posição anatômica, a flexão, a extensão e a hiperextensão no joelho e cotovelo podem ocorrer em um plano diferente do sagital.

A rotação no plano sagital na articulação do tornozelo ocorre tanto quando o pé se move em relação à perna como quando a perna é movida em relação ao pé. O movimento que traz o dorso do pé na direção da perna é conhecido como *dorsiflexão*, e o movimento oposto, que pode ser visualizado como um "abaixamento" da planta do pé, é denominado *flexão plantar* (Figura 2.7).

▼

Movimentos no plano frontal incluem abdução e adução, flexão lateral, elevação e depressão, inversão e eversão, e desvio radial e ulnar.

Movimentos no plano frontal

Os principais movimentos no plano frontal são *abdução* e *adução*. A abdução move um segmento corporal para longe da linha mediana do corpo; a adução move o segmento corporal para próximo da linha mediana (Figura 2.8).

Figura 2.7
Movimentos do pé no plano sagital.

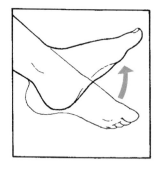
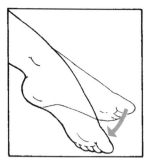

Figura 2.8
Movimentos do quadril no plano frontal.

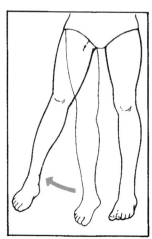
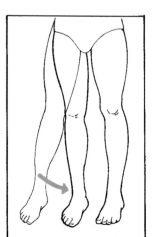

Outros movimentos no plano frontal incluem a rotação lateral do tronco, denominada *flexão lateral* para a direita ou esquerda (Figura 2.9). *Elevação* e *depressão* da cintura escapular se relacionam com o movimento da cintura escapular nas direções superior e inferior, respectivamente (Figura 2.10). A rotação da mão no nível do punho no plano frontal na direção do rádio (lado do polegar) é denominada *desvio radial*, e *desvio ulnar* é a rotação da mão na direção da ulna (lado do dedo mínimo) (Figura 2.11).

Os movimentos do pé que ocorrem em grande parte no plano frontal são a eversão e a inversão. A rotação lateral da planta do pé é denominada *eversão*, e a rotação medial é chamada de *inversão* (Figura 2.12). Abdução e adução também são termos utilizados para descrever as rotações medial e lateral de todo o pé. *Pronação* e *supinação* geralmente são termos utilizados para

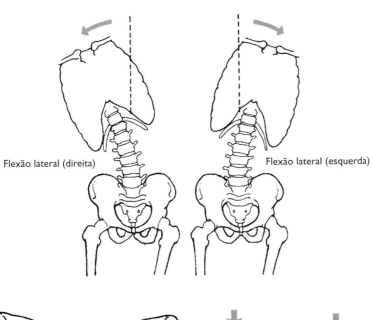

Figura 2.9
Movimentos da coluna vertebral no plano frontal.

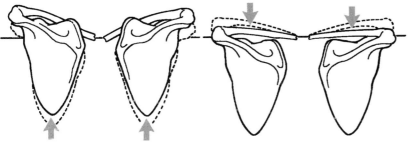

Figura 2.10
Movimentos da cintura escapular no plano frontal.

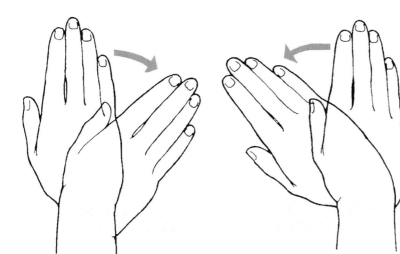

Figura 2.11
Movimentos da mão no plano frontal.

Figura 2.12

Movimentos do pé no plano frontal.

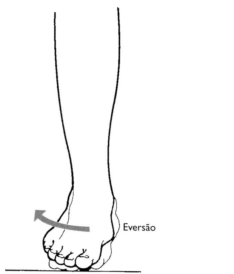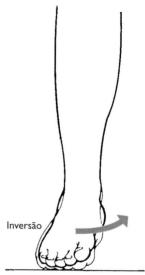

descrever o movimento que ocorre na articulação subtalar. Pronação na articulação subtalar consiste em uma combinação de eversão, abdução e dorsiflexão, e a supinação envolve inversão, adução e flexão plantar.

Movimentos no plano transverso

▼

Movimentos no plano transverso incluem rotação para a esquerda e direita, rotação medial e lateral, supinação e pronação, abdução e adução horizontal.

Os movimentos corporais no plano transverso são movimentos rotacionais ao redor de um eixo longitudinal. *Rotação para a esquerda* e *rotação para a direita* são expressões utilizadas para descrever movimentos no plano transverso da cabeça, do pescoço e do tronco. A rotação de um braço ou perna como unidade no plano transverso é denominada *rotação medial* quando se dá na direção da linha mediana do corpo, e *rotação lateral* quando se afasta da linha mediana (Figura 2.13).

Termos específicos são utilizados para movimentos rotacionais do antebraço. Suas rotações laterais e mediais são conhecidas respectivamente como *supinação* e *pronação* (Figura 2.14). Em posição anatômica, o antebraço está em uma posição supinada.

Figura 2.13

Movimentos da perna no plano transverso.

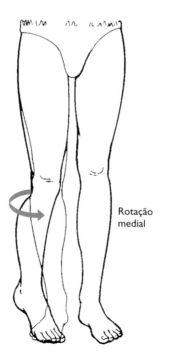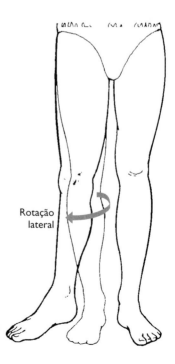

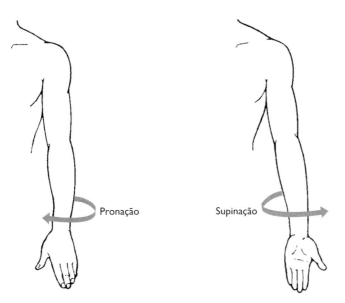

Figura 2.14
Movimentos do antebraço no plano transverso.

Embora a abdução e a adução sejam movimentos no plano frontal, quando o braço ou a coxa são flexionados, o movimento destes segmentos no plano transverso de uma posição anterior para uma posição lateral é denominado *abdução horizontal* ou extensão horizontal (Figura 2.15). O movimento no plano transverso de uma posição lateral para uma posição anterior é chamado de *adução horizontal* ou flexão horizontal.

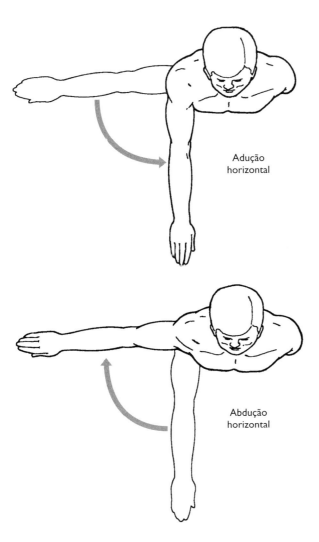

Figura 2.15
Movimentos do ombro no plano transverso.

Outros movimentos

Muitos movimentos dos membros do corpo ocorrem em planos orientados diagonalmente para os três planos coronais tradicionalmente reconhecidos. Entretanto, como os movimentos humanos são complexos, a identificação nominal de cada plano do movimento humano é impossível.

Um caso especial de movimento geral que envolve o movimento circular de um segmento corporal é denominado *circundução*. O traçado de um círculo imaginário no ar com a ponta do dedo e o resto da mão em posição estacionária requer a circundução na articulação metacarpofalangeana (Figura 2.16). A circundução combina flexão, extensão, abdução e adução, resultando em uma trajetória cônica de um segmento corporal.

Sistemas de referência espacial

Enquanto os três planos cardeais e seus eixos de rotação associados se movem junto com o corpo, geralmente também é útil fazer uso de um sistema fixo de referência. Quando biomecânicos descrevem de modo quantitativo o movimento de organismos vivos, utilizam um sistema de referência espacial para padronizar as medidas colhidas. O sistema comumente utilizado é um sistema de coordenadas cartesianas, no qual as unidades são medidas nas direções de dois ou três eixos primários.

Os movimentos que ocorrem primariamente em uma única direção, ou movimentos planares, como a corrida, o ciclismo, ou saltos, podem ser analisados com o uso de um sistema bidimensional de coordenadas cartesianas (Figura 2.17). No sistema bidimensional de coordenadas cartesianas, os pontos de interesse são medidos em unidades nas direções horizontal (x) ou vertical (y). Quando um biomecânico analisa o movimento do corpo humano, os pontos de interesse geralmente são articulações do corpo, que constituem as extremidades distais dos segmentos corporais. A localização do centro de cada articulação pode ser mensurada em relação aos dois eixos e descrita como (x,y), em que x é o número de unidades horizontais de distância do eixo y e y é o número de unidades verticais de distância do eixo x. Estas unidades podem ser medidas em direções positivas e negativas (Figura 2.18). Quando o movimento de interesse é tridimensional, a análise pode ser estendida para a terceira dimensão com o acréscimo de um eixo z perpendicular aos eixos x e y e mensurando as unidades de distância do plano x,y na direção z. Em um sistema bidimensional, o eixo y normalmente é vertical e o eixo x, horizontal. No caso de um sistema de coordenadas tridimensional, geralmente o eixo vertical é o z, com os eixos x e y representando as duas direções horizontais.

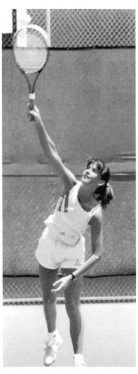

Um saque no tênis requer o movimento do braço em um plano diagonal. ©Susan Hall

Figura 2.16

Circundução do dedo indicador na articulação metacarpofalangeana.

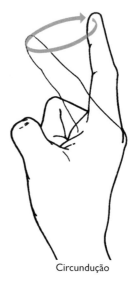

Circundução

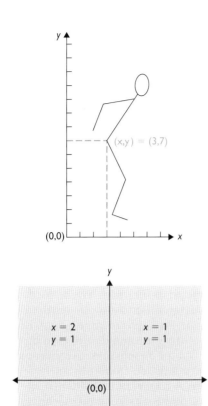

Figura 2.17
Um sistema de coordenadas cartesianas demonstra as coordenadas x e y do quadril.

Figura 2.18
As coordenadas podem ser positivas e negativas em um sistema de coordenadas cartesianas.

Análise do movimento humano

Um bom conhecimento da linguagem associada às formas de movimento, da terminologia de referência padrão e da terminologia do movimento articular é essencial para que o indivíduo seja capaz de descrever o movimento humano de maneira acurada e precisa. A capacidade de analisar o movimento humano também requer o conhecimento das características do movimento desejado e a aptidão para observar e determinar se um dado desempenho as incorpora. Conforme explicado no Capítulo 1, a análise do movimento humano pode ser quantitativa (quando envolve medidas) ou qualitativa (quando descreve as características do movimento sem fazer uso de números). Uma análise completa incorpora tanto os elementos quantitativos quanto os qualitativos. Todavia, muitas informações podem ser obtidas a partir de uma análise puramente qualitativa.

A observação visual é a abordagem mais comumente utilizada para a análise qualitativa da mecânica do movimento humano. Com base na informação obtida da observação de uma habilidade desportiva, da marcha de um paciente em uma rampa ou de um estudante tentando realizar uma nova tarefa, treinadores, médicos e professores fazem julgamentos e recomendações diárias. Entretanto, para serem efetivas, as análises qualitativas não podem ser administradas de modo desordenado, e sim cuidadosamente planejadas e conduzidas por um analista com conhecimento da biomecânica do movimento.

▼
A análise qualitativa requer conhecimento do propósito biomecânico específico do movimento e capacidade de detectar a causa dos erros.

Conhecimento necessário para a análise qualitativa

Existem duas fontes principais de informação para o analista que avalia uma habilidade motora. A primeira é a cinemática ou técnica exibida pelo indivíduo, e a segunda é o resultado do desempenho. A avaliação do resultado do desempenho tem valor limitado, já que a base do desempenho ideal é a biomecânica adequada.

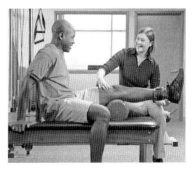

Muitas tarefas demandam a condução de análises qualitativas diárias do movimento humano.
©Digital Vision/Alamy Stock Photo.

Para analisar efetivamente uma habilidade motora, é muito útil para o analista compreender o propósito específico da habilidade a partir de uma perspectiva biomecânica. O objetivo geral de um jogador de vôlei que está sacando é projetar corretamente a bola por sobre a rede na direção da quadra oposta. Especificamente, isso requer uma soma coordenada de forças produzidas pela rotação do corpo, extensão do ombro, extensão do cotovelo e translação anterior do centro de gravidade do corpo, bem como o contato da bola em altura e ângulo apropriados. Enquanto o propósito final de um ciclista de competição é maximizar a velocidade e ao mesmo tempo manter o equilíbrio, de modo a cruzar a linha de chegada primeiro, biomecanicamente isso requer fatores como a produção de força perpendicular máxima contra os pedais e a manutenção de um perfil corporal baixo para minimizar a resistência do ar.

Sem o conhecimento de princípios biomecânicos relevantes, analistas podem ter dificuldade de identificar os fatores que contribuem (ou dificultam) o desempenho e assim interpretar erroneamente as observações feitas. Mais especificamente, para analisar de fato uma habilidade motora, o analista precisa ser capaz de identificar a *causa* de um erro da técnica, em vez do sintoma do erro, ou o desempenho de uma idiossincrasia. Treinadores de tênis ou golfe inexperientes podem focar o treinamento em que o atleta demonstre uma finalização apropriada do movimento após atingir a bola. Entretanto, a finalização inadequada é meramente um sintoma de um erro de desempenho, que pode ser uma falha em iniciar o golpe ou movimento com rotação suficiente do tronco e inclinação do corpo para trás, ou falha em movimentar a raquete ou taco com velocidade suficiente. A capacidade de identificar a causa de um erro de desempenho depende da compreensão da biomecânica da habilidade motora.

Outra fonte potencial de conhecimento sobre a biomecânica de uma habilidade motora é a experiência no desempenho da habilidade. A pessoa que realiza uma habilidade de modo proficiente geralmente é mais bem preparada para analisá-la qualitativamente do que uma pessoa menos familiarizada. Por exemplo, os árbitros de ginástica que conseguem executar as habilidades que estão sendo avaliadas parecem mais capazes de se basear em experiências sensorimotoras e julgar com mais precisão do que aqueles que não conseguem executá-las.[4] Na maioria dos casos, a maior familiaridade com a habilidade ou com o movimento realizado melhora a capacidade do analista em focar a atenção nos aspectos mais importantes do evento.

Entretanto, a experiência direta com a realização de uma habilidade motora não é a única ou necessariamente a melhor maneira de aperfeiçoar sua análise. Atletas habilidosos muitas vezes obtêm sucesso não por causa da forma ou técnica que demonstram, mas a despeito delas. Além disso, atletas muito habilidosos nem sempre se tornam os melhores treinadores, e treinadores bem-sucedidos podem ter tido pouca ou nenhuma experiência na prática do esporte que orientam.

O treinador, o professor ou o médico conscientes tipicamente utilizam diferentes maneiras para desenvolver o conhecimento básico por meio do qual possam avaliar uma habilidade motora. Uma é ler os materiais disponíveis em livros-texto, jornais científicos e revistas leigas, embora nem todos os padrões de movimento e habilidades tenham sido pesquisados e parte da literatura biomecânica seja tão esotérica que para compreendê-la é necessário o treinamento avançado em biomecânica. Entretanto, quando se opta por um material de leitura, é importante distinguir entre artigos apoiados por pesquisas e aqueles fundamentados primariamente na opinião, uma vez que abordagens de "senso comum" para as análises das habilidades podem ser falhas. Também existem oportunidades de interagir diretamente com indivíduos que tenham conhecimento especializado de habilidades particulares em conferências e *workshops*.

Planejamento da análise qualitativa

Mesmo a mais simples análise qualitativa pode gerar informações inadequadas ou incompletas se abordada de modo descuidado. Conforme a complexidade da habilidade e/ou o nível de detalhamento analítico desejado aumentam, também aumenta o nível de planejamento necessário.

▼

Os analistas precisam ser capazes de distinguir a causa de um problema de seus sintomas ou uma idiossincrasia não relacionada do movimento.

▼

A experiência na realização de uma habilidade motora não necessariamente se traduz em proficiência em sua análise.

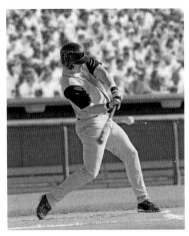

Batedores profissionais são hábeis em acertar a bola, promovendo impactos maiores entre a bola e o bastão. ©Akihiro Sugimoto/age fotostock.

A primeira etapa em qualquer análise é identificar a questão principal ou questões de interesse. Geralmente, estas questões já foram formuladas pelo analista, ou servem como o propósito original para a observação. Por exemplo, a marcha de um paciente no pós-operatório de uma cirurgia de joelho voltou ao normal? Por que um jogador de voleibol tem dificuldades de atacar para o outro lado da quadra? O que poderia estar causando a dor no punho de uma secretária? Ou, simplesmente, uma determinada habilidade está sendo realizada do modo mais efetivo possível? Ter uma ou mais questões ou problemas específicos em mente ajuda a focar a análise. A preparação de uma lista de verificação ou tabela de critérios antes da análise é um modo útil de ajudar a deter a atenção nos elementos críticos do movimento avaliado. É claro que a capacidade de identificar as questões apropriadas para a análise e a formulação de uma lista de verificação depende do conhecimento do analista sobre a biomecânica do movimento. Quando um analista observa uma habilidade motora com a qual está menos familiarizado, pode ser útil lembrar que muitas delas têm aspectos em comum. Por exemplo, o saque no tênis e no voleibol e o golpe por sobre a cabeça do *badminton* são todos bastante semelhantes a um arremesso por sobre a cabeça.

A seguir, o analista deve determinar a perspectiva ótima para a observação do movimento. Se os principais movimentos são primariamente planares, como o movimento das pernas durante o ciclismo ou o movimento do braço em um arremesso de bola de *softbol*, uma perspectiva única de visão, como uma vista lateral ou uma vista posterior, pode ser suficiente. Se o movimento ocorre em mais de um plano, como nos movimentos de braços e pernas durante o nado de peito ou o movimento do braço durante uma rebatida do beisebol, o observador pode precisar assistir ao movimento a partir de mais de uma perspectiva a fim de estudar todos os aspectos críticos de interesse. Por exemplo, uma vista posterior, uma vista lateral e uma vista por cima de um chute de arte marcial geram informações diferentes sobre o movimento (Figura 2.19).

A distância entre o analista e o executor do movimento também deve ser selecionada de modo criterioso (Figura 2.20). Se o analista deseja observar a pronação e a supinação subtalar em um paciente que caminha na esteira

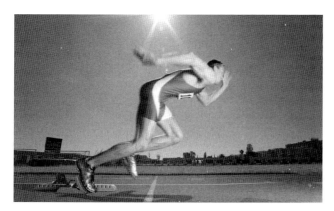

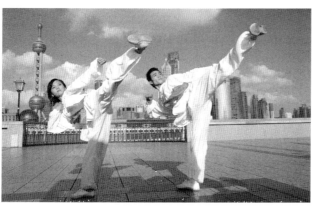

Figura 2.19

Enquanto a habilidade primariamente planar necessita de observação a partir de uma única perspectiva, o analista de movimento deve avaliar habilidade multiplanar a partir de mais de uma direção. Imagem de cima: ©Juice Images/Cultura/Getty Images RF; Imagem de baixo: ©Imagemore/Getty Images RF.

Figura 2.20

A distância de observação entre o analista e o executor deve ser escolhida com base em questões de interesse específicas. ©John Lund/Blend Images LLC.

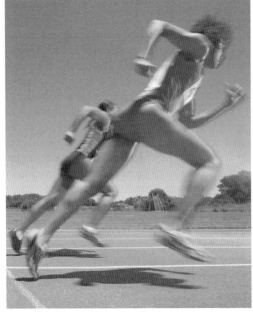
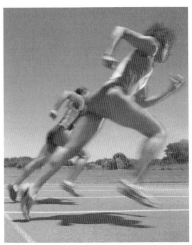

Visão aproximada   Visão distante

▼ A observação repetida de uma habilidade motora é útil para ajudar o analista a distinguir erros consistentes de desempenho de erros aleatórios.

▼ O uso de uma câmera de vídeo traz vantagens e desvantagens para o analista do movimento.

ergométrica, uma vista aproximada das pernas e pés é necessária. A análise do local em que um jogador de voleibol se move – na quadra, durante uma série de jogadas sob as diferentes e rápidas situações de jogo – é mais bem realizada a partir de uma distância razoável e elevada.

Outra consideração é o número de tentativas ou execuções do movimento a ser observado no curso da formulação de uma análise. Um atleta habilidoso pode demonstrar uma cinemática de movimento ligeiramente diferente dos desempenhos normais, mas uma criança que está aprendendo a correr pode não executar dois passos iguais. A análise com base nas observações de um único desempenho é igualmente incorreta. Quanto maior for a inconsistência da cinemática do executor, maior o número de observações que devem ser feitas.

Outros fatores que potencialmente influenciam a qualidade das observações do movimento humano são a vestimenta do executor e a natureza do ambiente ao seu redor. Quando um pesquisador biomecânico estuda a cinemática de um movimento em particular, os indivíduos tipicamente utilizam pouca roupa, de modo que os movimentos dos segmentos corporais não sejam obscurecidos. Apesar de haver várias situações em que isto não é possível, como classes instrucionais, eventos competitivos e treinamentos de equipes, os analistas precisam ter em mente que roupas folgadas podem disfarçar movimentos sutis. A iluminação adequada e um ambiente que não cause distração por cores contrastantes também melhoram a visibilidade do movimento observado.

Uma consideração final é se o observador deve se basear somente em sua observação ou se deve utilizar uma câmera de vídeo. Conforme a velocidade do movimento de interesse aumenta, torna-se cada vez menos prático se basear somente no ato de observar. Consequentemente, mesmo o observador mais cuidadoso pode não detectar aspectos importantes de um movimento executado rapidamente. O vídeo também permite que o executor estude o movimento, bem como possibilita observações repetidas pelo analista e pelo executor, fornecendo um *feedback* sobre o desempenho para melhorar o aprendizado de uma habilidade motora. Muitas unidades de exibição de vídeo também permitem a observação em câmera lenta e o avanço quadro a quadro, facilitando o isolamento de aspectos críticos do movimento.

No entanto, o analista deve estar ciente de que existe uma desvantagem potencial com o uso do vídeo. A percepção do analisado de que está sendo filmado algumas vezes modifica o desempenho. Os analistas de movimento devem ter em mente que os indivíduos podem se distrair ou inconscientemente modificar suas técnicas quando um equipamento de registro de imagens é utilizado.

Realização da análise qualitativa

A despeito do planejamento cuidadoso de uma análise qualitativa, novas questões ocasionalmente emergem durante o curso da coleta de observações. Modificações do movimento podem ocorrer durante cada desempenho conforme o aprendizado ocorre, especialmente quando o executor ainda não domina a habilidade. Mesmo quando este não é o caso, as observações feitas podem sugerir a formulação de novas questões. Por exemplo, o que causa as inconsistências em uma tacada de golfe? Que mudanças na técnica ocorrem entre os 30 e 40 m em uma corrida de 100 m? Uma análise cuidadosa não é rigidamente pré-programada, mas em geral envolve a identificação de novas questões a serem respondidas ou problemas a resolver. O professor, médico ou treinador geralmente está envolvido em um processo contínuo de realização de uma análise, coletando observações adicionais e reformulando uma análise já atualizada (Figura 2.21).

A resposta às questões identificadas requer que o analista seja capaz de focar nos aspectos clínicos do movimento. Assim que um erro biomecânico é identificado, geralmente é útil para o analista observar o executor durante várias tentativas e corrigir progressivamente o erro. A análise da técnica de arremesso de um jogador de *softbol* pode começar com a observação de uma velocidade insuficiente da bola, progredir para uma avaliação da cinemática da extremidade superior e terminar com a identificação de um movimento inadequado do punho durante a liberação da bola.

O analista também deve estar ciente de que cada execução de uma habilidade motora é afetada pelas características do executor. Estas incluem a idade, o gênero, a antropometria, o desenvolvimento e a habilidade do executor, além de qualquer traço físico ou de personalidade que possam impactar o desempenho. Apesar de o treinamento poder compensar a perda da força muscular e do arco de movimento articular, o que no passado foi considerado inevitavelmente associado ao envelhecimento, os analistas do movimento humano precisam de mais conhecimento e sensibilidade para

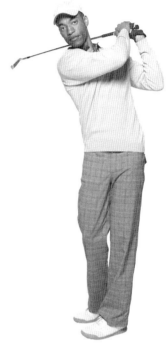

A tacada de golfe é provavelmente a habilidade esportiva mais analisada nos EUA. ©George Doyle & Ciaran Griffin/Superstock RF.

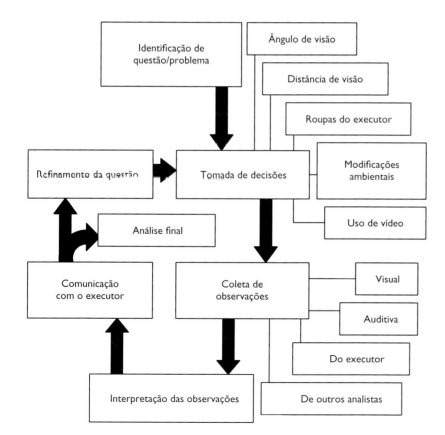

Figura 2.21

O processo de análise qualitativa geralmente é cíclico, com as observações levando ao refinamento da questão original.

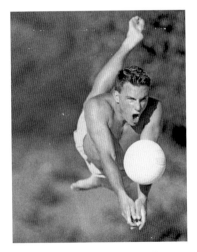

A informação auditiva geralmente é uma fonte valiosa na análise de habilidades motoras humanas, como no movimento de defesa no voleibol. O som do contato da bola com os braços revela se houve um lance duplo ilegal ou um lance único legal. ©Ingram Publishing.

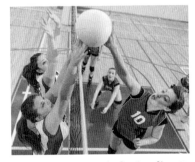

A distância e o ângulo de visualização são importantes para determinar quais aspectos do movimento do atacante podem ser observados. ©Christopher Futcher/iStockphoto/Getty Images RF.

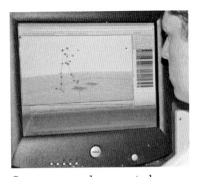

Os programas de computador para análise do movimento registram os marcadores articulares no espaço tridimensional. ©Susan Hall.

▼

A capacidade de analisar efetivamente o movimento humano melhora com a prática.

as necessidades especiais de adultos que desejam desenvolver novas habilidades motoras. Os analistas também devem estar cientes de que, embora o gênero geralmente seja considerado a base para diferenças de desempenho, as pesquisas demonstraram que, antes da puberdade, a maioria das diferenças de desempenho associadas ao gênero provavelmente deriva de fatores culturais, em vez de ser determinada pela biologia.[5] Geralmente não se espera que meninas sejam tão habilidosas ou mesmo tão ativas quanto meninos. Infelizmente, em muitas situações, essas expectativas se estendem além da infância; e permanecem na adolescência e vida adulta. Foi mostrado que a crença de que uma atividade não é apropriada para o gênero afeta negativamente a capacidade de mulheres adolescentes aprenderem novas habilidades motoras.[2] Analistas de executores do gênero feminino não devem reforçar esse erro cultural, diminuindo com base no gênero suas expectativas relacionadas com meninas ou mulheres. Os analistas também devem ser sensíveis para outros fatores que podem influenciar o desempenho. O executor sofreu um problema emocional recente? O sol ofusca sua visão? Ele está cansado? Ser um observador efetivo requer total consciência do ambiente ao seu redor.

Outra consideração é que instruções específicas devem ser fornecidas ao executor antes da análise. Fazer com que um executor em idade escolar realize uma habilidade avançada pode ser contraproducente, já que crianças mais novas obviamente não têm as mesmas capacidades motoras de um adulto. Uma pesquisa demonstrou que, mesmo para uma habilidade tão básica quanto um salto vertical, fornecer orientações que afetem o foco de atenção dos executores pode afetar o desempenho.[1] Ao analisar mais de um executor, é importante também ser consistente ao fornecer instruções, pois isso pode resultar em diferenças no desempenho.

Para complementar a observação, o analista deve estar ciente de que formas não visuais de informação algumas vezes podem ser úteis durante uma análise do movimento. Por exemplo, informações auditivas podem gerar pistas sobre como um movimento foi executado. O contato adequado de um taco na bola de golfe soa distintamente diferente de quando um jogador bate na parte superior da bola. Similarmente, o ruído de uma bola de beisebol ao bater no bastão indica que o contato da bola foi direto, em vez de parcial. O som de um contato duplo dos braços de um jogador de voleibol com a bola pode identificar um lance ilegal. O som da marcha de um paciente geralmente revela se uma assimetria está presente.

Outra fonte potencial de informação é o *feedback* do executor (Exemplo de Aplicação 2.1). Um executor com experiência suficiente para reconhecer a sensação de um movimento em particular em comparação com o mesmo movimento com uma leve modificação é uma fonte útil de informação. Entretanto, nem todos os executores são cinesteticamente conscientes para fornecer *feedback* subjetivo significativo desta natureza. O executor que está sendo analisado também pode auxiliar de outras formas. As deficiências de desempenho podem resultar de erros de técnica, percepção ou tomada de decisão. A identificação dos erros de percepção e de tomada de decisão pelo executor geralmente requer mais do que a observação do desempenho. Nestes casos, a formulação de perguntas relevantes pode ser útil. Entretanto, o analista deve considerar as informações subjetivas fornecidas pelo executor em conjunto com observações mais objetivas.

Outro modo de melhorar a abrangência da análise é envolver mais de um analista. Isso reduz a probabilidade de um aspecto do desempenho não ser percebido. Estudantes no processo de aprendizado de uma nova habilidade também podem se beneficiar da formação de grupos para a análise do desempenho de cada um sob a orientação do professor.

Finalmente, os analistas precisam lembrar que a observação de habilidades melhora com a prática. Conforme ganham experiência, o processo de análise se torna mais natural, e as análises realizadas tendem a se tornar mais efetivas e informativas. O analista experiente em geral é mais capaz

EXEMPLO DE APLICAÇÃO 2.1

Problema Sally, uma potente atacante de uma equipe colegial de voleibol, esteve afastada por 2 semanas em razão de uma leve bursite de ombro, e recentemente recebeu alta de seu médico para retornar aos treinamentos. Joan, sua treinadora, observa que as cortadas de Sally estão mais lentas e mais facilmente defendidas pelas jogadoras da outra equipe.

Planejamento da análise

1. Quais problemas específicos precisam ser resolvidos ou questões precisam ser respondidas sobre o movimento? Joan inicialmente pergunta se Sally realmente não sente mais dor. Em seguida, conclui que um erro técnico está presente.
2. A partir de qual ângulo e distância os aspectos problemáticos do movimento serão mais bem observados? É necessário mais de um ponto de observação? Apesar de o ataque do voleibol envolver a rotação do tronco no plano transverso, o movimento do braço primariamente ocorre no plano sagital. Portanto, Joan decide observar a partir de uma vista sagital, no lado do braço de ataque de Sally.
3. Quantos movimentos devem ser observados? Como Sally é uma jogadora habilidosa e seus ataques são executados de modo consistente em baixa velocidade, Joan conclui que a observação de somente alguns movimentos é necessária.
4. Roupas, iluminação ou ambiente especial são necessários para facilitar a observação? O ginásio onde a equipe treina é bem iluminado e as jogadoras utilizam camisas sem manga. Portanto, não parecem ser necessárias adaptações especiais para a análise.
5. O registro em vídeo do movimento será necessário ou útil? Uma cortada de voleibol é um movimento relativamente rápido, mas existe limite de pontos de checagem que o observador experiente pode analisar em tempo real. O salto primariamente é vertical e tem altura suficiente para que a jogadora faça contato acima da rede? O membro de ataque está posicionado com o braço em abdução horizontal máxima antes do balanço do braço a fim de permitir um arco completo de movimentos? O movimento de ataque é iniciado pela rotação do tronco seguida por flexão do ombro, por extensão do cotovelo e depois flexão do punho? O movimento está sendo executado de modo coordenado a fim de permitir a geração máxima de força sobre a bola?

Realização da análise

1. Reveja, e algumas vezes reformule, questões específicas a serem abordadas. Após observar Sally executar duas cortadas, Joan percebe que a amplitude de movimento do seu braço parece ser relativamente pequena.
2. Observe repetidamente o movimento para, de modo gradual, eliminar as causas dos erros de execução. Após observar a atleta executar três ou mais cortadas, Joan suspeita de que Sally não esteja posicionando seu braço em abdução horizontal máxima na preparação para o golpe.
3. Tenha ciência da influência das características do executor do movimento. Joan pede para Sally colocar seu braço na posição preparatória para a cortada, e pergunta se esta posição é dolorosa; a atleta diz que não.
4. Preste atenção para as pistas não visuais. (Nenhuma aparente nesta situação.)
5. Quando apropriado, peça para o executor fazer uma autoanálise. Joan diz para Sally que suspeita de que ela esteja protegendo seu ombro, não rodando posteriormente o braço o bastante na preparação da cortada. Ela pode corrigir o problema. As próximas cortadas de Sally são executadas em maior velocidade.
6. Considere envolver outros analistas para auxiliar. Joan pede para sua assistente observar Sally na parte final do treino, a fim de determinar se o problema foi corrigido.

de identificar e diagnosticar erros do que o novato. Analistas novatos devem aproveitar todas as oportunidades para praticar a análise de movimento em ambientes cuidadosamente planejados e estruturados, já que essa prática melhora a capacidade de concentrar a atenção em aspectos críticos do desempenho.[3]

Ferramentas para mensuração de grandezas cinemáticas

Os pesquisadores biomecânicos têm à sua disposição uma ampla gama de equipamentos para o estudo da cinemática do movimento humano. O conhecimento obtido com o uso destes equipamentos geralmente é publicado não apenas em jornais científicos, mas também em periódicos profissionais para professores, médicos, treinadores e outros interessados no movimento humano.

Vídeo e filme

Fotógrafos começaram a empregar câmeras no estudo do movimento humano e animal durante o século XX. Um dos primeiros fotógrafos famosos foi Eadweard Muybridge, um fotógrafo de paisagens inglês que frequentemente publicava ensaios sobre seu trabalho. Muybridge utilizava câmeras estacionárias acionadas eletronicamente, alinhadas em sequência com um dispositivo eletromagnético a fim de capturar várias imagens de cavalos trotando e galopando, e resolver a controvérsia se todos os quatro cascos estavam no ar simultaneamente (eles estão). Entretanto, o mais importante é que ele reuniu três volumes de trabalho fotográfico sobre movimentos humanos e animais que forneceram documentação científica para algumas das sutis diferenças entre as marchas normal e patológica.[6]

Os analistas de movimento atuais dispõem de uma ampla gama de tipos de câmeras. O tipo de movimento e as necessidades da análise determinam em grande parte a câmera e o sistema de análise escolhidos. O vídeo padrão fornece 30 quadros por segundo, o que é perfeitamente adequado para muitas aplicações sobre o movimento humano. Cientistas e médicos que fazem um estudo detalhado da cinemática do movimento humano tipicamente necessitam de uma câmera de vídeo mais sofisticada e uma unidade de reprodução, com maior capacidade de captura de quadros. Sistemas digitais de captura de vídeo projetados para a análise do movimento humano estão comercialmente disponíveis com velocidades de quadro de até 2.000 Hz. Entretanto, para a análise qualitativa, e também para a quantitativa, um fator de maior importância que a velocidade da câmera é a definição das imagens capturadas. É a velocidade do diafragma que permite ao usuário controlar o tempo de exposição ou o intervalo de tempo que o diafragma fica aberto durante cada registro em vídeo. Quanto mais rápido for o movimento analisado, menor tempo de exposição será necessário para prevenir o borramento da imagem capturada.

Outra consideração importante durante a análise do movimento humano com vídeo é o número de câmeras necessárias para capturar adequadamente os aspectos de interesse. Como a maior parte do movimento humano não se restringe a um único plano, normalmente é necessário o uso de várias câmeras a fim de assegurar que todos os movimentos possam ser capturados e registrados acuradamente para uma análise detalhada. Quando a praticidade determina que uma única câmera seja utilizada, considerações devem ser feitas sobre seu melhor posicionamento em relação ao movimento de interesse. Somente quando o movimento humano ocorre perpendicularmente ao eixo óptico da câmera é que os ângulos presentes nas articulações analisadas são vistos sem distorção.

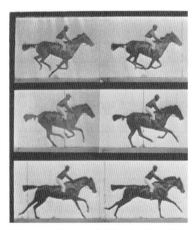

O jovem fotógrafo Muybridge foi o primeiro a mostrar que, durante um galope, os quatro cascos de um cavalo conseguem sair do chão simultaneamente. ©Courtesy National Gallery of Art, Washington.

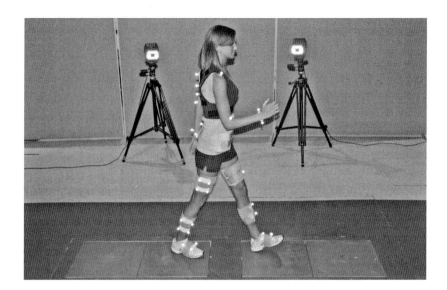

Marcadores articulares refletivos podem ser registrados por uma câmera para digitalização automática do movimento. ©Susan Hall.

Os biomecânicos tipicamente realizam análises quantitativas do movimento humano aplicando pequenos marcadores refletivos sobre os centros das articulações do indivíduo e outros pontos de interesse sobre o corpo, com os locais dos marcadores dependendo do propósito da análise. Câmeras digitais de alta velocidade com anéis de luz infravermelha circundando as lentes capturam as imagens de alto contraste dos marcadores refletivos. Os analistas normalmente posicionam entre seis e oito ou mais câmeras ao redor da área de análise, em pontos estratégicos para permitir a geração de representações tridimensionais dos movimentos dos marcadores. Grande parte dos programas de computador atuais para análise biomecânica é capaz de fornecer *replays* de representação do movimento por avatar ou figura estilizada, junto com informações gráficas demonstrando grandezas cinemáticas e cinéticas de interesse e outras informações minutos após a captura digital de um movimento pelas câmeras.

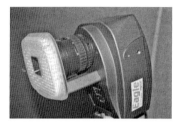

Uma câmera digital com anel de luz infravermelha é utilizada para o registro de marcadores refletivos fixados a um indivíduo. ©Susan Hall.

RESUMO

Os movimentos do corpo humano são descritos nos planos sagital, frontal e transverso com os eixos mediolateral, anteroposterior e longitudinal respectivamente associados. A maioria dos movimentos humanos é geral, com componentes linear e angular. Um conjunto de termos especializados é utilizado para descrever os movimentos de segmentos e ações articulares do corpo humano.

Professores de educação física, médicos e treinadores rotineiramente realizam análises qualitativas a fim de avaliar, corrigir ou melhorar movimentos humanos. O conhecimento do propósito biomecânico específico e o pré-planejamento cuidadoso são necessários para uma análise qualitativa efetiva. Várias ferramentas específicas estão disponíveis para auxiliar os pesquisadores na coleta de observações cinemáticas do movimento humano.

AUTOAVALIAÇÃO

1. Utilizando a terminologia apropriada do movimento, faça uma descrição qualitativa do desempenho de um salto vertical máximo. Sua descrição deve ser suficientemente detalhada, para que o leitor possa visualizar o movimento de modo completo e preciso.
2. Selecione um movimento que ocorra primariamente em um dos três planos de referência. Descreva este movimento qualitativamente, em detalhes suficientes para que o leitor de sua descrição possa visualizá-lo.
3. Liste cinco movimentos que ocorram primariamente em cada um dos três planos cardeais. Os movimentos podem ser habilidades desportivas ou atividades diárias.
4. Escolha um animal conhecido. Esse animal se move nos mesmos planos de referência que os seres humanos? Quais são as principais diferenças nos padrões de movimento desse animal e os padrões de movimento dos humanos?

5. Escolha um movimento familiar e liste os fatores que contribuem para o desempenho de um indivíduo habilidoso *versus* um indivíduo sem habilidade para o movimento.
6. Teste suas habilidades de observação analisando cuidadosamente as duas fotos apresentadas a seguir. Liste as diferenças que você é capaz de identificar entre elas.
7. Escolha um movimento familiar e liste os aspectos mais bem observados de perto, a 2 ou 3 m de distância, e a uma distância razoável. Escreva uma breve explicação de suas opções.
8. Escolha um movimento familiar e liste os aspectos mais bem observados lateralmente, pela frente, por trás e por cima. Escreva uma breve explicação de suas opções.
9. Escolha um dos sistemas de ferramentas descritos e escreva um curto parágrafo explicando o modo como devem ser utilizados para estudar uma questão relacionada com a análise do movimento humano do seu interesse.

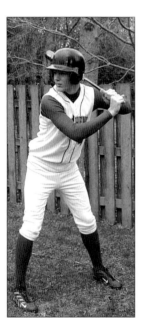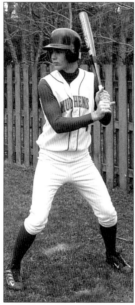

(Ambas as fotos) ©Susan Hall.

AVALIAÇÃO ADICIONAL

1. Escolha um movimento familiar e identifique de que modo seu desempenho é afetado pela força, flexibilidade e coordenação.
2. Liste três padrões ou habilidades do movimento humano mais bem observados lateralmente, por uma vista frontal, posterior ou superior.
3. Escolha um movimento não planar e faça uma descrição qualitativa desse movimento, de modo suficientemente detalhado para permitir que o leitor de sua descrição o visualize.
4. Escolha um movimento não planar de interesse e liste o protocolo que você empregaria em sua análise.

5. Quais expectativas especiais, se houver, o analista deve ter sobre os desempenhos de movimento se o executor é um adulto mais velho? Uma menina em idade escolar? Um novato? Um adolescente obeso?
6. Quais são as vantagens e desvantagens da coleta de dados observacionais de uma habilidade desportiva durante um evento competitivo, em vez de em uma sessão de treinamento?
7. Escolha um movimento com o qual você esteja familiarizado e liste pelo menos cinco questões que você, como analista de movimento, perguntaria ao seu executor, a fim de ganhar conhecimento adicional sobre o desempenho.
8. Liste as características auditivas de cinco movimentos e explique em cada caso como elas geram informações sobre a natureza do desempenho do movimento.
9. Liste as vantagens e desvantagens do uso da câmera de vídeo para a coleta de dados observacionais, em comparação com o olho humano.
10. Localize um artigo em um periódico profissional ou de pesquisa que envolva a descrição cinemática de um movimento de seu interesse. Quais ferramentas foram utilizadas pelos pesquisadores? Quais distâncias de visualização e perspectivas foram utilizadas? Como as análises descritas melhoraram?

LABORATÓRIO

NOME _____
DATA _____

1. Observe e analise um indivíduo executando duas versões semelhantes, mas diferentes, de um movimento em particular – por exemplo, dois estilos de arremesso e dois estilos de marcha. Explique quais perspectivas e distâncias de visualização você escolheu para a coleta de dados observacionais em cada movimento. Escreva um parágrafo comparando a cinemática dos dois movimentos.

Movimento escolhido:_____
_____

Perspectivas de visualização:_____
_____
_____

Motivos para a escolha das perspectivas de visualização:_____
_____
_____

Distâncias de visualização:_____
_____

Motivos para a escolha das distâncias de visualização:_____
_____
_____

Comparação cinemática: _____
_____
_____
_____
_____

2. Observe uma habilidade desportiva isolada realizada por um indivíduo altamente habilitado, um indivíduo moderadamente habilitado e um indivíduo não habilitado. Descreva qualitativamente as diferenças observadas.

Habilidade desportiva escolhida: _____
_____
_____

Executor altamente habilitado	Executor moderadamente habilitado	Executor não habilitado

3. Escolha um movimento no qual você seja razoavelmente habilidoso. Planeje e faça observações de um indivíduo menos habilidoso executando o movimento e forneça orientações verbais para este indivíduo, se apropriado. Escreva uma curta descrição das orientações fornecidas, com uma explicação para cada orientação.

Movimento escolhido:_____

Orientações fornecidas	Justificativa

4. Escolha um parceiro, planeje e faça uma análise observacional de um movimento de interesse. Escreva uma análise resumida de uma execução de movimento. Escreva um parágrafo identificando em que formas o processo de análise mudou em razão da inclusão de um parceiro.

Movimento escolhido:_____
_____

Análise do desempenho _____
_____
_____
_____
_____

Como o processo de análise foi diferente quando se trabalha com um parceiro: _____
_____
_____
_____

5. Planeje e execute uma sessão de vídeo de um movimento lento de interesse executado por dois indivíduos diferentes. Escreva uma análise comparativa dos desempenhos dos indivíduos.

Desempenho do indivíduo 1	Desempenho do indivíduo 2

REFERÊNCIAS BIBLIOGRÁFICAS

1. Abdollahipour R, Psotta R, and Land W: The influence of attentional focus instructions and vision on jump height performance, *Res Q Exer Sport* 87: 408, 2016.
2. Belcher D, Lee AM, Solmon MA, and Harrison L Jr: The influence of gender related beliefs and conceptions of ability on women learning the hockey wrist shot, *Res Q Exerc Sport* 74:183, 2005.
3. Jenkins JM, Garn A, and Jenkins P: Preservice teacher observations in peer coaching, *J Teach Phys Educ* 24:2, 2005.
4. Pizzera A: Gymnastic judges benefit from their own motor experience as gymnasts, *Res Q Exerc Sport* 83:603, 2012.
5. Thomas JR, Alderson JA, Thomas KT, Campbell AC, and Elliott BC: Developmental gender differences for overhand throwing in aboriginal Australian children, *Res Q Exerc Sport* 81:432, 2010.
6. Wade NJ: Capturing motion and depth before cinematography, *J Hist Neurosci* 25:3, 2016.

LEITURA SUGERIDA

Blazevich A: *Sports biomechanics: The basics: Optimising human performance,* Sydney, 2017, Bloomsbury Sport.
Descreve princípios biomecânicos relacionados com o desempenho esportivo usando linguagem simples e diagramas.

Brewer C: *Athletic movement skills: Training for sports performance*, Champagne, 2017, Human Kinetics.
Apresenta protocolos atuais baseados em ciência e pesquisa para avaliar e corrigir habilidades de movimento atlético.

Morin J and Samozino P: *Biomechanics of training and testing: Innovative concepts and simple field methods,* New York, 2017, Springer.
Apresenta métodos inovadores para treinamento de desempenho esportivo usando os fatores neuromecânicos e biomecânicos subjacentes, junto com insights *práticos sobre como os profissionais podem se beneficiar de seu uso na prática diária.*

Passos P, Araujo D, and Volossovitvh A: *Performance analysis in team sports (Routledge studies in sports performance analysis).* New York, 2016, Routledge.
Introduz os principais conceitos e aplicações práticas de análise de desempenho para esportes coletivos, promovendo uma melhor compreensão do papel crucial da análise de desempenho em esportes coletivos para alcançar resultados bem-sucedidos no futebol, no basquete, no handebol, no hóquei no gelo, no vôlei e no rúgbi.

SITES RELACIONADOS

Mikromak
http://www.mikromak.com
Anuncia equipamentos de vídeo e programas de computador para rastreamento de movimento bidimensional e tridimensional com amostras para gravação e análise de movimento.

Motion Analysis Corporation
http://www.motionanalysis.com
Oferece um sistema de captura óptica do movimento utilizando marcadores refletivos para análise de movimentos humanos, incluindo aplicações para análise da marcha, reabilitação, desempenho esportivo, robótica médica e biofeedback. Inclui vídeos de amostra.

Northern Digital, Inc.
http://www.ndigital.com
Apresenta sistemas optoeletrônicos de mensuração tridimensional do movimento que acompanham a trajetória de diodos emissores de luz (LED) para análise em tempo real, com aplicações para biomecânica, controle motor, ortopedia e simulações médicas e militares.

Qualisys, Inc.
http://www.qualisys.com
Apresenta um sistema no qual câmeras acompanham marcadores refletivos, possibilitando cálculos em tempo real, com aplicações descritas para esportes, engenharia, fins clínicos e avaliação equina.

Redlake Imaging
https://www.packworld.com/machinery/inspection/redlake-masd-inc-motion-capture-camera
Comercializa uma câmera digital compacta de alta resolução que consegue capturar imagens em megapixels *com sensor de 48* full frames/s.

SIMI Reality Motion Systems
http://www.simi.com
Descreve aplicações detalhadas de sistemas de captura de movimento para medicina, esportes, indústria, animais e pesquisa de células.

PALAVRAS-CHAVE

Angular	Envolve a rotação ao redor de uma linha ou de um ponto central.
Curvilíneo	Ao longo de uma linha curva.
Eixo de rotação	Linha imaginária perpendicular ao plano de rotação e que passa através do centro de rotação.
Eixo frontal	Linha imaginária que passa através do corpo de lado a lado, e ao redor da qual ocorrem rotações no plano sagital.
Eixo longitudinal	Linha imaginária que passa através do corpo de cima a baixo, e ao redor da qual ocorrem rotações no plano transversal.
Eixo sagital	Linha imaginária que passa através do corpo da frente para trás, e ao redor da qual ocorrem rotações no plano frontal.
Linear	Ao longo de uma linha, que pode ser reta ou curva, com todas as partes do corpo se movendo na mesma direção e na mesma velocidade.
Movimento geral	Movimento que envolve a translação e a rotação simultâneas.
Plano frontal	Plano no qual ocorrem movimentos laterais do corpo e dos segmentos corporais.
Plano sagital	Plano no qual ocorrem movimentos para a frente e para trás do corpo e dos segmentos corporais.
Plano transverso	Plano no qual ocorrem movimentos horizontais do corpo e dos segmentos corporais quando o corpo está na posição ereta.
Planos cardeais	Três planos perpendiculares imaginários de referência que dividem o corpo na metade, pela massa.
Posição anatômica de referência	Posição ereta, com todas as partes do corpo, incluindo as palmas das mãos, voltadas para a frente; é considerada a posição inicial para os movimentos dos segmentos corporais.
Retilíneo	Ao longo de uma linha reta.
Sistema	Objeto ou grupo de objetos escolhidos pelo analista para estudo.
Translação	Movimento linear.

CAPÍTULO

Conceitos Cinéticos para a Análise do Movimento

3

Ao término deste capítulo, você será capaz de:

Definir e identificar unidades comuns de medida para massa, força, peso, pressão, volume, densidade, peso específico, torque e impulso

Identificar e descrever os diferentes tipos de cargas mecânicas que atuam sobre o corpo humano

Identificar e descrever o uso da ferramenta disponível para a mensuração das grandezas cinéticas

Distinguir entre grandezas vetoriais e escalares

Resolver problemas quantitativos que envolvem grandezas vetoriais utilizando procedimentos gráficos e trigonométricos.

©Vaara/iStock/Getty Images RF

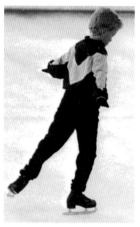

Um patinador tende a continuar deslizando com velocidade e direção constantes em razão da inércia.
©Susan Hall.

Quando músculos em lados opostos de uma articulação produzem tensão, o que determina a direção do movimento articular? Em qual direção realmente se desloca um indivíduo que nada perpendicularmente à corrente de um rio? O que determina se um empurrão pode mover um móvel pesado? As respostas para estas questões têm suas raízes na cinética, o estudo das forças.

O corpo humano tanto gera como resiste a forças durante a realização das atividades diárias. As forças da gravidade e do atrito permitem a marcha e a manipulação de objetos de modos previsíveis quando forças internas são produzidas pelos músculos. A participação em esportes envolve a aplicação de forças sobre bolas, tacos, raquetes e bastões, além da absorção de forças oriundas dos impactos com bolas, com o solo ou piso, e com oponentes em esportes de contato. Este capítulo faz uma introdução aos conceitos cinéticos básicos que permitem a compreensão destas atividades.

Conceitos básicos relacionados com a cinética

A compreensão dos conceitos de inércia, massa, peso, pressão, volume, densidade, peso específico, torque e impulso fornece uma base valiosa para entender os efeitos das forças.

Inércia

Inércia
Tendência de um corpo a resistir contra uma mudança em seu estado de movimento.

No uso comum, **inércia** significa resistência a uma ação ou mudança (Figura 3.1). Similarmente, a definição mecânica é resistência à aceleração. *Inércia* é a tendência de um corpo manter seu estado atual de movimento, seja de imobilidade ou de movimentação em velocidade constante. Por exemplo, uma barra pesando 150 kg posicionada imóvel no chão tende a permanecer imóvel. Um patinador deslizando sobre uma superfície lisa de gelo tende a continuar deslizando em linha reta e velocidade constante.

Embora a inércia não tenha unidades de medida, a quantidade de inércia de um corpo é diretamente proporcional à sua massa. Quanto maior for a massa de um objeto, maior sua tendência de manter seu estado atual de movimento e mais difícil será modificar este estado.

Massa

Massa
Quantidade de matéria contida em um objeto.

Massa (m) é a quantidade de matéria que compõe um corpo. A unidade comum de massa no sistema métrico é o quilograma (kg); e a unidade inglesa de massa é a denominada *slug* – muito maior do que 1 kg.

Figura 3.1

Um objeto estático tende a manter seu estado imóvel em razão da inércia.

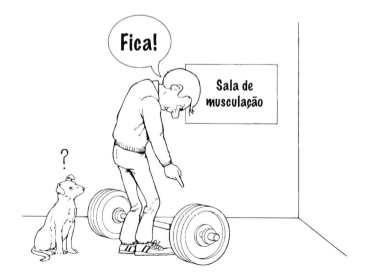

Força

Uma **força** (F) pode ser considerada a ação de puxar ou empurrar aplicada sobre um corpo. Cada força é caracterizada por sua magnitude, direção e ponto de aplicação sobre determinado corpo. Peso corporal, atrito e resistência do ar ou da água são forças que comumente atuam sobre o corpo humano. A ação de uma força causa aceleração sobre a massa do corpo:

$$F = ma$$

Unidades de força são unidades de massa multiplicadas por unidades de aceleração (a). No sistema métrico, a unidade de força mais comum é o Newton (N), que é a quantidade de força necessária para acelerar 1 kg de massa em uma velocidade de 1 m/s².

$$1\ N = (1\ kg)(1\ m/s^2)$$

No sistema inglês, a unidade de força mais comum é a libra (lb). Uma libra de força é a quantidade de força necessária para acelerar a massa de 1 slug a uma velocidade de 1 pé/s². Uma libra é igual a 4,45 N:

$$1\ lb = (1\ slug)(1\ pé/s^2)$$

Em razão das inúmeras forças que atuam de modo simultâneo na maioria das situações, a construção de um **diagrama de corpo livre** geralmente é o primeiro passo na análise dos efeitos das forças sobre um corpo ou sistema de interesse. Um *corpo livre* pode ser qualquer objeto, corpo ou segmento corporal que esteja em análise. Um diagrama de corpo livre consiste em um desenho do sistema a ser analisado e representações vetoriais das forças que atuam (Figura 3.2). Ainda que a mão precise aplicar força sobre a raquete para que esta faça contato com a bola, se a raquete é o corpo livre estudado, a mão é representada no diagrama de corpo livre da raquete somente como um vetor de força. Similarmente, se a bola de tênis constitui o corpo que está sendo estudado, a força da raquete que atua sobre a bola é demonstrada na forma de um vetor.

Como uma força raramente atua de modo isolado, é importante reconhecer que o efeito total de muitas forças que atuam sobre um sistema ou um corpo livre é uma função da **força resultante**, que é a soma vetorial de todas as forças que atuam. Quando todas as forças estão equilibradas, ou canceladas entre si, a força resultante é zero e o corpo permanece em seu estado original de movimento, seja imóvel ou se movendo em velocidade constante. Quando uma resultante está presente, o corpo se move na direção da força resultante e com uma aceleração proporcional à magnitude desta.

Força
Tração ou destração; o produto da massa multiplicada pela aceleração.

Diagrama de corpo livre
Desenho que demonstra um sistema definido isolado com todos os vetores de força que atuam sobre o sistema.

Força resultante
Força derivada da composição de duas ou mais forças.

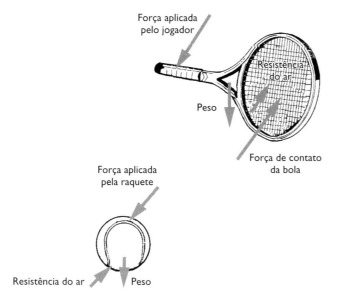

Figura 3.2

Dois diagramas de corpos livres demonstrando as forças de atuação.

Centro de gravidade
Ponto ao redor do qual um peso corporal é igualmente equilibrado, independentemente de como o corpo esteja posicionado.

Centro de gravidade

O **centro de gravidade**, ou centro da massa, é o ponto ao redor do qual o peso corporal está igualmente equilibrado, não importa como o corpo está posicionado (ver Capítulo 13). Nas análises de movimento, o movimento do centro de gravidade serve como um indicador do movimento corporal total. A partir de uma perspectiva cinética, a localização do centro de massa determina o modo como o corpo responde às forças externas.

Peso

Peso
Força gravitacional que a Terra exerce sobre um corpo.

O **peso** é definido como a quantidade de força gravitacional exercida sobre um corpo. Algebricamente, sua definição é a modificação da definição geral de força, com o peso (p) sendo igual à massa (m) multiplicada pela aceleração da gravidade (a_g):

$$peso = ma_g$$

Considerando-se que o peso é uma força, as unidades de peso são unidades de força – tanto N como lb.

À medida que a massa de um corpo aumenta, o seu peso aumenta proporcionalmente. O fator de proporcionalidade é a aceleração da gravidade, que é $-9,81$ m/s^2. O sinal negativo indica que a aceleração da gravidade é direcionada para baixo ou na direção do centro da Terra. Na Lua ou em outro planeta com uma diferente aceleração gravitacional, o peso de um corpo seria diferente, mas sua massa permaneceria a mesma.

Como peso é uma força, ele também se caracteriza por magnitude, direção e ponto de aplicação. A direção para a qual o peso atua é sempre o centro da Terra. Como o ponto no qual se considera que o peso atue em um corpo é o centro de gravidade do corpo, o centro de gravidade é o ponto no qual o vetor de força atua nos diagramas de corpo livre.

Embora os pesos corporais geralmente sejam expressos em quilogramas, este é na realidade uma unidade de massa. Para uma análise tecnicamente correta, os pesos devem ser identificados em newtons, e as massas, em quilogramas. O Exemplo de Problema 3.1 ilustra a relação entre massa e peso.

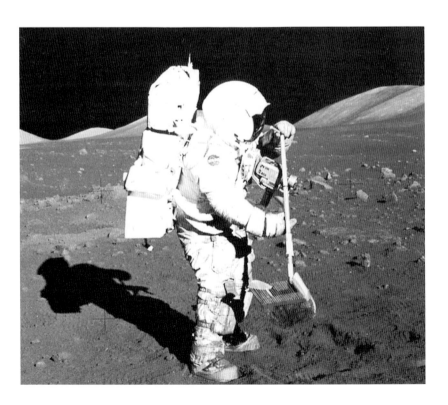

Embora a massa de um corpo permaneça inalterada na Lua, seu peso é menor em razão da menor aceleração gravitacional. ©NASA.

Capítulo 3 Conceitos Cinéticos para a Análise do Movimento 47

EXEMPLO DE PROBLEMA 3.1

1. Se uma balança demonstra que o indivíduo tem massa de 68 kg, qual é o seu peso?

Conhecido

$$m = 68 \text{ kg}$$

Solução

Desejado: peso

Fórmulas: peso = ma_g

$\qquad$ 1 kg = 2,2 libras (fator de conversão sistema métrico/inglês)

(A conversão para peso pode ser feita com a multiplicação da massa pela aceleração da gravidade, tanto no sistema inglês como no sistema métrico.)

$$peso = ma_g$$
$$peso = (68 \text{ kg}) (9,81) \text{ m/s}^2$$
$$peso = 667 \text{ N}$$

A conversão do peso para libras é feita ao se multiplicar a massa em quilos pelo fator de conversão 2,2 libras/kg:

$$(68 \text{ kg}) (2,2 \text{ lb/kg}) = \boxed{150 \text{ lb}}$$

2. Qual é a massa de um objeto que pesa 1.200 N?

Conhecido

$$peso = 1.200 \text{ N}$$

Solução

Desejado: massa

Fórmula: peso = ma_g

(A conversão para massa pode ser feita ao se dividir o peso pela aceleração da gravidade dentro de um sistema de medida.)

$$peso = ma_g$$
$$1.200 \text{ N} = m(9,81 \text{ m/s}^2)$$
$$\frac{1.200 \text{ N}}{9,81 \text{ m/s}^2} = m$$
$$m = 122,32 \text{ kg}$$

Pressão

Pressão (P) é definida como força (F) distribuída sobre uma área determinada (A):

$$P = \frac{F}{A}$$

Pressão
Força por unidade de área sobre a qual uma força atua.

Unidades de pressão são unidades de força divididas por unidades de área. Unidades comuns de pressão no sistema métrico são N por centímetro quadrado (N/cm^2) e pascals (Pa). Um pascal representa um Newton por metro quadrado ($Pa = N/m^2$). No sistema inglês, a unidade de pressão mais comum é libras por polegada quadrada (psi ou lb/pol^2).

A pressão exercida pelo solado de um calçado sobre o chão é o peso corporal apoiado no calçado dividido pela área de superfície entre o solado do calçado e o chão. Conforme ilustrado no Exemplo de Problema 3.2, a área de superfície reduzida embaixo de um salto alto, em comparação com um solado plano, resulta em uma quantidade muito maior de pressão exercida.

EXEMPLO DE PROBLEMA 3.2

É melhor ser pisoteado por uma mulher com salto alto ou pela mesma mulher com uma sapatilha de solado macio? Se o peso da mulher é 556 N, a área de superfície do salto alto é 4 cm², e a área de superfície do solado da sapatilha é 175 cm², quanta pressão é exercida por cada calçado?

Conhecido

$$\text{peso} = 556 \text{ N}$$
$$A_s = 4 \text{ cm}^2$$
$$A_c = 175 \text{ cm}^2$$

Solução

Desejado: pressão exercida pelo salto alto
pressão exercida pela sapatilha

Fórmula: $P = F/A$

Dedução: É necessário lembrar que o peso é uma força.

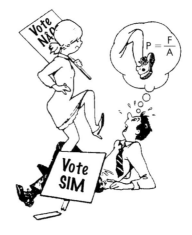

Para o salto alto:

$$P = \frac{556 \text{ N}}{4 \text{ cm}^2}$$

$$P = 139 \text{ N/cm}^2$$

Para a sapatilha:

$$P = \frac{556 \text{ N}}{175 \text{ cm}^2}$$

$$P = 3{,}18 \text{ N/cm}^2$$

Comparação das quantidades de pressão exercidas pelos dois calçados:

$$\frac{P_{\text{salto alto}}}{P_{\text{sapatilha}}} = \frac{139 \text{ N/cm}^2}{3{,}18 \text{ N/cm}^2} = 43{,}75$$

Portanto, o salto alto exerce uma pressão 43,75 vezes maior do que a sapatilha utilizada pela mesma mulher.

Volume

Volume
Quantidade de espaço tridimensional ocupado por um corpo.

O **volume** de um corpo é a quantidade de espaço que ele ocupa. Como se considera que o espaço tem três dimensões (largura, altura e profundidade), uma unidade de volume é uma unidade de comprimento multiplicada por uma unidade de comprimento multiplicada por uma unidade de comprimento. Em um atalho matemático, esta é uma unidade de comprimento elevada à terceira

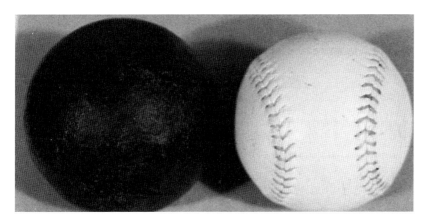
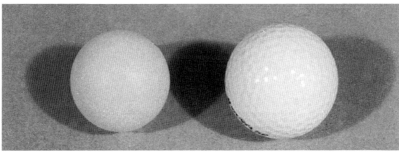

Pares de bolas de volume similar, mas acentuadamente diferentes em peso: uma bola metálica e uma de *softbol* (foto de cima); e uma bola de pingue-pongue e uma de golfe (foto de baixo). (Ambas as fotos) ©Susan Hall.

potência, ou uma unidade de comprimento ao *cubo*. No sistema métrico, unidades comuns de volume são centímetros cúbicos (cm^3), metros cúbicos (m^3) e litros (ℓ):

$$1\ \ell = 1.000\ cm^3$$

No sistema inglês, unidades comuns de volume são polegadas cúbicas (pol^3) e pés cúbicos (pés^3). Outra unidade de volume no sistema inglês é o quarto (qt):

$$1\ qt = 57{,}75\ pol^3$$

O volume não deve ser confundido com peso ou massa. Uma bola de metal de 8 kg e uma bola de *softbol* ocupam aproximadamente o mesmo volume de espaço, mas o peso da bola de metal é muito maior do que o da bola de *softbol*.

Densidade

O conceito de **densidade** combina a massa de um corpo com seu volume. A *densidade* é definida como massa por unidade de volume. O símbolo convencional para densidade é a letra grega rô (ρ).

$$densidade\ (\rho) = massa/volume$$

Unidades de densidade são unidades de massa divididas por unidades de volume. No sistema métrico, uma unidade comum de densidade é o quilograma por metro cúbico (kg/m^3). No sistema inglês de medidas, as unidades de densidade não são comumente utilizadas. Em vez delas, são empregadas unidades de peso específico (peso densidade).

O **peso específico** é definido como o peso por unidade de volume. Como o peso é proporcional à massa, o peso específico é proporcional à densidade. Unidades de peso específico são unidades de peso divididas por unidades de volume. A unidade métrica para o peso específico é newtons por metro cúbico (N/m^3) e o sistema inglês utiliza libras por pés cúbicos (lb/pés^3).

Embora uma bola de golfe e uma bola de pingue-pongue ocupem aproximadamente o mesmo volume, a bola de golfe tem maior densidade e peso específico do que a bola de pingue-pongue, porque apresenta mais massa e peso. Similarmente, uma pessoa magra com o mesmo volume corporal de uma

Densidade
Massa por unidade de volume.

Peso específico
Peso por unidade de volume.

pessoa obesa tem maior densidade corporal total, porque o músculo é mais denso do que o tecido adiposo. Assim, o percentual de gordura é inversamente relacionado com a densidade corporal.

Torque

Quando uma força é aplicada a um objeto, como um lápis sobre uma mesa, o resultado pode ser uma translação ou movimento geral. Se a força aplicada é direcionada paralelamente sobre a mesa e através do centro do lápis (uma *força cêntrica*), o lápis será transladado na direção da força aplicada. Se a força é aplicada em paralelo à mesa, mas direcionada através de um ponto diferente do centro do lápis (uma *força excêntrica*), o lápis sofrerá translação e rotação (Figura 3.3).

O efeito rotatório criado por uma força excêntrica é conhecido como **torque** (T), ou momento de força. Torque, que pode ser considerado uma *força rotacional*, é o equivalente angular da força linear. Algebricamente, o torque é o produto da força (F) e a distância perpendicular ($d_\perp$) da linha de ação da força para o eixo de rotação:

$$T = Fd_\perp$$

Quanto maior for a quantidade de torque atuando sobre o eixo de rotação, maior a tendência de esta ocorrer. Unidades de torque, tanto no sistema métrico como no inglês, seguem a definição algébrica. São unidades de força multiplicadas por unidades de distância: Newtons-metros (N-m) ou pés-libras (pés-lb).

Impulso

Quando uma força é aplicada sobre um corpo, o movimento resultante deste depende não somente da magnitude da força aplicada, mas também da duração da aplicação da força. O produto da força (F) e o tempo (t) é conhecido como **impulso** (J):

$$J = Ft$$

Uma grande mudança no estado de movimento de um corpo pode resultar de uma pequena força que atua por um período de tempo relativamente longo ou de uma grande força que atua por um período de tempo relativamente curto. Uma bola de golfe rolando pelo gramado gradualmente perde velocidade em razão da pequena força do atrito da rolagem. A velocidade de uma

Torque
Efeito rotacional de uma força.

Impulso
Produto da força e o tempo de atuação da força.

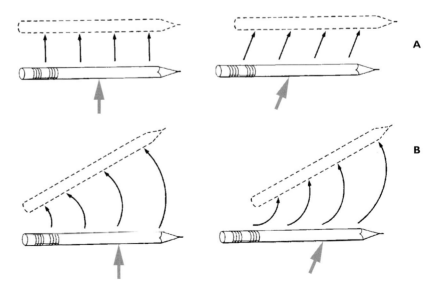

Figura 3.3
A. Forças cêntricas produzem translação. **B.** Forças excêntricas produzem translação e rotação.

bola de beisebol rebatida vigorosamente por um taco se modifica por causa da grande força exercida pelo taco durante a fração de segundo em que este está em contato com a bola. Quando um salto vertical é executado, quanto maior for o impulso gerado contra o chão, maior a velocidade de decolagem do saltador e maior será o salto resultante.

As unidades de grandezas físicas comumente utilizadas em biomecânica são demonstradas na Tabela 3.1.

Cargas mecânicas sobre o corpo humano

O corpo humano é afetado de modo diferente por forças musculares, força gravitacional, e uma força capaz de quebrar ossos, como a encontrada em um acidente de esqui. O efeito de uma força depende de sua direção e duração, bem como de sua magnitude, conforme descrito na seção a seguir.

Compressão, tensão, cisalhamento

Força compressiva, ou **compressão**, pode ser considerada uma força de esmagamento (Figura 3.4). Um modo eficaz de comprimir flores é colocá-las dentro de um livro e empilhar outros livros sobre esse livro. O peso dos livros cria uma força compressiva sobre as flores. Similarmente, o peso do corpo atua como uma força compressiva sobre os ossos que o suportam. Quando o tronco está ereto, cada vértebra da coluna vertebral precisa suportar o peso da porção do corpo acima dela.

O oposto da força de compressão é a força tênsil, ou **tensão** (Figura 3.4). A força de tensão é uma força de tração que cria tensão no objeto sobre o qual é aplicada. Quando uma criança senta em um balanço, seu peso cria tensão nas correntes que o prendem. Uma criança mais pesada cria uma tensão ainda maior nas estruturas de suporte do balanço. Os músculos produzem uma força de tensão que atua sobre os ossos aos quais se fixam.

Uma terceira categoria de força é denominada **cisalhamento**. Enquanto as forças compressivas e tensoras atuam ao longo do eixo longitudinal de um osso ou de outras estruturas às quais é aplicada, a força de cisalhamento atua em paralelo ou tangente à superfície. A força de cisalhamento tende a causar o deslizamento, deslocamento ou cisalhamento de uma porção do objeto em relação a outra (ver Figura 3.4). Por exemplo, uma força que atua sobre a articulação do joelho em uma direção paralela ao platô tibial é uma força de cisalhamento no joelho. Durante o pouso de um salto de esqui, a força do impacto inclui um componente de cisalhamento direcionado anteriormente sobre o platô tibial, elevando o estresse sobre o ligamento cruzado anterior (Figura 3.5).[1,2]

Compressão
Força de pressão ou esmagamento direcionada axialmente através de um corpo.

Tensão
Força de tração ou distensão direcionada axialmente através de um corpo.

Cisalhamento
Força direcionada em paralelo à superfície.

Grandeza	Símbolo	Fórmula	Unidade métrica	Unidade inglesa
Massa	m		kg	slug
Força	F	F = ma	N	lb
Pressão	P	P = F/A	Pa	psi
Volume (sólidos)	V		m³	pés³
(líquidos)	V		litro	galão
Densidade	ρ	ρ = m/V	kg/m³	slugs/pés³
Peso específico	γ	γ = wt/V	N/m³	lb/pés³
Torque	T	T = Fd	N-m	pés-lb
Impulso	J	J = Ft	N × s	lb × s

Tabela 3.1

Unidades comuns para grandezas cinéticas.

Figura 3.4

As forças de compressão, tração e cisalhamento tendem a alterar a forma dos objetos aos quais são aplicadas, conforme mostrado.

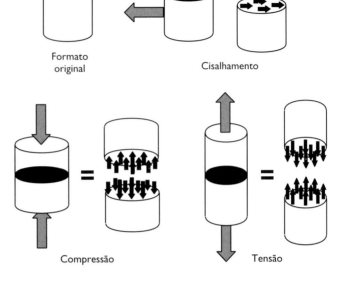

Figura 3.5

Durante a aterrissagem de um salto de esqui, a força de impacto axial no joelho inclui um componente direcionado anteriormente sobre o platô tibial.

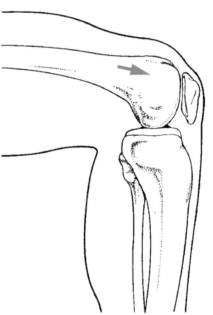

Estresse
Distribuição de força dentro de um corpo, calculada como força dividida pela área sobre a qual atua.

Estresse mecânico

Outro fator que afeta o resultado da ação de forças sobre o corpo humano é o modo como a força é distribuída. Enquanto a pressão representa a distribuição de força externa a um corpo sólido, o **estresse** representa a distribuição de força resultante dentro de um corpo sólido quando uma força externa atua. O estresse é quantificado do mesmo modo que a pressão: força por unidade de área sobre a qual atua. Conforme demonstrado na Figura 3.6, uma determinada força atuando sobre uma pequena superfície produz maior estresse do que a mesma força atuando sobre uma superfície maior. Quando um impacto é sofrido pelo corpo humano, a probabilidade de lesão sobre o tecido corporal está relacionada com a magnitude e a direção do estresse criado pelo impacto. *Estresse compressivo, estresse tensor* e *estresse de cisalhamento* são termos que indicam a direção do estresse atuante.

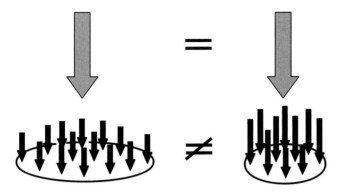

Figura 3.6
A quantidade de estresse mecânico criado por uma força está inversamente relacionada com o tamanho da área sobre a qual a força se dissemina.

Como as vértebras lombares sustentam maior parte do peso corporal do que as vértebras torácicas quando uma pessoa está na posição ereta, o estresse compressivo na região lombar logicamente deve ser maior. Entretanto, a quantidade de estresse presente não é diretamente proporcional à quantidade de peso sustentada, porque as áreas de sustentação de peso das vértebras lombares são maiores do que as vértebras mais superiores da coluna vertebral (Figura 3.7). Esta maior área de superfície reduz a quantidade de estresse compressivo presente. Porém, o disco intervertebral L5-S1 (na região inferior da coluna lombar) é o local mais comum de herniações discais, apesar de outros fatores também desempenharem um papel (ver Capítulo 9). A quantificação do estresse mecânico é demonstrada no Exemplo de Problema 3.3.

Torção, arqueamento e carregamentos combinados

Um tipo mais complicado de carregamento é denominado **arqueamento**. A compressão e tensão puras são forças do tipo **axial** – ou seja, direcionadas ao longo do eixo longitudinal da estrutura afetada. Quando uma força excêntrica (não axial) é aplicada sobre uma estrutura, esta se arqueia, criando estresse compressivo em um lado e estresse de tensão no lado oposto (Figura 3.8).

Arqueamento
Carregamento assimétrico que produz tensão em um lado do eixo longitudinal do corpo e compressão no outro lado.

Axial
Direcionado ao longo do eixo longitudinal de um corpo.

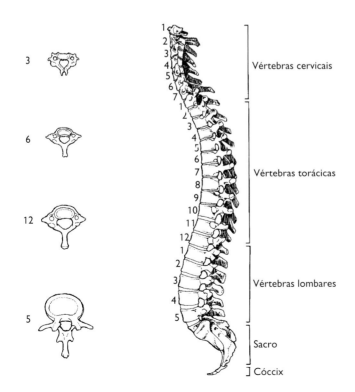

Figura 3.7
As superfícies dos corpos vertebrais aumentam em área de superfície conforme mais peso é colocado sobre a região.

EXEMPLO DE PROBLEMA 3.3

Qual é a quantidade de estresse compressivo presente sobre o disco vertebral L1-L2 de uma mulher com 625 N, dado que aproximadamente 45% do peso corporal são suportados pelo disco (a) quando ela está em pé e em posição anatômica e (b) quando ela está em pé segurando uma mala de 222 N? (Considere que o disco está orientado horizontalmente e que sua área de superfície é de 20 cm^2.)

Solução

1. Dados:
$$F = (625 \text{ N})(0,45)$$
$$A = 20 \text{ cm}^2$$

Fórmula:
$$\text{estresse} = F/A$$
$$\text{estresse} = \frac{(625 \text{ N})(0,45)}{20 \text{ cm}^2}$$
$$\text{estresse} = 14 \text{ N/cm}^2$$

2. Dados:
$$F = (625 \text{ N})(0,45) + 222 \text{ N}$$

Fórmula:
$$\text{estresse} = F/A$$
$$\text{estresse} = \frac{(625 \text{ N})(0,45) + 222 \text{ N}}{20 \text{ cm}^2}$$
$$\text{estresse} = 25,2 \text{ N/cm}^2$$

Figura 3.8

Objetos carregados em arqueamento estão sujeitos a compressão em um lado e tensão no outro. Objetos carregados em torção desenvolvem estresses internos por cisalhamento, com estresse máximo na periferia e ausência de estresse no eixo neutro.

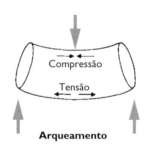

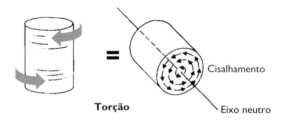

Torção
Giro que produz carga de um corpo ao redor de seu eixo longitudinal.

A **torção** ocorre quando uma estrutura gira ao redor de seu eixo longitudinal, tipicamente quando uma extremidade da estrutura está fixa. Fraturas em torção da tíbia não são incomuns nas lesões do futebol e em acidentes com esqui nos quais o pé fica em posição fixa enquanto o resto do corpo sofre um giro.

A presença de mais de uma forma de carregamento é conhecida como **carregamento combinado**. Como o corpo humano é sujeito a uma miríade de forças que atuam simultaneamente durante as atividades do dia a dia, este é o tipo mais comum de carregamento do corpo.

Carregamento combinado
Ação simultânea de mais de uma das formas puras de carregamento.

Efeitos do carregamento

Quando uma força atua sobre um objeto, existem dois efeitos em potencial. O primeiro é a aceleração e o segundo é a **deformação**, ou mudança de formato. Quando um atleta de saltos ornamentais aplica força na extremidade de um trampolim, a tábua tanto acelera como deforma. O grau de deformação que ocorre em resposta a uma determinada força depende da rigidez do objeto sobre o qual atuou.

Quando uma força externa é aplicada sobre o corpo humano, vários fatores influenciam se uma lesão ocorre. Entre eles estão a magnitude e a direção da força, e a área sobre a qual ela é distribuída. Também são importantes, entretanto, as propriedades físicas dos tecidos corporais carregados.

A relação entre a quantidade de força aplicada a uma estrutura e a resposta da estrutura é ilustrada por uma curva de deformação por carga (Figura 3.9). Com cargas relativamente pequenas, ocorre deformação, mas a resposta é elástica. Isso significa que, quando a força é removida, a estrutura retorna a seu tamanho e formato originais. Como os materiais mais rígidos apresentam menor deformação em resposta a uma determinada carga, a maior rigidez se traduz em uma inclinação mais íngreme na curva de deformação por carga na região elástica. Se a força aplicada que causa a deformação excede o **ponto limite** ou **limite elástico**, entretanto, a resposta é plástica, ou seja, uma deformação parcial será permanente. Deformações que excedem o ponto de **falência** limite produzem falha mecânica da estrutura, o que no corpo humano representa fratura do osso ou ruptura de tecidos moles.

Deformação
Mudança de formato.

Ponto limite (limite elástico)
Ponto na curva de deformação a partir do qual a deformação é permanente.

Falência
Perda da continuidade mecânica.

Cargas repetitivas *versus* agudas

A distinção entre **carregamento repetitivo** *versus* **carregamento agudo** também é importante. Quando uma única força grande o suficiente para causar lesão atua sobre tecidos biológicos, a lesão é denominada *aguda* e a força causadora é denominada *macrotrauma*. A força produzida por uma queda, um impacto no futebol americano ou um acidente automobilístico podem ser suficientes para fraturar um osso.

A lesão também pode resultar da aplicação repetida de forças relativamente pequenas. Por exemplo, cada vez que um pé toca o chão durante uma corrida, uma força de aproximadamente duas a três vezes o peso corporal é aplicada. Embora a aplicação de uma única força dessa magnitude provavelmente não resulte em uma fratura sobre um osso saudável, numerosas repetições desta força podem causar uma fratura sobre um osso saudável em algum local do membro inferior. Quando um carregamento repetitivo ou crônico durante um período produz uma lesão, a lesão é chamada de *lesão crônica* ou *lesão por estresse*, e o mecanismo causador é denominado *microtrauma*. A relação entre a magnitude da força sofrida, a frequência do carregamento e a probabilidade da lesão é demonstrada na Figura 3.10.

Carregamento repetitivo
Aplicação repetida de uma carga subaguda que em geral tem magnitude relativamente baixa.

Carregamento agudo
Aplicação de uma única força de magnitude suficiente para causar lesão a um tecido biológico.

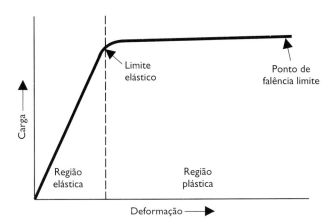

Figura 3.9

Quando uma estrutura é carregada, ela deforma ou muda de formato. A deformação é temporária dentro da região elástica e permanente na região plástica. A integridade estrutural se perde no ponto de falência limite.

Figura 3.10

O padrão geral da probabilidade de lesão como uma função da magnitude da carga e repetição. A lesão pode ser sofrida, embora seja menos provável, com uma única carga de grande magnitude e com uma carga repetida de pequena magnitude.

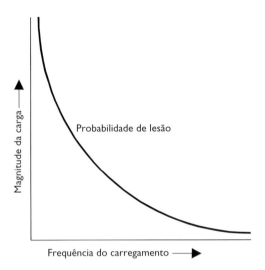

Ferramentas para mensuração de grandezas cinéticas

Os pesquisadores biomecânicos utilizam equipamentos para a mensuração e o estudo das forças geradas pelos pés quando de encontro ao chão durante a marcha e outras atividades. O conhecimento adquirido com o uso dessas ferramentas geralmente é publicado em periódicos profissionais para cientistas, professores, médicos, treinadores e outros interessados no movimento humano.

Um pesquisador calibra as plataformas de força em um laboratório na preparação para a captura de dados de análise de movimentos. (Ambas as fotos) ©Susan Hall.

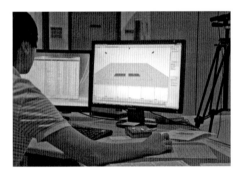
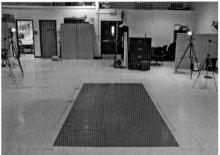

Existem vários tipos disponíveis de plataformas de força e sistemas portáteis para a mensuração de forças e pressões sobre a superfície plantar do pé. Esses sistemas têm sido empregados primariamente na pesquisa da marcha, mas também são utilizados no estudo de fenômenos como partidas, saltos, chutes, aterrissagem, tacadas de beisebol e golfe, oscilação postural e equilíbrio. As plataformas de força também têm sido usadas por médicos na análise de problemas ortopédicos em cães, cavalos, bovinos, ovinos, suínos, aves e guepardos, assim como no estudo da mecânica de salto em sapos.

Plataformas de força e *plataformas de pressão*, comerciais ou artesanais, são tipicamente instaladas com uma superfície flutuante e apresentam uma interface com um computador que calcula as grandezas cinéticas de interesse. Plataformas de força geralmente são projetadas para registrar as forças de reação do solo em direção vertical, lateral e anteroposterior em relação à plataforma propriamente dita; as plataformas de pressão geram mapas gráficos ou digitais da pressão através das superfícies plantares dos pés. A plataforma de força é um instrumento relativamente sofisticado, mas suas limitações incluem as restrições a um ambiente laboratorial e potenciais dificuldades associadas ao controle consciente da plataforma pelo indivíduo.

Capítulo 3 Conceitos Cinéticos para a Análise do Movimento

Sistemas portáteis para a mensuração de forças e pressões plantares também estão disponíveis em modelos comerciais e personalizados, na forma de calçados instrumentados, palmilhas e finos transdutores que aderem às superfícies plantares dos pés. Estes sistemas trazem a vantagem de coletar dados fora do laboratório, mas não têm a precisão das plataformas fixas.

Álgebra vetorial

Um **vetor** é uma grandeza que tem magnitude (módulo ou intensidade), sentido e direção. Vetores são representados por símbolos em formato de setas. A magnitude de um vetor é seu tamanho; por exemplo, o número 12 tem maior magnitude que o número 10. A magnitude de um vetor é representada por seu comprimento; assim, um vetor mais comprido tem maior magnitude do que um vetor mais curto. A orientação de um símbolo vetorial no papel indica sua direção.

Força, peso, pressão, peso específico e torque são grandezas vetoriais cinéticas; deslocamento, velocidade e aceleração (ver Capítulo 10) são grandezas vetoriais cinemáticas. Nenhum vetor está completamente definido sem a identificação de sua magnitude e direção. Grandezas do tipo **escalar** têm magnitude, mas não apresentam direção específica associadas a elas. Massa, volume, comprimento e velocidade são exemplos de grandezas escalares.

Vetor
Grandeza física que tem magnitude, sentido e direção.

Escalar
Grandeza física que é completamente descrita por sua magnitude.

Composição vetorial

Quando duas ou mais grandezas vetoriais atuam ao mesmo tempo, podemos usar as regras da álgebra vetorial para determinar o efeito total. Por exemplo, quando duas pessoas empurram juntas um carro parado, cada uma delas exerce uma força (uma grandeza vetorial com magnitude e direção). Normalmente, o efeito de duas pessoas empurrando é maior do que o efeito de apenas uma pessoa empurrando. Para somar os efeitos de duas ou mais forças que atuam sobre um objeto, podemos usar uma operação chamada **composição vetorial**. A composição de dois ou mais vetores que têm exatamente a mesma direção resulta em um único vetor com magnitude igual à soma das magnitudes dos vetores adicionados (Figura 3.11).

Nos casos em que há grandezas vetoriais atuando em direções opostas, como quando dois carrinhos de bate-bate colidem de frente e cada um exerce sobre o outro uma força de sentido inverso, também podemos usar a composição vetorial para calcular a soma dessas duas forças. Quando dois vetores orientados em direções exatamente opostas são compostos, a resultante tem a direção do maior vetor e magnitude igual à diferença nas magnitudes dos dois vetores originais (Figura 3.12).

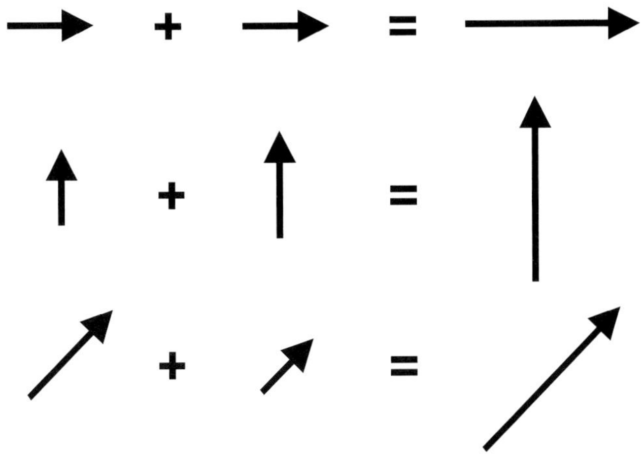

Composição vetorial
Processo de determinação de um único vetor a partir de dois ou mais vetores por soma vetorial.

Figura 3.11

A composição de vetores com mesma direção requer a soma de suas magnitudes.

Figura 3.12

A composição de vetores com direção oposta requer a subtração de suas magnitudes.

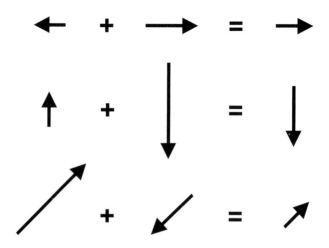

Também é possível adicionar vetores que não estejam orientados na mesma direção ou em direções opostas. Quando os vetores são coplanares, ou seja, contidos no mesmo plano (como em uma folha de papel), um procedimento que pode ser utilizado é o método *"ponta-cauda"*, no qual a cauda do segundo vetor é colocada na ponta do primeiro vetor, e a resultante é traçada com sua cauda na cauda do primeiro vetor e a ponta na ponta do segundo vetor. Esse procedimento pode ser utilizado para a combinação de qualquer número de vetores se cada vetor sucessivo for posicionado com sua cauda na ponta do vetor imediatamente precedente e a resultante conecta a cauda do primeiro vetor à ponta do vetor prévio (Figura 3.13).

Por meio das leis da combinação de vetores, geralmente calculamos ou visualizamos melhor o efeito resultante das grandezas vetoriais combinadas. Por exemplo, uma canoa flutuando por um rio está sujeita à força da corrente e à força do vento. Se a magnitude e a direção dessas duas forças forem conhecidas, a resultante única ou *força resultante* pode ser derivada por meio do processo da composição de vetores (Figura 3.14). A canoa viaja na direção da força resultante.

Resolução vetorial

A determinação dos componentes perpendiculares de uma grandeza vetorial em relação a um dado plano ou estrutura geralmente é útil. Por exemplo, quando uma bola é arremessada ao ar, o componente horizontal de sua velocidade determina a distância percorrida, e o componente vertical de sua velocidade determina a altura atingida (ver Capítulo 10). Quando um vetor é

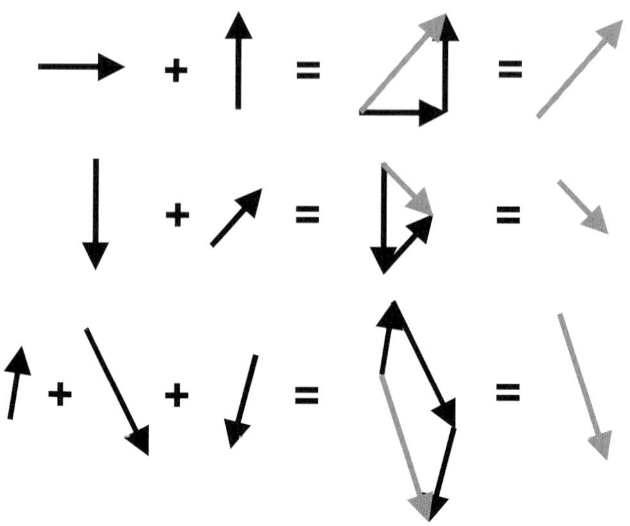

Figura 3.13

O método "cauda-ponta" de composição de vetores. A ponta do primeiro vetor toca a cauda do segundo vetor. Desenha-se, então, a resultante a partir da cauda do primeiro vetor até a ponta do segundo vetor.

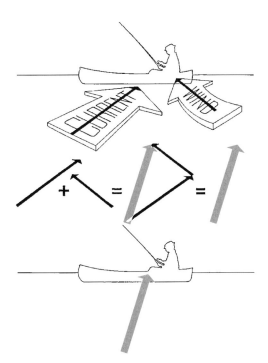

Figura 3.14
A força resultante é a resultante de todas as forças que atuam.

decomposto em componentes perpendiculares – processo conhecido como **resolução vetorial** –, a soma vetorial dos componentes sempre gera uma resultante igual ao vetor original (Figura 3.15). Os dois componentes perpendiculares, portanto, são representações diferentes, mas equivalentes ao vetor original.

Resolução vetorial
Operação que substitui um único vetor por dois vetores perpendiculares de modo que a composição vetorial dos dois vetores perpendiculares gere o vetor original.

Solução gráfica de problemas vetoriais

Quando as grandezas vetoriais são uniplanares (contidas em um único plano), as manipulações vetoriais podem ser realizadas graficamente para gerar resultados aproximados. A solução gráfica de problemas vetoriais requer a mensuração cuidadosa de orientações e comprimentos vetoriais a fim de minimizar o erro. Os comprimentos vetoriais, que representam as magnitudes das grandezas vetoriais, precisam ser desenhados em escala. Por exemplo, 1 cm de comprimento de vetor pode representar 10 N de força. Uma força de 30 N seria então representada por um vetor de 3 cm de comprimento, e uma força de 45 N seria representada por um vetor de 4,5 cm de comprimento.

Solução trigonométrica de problemas vetoriais

Um procedimento mais acurado para lidar quantitativamente com problemas vetoriais envolve a aplicação dos princípios trigonométricos. Por meio do uso das relações trigonométricas, o processo tedioso de medir e traçar vetores em escala pode ser eliminado (ver Apêndice B). O Exemplo de Problema 3.4 fornece um exemplo do processo de soluções gráficas e trigonométricas utilizando grandezas vetoriais.

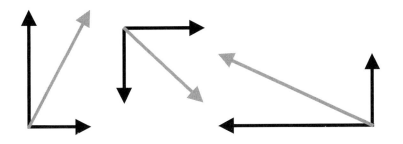

Figura 3.15
Os vetores podem ser decompostos em componentes perpendiculares. A composição vetorial de cada par de componentes perpendiculares gera o vetor original.

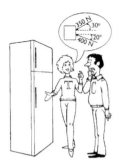

EXEMPLO DE PROBLEMA 3.4

Terry e Charlie precisam mover uma geladeira para um novo local. Ambos empurram em paralelo ao chão, Terry com uma força de 350 N, e Charlie com uma força de 400 N, conforme demonstrado no diagrama a seguir. (a) Qual é a magnitude da resultante das forças produzidas por Terry e Charlie? (b) Se a quantidade da força de atrito que se opõe diretamente à direção do movimento da geladeira é 700 N, eles serão capazes de movê-la?

Solução gráfica

1. Use a escala 1 cm = 100 N para medir o comprimento da resultante.

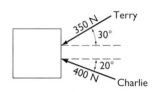

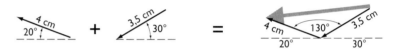

O comprimento da resultante é de aproximadamente 6,75 cm, ou **675 N**.
2. Como 675 N < 700 N, eles não serão capazes de mover a geladeira.

Solução trigonométrica

Dados:
$$F_T = 350 \text{ N}$$
$$F_C = 400 \text{ N}$$

Desejado: magnitude da força resultante
Diagrama de corpo livre no plano horizontal:

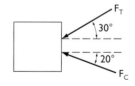

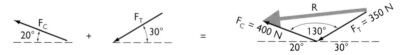

Fórmula:
$$C^2 = A^2 + B^2 - 2(A)(B)\cos \gamma \text{ (a lei dos cossenos)}$$
$$R^2 = 400^2 + 350^2 - 2(400)(350)\cos 130$$
$$\boxed{R = 680 \text{ N}}$$

3. Como 680 N < 700 N, eles não serão capazes de empurrar a geladeira, a menos que exerçam mais força coletiva enquanto empurram nestes ângulos. (Se Terry e Charlie empurrassem a um ângulo de 90° em relação à geladeira, a força combinada teria sido suficiente para movê-la.)

RESUMO

Os conceitos básicos relacionados com a cinética incluem massa, a quantidade de matéria que compõe um objeto; inércia, a tendência de um corpo manter seu estado atual de movimento; força, uma tração ou destração que altera ou tende a alterar o estado de movimento de um corpo; centro de gravidade, o ponto ao redor do qual o peso de um corpo está equilibrado; peso, a força gravitacional exercida sobre um corpo; pressão, a quantidade de força distribuída sobre uma área; volume, o espaço ocupado por um corpo; densidade, a massa ou peso por unidade de volume corporal; e torque, o efeito rotacional de uma força.

Vários tipos de cargas mecânicas atuam sobre o corpo humano. Estão incluídos compressão, torção, cisalhamento, arqueamento e torção. Geralmente, algum grau de combinação destes modos de carregamento está presente. A distribuição da força dentro de uma estrutura corporal é conhecida como estresse mecânico. A natureza e a magnitude do estresse determinam a probabilidade de lesão sobre tecidos biológicos.

Grandezas vetoriais têm magnitude e direção; grandezas escalares têm somente magnitude. Problemas com grandezas vetoriais podem ser resolvidos com o uso de abordagens gráficas ou trigonométricas. Dos dois procedimentos, o uso de relações trigonométricas é mais preciso e menos tedioso.

AUTOAVALIAÇÃO

1. William Perry, um jogador de defesa e mais conhecido como "A Geladeira", pesava 1.352 N durante sua temporada como estreante em 1985 no time Chicago Bears. Qual era a massa de Perry? (Resposta: 138 kg.)
2. Quanta força precisa ser aplicada a um disco de hóquei de 0,5 kg para gerar uma aceleração de 30 m/s^2? (Resposta: 15 N.)
3. Um jogador de rúgbi é contatado simultaneamente por três oponentes que exercem forças de magnitudes e direções apresentadas no diagrama à direita. Utilizando uma solução gráfica, demonstre a magnitude e a direção da força resultante.

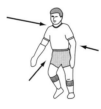

4. Utilizando solução gráfica, componha os vetores de força muscular para encontrar a força resultante que atua sobre a escápula apresentada abaixo.

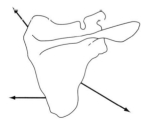

5. Trace os componentes horizontal e vertical dos vetores apresentados abaixo.

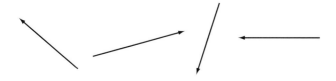

6. Um tatame de ginástica pesando 220 N apresenta dimensões de 3 m × 4 m × 0,04 m. Quanta pressão é exercida pelo tatame sobre o chão? (Resposta: 18,33 Pa.)
7. Qual é o volume de um engradado de leite com lados de 25 cm, 40 cm e 30 cm? (Resposta: 30.000 cm^3 ou 30 ℓ.)
8. Escolha três objetos que estejam dentro de seu campo visual, e estime o volume de cada um deles. Liste as dimensões aproximadas que você utilizou em suas estimativas.
9. Se os conteúdos do engradado descrito no Problema 7 pesam 120 N, qual é a densidade média e o peso específico da caixa e seus conteúdos? (Resposta: 0,0004 kg/cm^3; 0,004 N/cm^3.)
10. Duas crianças sentam em lados opostos de uma gangorra. Joey, que pesa 220 N, senta a 1,5 m do eixo da gangorra, e Suzy, que pesa 200 N, senta a 1,7 m do eixo da gangorra. Quanto torque é criado sobre o eixo por cada criança? Em qual direção a gangorra ficará inclinada? (Resposta: Joey, 330 N-m; Suzy, 340 N-m; direção de Suzy.)

AVALIAÇÃO ADICIONAL

1. Qual é a sua massa corporal em kg?
2. A força gravitacional do planeta X é 40% da força encontrada na Terra. Se uma pessoa pesa 667,5 N na Terra, qual é o seu peso no planeta X? Qual é a massa da pessoa na Terra e no planeta X? (Resposta: peso no planeta X = 267 N; massa = 68 kg em ambos os planetas.)
3. Um jogador de futebol americano sofre contato simultâneo de dois defensores. O defensor A exerce uma força de 400 N, e o defensor B, de 375 N. Se as forças são coplanares e direcionadas

62 BIOMECÂNICA BÁSICA

perpendicularmente entre si, qual é a magnitude e a direção da força resultante que atua sobre o jogador? (Resposta: 548 N em um ângulo de 43° para a linha de ação do defensor A.)

4. Um paraquedista de 75 kg em queda livre é sujeito a um vento cruzado que exerce uma força de 60 N e a uma força vertical de resistência do ar de 100 N. Descreva a força resultante que atua sobre o paraquedista. (Resposta: 638,6 N em um ângulo de 5,4° do plano vertical.)

5. Utilize uma solução trigonométrica para encontrar a magnitude da resultante das seguintes forças coplanares: 60 N a 90°, 80 N a 120° e 100 N a 270°. (Resposta: 49,57 N.)

6. Se 37% do peso corporal são distribuídos acima da superfície superior do disco intervertebral L5 e a área da superfície superior do disco é de 25 cm², quanta pressão exercida sobre o disco é atribuível ao peso corporal de um homem de 930 N? (Resposta: 13,8 N/cm².)

7. No núcleo pulposo de um disco intervertebral, a carga compressiva é 1,5 vez a força aplicada externamente. No ânulo fibroso, a força compressiva tem 0,5 vez a carga externa. Quais são as forças compressivas sobre o núcleo pulposo e ânulo fibroso do disco intervertebral L5-S1 de um homem de 930 N segurando uma barra com peso de 455 N sobre seus ombros? (Resposta: 1.183,7 N atuam sobre o núcleo pulposo; 395,5 N atuam sobre o ânulo fibroso.)

8. Estime o volume de seu corpo. Construa uma tabela que demonstre as dimensões corporais aproximadas que você utilizou na formulação da estimativa.

9. Fornecida a massa ou peso e o volume de cada um dos objetos a seguir, faça uma classificação deles de acordo com suas densidades.

Objeto	Peso ou massa	Volume
A	50 kg	15,00 pol³
B	90 lb	12,00 cm³
C	3 slugs	1,50 pé³
D	450 N	0,14 m³
E	45 kg	30,00 cm³

10. Dois músculos desenvolvem tensão simultaneamente sobre lados opostos de uma articulação. O músculo A, fixado a 3 cm do eixo de rotação da articulação, exerce 250 N de força. O músculo B, fixado a 2,5 cm do eixo articular, exerce 260 N de força. Quanto torque é criado na articulação por cada músculo? Qual é a resultante de torque criada na articulação? Em qual direção ocorrerá o movimento da articulação? (Resposta: A, 7,5 N-m; B, 6,5 N-m; resultante de torque igual a 1 N-m na direção de A.)

LABORATÓRIO

NOME _____

DATA _____

1. Utilize uma régua para medir em centímetros as dimensões do solado de um de seus calçados. De modo o mais preciso possível, calcule uma estimativa da área de superfície do solado. (Se um planímetro estiver disponível, utilize-o a fim de avaliar de maneira mais precisa a área de superfície, desenhando o perímetro do solado.) Sabendo seu peso corporal, calcule a quantidade de pressão exercida sobre o solado do calçado. Quanta mudança de pressão resultaria se o seu peso mudasse em 22 N (5 lb)?

Cálculo da área de superfície:

Área de superfície: _____
_____

Peso corporal: _____

Cálculo da pressão:

Pressão: _____
_____

Cálculo da pressão com mudança de 22 N (5 lb) no peso corporal:

Pressão: _____
_____

2. Coloque um jarro grande preenchido com três quartos de água sobre uma balança e registre seu peso. Para avaliar o volume de um objeto de interesse, submerja completamente o objeto no jarro, mantendo-o logo abaixo da superfície da água. Registre a mudança no peso da balança. Remova o objeto do jarro. Retire cuidadosamente a água do jarro, utilizando uma xícara até que o jarro pese seu peso original menos a mudança registrada no peso. O volume de água na xícara é o volume do objeto submergido. (Tenha certeza de utilizar unidades corretas durante o registro dos valores medidos.)

Peso do jarro de água: _____
_____

Mudança no peso com o objeto submerso: _____
_____

Volume do objeto: _____
_____

3. Fixe a extremidade de um lápis, prendendo-o firmemente em um torno. Prenda sua outra extremidade em um alicate ajustável e aplique uma carga de arqueamento até que ele comece a quebrar. Observe a natureza da quebra.

Em qual lado o lápis começou a quebrar? _____
_____

O lápis é mais forte ao resistir contra compressão ou tensão?_____
_____

Repita o exercício utilizando outro lápis, aplicando uma carga em torção. O que a natureza da quebra inicial indica sobre a distribuição do estresse em cisalhamento dentro do lápis?

4. Tente empurrar uma porta a fim de abri-la aplicando força com um dedo. Aplique força a distâncias de 10, 20, 30 e 40 cm das dobradiças. Escreva um pequeno parágrafo explicando em qual distância de aplicação é mais fácil/difícil abrir a porta.

5. Fique sobre uma balança de banheiro e dê um salto vertical enquanto um parceiro observa cuidadosamente o padrão de mudança registrado na balança. Repita o salto várias vezes, conforme necessário para o seu parceiro determinar o padrão. Troquem de posição e observe o padrão de mudança de peso enquanto seu parceiro faz o salto. Em conjunto com seu parceiro, trace um gráfico da mudança na força exercida (eixo vertical) ao longo do tempo (eixo horizontal) durante a execução do salto vertical.

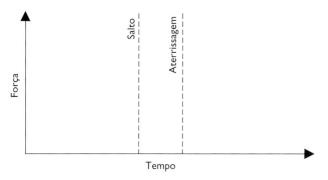

O que representa a área sob a curva? _____
_____

REFERÊNCIAS BIBLIOGRÁFICAS

1. Yeow CH, Lee PV, and Goh JC: Direct contribution of axial impact compressive load to anterior tibial load during simulated ski landing impact, *J Biomech* 43:242, 2010.
2. Kiapour AM, Demetropoulos CK, Kiapour A, Quatman CE, Wordeman SC, Goel VK, Hewett TE: Strain response of the anterior cruciate ligament to uniplanar and multiplanar loads during simulated landings: Implications for injury mechanism, *Am J Sports Med* 44:2087, 2016.

LEITURA SUGERIDA

King A: *The biomechanics of impact injury: Biomechanical responses, mechanisms of injury, human tolerance and simulation*, New York, 2017, Springer.
Discute a biomecânica da lesão do corpo humano causada pelo impacto e o uso de modelos computacionais para simular eventos de impacto.
Bartlet R and Payton C (Eds): *Biomechanical evaluation of movement in sport and exercise: The British Association of Sport and Exercise Sciences guide*, New York, 2017, Routledge.
Um guia prático para o uso da tecnologia para testes e medições biomecânicas, com orientações sobre a escolha do equipamento e o uso eficiente do equipamento.
Özkaya N, Leger D, Goldsheyder D, and Nordin M: *Fundamentals of biomechanics: Equilibrium, motion, and deformation*, New York, 2017, Springer.
Integra os campos clássicos da mecânica – estática, dinâmica e força dos materiais – usando exemplos da biologia e da medicina.
Tekalur S, Zavattieri P, and Korach C (Eds): *Mechanics of biological systems and materials, volume 6: Proceedings of the 2015 annual conference on experimental and applied mechanics*, New York, 2017, Springer.
Apresenta as descobertas mais recentes sobre a mecânica de diferentes tecidos biológicos, incluindo mecânica celular e engenharia de tecidos.

SITES RELACIONADOS

Advanced Medical Technology, Inc.
http://www.amtiweb.com
Fornece informações sobre as plataformas de força AMTI e outros tipos de sensores de força.
B & L Engineering
http://www.bleng.com
Descreve dinamômetros para medir forças da mão e dos dedos da mão.
Biokinetics and Associates, Ltd.
http://www.biokinetics.com
Comercializa produtos projetados para proteger o corpo humano contra forças de impacto.
Kistler
http://www.kistler.com
Descreve instrumentos para medir aceleração, força, torque e pressão.

PALAVRAS-CHAVE

Arqueamento
Carregamento assimétrico que produz tensão em um lado do eixo longitudinal do corpo e compressão no outro lado.

Axial
Direcionado ao longo do eixo longitudinal de um corpo.

Carregamento agudo
Aplicação de uma única força de magnitude suficiente para causar lesão a um tecido biológico.

Carregamento combinado
Ação simultânea de mais de uma das formas puras de carregamento.

Carregamento repetitivo
Aplicação repetida de uma carga subaguda que em geral tem magnitude relativamente baixa.

Centro de gravidade
Ponto ao redor do qual um peso corporal é igualmente equilibrado, independentemente de como o corpo esteja posicionado.

Cisalhamento
Força direcionada em paralelo à superfície.

Composição vetorial
Processo de determinação de um único vetor a partir de dois ou mais vetores por soma vetorial.

Compressão
Força de pressão ou esmagamento direcionada axialmente através de um corpo.

Deformação
Mudança de formato.

Densidade
Massa por unidade de volume.

Diagrama de corpo livre
Desenho que demonstra um sistema definido isolado com todos os vetores de força que atuam sobre o sistema.

Escalar
Grandeza física que é completamente descrita por sua magnitude.

Estresse
Distribuição de força dentro de um corpo, calculada como força dividida pela área sobre a qual atua.

Falência
Perda da continuidade mecânica.

Força
Tração ou destração; o produto da massa multiplicada pela aceleração.

Força resultante
Força derivada da composição de duas ou mais forças.

Impulso
Produto da força e o tempo de atuação da força.

Inércia
Tendência de um corpo a resistir contra uma mudança em seu estado de movimento.

Massa
Quantidade de matéria contida em um objeto.

Peso
Força gravitacional que a Terra exerce sobre um corpo.

Peso específico
Peso por unidade de volume.

Ponto limite (limite elástico)
Ponto na curva de deformação a partir do qual a deformação é permanente.

Pressão
Força por unidade de área sobre a qual uma força atua.

Resolução vetorial
Operação que substitui um único vetor por dois vetores perpendiculares de modo que a composição vetorial dos dois vetores perpendiculares gere o vetor original.

Tensão
Força de tração ou distensão direcionada axialmente através de um corpo.

Torção
Giro que produz carga de um corpo ao redor de seu eixo longitudinal.

Torque
Efeito rotacional de uma força.

Vetor
Grandeza física que tem magnitude, sentido e direção.

Volume
Quantidade de espaço tridimensional ocupado por um corpo.

CAPÍTULO

Biomecânica do Crescimento e do Desenvolvimento Ósseos

4

Ao término deste capítulo, você será capaz de:

Explicar como os constituintes materiais e a organização estrutural do osso afetam sua capacidade de suportar as cargas mecânicas

Descrever os processos envolvidos no crescimento e na maturação óssea normais

Descrever os efeitos do exercício e da imponderabilidade na mineralização óssea

Explicar o significado da osteoporose e discutir as teorias atuais para sua prevenção

Explicar a relação entre os diferentes tipos de carga mecânica e as lesões ósseas comuns.

©Vaara/iStock/Getty Images RF

66 BIOMECÂNICA BÁSICA

O que determina quando o osso deve parar de crescer? Como são causadas as fraturas por estresse? Por que as viagens espaciais causam redução da densidade mineral óssea em astronautas? O que é osteoporose e como ela pode ser prevenida?

A palavra *osso* tipicamente evoca uma imagem mental de um osso morto – um pedaço seco e quebradiço de mineral que um cachorro adoraria mastigar. Dado esse quadro, é difícil imaginar que um osso vivo seja um tecido extremamente dinâmico, modelado e remodelado continuamente pelas forças que atuam sobre ele. O osso cumpre duas funções mecânicas importantes para os seres humanos: (a) fornece uma estrutura esquelética rígida que sustenta e protege outros tecidos corporais e (b) forma um sistema de **alavancas** rígidas que podem ser movidas pela força dos músculos fixados aos ossos (ver Capítulo 12). Este capítulo discute os aspectos biomecânicos da composição e da estrutura óssea, o desenvolvimento e o crescimento ósseos, a resposta do osso ao estresse, a osteoporose e as lesões ósseas comuns.

Composição e estrutura do tecido ósseo

Os materiais componentes e a organização estrutural do osso influenciam as formas com que o osso responde ao estímulo mecânico. A composição e a estrutura do osso produzem um material forte para seu peso relativamente pequeno.

Composição

As principais substâncias de construção do osso são o carbonato de cálcio, o fosfato de cálcio, o colágeno e a água. As porcentagens relativas desses materiais variam com a idade e a saúde do osso. O carbonato de cálcio e o fosfato de cálcio geralmente constituem aproximadamente 60 a 70% do peso seco do osso. Esses minerais fornecem ao osso sua **rigidez** e são os principais determinantes de sua **resistência à compressão**. Outros minerais, incluindo o magnésio, o sódio e o flúor, também têm papéis estruturais e metabólicos vitais no crescimento e no desenvolvimento ósseos. O colágeno é uma proteína que fornece ao osso sua flexibilidade e contribui para sua **resistência à tração**.

O teor de água do osso representa aproximadamente 25 a 30% do peso ósseo total. A água presente no tecido ósseo é um contribuinte importante para a força óssea. Por esta razão, os pesquisadores e os engenheiros que estudam as propriedades materiais dos diferentes tipos de tecido ósseo precisam assegurar que as amostras ósseas que eles estão testando não se desidratem. O fluxo de água que circula pelos ossos também leva nutrientes e retira produtos metabólicos das células ósseas vivas dentro da matriz mineralizada. Além disso, a água transporta íons minerais para dentro e para fora do osso, com o fim de armazenamento e uso subsequente pelos tecidos corporais, quando necessário.

Organização estrutural

A porcentagem relativa de mineralização óssea varia não apenas com a idade do indivíduo, mas também com o osso específico do corpo. Alguns ossos são mais **porosos** do que outros. Quanto mais poroso o osso for, menor a proporção de fosfato de cálcio e de carbonato de cálcio e maior a proporção de tecido não mineralizado. O tecido ósseo é classificado em duas categorias, com base na sua porosidade (Figura 4.1). Se a porosidade for baixa, com 5 a 30% do volume do osso ocupado por tecido não mineralizado, o tecido é chamado de **osso cortical**. O tecido ósseo com uma porosidade relativamente alta, de 30% a mais de 90% do volume ósseo ocupado por tecido não mineralizado, é conhecido como esponjoso ou **osso trabecular**. O osso trabecular tem uma estrutura de colmeia com barras mineralizadas verticais e horizontais, chamadas *trabéculas*, que formam celas preenchidas com medula óssea e gordura.

Alavanca
Objeto relativamente rígido que pode girar ao redor de um eixo pela aplicação de força.

Rigidez
Razão entre força e deformação em um material sobrecarregado – ou seja, a força dividida pela quantidade relativa de mudança no formato de uma estrutura.

Resistência à compressão
Capacidade de resistir a uma força de pressão ou de compressão.

Resistência à tração
Capacidade de resistir a uma força de tração ou de estiramento.

▼

O colágeno resiste à tensão e fornece flexibilidade ao osso.

Poroso
Que contém poros ou cavidades.

Osso cortical
Tecido conectivo mineralizado compacto com baixa porosidade, encontrado no corpo dos ossos longos.

Osso trabecular
Tecido conectivo mineralizado menos compacto com grande porosidade, encontrado nas extremidades dos ossos longos e nas vértebras.

Capítulo 4 Biomecânica do Crescimento e do Desenvolvimento Ósseos 67

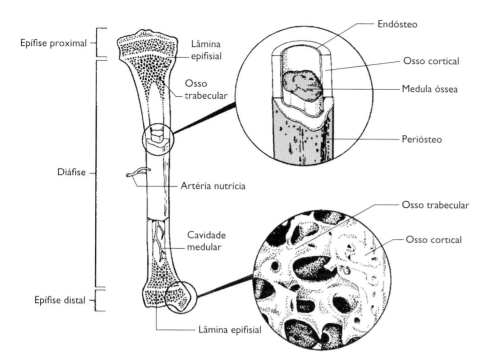

Figura 4.1
Estruturas dos ossos corticais e trabeculares.

A porosidade do osso é de interesse, porque afeta diretamente as características mecânicas do tecido. Com seu alto teor mineral, o osso cortical é mais rígido, de modo que pode suportar forças maiores, mas menos **deformação relativa**, ou distorção relativa, do que o osso trabecular. Como o osso trabecular é mais esponjoso do que o osso cortical, ele pode sofrer mais deformações antes de fraturar.

A função de um osso determina sua estrutura. Os corpos dos ossos longos são compostos por osso cortical forte. O conteúdo relativamente predominante de osso trabecular nas vértebras contribui para sua capacidade de absorver o impacto.

Tanto o osso cortical quanto o trabecular são **anisotrópicos**; ou seja, exibem diferentes graus de força e rigidez em resposta às forças aplicadas de diferentes direções. O osso é mais forte na resistência à compressão e mais fraco para resistir ao cisalhamento (Figura 4.2).

Deformação relativa
Quantidade de distorção dividida pelo comprimento original da estrutura ou pela orientação angular original da estrutura.

▼

Por ser mais rígido do que o osso trabecular, o osso cortical pode suportar forças maiores, mas menos deformação.

Anisotrópico
Que exibe propriedades mecânicas diferentes em resposta a estímulos em direções diferentes.

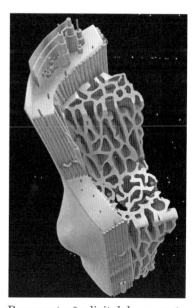

Representação digital de um corte transversal de osso longo. O osso cortical denso circunda o osso trabecular esponjoso. ©MedicalRF.com.

Figura 4.2 Força óssea relativa para resistir à compressão, à tensão e ao cisalhamento.

> O osso é mais forte na resistência à compressão e mais fraco para resistir ao cisalhamento.

Esqueleto axial
O crânio, as vértebras, o esterno e as costelas.

Esqueleto apendicular
Os ossos que compõem os membros do corpo.

Ossos curtos
Estruturas ósseas pequenas e cúbicas; incluem os ossos do carpo e do tarso.

Ossos planos
Estruturas ósseas que têm formato predominantemente achatado – por exemplo, a escápula.

Tipos de ossos

As estruturas e os formatos dos 206 ossos do corpo humano adulto permitem que eles realizem funções específicas. O sistema esquelético é subdividido nominalmente em **esqueleto axial** ou central e em **esqueleto apendicular** ou periférico (Figura 4.3). O esqueleto axial inclui os ossos que formam o eixo do corpo, que são o crânio, as vértebras, o esterno e as costelas. Os outros ossos formam os apêndices corporais, ou o esqueleto apendicular. Os ossos também são categorizados de acordo com seus formatos e funções gerais.

Os **ossos curtos**, que são aproximadamente cúbicos, incluem apenas os ossos do carpo e do tarso (Figura 4.4); esses ossos permitem limitados movimentos de deslizamento e funcionam como absorvedores de impacto.

Os **ossos planos** também são descritos por seu nome (ver Figura 4.4). Eles protegem os órgãos e os tecidos moles subjacentes e também fornecem grandes áreas para fixação de músculos e de ligamentos. Os ossos planos incluem a escápula, o esterno, as costelas, a patela e alguns dos ossos do crânio.

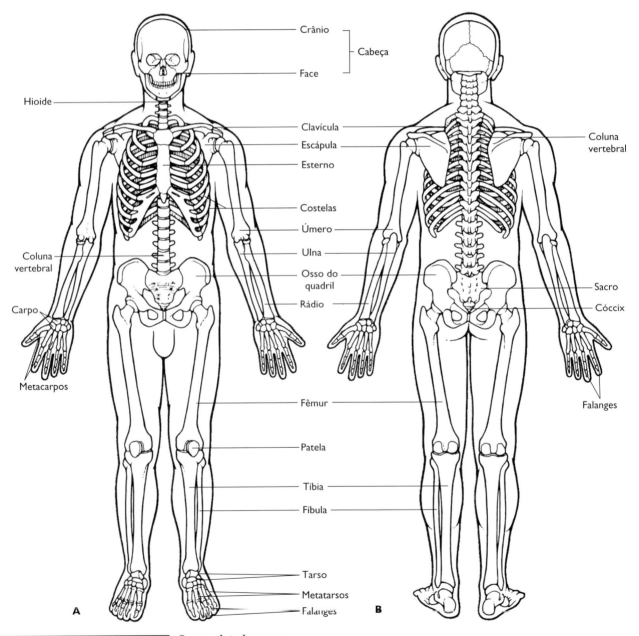

Figura 4.3 O esqueleto humano.

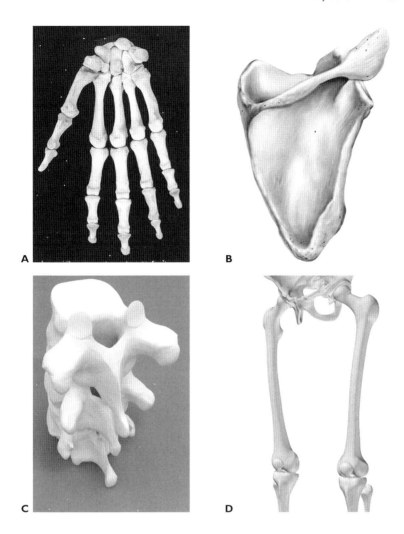

Figura 4.4

A. Os ossos do carpo são classificados como ossos curtos. **B.** A escápula é classificada como osso plano. **C.** As vértebras são classificadas como ossos irregulares. **D.** O fêmur representa os ossos longos. À esquerda, acima: ©Christine Eckel/McGraw-Hill Education; à direita, acima: ©McGraw-Hill Education; à esquerda, abaixo: ©giro/Getty Images RF; à direita, abaixo: ©MedicalRF.com.

Os **ossos irregulares** têm formatos diferentes a fim de desempenhar funções especiais no corpo humano (ver Figura 4.4). Por exemplo, as vértebras formam um túnel ósseo protetor para a medula espinal; oferecem vários processos para fixação de músculos e de ligamentos e sustentam o peso das partes superiores do corpo ao mesmo tempo que permitem o movimento do tronco em todos os três planos cardinais. O sacro, o cóccix e a mandíbula são outros exemplos de ossos irregulares.

Os **ossos longos** formam a estrutura do esqueleto apendicular (ver Figura 4.4). Eles consistem em uma haste longa e grosseiramente cilíndrica (também chamada *corpo* ou *diáfise*) de osso cortical, com extremidades protuberantes conhecidas como côndilos, tubérculos ou tuberosidades. Uma **cartilagem articular** autolubrificante protege as extremidades dos ossos longos de desgaste nos pontos de contato com outros ossos. Os ossos longos também apresentam uma área oca central conhecida como *canal* ou *cavidade medular*.

Os ossos longos estão adaptados em peso e em tamanho a funções biomecânicas específicas. A tíbia e o fêmur são grandes e maciços para sustentar o peso do corpo. Os ossos longos do membro superior, incluindo o úmero, o rádio e a ulna, são menores e mais leves para facilitar o movimento. Outros ossos longos incluem a clavícula, a fíbula, os metatarsos, os metacarpos e as falanges.

Ossos irregulares
Estruturas ósseas de formato irregular – por exemplo, o sacro.

Ossos longos
Estruturas ósseas que consistem em uma diáfise longa com extremidades arredondadas – por exemplo, o fêmur.

Cartilagem articular
Camada protetora de tecido conectivo firme e flexível sobre as áreas articulares dos ossos longos.

Crescimento e desenvolvimento ósseos

O crescimento ósseo começa no início da vida fetal, e o osso vivo modifica continuamente sua composição e estrutura ao longo da vida. Muitas dessas mudanças representam o crescimento normal e a maturação do osso.

▼
A maioria das epífises se fecha por volta dos 18 anos de idade, embora algumas possam estar presentes até os 25 anos.

Epífise
Centro de crescimento de um osso que produz novo tecido ósseo como parte do processo de crescimento normal, até ela se fechar, durante a adolescência ou o início da vida adulta.

Crescimento longitudinal

O crescimento longitudinal de um osso ocorre nas **epífises**, ou lâminas epifisiais (Figura 4.5). As epífises são discos cartilaginosos encontrados próximo às extremidades dos ossos longos. O lado diafisário (central) de cada epífise produz continuamente novas células ósseas. Durante ou logo após a adolescência, a lâmina desaparece e o osso se funde, encerrando o crescimento longitudinal. A maioria das epífises se fecha por volta dos 18 anos de idade, embora algumas possam estar presentes até os 25 anos.

Crescimento em diâmetro

Os ossos longos crescem em diâmetro durante a maior parte do período de vida, embora o crescimento ósseo mais rápido ocorra antes da vida adulta. A camada interna do **periósteo** produz camadas concêntricas de tecido ósseo novo por cima das existentes. Ao mesmo tempo, o osso é reabsorvido ou eliminado ao redor da circunferência da cavidade medular, de modo que o diâmetro da cavidade aumenta continuamente. Isso ocorre de maneira que tanto as forças de flexão quanto as forças de torção no osso permaneçam relativamente constantes.[21]

Periósteo
Membrana dupla que recobre o osso; os tendões se ligam à camada externa, e a camada interna é um local de atividade osteoblástica.

Essas mudanças no tamanho e no formato do osso são trabalho de células especializadas chamadas **osteoblastos** e **osteoclastos**, que, respectivamente, formam e reabsorvem o tecido ósseo. Em um osso adulto saudável, a atividade dos osteoblastos e dos osteoclastos é balanceada.

Osteoblastos
Células ósseas especializadas que formam um novo tecido ósseo.

Osteoclastos
Células ósseas especializadas que reabsorvem o tecido ósseo

Desenvolvimento ósseo adulto

Em razão do envelhecimento, existem perda progressiva de colágeno e aumento da fragilidade óssea. Dessa maneira, os ossos das crianças são mais flexíveis do que os ossos dos adultos.

Normalmente, os minerais se acumulam nos ossos ao longo da infância e da adolescência, com os maiores ganhos ocorrendo cerca de 6 meses após o estirão do crescimento da adolescência e mais da metade do tamanho e da densidade do osso esquelético são formados durante a adolescência.[9] A massa óssea alcança seu valor máximo (pico) por volta dos 33 a 40 anos de idade em mulheres e aos 19 a 33 anos em homens e é mantida nesse nível por cerca de uma a duas décadas.[18] Após esse pico, um declínio progressivo da densidade óssea, relacionado com a idade, e da resistência óssea tem início, tanto em homens quanto em mulheres. Isso envolve a diminuição progressiva nas propriedades mecânicas e na resistência geral do osso, com perda crescente de substância óssea e aumento de porosidade. O osso trabecular é afetado particularmente, com a progressiva desconexão e desintegração das trabéculas, comprometendo a integridade da estrutura óssea e diminuindo seriamente sua resistência.[6]

Figura 4.5
Fotomicrografia da lâmina epifisial de um osso longo em crescimento, na qual se vê a transição de cartilagem (em cima) para osso (embaixo).
©Al Telser/The McGraw-Hill Education.

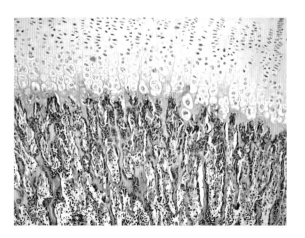

Entretanto, essas mudanças são muito mais pronunciadas em mulheres do que em homens. Em mulheres, com o envelhecimento, há diminuição notável tanto no volume quanto na densidade do osso cortical, além de diminuição na densidade do osso trabecular.[27] Após a menopausa, há aumento típico na taxa de perda óssea, atribuído principalmente à deficiência de estrogênio.[5] Embora ocorram mudanças similares em homens, elas não são significativas antes de uma idade mais avançada. As mulheres de todas as idades tendem a ter ossos menores e área de osso cortical menor do que os homens, embora a densidade mineral óssea volumétrica seja semelhante em ambos os gêneros.[9]

Resposta óssea ao estresse

Outras mudanças que ocorrem no osso vivo ao longo da vida não estão relacionadas com o crescimento e o desenvolvimento normais. O osso responde dinamicamente à presença ou à ausência de forças diferentes com mudanças em tamanho, formato e densidade. Esse fenômeno foi descrito originalmente pelo cientista alemão Julius Wolff, em 1892:

> A forma de um osso sendo dada, os elementos ósseos se depositam ou se afastam na direção de forças funcionais e aumentam ou diminuem sua massa a fim de refletir a quantidade de forças funcionais.[40]

Modelagem e remodelagem ósseas

De acordo com a lei de Wolff, as densidades e, em menor extensão, os formatos e os tamanhos dos ossos de um ser humano são uma função da intensidade e da direção das forças mecânicas que agem sobre os ossos. O estímulo mecânico dinâmico faz com que o osso se deforme ou se sobrecarregue, e as cargas maiores produzem níveis maiores de deformação. Essas deformações são traduzidas em mudanças no formato e na força do osso por meio de um processo conhecido como *remodelagem*. A remodelagem envolve a reabsorção do osso mais antigo, danificado pela fadiga, e a formação subsequente de um osso novo. *Modelagem óssea* é o termo dado para a formação de um osso novo que não é precedido pela reabsorção, e é o processo pelo qual os ossos imaturos crescem.

▼
A lei de Wolff indica que a força óssea aumenta e diminui conforme as forças funcionais sobre o osso aumentam e diminuem.

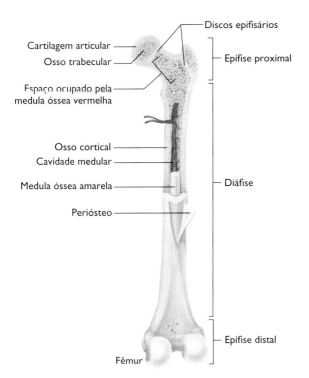

A estrutura de um osso longo. Hole, John W., Shier, David; Butler, Jackie, & Lewis, Ricki, *Human Anatomy and Physiology*, New York: McGraw-Hill Education, 1996. Copyright ©1996 by McGraw Hill Education. Todos os direitos reservados. Utilizada com permissão.

Os ossos adultos ganham ou perdem massa de acordo com a lei de Wolff. Ao sofrer uma distorção ou carga de flexão, o osso fica sujeito a sobrecarga, um novo osso se estabelece no local, e a massa e a densidade ósseas totais são aumentadas. Quanto maior e mais frequente for a sobrecarga, maiores serão os aumentos de massa óssea.[34] A remodelagem pode ocorrer seja no modo de conservação, sem mudanças na massa óssea, ou pelo "modo de desuso", com perda líquida de massa óssea, caracterizado por alargamento da cavidade medular e por estreitamento da cortical óssea. O osso é um tecido muito dinâmico, com os processos de modelagem e remodelagem atuando continuamente para aumentar, diminuir ou modificar o seu formato.

Os processos de modelagem e remodelagem são realizados pelos osteócitos, células inseridas no osso, sensíveis às mudanças no fluxo de fluido intersticial pelos poros, que é resultado da força sobre o osso. O estímulo mecânico que resulta de fortes impactos produz alta taxa de deformação que empurra melhor o fluido através da matriz óssea. É por esta razão que as atividades que envolvem altos níveis de impacto são melhores para estimular a formação óssea. Em resposta ao movimento de fluido dentro da matriz do osso, os osteócitos disparam a ação dos osteoblastos e dos osteoclastos, as células que, respectivamente, formam e reabsorvem o osso.[33] A predominância da atividade osteoblástica produz a modelagem óssea, com ganho líquido de massa óssea. A remodelagem óssea envolve equilíbrio entre as ações osteoblástica e osteoclástica ou a predominância da atividade dos osteoclastos, com a manutenção ou a perda de massa óssea associada. Aproximadamente 25% do osso trabecular do corpo é remodelado a cada ano por causa deste processo.[13] As sobrecargas que resultam de uma atividade, como uma caminhada diária de 30 a 60 min, são suficientes para provocar a ativação óssea e a formação de novo osso.[2]

> O endósteo, que reveste a cavidade interna dos ossos longos, é composto por células ósseas (osteócitos), por osteoblastos especializados que sintetizam o osso, e por osteoclastos multinucleados responsáveis pela reabsorção óssea.

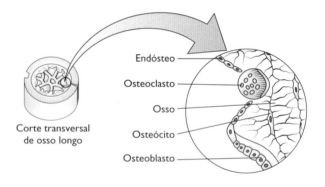

Corte transversal de osso longo

Endósteo
Osteoclasto
Osso
Osteócito
Osteoblasto

Assim, mineralização e força ósseas tanto em crianças quanto em adolescentes são uma função das forças que produzem deformações no esqueleto. Uma vez que o peso corporal fornece o estresse mecânico mais constante aos ossos, a densidade mineral óssea geralmente acompanha o peso corporal, com indivíduos mais pesados tendo ossos mais pesados. Adultos que ganham ou perdem peso tendem também a ganhar ou perder densidade mineral óssea.[30] Entretanto, o perfil de atividade física, a dieta, o estilo de vida e a genética de um indivíduo também podem influenciar sensivelmente a densidade óssea. Foi mostrado que fatores como massa muscular magra, força muscular e realização regular de exercícios de levantamento de pesos exercem influências mais fortes sobre a densidade óssea do que o peso, a altura e a etnia. Em crianças, atividades de saltos repetitivos comprovadamente aumentam a densidade e a estrutura ósseas.[8]

> Os processos que causam o remodelamento ósseo não são completamente compreendidos e continuam a ser pesquisados pelos cientistas.

Hipertrofia óssea

Hipertrofia óssea
Aumento na massa óssea resultante da predominância da atividade osteoblástica.

Existem muitos exemplos de modelagem óssea, ou **hipertrofia óssea**, em resposta à atividade física regular. Os ossos de indivíduos fisicamente ativos tendem a ser mais densos e, portanto, mais mineralizados e mais fortes do que os de indivíduos sedentários de mesma idade e gênero. Além disso, vários estudos indicam que as ocupações e os esportes que sobrecarregam particularmente um membro ou região do corpo produzem hipertrofia óssea acentuada na área sobrecarregada. Por exemplo, jogadores profissionais de tênis apresentam não apenas hipertrofia muscular no braço do tênis, mas também hipertrofia no rádio desse braço.[15] Da mesma maneira, foi observada hipertrofia óssea no úmero dominante de jogadores de beisebol.[23]

Atividades que ativam os músculos e também envolvem impactos multidirecionais são especialmente efetivas no aumento do tamanho e da força ósseas.[9] Uma revisão de estudos sobre a densidade óssea de atletas de diferentes modalidades esportivas indica que a prática regular de esportes de alto impacto – como ginástica, voleibol, judô, caratê e prova de salto – está relacionada com uma densidade óssea acima da média e com a modelagem dos ossos individuais após o estresse comum a cada exercício. Esportes de menor impacto, porém repetitivos, como a corrida ou o ciclismo, provocam modelagem óssea de acordo com os estresses habituais, mas não implicam alterações na densidade óssea.[7] Esportes sem impacto, como a natação, não promovem melhorias na composição e na geometria dos ossos.[37] Em geral, a evidência científica sugere que a atividade física que envolve forças de impacto seja necessária para aumentar a massa óssea.

Atrofia óssea

Enquanto o osso hipertrofia, em resposta ao aumento de estímulo mecânico, ele apresenta a resposta oposta à diminuição de estímulo. Quando as forças habitualmente exercidas sobre o osso pelas contrações musculares, levantamento de peso ou forças de impacto são reduzidas, o tecido ósseo atrofia por remodelagem. Quando ocorre a **atrofia óssea**, a quantidade de cálcio contida no osso diminui, assim como o peso e a resistência do osso. Perda de massa óssea causada por diminuição do estresse mecânico foi observada em pacientes acamados, idosos sedentários e astronautas.

Atrofia óssea
Diminuição na massa óssea resultante da predominância da atividade osteoclástica.

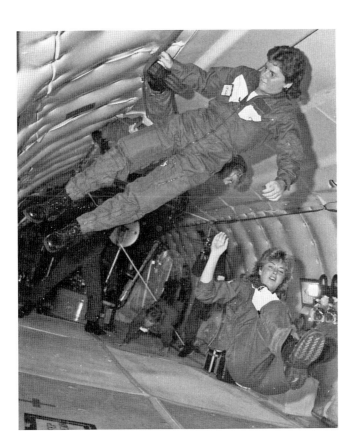

A perda de massa óssea durante períodos de tempo passados fora do campo gravitacional terrestre é um problema para os astronautas. Fonte: NASA.

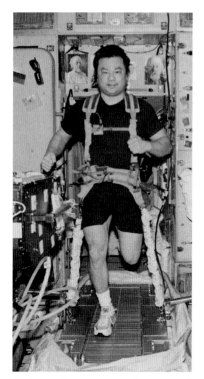

Astronautas na estação espacial se exercitam sobre esteiras especializadas enquanto são puxados para baixo por cintas. Fonte: NASA.

A desmineralização óssea é um problema sério em potencial. Do ponto de vista biomecânico, conforme a massa óssea diminui, a força – e, assim, a resistência à fratura – também diminui, particularmente no osso trabecular.

Os resultados de estudos sobre perda de cálcio conduzidos durante os voos espaciais dos EUA indicam que a perda urinária de cálcio está relacionada com o tempo passado fora do campo gravitacional da Terra. O padrão de perda óssea observado é bastante semelhante àquele documentado entre pacientes durante períodos de restrição ao leito, com perdas ósseas maiores nos ossos que sustentam o peso na região lombar e nos membros inferiores do que em outras partes do esqueleto.[32] Durante 1 mês no espaço, os astronautas perdem 1 a 3% da massa óssea, ou aproximadamente a mesma massa óssea que uma mulher na pós-menopausa perde em 1 ano.[4]

Ainda não está claro qual mecanismo – ou mecanismos – específico é responsável pela perda óssea fora do campo gravitacional. As pesquisas documentaram consistentemente um balanço negativo de cálcio em astronautas e em animais de experimentação durante voos espaciais, com absorção intestinal de cálcio reduzida e sua excreção aumentada.[29] Entretanto, não se sabe se isso é causado por aumento na remodelagem óssea, diminuição na modelagem óssea ou desequilíbrio entre as atividades osteoblástica e osteoclástica.

Ainda é preciso observar se outras medidas, além da criação de gravidade artificial, podem prevenir efetivamente a perda óssea durante uma viagem espacial. Os programas atuais de exercício para astronautas durante os voos no espaço são formulados para prevenir a perda óssea ao aumentar o esforço mecânico e o estresse sofridos pelos ossos utilizando a força muscular.

Portanto, talvez não haja uma quantidade de exercício físico que possa, sozinha, compensar completamente a ausência da força gravitacional.[25] Os pesquisadores supõem que vibração de baixa amplitude e de alta frequência estimule os fusos musculares e os motoneurônios alfa (ver Capítulo 6), que provocam a contração muscular.[16,24] Os efeitos de vários meses de tratamento com vibração corporal total parecem incluir aumento da densidade mineral óssea, resultante do aumento de deposição óssea combinado com a redução da reabsorção óssea, com a melhora da densidade óssea particularmente observada no fêmur e na tíbia.[14,22]

Uma vez que as articulações sustentam o peso corporal posicionado sobre elas, a magnitude do esforço esquelético varia de articulação em articulação durante o exercício de resistência e a vibração. O Exemplo de Problema 4.1 ilustra esse ponto.

EXEMPLO DE PROBLEMA 4.1

A tíbia é o principal osso de sustentação do peso no membro inferior. Se 88% da massa corporal está próximo à articulação do joelho, quanta força compressiva atua sobre cada tíbia quando uma pessoa de 600 N fica na posição anatômica? Quanta força compressiva atua sobre cada tíbia se a pessoa segura uma sacola de mercado de 20 N?

Solução

Dado que: peso = 600 N

(Pode ser deduzido que peso = força compressiva, F_c.)

Fórmula: F_c nos joelhos = (600 N) (0,88)

$$F_c \text{ em um joelho} = \frac{(600 \text{ N}) (0{,}88)}{2}$$

$$F_c \text{ em um joelho} = 264 \text{ N}$$

$$F_c \text{ com a sacola} = \frac{(600 \text{ N}) (0{,}88) + 20 \text{ N}}{2}$$

$$F_c \text{ com a sacola} = 274 \text{ N}$$

Osteoporose

A atrofia óssea é um problema não apenas para astronautas e pacientes acamados, mas também para um número crescente de idosos e atletas femininas. A **osteoporose** é encontrada na maioria dos indivíduos idosos, com início mais precoce em mulheres, e está se tornando cada vez mais prevalente com o aumento da idade média da população. A doença começa como **osteopenia**, uma condição na qual a atividade dos osteoclastos predomina sobre a dos osteoblastos, resultando na redução da massa óssea sem ocorrência de fratura. Se não for verificada, a osteopenia geralmente progride para a osteoporose, uma condição na qual a massa e a resistência mineral óssea estão muito comprometidas, de modo que as atividades do dia a dia podem causar dor e fratura óssea.

Osteoporose
Distúrbio que envolve massa e força ósseas diminuídas, com uma ou mais fraturas resultantes.

Osteopenia
Condição de densidade mineral óssea reduzida que predispõe o indivíduo a fraturas.

Osteoporose na pós-menopausa e associada à idade

A maioria das pessoas que apresentam osteoporose é mulher na pós-menopausa e idosa, embora homens idosos também sejam suscetíveis. Mais da metade de todas as mulheres e cerca de um terço dos homens desenvolvem fraturas relacionadas com a osteoporose.[5] Embora já tenha sido considerada uma preocupação de saúde para as mulheres, com o aumento do envelhecimento da população, a osteoporose agora também está se tornando uma preocupação quanto à saúde dos homens.[17] Com o envelhecimento da população mundial, está ficando claro que a osteoporose não se limita a nenhum gênero, etnia ou tipo de corpo.[17]

A osteoporose tipo I, ou osteoporose pós-menopausa, afeta aproximadamente 50% das mulheres com mais de 50 anos.[5] As primeiras fraturas osteoporóticas começam a aparecer em geral cerca de 15 anos após a menopausa; os locais mais comuns de fraturas são a parte proximal do fêmur proximal, as vértebras e a parte distal do rádio distal.[5]

Os homens, como um grupo, são afetados pela osteoporose mais tardiamente do que as mulheres. Essa discrepância ocorre em parte porque os homens alcançam um pico de massa óssea e de força maior do que as mulheres no início da vida adulta, e em parte por causa da maior prevalência de desconexões na rede trabecular entre mulheres na pós-menopausa do que entre homens.[3]

Embora o rádio e a ulna, a cabeça femoral e a coluna vertebral sejam todos locais comuns de fraturas osteoporóticas, o sintoma mais comum da osteoporose é a dor nas costas derivada de fraturas no osso trabecular enfraquecido dos corpos das vértebras. Fraturas por esmagamento das vértebras lombares resultantes de esforços compressivos gerados pela sustentação do peso durante atividades da vida diária frequentemente causam redução da altura corporal. Como a maior parte do peso corporal está anterior à coluna vertebral, as

▼

A osteoporose é um problema grave de saúde para a maioria dos indivíduos idosos, e as mulheres são afetadas mais seriamente do que os homens.

▼

Fraturas por compressão dolorosas, deformantes e debilitantes das vértebras são sintomas da osteoporose.

Micrografia eletrônica de varredura de um osso osteoporótico humano. Perceba as rachaduras que comprometem a estrutura trabecular. ©Science Photo Library RF/ Getty Images.

fraturas resultantes frequentemente deixam os corpos vertebrais com formato de cunha, acentuando a cifose torácica (ver Capítulo 9). Essa deformidade incapacitante é conhecida como *corcunda de viúva*. As fraturas por compressão vertebral são extremamente dolorosas e debilitantes e afetam os aspectos físico, funcional e psicossocial da vida da pessoa. À medida que a altura vertebral é reduzida, há um desconforto adicional da cavidade torácica que pressiona a pelve.

Conforme o esqueleto envelhece nos homens, há um aumento do diâmetro vertebral que serve para reduzir o esforço compressivo durante o carregamento de peso. Assim, embora as mudanças osteoporóticas possam estar ocorrendo, a força estrutural das vértebras não é reduzida. Não é conhecido por que a mesma mudança compensatória não ocorre em mulheres.

Tríade da mulher atleta

O desejo de se superar em esportes competitivos faz com que algumas mulheres jovens se empenhem para alcançar um peso corporal indesejavelmente baixo. Essa prática perigosa, também conhecida como *"tríade da mulher atleta"*, envolve comumente uma combinação de três fatores: (a) baixa disponibilidade de energia, definida como energia insuficiente para atender às demandas de treinamento e funcionamento fisiológico normais, e que pode ocorrer com ou sem distúrbios alimentares associados; (b) disfunção menstrual, com amenorreia (ausência de menstruação) sendo o pior caso; e (c) diminuição da densidade mineral óssea. Considera-se que mulheres atletas correm risco se apresentarem mais de uma dessas três condições, pois tanto a baixa disponibilidade de energia quanto a amenorreia (ausência de menstruação) resultam em redução da espessura e da densidade ósseas, promovendo risco de fratura.[31] No entanto, é a baixa disponibilidade de energia que tem demonstrado ser a causa subjacente da síndrome.[28] Essa condição frequentemente passa despercebida, mas, como essa tríade pode resultar em consequências negativas que variam desde perda óssea irreversível até a morte, amigos, pais, treinadores e médicos precisam estar alerta para os sinais e sintomas.

Não é surpreendente que atletas mulheres jovens na pré-menopausa tenham alta taxa de fraturas por estresse, com mais fraturas relacionadas com o início tardio da menarca.[9] Além disso, a perda óssea que ocorre pode ser irreversível e as fraturas osteoporóticas em cunha na coluna vertebral podem comprometer a postura por toda a vida. Em um estudo recente com 797 atletas mulheres colegiais da Divisão I que participaram de 16 esportes diferentes, 29% apresentaram risco moderado a alto de sofrer uma fratura óssea por estresse.[36] Os esportes com maior número de atletas nestas categorias foram ginástica (56,3%), lacrosse (50%), *cross-country* (48,9%), natação e mergulho (42,9%), vela (33%) e voleibol (33%).[36]

Prevenção e tratamento da osteopenia e da osteoporose

A detecção precoce da baixa densidade mineral óssea é vantajosa, uma vez que, quando as fraturas osteoporóticas começam a ocorrer, já houve perda irreversível da estrutura trabecular. Embora uma dieta adequada, níveis hormonais e exercício possam funcionar para aumentar a massa óssea em qualquer estágio da vida, as evidências sugerem que é mais fácil prevenir a osteoporose do que tratá-la. O fator mais importante para prevenir ou postergar o início da osteoporose é a otimização do pico de massa óssea durante a infância e a adolescência.[38] Os pesquisadores propõem que o exercício de sustentação de carga é particularmente importante durante os anos pré-puberdade, porque a presença de altos níveis de hormônio do crescimento pode agir de forma sinérgica com o exercício para aumentar a densidade óssea. Foi mostrado que as atividades que envolvem forças de impacto osteogênico, como pular, são particularmente efetivas para aumentar a massa óssea em crianças.[8]

▼

Baixa disponibilidade de energia, disfunção menstrual e baixa densidade mineral óssea constituem uma tríade perigosa e potencialmente letal para mulheres atletas jovens.

▼

A anorexia nervosa e a bulimia nervosa são distúrbios alimentares que ameaçam a vida.

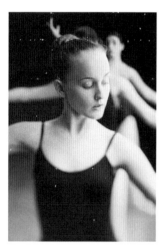

Mulheres praticantes de esportes de resistência, e particularmente relacionados com a aparência, correm o risco de desenvolver a perigosa tríade da mulher atleta.
©Royalty-Free/CORBIS/Getty Images.

A atividade física de sustentação de carga é necessária para manter a integridade esquelética tanto em humanos quanto em animais. Importante, ainda, é o fato de estudos mostrarem que um programa regular de exercícios de sustentação de carga, como a caminhada, pode aumentar a saúde e a força óssea mesmo em indivíduos com osteoporose. Como o estímulo de impacto é particularmente osteogênico, pular no mesmo lugar, com 5 a 10 séries de 10 saltos feitos 3 a 5 vezes/semana, é recomendado para a manutenção da massa óssea.[39] Os exercícios devem ser realizados com intervalos de descanso de 10 a 15 s entre os saltos, já que parece que isso aumenta o fluxo de fluido dentro da matriz óssea e a estimulação dos osteócitos relacionada, potencialmente duplicando os efeitos do estímulo do impacto na formação óssea.[10]

Outros fatores de estilo de vida também afetam a mineralização óssea. Os fatores de risco conhecidos para o desenvolvimento da osteoporose incluem inatividade física; perda de peso ou magreza excessiva; tabagismo; deficiência de estrogênio, cálcio e vitamina D; e consumo excessivo de proteína e cafeína.[5,35]

Estudos detalhados sobre o osso demonstram cada vez mais que as sutilezas na microarquitetura podem ser mais importantes para determinar a resistência do osso à fratura do que a densidade mineral óssea.[1,26] Em termos simples, a qualidade óssea pode ser mais importante do que a quantidade óssea. Entretanto, os fatores que afetam a estrutura óssea dentro e ao redor das trabéculas são atualmente desconhecidos. Até que se compreenda mais sobre a osteoporose, as mulheres jovens em particular são encorajadas a maximizar o pico de massa óssea e a minimizar sua perda com a realização de atividade física regular e evitando os fatores de estilo de vida que afetam negativamente a saúde óssea.

> Comprovou-se que o exercício regular é efetivo em algum grau para mediar a perda óssea relacionada com a idade.

> Deficiência de estrogênio e de testosterona promovem o desenvolvimento de osteoporose.

Lesões ósseas comuns

Em razão das funções mecânicas importantes realizadas pelo osso, a saúde óssea é uma parte importante da saúde geral. A saúde óssea pode ser prejudicada por lesões e por situações patológicas.

Biomecânica das fraturas ósseas

Uma **fratura** é a solução de continuidade de um osso. As fraturas ocorrem quando uma carga sobre um osso excede sua força, sendo a força dependente do tamanho, do formato e da densidade ósseos. A natureza de uma fratura depende da direção, magnitude, taxa de carga e duração do estímulo mecânico aplicado, bem como da saúde e da maturidade do osso no momento da lesão. As fraturas são classificadas como simples quando as extremidades do osso permanecem dentro dos tecidos ósseos circundantes, e compostas quando uma ou mais pontas ósseas projetam-se para fora da pele. Quando a taxa de sobrecarga é rápida, é mais provável que a fratura seja cominutiva, contendo múltiplos fragmentos (Figura 4.6).

Fraturas por avulsão são causadas por forças de tração em que um tendão ou ligamento arranca uma pequena lâmina de tecido ósseo do restante do osso. Movimentos explosivos de arremesso e de salto podem resultar em fraturas por avulsão do epicôndilo medial do úmero e do calcâneo.

Cargas de flexão e de torção excessivas podem produzir fraturas espirais nos ossos longos (ver Figura 4.6). A aplicação simultânea de forças em direções opostas em uma estrutura, como um osso longo, gera um torque conhecido como *momento flexor*, que pode causar flexão e, em última análise, a fratura no osso. Um momento flexor é gerado na perna de um jogador de futebol quando o pé está ancorado no chão e dois marcadores aplicam forças em diferentes pontos da perna em direções opostas. Quando ocorre a flexão, a estrutura sofre tensão em um lado e compressão no lado oposto,

Fratura
Solução de continuidade de um osso.

> Sob sobrecarga excessiva em flexão, o osso tende a fraturar no lado que sofre tensão.

Figura 4.6

Tipos de fratura. Hole, John W., Shier, David; Butler, Jackie, & Lewis, Ricki, Human Anatomy and Physiology, New York: McGraw-Hill Education, 1996. Copyright ©1996 by McGraw-Hill Education. Todos os direitos reservados. Utilizada com permissão.

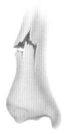
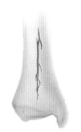
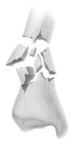

Uma fratura em *galho verde* é incompleta, e a quebra ocorre na superfície convexa do encurvamento do osso.

Uma fratura em *fissura* envolve uma quebra longitudinal incompleta.

Uma fratura *cominutiva* é completa e fragmenta o osso.

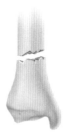
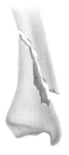
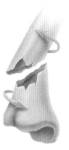

Uma fratura *transversal* é completa, e a quebra ocorre em um ângulo reto ao eixo do osso.

Uma fratura *oblíqua* ocorre em um ângulo diferente do ângulo reto ao eixo do osso.

Uma fratura *espiral* é causada pela torção excessiva do osso.

Impactado
Submetido a um estímulo compressivo.

Fratura por estresse
Fratura resultante de esforços repetidos de magnitude relativamente baixa.

Reação de estresse
Patologia óssea progressiva associada a esforços repetidos.

como discutido no Capítulo 3. Como o osso é mais forte para resistir à compressão do que para resistir à tensão, o lado do osso que sofre tensão fraturará primeiro.

O torque aplicado sobre o eixo longo de uma estrutura, como um osso longo, causa torção, ou um giro, da estrutura. A torção gera uma força de cisalhamento ao longo de toda a estrutura, como explicado no Capítulo 3. Quando o corpo de um esquiador gira em relação ao calçado e ao esqui durante uma queda, as forças em torção podem causar uma fratura espiral na tíbia. Nesses casos, um padrão de sobrecarga combinado de cisalhamento e de tensão produz insuficiência de orientação oblíqua ao eixo longitudinal do osso.

Uma vez que o osso é mais forte para resistir à compressão do que à tensão e ao cisalhamento, as fraturas por compressão aguda do osso (na ausência de osteoporose) são raras. Entretanto, em sobrecargas combinadas, a fratura resultante de uma força de torção também pode ser **impactada** pela presença de uma força compressiva. Em uma fratura impactada, os lados opostos da fratura são comprimidos ao mesmo tempo. As fraturas que resultam em depressão dos fragmentos ósseos nos tecidos subjacentes são ditas *deprimidas*.

Uma vez que ossos de crianças contêm quantidades de colágeno relativamente maiores do que ossos de adultos, eles são mais flexíveis e mais resistentes à fratura pelos esforços do dia a dia do que os ossos de adultos. Consequentemente, as fraturas em galho verde, ou fraturas incompletas, são mais comuns em crianças do que em adultos (ver Figura 4.6). Uma fratura em galho verde é uma fratura incompleta causada por estímulos de flexão ou de torção.

As **fraturas por estresse**, também conhecidas como fraturas por fadiga, são resultado de forças de baixa magnitude aplicadas de modo repetido. Qualquer aumento na magnitude ou na frequência do estímulo ósseo produz uma **reação de estresse**, que pode causar microlesões. O osso responde às microlesões remodelando: primeiramente, os osteoclastos reabsorvem o tecido danificado; então os osteoblastos depositam osso novo nesse local. Quando não há tempo para que o processo de reparo seja completado antes que uma microlesão adicional ocorra, essa condição pode progredir para uma fratura por estresse. As fraturas por estresse começam como uma pequena ruptura na continuidade das camadas externas do osso cortical, mas podem se agravar com o tempo, resultando eventualmente em uma fratura cortical completa.

Em corredores, um grupo particularmente propenso a fraturas por estresse, cerca de 50% das fraturas ocorrem na tíbia e aproximadamente 20% das fraturas ocorrem nos metatarsos; fraturas de cabeça do fêmur e do púbis também foram relatadas.[12] Aumentos na duração ou na intensidade do treino sem que haja tempo suficiente para o remodelamento ósseo são as principais causas. Outros fatores que predispõem os corredores a fraturas por estresse incluem fadiga muscular e mudanças abruptas na superfície ou na direção da corrida.[11]

Lesões epifisiais

Cerca de 10% das lesões esqueléticas agudas em crianças e em adolescentes afetam a epífise.[20] As lesões epifisiais incluem lesões na lâmina epifisial cartilaginosa, na cartilagem articular e na apófise. As apófises são os locais de fixação dos tendões nos ossos, onde o formato ósseo é influenciado pelos estímulos de tensão a que esses locais são submetidos. As epífises dos ossos longos são chamadas de *epífises de pressão*, e as apófises são chamadas de *epífises de tração*, em referência ao tipo de estímulo fisiológico presente. Tanto o estímulo agudo quanto o repetitivo podem prejudicar a lâmina de crescimento, resultando potencialmente em fechamento precoce da junção epifisial e cessação de crescimento ósseo.

> ▼
> Lesões na lâmina epifisial podem interromper precocemente o crescimento ósseo.

Outro tipo de lesão epifisial, a osteocondrose, envolve a interrupção do suprimento sanguíneo a uma epífise, com necrose tecidual associada e deformação potencial da epífise. Essa condição resulta de crescimento anormal, lesão traumática ou uso excessivo da epífise ainda em desenvolvimento. A causa exata ainda é pouco conhecida, mas fatores predisponentes podem incluir trauma repetitivo, alterações vasculares, desequilíbrios hormonais e fatores genéticos.[19]

A osteocondrose de uma apófise, conhecida como *apofisite*, está associada frequentemente a avulsões traumáticas. Locais comuns de apofisite são o calcâneo e tuberosidade tibial no ponto de fixação do tendão patelar, em que o distúrbio é chamado de doença de Sever e de Osgood-Schlatter, respectivamente.

RESUMO

O osso é um tecido vivo dinâmico e importante. Suas funções mecânicas são sustentar e proteger outros tecidos corporais e agir como um sistema de alavancas rígidas que podem ser mobilizadas pelos músculos que nelas se inserem.

A força e a resistência à fratura de um osso dependem de sua composição material e da estrutura organizacional. Os minerais contribuem para a rigidez do osso e para a resistência compressiva, e o colágeno fornece sua flexibilidade e resistência à tração. O osso cortical é mais rígido e mais forte do que o osso trabecular, enquanto o osso trabecular tem maior capacidade de absorção de choques.

O osso é um tecido extremamente dinâmico que está sendo sempre modelado e remodelado de acordo com a lei de Wolff. Embora os ossos cresçam em comprimento apenas até que as lâminas epifisiais se fechem na adolescência, os ossos mudam continuamente em densidade e, em algum grau, em tamanho e formato, por meio das ações dos osteoblastos e dos osteoclastos.

A osteoporose, um distúrbio caracterizado pela perda excessiva de massa mineral e força ósseas, é bastante prevalente entre os idosos. Ela afeta mulheres em uma idade mais precoce e de modo mais grave do que os homens. Também está presente em uma frequência alarmante entre mulheres atletas jovens, com distúrbios alimentares e amenorreicas. Embora a causa da osteoporose permaneça desconhecida, essa condição pode frequentemente ser melhorada por meio da terapia hormonal, e de um programa de exercícios regulares, evitando os fatores negativos de estilo de vida.

AUTOAVALIAÇÃO

1. Explique por que os ossos do corpo humano são mais fortes para resistir à compressão do que para resistir à tensão ou ao cisalhamento.
2. No fêmur humano, o tecido ósseo é mais forte para resistir à força compressiva, e tem aproximadamente metade dessa força para resistir à força de tensão e apenas cerca de um quinto dessa força para resistir à de cisalhamento. Se uma força de tensão de 8.000 N é o bastante para produzir uma fratura, quanta força compressiva produzirá uma fratura? Quanta força de cisalhamento produzirá uma fratura? (Resposta: força compressiva = 16.000 N; força de cisalhamento = 3.200 N.)
3. Explique por que a densidade óssea está relacionada com o peso corporal do indivíduo.
4. Classifique as seguintes atividades de acordo com seu efeito para aumentar a densidade mineral óssea: corrida, trilha, natação, ciclismo, levantamento de peso, polo, tênis. Escreva um parágrafo fornecendo os motivos da sua ordenação.
5. Por que o tecido ósseo é organizado diferentemente (osso cortical *versus* trabecular)?
6. Quais tipos de fraturas são produzidos pela compressão, tensão e cisalhamento, respectivamente?
7. Quais tipos de fratura são produzidos apenas por estímulos combinados? (Identifique os tipos de fratura com seus estímulos causais associados.)
8. Aproximadamente 56% do peso corporal é sustentado pela quinta vértebra lombar. Quanto estresse está presente na área de superfície de 22 cm² desta vértebra em um homem ereto de 756 N? (Suponha que a superfície vertebral seja horizontal.) (Resposta: 19,2 N/cm².)
9. No Problema 8, quanto estresse total está presente na quinta vértebra lombar se o indivíduo segura uma barra com peso de 222 N equilibrada sobre seus ombros? (Resposta: 29,3 N/cm².)
10. Por que os homens são menos suscetíveis do que as mulheres a fraturas de compressão vertebrais?

AVALIAÇÃO ADICIONAL

1. Formule hipóteses sobre a forma ou as formas com que cada um dos ossos a seguir é sobrecarregado quando uma pessoa permanece na posição anatômica. Seja o mais específico possível, a fim de identificar quais partes dos ossos são sobrecarregadas.

a. Fêmur
b. Tíbia
c. Escápula
d. Úmero
e. Terceira vértebra lombar

2. Construa um programa de exercícios de 6 semanas que possa ser utilizado por um grupo de pessoas idosas com osteoporose que conseguem andar.
3. Especule sobre quais exercícios ou outras estratégias poderiam ser utilizados no espaço sideral a fim de prevenir a perda de densidade mineral óssea em seres humanos.
4. Formule hipóteses sobre a capacidade de o osso resistir à compressão, à tensão e ao cisalhamento, comparando com as mesmas propriedades da madeira, do aço e do plástico.
5. Como os ossos das aves e dos peixes são adaptados a seus meios de locomoção?
6. Por que é importante corrigir os distúrbios alimentares?
7. Formule hipóteses sobre por que os homens são menos propensos à osteoporose do que as mulheres.
8. Quando uma força de impacto é absorvida pelo pé, os tecidos moles nas articulações agem para diminuir a quantidade de força transmitida para cima através do sistema esquelético. Se uma força de reação ao chão de 1.875 N é reduzida em 15% pelos tecidos da articulação do tornozelo e 45% pelos tecidos da articulação do joelho, quanta força é transmitida para o fêmur? (Resposta: 750 N.)
9. Quanta compressão é exercida sobre o rádio na articulação do cotovelo quando o bíceps braquial, orientado a um ângulo de 30° com o rádio, exerce uma força de tensão de 200 N? (Resposta: 173 N.)
10. Se os deltoides anterior e posterior se inserem a um ângulo de 60° do úmero e cada porção do músculo produz uma força de 100 N, quanta força está atuando de maneira perpendicular ao úmero? (Resposta: 173,2 N.)

LABORATÓRIO

NOME _____
DATA _____

1. Utilizando um modelo anatômico em conjunto com o material deste capítulo, revise os ossos do esqueleto humano. Selecione um osso específico para cada uma das quatro categorias de formato e

explique como o tamanho, o formato e a estrutura interna de cada osso são adequados à sua função biomecânica.

Osso curto: _____

Relação entre a forma e a função: _____

Osso plano: _____

Relação entre a forma e a função: _____

Osso irregular: _____

Relação entre a forma e a função: _____

Osso longo: _____

Relação entre a forma e a função: _____

2. Selecione três ossos em um modelo anatômico e estude o formato de cada um deles. O que o formato dos ossos indica sobre a provável localização das áreas de fixação dos tendões e as direções nas quais os músculos exercem força?

Osso 1: _____

Descrição do formato: _____

Localização das áreas de fixação dos tendões: _____

Direções das forças musculares: _____

Osso 2: _____

Descrição do formato: _____

Localização das áreas de fixação dos tendões: _____

Direções das forças musculares: _____

Osso 3: _____

Descrição do formato: _____

Localização das áreas de fixação dos tendões: _____

Direções das forças musculares: _____

3. Revise um livro-texto de Anatomia e compare a microestrutura dos ossos compacto (cortical) e esponjoso (trabecular). Escreva um parágrafo resumindo como a estrutura de cada tipo de osso contribui para sua função.

Resumo do osso compacto: _____

_____
_____
_____
_____
_____
_____

Resumo do osso esponjoso: _____

_____
_____
_____
_____
_____
_____
_____
_____
_____

4. Utilizando um canudo de papel como um modelo de osso longo, exerça progressivamente compressão ao canudo aplicando peso sobre ele até que ele se curve. Utilizando um sistema de grampos e uma polia, repita o experimento, carregando progressivamente os canudos com tensão e cisalhamento até que eles verguem. Anote o peso com que cada canudo se curvou, escreva um parágrafo discutindo seus resultados e relacione-os aos ossos longos.

Pesos de encurvamento do canudo para compressão: _____

_____

tensão: _____

cisalhamento: _____

Discussão: _____

_____
_____
_____
_____
_____
_____
_____

5. Visite alguns dos *sites* listados no fim deste capítulo e localize uma figura e a descrição de um reparo cirúrgico de uma lesão óssea de interesse. Escreva um parágrafo resumindo como o reparo cirúrgico foi realizado.

Site: _____

_____
_____

Osso: _____

_____

Tipo de reparo cirúrgico: _____

_____

Descrição: _____

_____
_____
_____
_____
_____
_____

REFERÊNCIAS BIBLIOGRÁFICAS

1. Bauer JS and Link TM: Advances in osteoporosis imaging, *Eur J Radiol* 71:440, 2009.
2. Bergmann P, Body JJ, Boonen S, et al.: Loading and skeletal development and maintenance, *J Osteoporos* Dec 20, 2011:786752. doi: 10.4061/2011/786752.
3. Brennan O, Kuliwaba JS, Lee TC, et al.: Temporal changes in bone composition, architecture, and strength following estrogen deficiency in osteoporosis, *Calcif Tissue Int* 91:440, 2012.
4. Cappellesso R, Nicole L, Guido A, Pizzol D: Spaceflight osteoporosis: current state and future perspective, *Endocr Regul* 49:231, 2015.
5. Eastell R, O'Neill T, Hofbauer L, Langdahl B, Gold D, and Cummings S: Postmenopausal osteoporosis, *Nat Rev Dis Primers* 29:16069, 2016.
6. Fan R, Gong H, Zhang X, Liu J, and Zhu D: Modeling the mechanical consequences of age-related trabecular bone loss by XFEM simulation, *Comput Math Methods Med* 2016:3495152, 2016.
7. Gómez-Bruton A, González-Agüero A, Gómez-Cabello A, Matute-Llorente A, Zemel BS, Moreno LA, Casajús JA, Vicente-Rodríguez G: Bone structure of adolescent swimmers: A peripheral quantitative computed tomography (pQCT) study, *J Sci Med Sport* 19:707, 2015.
8. Gomez-Bruton A, Matute-Llorente A, Gonzalez-Aguero A, Casajus J, and Vincente-Rodriguez G: Plyometric exercise and bone health in children and adolescents: A systematic review, *World J Pediatr* 13:112, 2017.
9. Gordon C, Zemel B, Wren T, Leonard M, Bachrach L, Rauch F, and Gilsanz V: The determinants of peak bone mass, *J Pediatrics* 180:261, 2017.
10. Gross TS, Poliachik SL, Ausk BJ, Sanford DA, Becker BA, and Srinivasan S: Why rest stimulates bone formation: A hypothesis based on complex adaptive phenomenon, *Exer Sport Sci Rev* 32:9, 2004.
11. Harrast MA and Colonno D: Stress fractures in runners, *Clin Sports Med* 29:399, 2010.
12. Hreljac A: Impact and overuse injuries in runners, *Med Sci Sports Exer* 36:845, 2004.

13. Huiskes R, Ruimerman R, van Lenthe GH, and Janssen JD: Effects of mechanical forces on maintenance and adaptation of form in trabecular bone, *Nature* 405:704, 2000.
14. Humphries B, Fenning A, Dugan E, Guinane J, and MacRae K: Whole-body vibration effects on bone mineral density in women with or without resistance training, *Aviat Space Environ Med* 80:1025, 2009.
15. Ireland A, Degens H, Maffulli N, and Rittweger J: Tennis service stroke benefits humerus bone: Is torsion the cause? *Calcif Tissue Int* 97:193, 2015.
16. Kiiski J, Heinonen A, Järvinen TL, Kannus P, and Sievänen H: Transmission of vertical whole body vibration to the human body, *J Bone Miner Res* 23:1318, 2008.
17. Kruger M and Wolber F: Osteoporosis: Modern paradigms for last century's bones, *Nutrients* 8:376, 2016.
18. Langdahl B, Ferrari S, and Dempster D: Bone modeling and remodeling: Potential as therapeutic targets for the treatment of osteoporosis, *Ther Adv Musculoskelet Dis* 8:225, 2016.
19. Launay F: Sports-related overuse injuries in children, *Orthop Traumatol Surg Res* 101:S139, 2015.
20. Maffulli N: Intensive training in young athletes: The orthopaedic surgeon's viewpoint, *Sports Med* 9:229, 1990.
21. Main RP, Lynch ME, and van der Meulen MC: In vivo tibial stiffness is maintained by whole bone morphology and cross-sectional geometry in growing female mice, *J Biomech* 43:2689, 2010.
22. Merriman H and Jackson K: The effects of whole-body vibration training in aging adults: A systematic review, *J Geriatr Phys Ther* 32:134, 2009.
23. Neil JM and Schweitzer ME: Humeral cortical and trabecular changes in the throwing athlete: A quantitative computed tomography study of male college baseball players, *J Comput Assist Tomogr* 32:492, 2008.
24. Rauch F: Vibration therapy, *Dev Med Child Neurol* 51:166, 2009.
25. Rittweger J, Beller G, Armbrecht G, Mulder E, Buehring B, Gast U, Dimeo F, Schubert H, de Haan A, Stegeman DF, Schiessl H, and Felsenberg D: Prevention of bone loss during 56 days of strict bed rest by side-alternating resistive vibration exercise, *Bone* 46:137, 2010.
26. Ruppel ME, Miller LM, and Burr DB: The effect of the microscopic and nanoscale structure on bone fragility, *Osteoporos Int* 19:1251, 2008.
27. Shanbhogue V, Brixen K, and Hansen S: Age- and sex-related changes in bone microarchitecture and estimated strength: A three-year prospective study using HRpQCT, *J Bone Miner Res* 31:1541, 2016.
28. Slater J, Brown R, McLay-Cooke R, and Black K: Low energy availability in exercising women: Historical perspectives and future directions, *Sports Med* 47:207, 2017.
29. Smith SM, Heer M, Shackelford LC, Sibonga JD, Spatz J, Pietrzyk RA, Hudson EK, and Zwart SR: Bone metabolism and renal stone risk during International Space Station missions, *Bone* 81:712, 2015.
30. Soltani S, Hunter G, Kazemi A, and Shab-Bidar S: The effects of weight loss approaches on bone mineral density in adults: A systematic review and meta-analysis of randomized controlled trials, *Osteoporos Int* 27:2655, 2016.
31. Southmayd EA, Mallinson RJ, Williams NI, Mallinson DJ, and De Souza MJ: Unique effects of energy versus estrogen deficiency on multiple components of bone strength in exercising women, *Osteoporos Int* 2016 Dec 28. doi: 10.1007/s00198-016-3887-x. [Epub ahead of print]

32. Spector ER, Smith SM, and Sibonga JD: Skeletal effects of long-duration head-down bed rest, *Aviat Space Environ Med* 80:A23, 2009.
33. Stavenschi E, Labour M, and Hoey D: Oscillatory fluid flow induces the osteogenic lineage commitment of mesenchymal stem cells: The effect of shear stress magnitude, frequency, and duration, *J Biomech* 55:99, 2017.
34. Sugiyama T, Meakin LB, Browne WJ, et al.: Bones' adaptive response to mechanical loading is essentially linear between the low strains associated with disuse and the high strains associated with the lamellar/woven bone transition, *J Bone Miner Res* 27:1784, 2012.
35. Taes Y, Lapauw B, Vanbillemont G, et al.: Early smoking is associated with peak bone mass and prevalent fractures in young, healthy men, *J Bone Miner Res* 25:379, 2010.
36. Tenforde A, Carlson J, Chang B, Sainani K, Shultz R, Kim J, Cutti P, Golden N, and Fredericson M: Association of the female athlete triad risk assessment stratification to the development of bone stress injuries in collegiate athletes, *Am J Sports Med* 45:302, 2016.
37. Vlachopoulos D, Barker AR, Williams CA, Arngrímsson SA, Knapp KM, Metcalf BS, Fatouros IG, Moreno LA, Gracia-Marco L: The impact of sport participation on bone mass and geometry in male adolescents, *Med Sci Sports Exerc* 49:317, 2017.
38. Wang Q and Seeman E: Skeletal growth and peak bone strength, *Best Pract Res Clin Endocrinol Metab* 22:687, 2008.
39. Winters-Stone K: *Action plan for osteoporosis,* Champaign, IL: Human Kinetics, p. 45, 2005.
40. Wolff JD: *Das geretz der Transformation der Knochen,* Berlin, 1892, Hirschwald.

LEITURA SUGERIDA

Martin R, Burr D, Sharkey N, and Fyhrie D: *Skeletal tissue mechanics,* New York, 2015, Springer.
Descreve a biomecânica do osso, da cartilagem, dos tendões e dos ligamentos, incluindo as propriedades mecânicas do esqueleto, as propriedades biológicas do tecido esquelético, com seções sobre fadiga e resistência do osso à fratura, e a adaptabilidade mecânica do esqueleto.

Percival C and Richtsmeier J (Eds): *Building bones: Bone formation and development in anthropology (Cambridge studies in biological and evolutionary anthropology),* West Nyack, NY, 2017, Cambridge University Press.
Apresenta análises de achados arqueológicos ósseos usando técnicas de imagem da biologia do desenvolvimento, métodos avançados de sequenciamento da genética e perspectivas da biologia do desenvolvimento evolutivo que melhoram nossa capacidade de entender as bases da variação moderna de humanos e primatas.

Sinaki M and Pfeifer M (Eds): *Non-pharmacological management of osteoporosis: Exercise, nutrition, fall and fracture prevention,* New York, 2017, Springer.
Discute as intervenções práticas para retardar o aparecimento da osteoporose e prevenir consequências negativas.

Thronton W and Bonato F: *The human body and weightlessness: Operational effects, problems and countermeasures,* New York, 2018, Springer.
Analisa os principais problemas associados à ausência de peso corporal no espaço, discutindo efeitos, adaptação e readequação ao retornar à Terra.

SITES RELACIONADOS

American Academy of Orthopaedic Surgeons
http://www.aaos.org
Inclui informações para o público, bem como para médicos, com links *para periódicos atuais, oportunidades de educação, controle de qualidade e pesquisa.*

Clinical Orthopaedics and Related Research
http://www.clinorthop.org/
A versão online *da Clinical Orthopaedics and Related Research contém artigos originais revisados por pares sobre ortopedia geral. Uma função de pesquisa traz resumos de trabalhos sobre diferentes articulações, pediatria, trauma, esportes e pesquisa básica.*

Medscape Orthopaedics
http://www.medscape.com/orthopaedicshome
Site em estilo de jornal que inclui manchetes e links *para artigos científicos publicados recentemente sobre temas atuais relacionados com a ortopedia.*

National Institutes of Health Osteoporosis and Related Bone Diseases–National Resource Center
https://www.niams.nih.gov/health_info/Bone/
Site de informações públicas com links *para informações atuais sobre ossos, osteoporose, osteogênese imperfeita, artrite, lombalgia, artroplastia de quadril, lúpus, escoliose e toda uma gama de outras condições de saúde relacionadas com os ossos.*

Orthopaedic Research Laboratories
http://orl-inc.com
Descreve os procedimentos para projetar e testar a segurança e a eficácia dos sistemas de implantes ortopédicos.

Osteoporosis and Bone Physiology
http://courses.washington.edu/bonephys
Site educacional para médicos e pacientes com links *para informações sobre prevenção e tratamento da osteoporose, densidade óssea, osteomalacia secundária, exemplos de casos e biologia óssea em crianças.*

The American Orthopaedic Society for Sports Medicine
http://www.sportsmed.org
Contém recursos relacionados com educação e pesquisa de medicina esportiva ortopédica, incluindo links *para revistas da Sociedade e outras publicações, dicas esportivas para pacientes e animações cirúrgicas.*

Wheeless' Textbook of Orthopaedics
http://www.wheelessonline.com
Este livro-texto abrangente e online *tem 11.000 páginas com mais de 5.000 imagens, com cada tópico completamente pesquisável por levantamentos alfabéticos, anatômicos e palavras-chave.*

PALAVRAS-CHAVE

Alavanca	Objeto relativamente rígido que pode girar ao redor de um eixo pela aplicação de força.
Anisotrópico	Que exibe propriedades mecânicas diferentes em resposta a estímulos em direções diferentes.
Atrofia óssea	Diminuição na massa óssea resultante da predominância da atividade osteoclástica.
Cartilagem articular	Camada protetora de tecido conectivo firme e flexível sobre as áreas articulares dos ossos longos.
Deformação relativa	Quantidade de distorção dividida pelo comprimento original da estrutura ou pela orientação angular original da estrutura.
Epífise	Centro de crescimento de um osso que produz novo tecido ósseo como parte do processo de crescimento normal, até ela se fechar, durante a adolescência ou o início da vida adulta.
Esqueleto apendicular	Os ossos que compõem os membros do corpo.
Esqueleto axial	O crânio, as vértebras, o esterno e as costelas.
Fratura	Solução de continuidade de um osso.
Fratura por estresse	Fratura resultante de esforços repetidos de magnitude relativamente baixa.
Hipertrofia óssea	Aumento na massa óssea resultante da predominância da atividade osteoblástica.
Impactado	Submetido a um estímulo compressivo.
Osso cortical	Tecido conectivo mineralizado compacto com baixa porosidade, encontrado no corpo dos ossos longos.
Osso trabecular	Tecido conectivo mineralizado menos compacto com grande porosidade, encontrado nas extremidades dos ossos longos e nas vértebras.
Ossos curtos	Estruturas ósseas pequenas e cúbicas; incluem os ossos do carpo e do tarso.
Ossos irregulares	Estruturas ósseas de formato irregular – por exemplo, o sacro.
Ossos longos	Estruturas ósseas que consistem em uma diáfise longa com extremidades arredondadas – por exemplo, o fêmur.
Ossos planos	Estruturas ósseas que têm formato predominantemente achatado – por exemplo, a escápula.
Osteoblastos	Células ósseas especializadas que formam um novo tecido ósseo.
Osteoclastos	Células ósseas especializadas que reabsorvem o tecido ósseo.
Osteopenia	Condição de densidade mineral óssea reduzida que predispõe o indivíduo a fraturas.
Osteoporose	Distúrbio que envolve massa e força ósseas diminuídas, com uma ou mais fraturas resultantes.
Periósteo	Membrana dupla que recobre o osso; os tendões se ligam à camada externa, e a camada interna é um local de atividade osteoblástica.
Poroso	Que contém poros ou cavidades.
Reação de estresse	Patologia óssea progressiva associada a esforços repetidos.
Resistência à compressão	Capacidade de resistir a uma força de pressão ou de compressão.
Resistência à tração	Capacidade de resistir a uma força de tração ou de estiramento.
Rigidez	Razão entre força e deformação em um material sobrecarregado – ou seja, a força dividida pela quantidade relativa de mudança no formato de uma estrutura.

Biomecânica das Articulações

5

Ao término deste capítulo, você será capaz de:

Classificar as articulações com base na estrutura e na capacidade de movimento

Explicar as funções da cartilagem articular e da fibrocartilagem

Descrever as propriedades dos tecidos conectivos articulares

Explicar as vantagens e as desvantagens das diferentes abordagens para aumentar ou manter a flexibilidade articular

Descrever as contribuições biomecânicas para as lesões e patologias comuns das articulações.

©Vaara/iStock/Getty Images RF

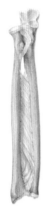

A articulação radiulnar média é um exemplo de sindesmose, em que o tecido fibroso mantém os ossos juntos. ©McGraw-Hill Education.

As articulações do corpo humano contribuem decisivamente para dar ao corpo o movimento direcional dos segmentos corporais. A estrutura anatômica de uma articulação, como a do joelho sadio, varia pouco de pessoa para pessoa, assim como as direções em que segmentos corporais conectados, como a coxa e a perna, podem se mover na articulação. Entretanto, diferenças na rigidez ou na frouxidão relativas dos tecidos moles circundantes resultam em diferenças na amplitude de movimento das articulações. Este capítulo discute os aspectos biomecânicos da função articular, incluindo os conceitos de estabilidade e de flexibilidade articular e as implicações relativas ao potencial de lesão.

Arquitetura da articulação

Os anatomistas classificam as articulações em diferentes tipos, com base na complexidade da articulação, no número de eixos presentes ou na capacidade de movimento. Uma vez que este livro aborda o movimento humano, é apresentado um sistema de classificação das articulações com base na capacidade de movimento.

Articulações imóveis

1. *Sinartroses* (imóveis) (*syn* = junto; *arthron* = articulação): essas articulações fibrosas podem atenuar a força (absorver impacto), mas permitem pouco ou nenhum movimento dos ossos que formam uma articulação.
   a. *Suturas:* nessas articulações, as lâminas ósseas irregulares se encaixam intimamente e estão firmemente conectadas por fibras contínuas ao periósteo. As fibras começam a ossificar no início da vida adulta e, por vezes, são completamente substituídas por osso. O único exemplo no corpo humano são as suturas do crânio.
   b. *Sindesmose* (*syndesmosis* = ligado por feixes): nessas articulações, um tecido fibroso denso mantém os ossos juntos, permitindo um movimento extremamente limitado. Exemplos incluem as articulações coracoacromial, radiulnar média, tibiofibular média e tibiofibular inferior.

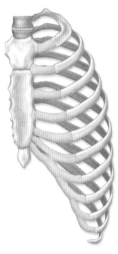

As articulações esternocostais são exemplos de sincondroses, em que os ossos são unidos por uma fina camada de cartilagem hialina. ©McGraw-Hill Education.

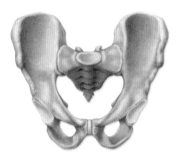

Observe o disco de cartilagem hialina que separa os ossos da sínfise púbica, típica de uma articulação do tipo sínfise. ©McGraw-Hill Education.

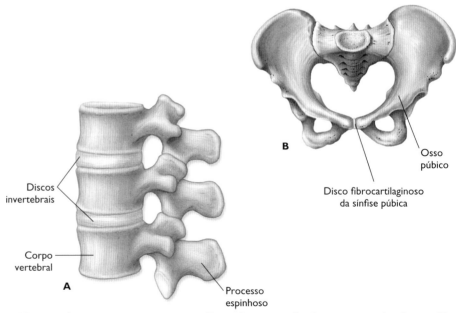

A fibrocartilagem está presente nos discos intervertebrais entre as vértebras adjacentes e na sínfise púbica que separa os ossos púbicos. (Ambas as imagens) ©McGraw-Hill Companies, Inc.

Articulações discretamente móveis

2. *Anfiartrose* (levemente móveis) (*amphi* = dos dois lados): essas articulações atenuam as forças aplicadas e permitem mais movimento nos ossos adjacentes do que as articulações sinartróideas.
   a. *Sincondrose* (*syncondrosis* = unido por cartilagem): nessas articulações, os ossos são unidos por uma fina camada de cartilagem hialina. Os exemplos incluem as articulações esternocostais e as lâminas epifisiais (antes da ossificação).
   b. *Sínfise:* nessas articulações, um disco de fibrocartilagem separa os ossos. Os exemplos incluem as articulações vertebrais e a sínfise púbica.

Articulações móveis

3. *Diartrose* ou *sinovial* (móvel) (*diarthrosis* = "articulação completa", indicando apenas pequenas limitações à capacidade de movimento): nessas articulações, as superfícies dos ossos são cobertas por uma **cartilagem articular**, uma **cápsula articular** envolve a articulação e uma membrana sinovial aderida ao interior da cápsula articular secreta um lubrificante conhecido como **líquido sinovial** (Figura 5.1). Existem diferentes tipos de articulações sinoviais.
   a. *Deslizante* (plana; artrodial): nessas articulações, as superfícies articulares dos ossos são necessariamente chatas e o único movimento permitido é o deslizamento não axial. Os exemplos incluem as articulações intermetatarsais, intercarpais e intertarsais e as articulações dos processos articulares.
   b. *Dobradiça* (gínglimo): nessas articulações, uma superfície óssea articular é convexa e a outra é côncava. Ligamentos colaterais fortes restringem o movimento, tornando-o planar, em formato de dobradiça. Os exemplos incluem as articulações umeroulnar e interfalângicas.
   c. *Pivô* (trocóidea): nessas articulações, a rotação é permitida ao redor de um eixo. Os exemplos incluem a articulação atlantoaxial e as articulações radiulnar proximal e distal.
   d. *Condiloide* (ovoide; elipsóidea): nessas articulações, a superfície articular de um osso tem formato convexo oval e a outra tem superfície com formato reciprocamente côncavo. São permitidos movimentos de

Cartilagem articular
Camada protetora de tecido conectivo denso e branco que cobre as superfícies articulares do osso nas articulações diartrósicas.

Cápsula articular
Membrana dupla que envolve cada articulação sinovial.

Líquido sinovial
Líquido claro, discretamente amarelado, que lubrifica o interior da cápsula articular nas articulações sinoviais.

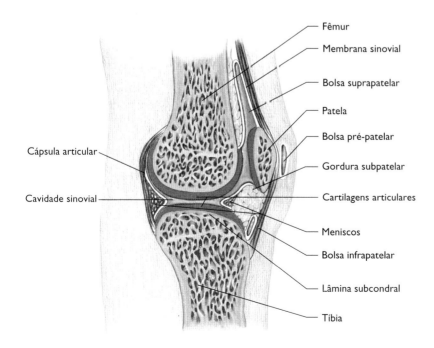

Figura 5.1

O joelho é um exemplo de articulação sinovial, com uma cápsula ligamentar, uma cavidade articular e cartilagem articular. Hole, John W., Shier, David; Butler, Jackie, & Lewis, Ricki, *Human Anatomy and Physiology*, New York: McGraw-Hill Education, 1996. Copyright ©1996 by McGraw-Hill Education. Todos os direitos reservados. Utilizada com permissão.

flexão, extensão, abdução, adução e circundução. Os exemplos incluem da segunda à quinta articulação metacarpofalângica e a articulação radiocarpal.

e. *Em sela* (selar): ambas as superfícies articulares dos ossos têm formato de sela de montaria nessas articulações. A capacidade de movimento é a mesma da articulação condilar, mas com maior amplitude de movimento. Um exemplo é a articulação carpometacarpal do polegar.

f. *Globosa* (esferóidea): nesse tipo de articulação, as superfícies articulares dos ossos são reciprocamente convexas e côncavas. É permitida a rotação nos três planos de movimento. Os exemplos incluem as articulações do quadril e do ombro.

As articulações sinoviais variam amplamente em estrutura e capacidade de movimento, como mostrado na Figura 5.2. Elas são comumente classificadas de acordo com o número de eixos de rotação existentes. As articulações que permitem o movimento em torno de um, dois ou três eixos de rotação são chamadas, respectivamente, de *articulação uniaxial*, *biaxial* ou *triaxial*. Algumas articulações nas quais apenas é permitido movimento limitado em qualquer direção são chamadas de *articulações anaxiais*. A capacidade de movimento das articulações também é descrita algumas vezes em termos de graus

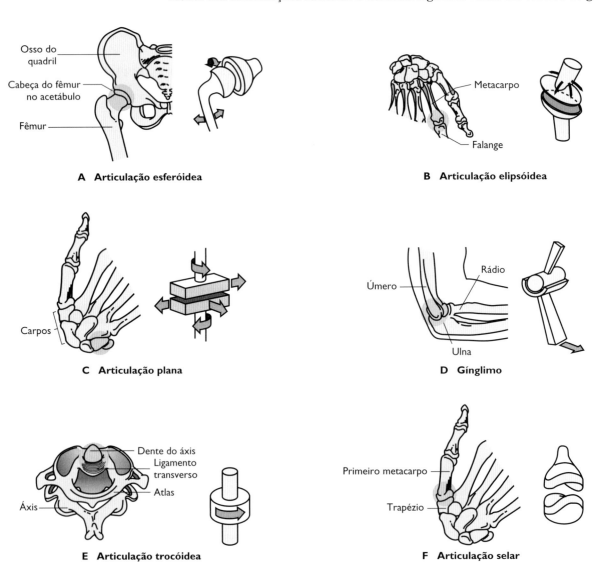

Figura 5.2 Exemplos de articulações sinoviais do corpo humano. Hole, John W., Shier, David; Butler, Jackie, & Lewis, Ricki, *Human Anatomy and Physiology*, New York: McGraw-Hill Education, 1996. Copyright ©1996 by McGraw-Hill Education. Todos os direitos reservados. Utilizada com permissão.

de liberdade (gl) ou do número de planos em que a articulação permite o movimento. Uma articulação monoaxial tem 1 gl, uma articulação biaxial tem 2 gl e uma articulação triaxial tem 3 gl.

Duas estruturas sinoviais frequentemente associadas às articulações diartrósicas são as *bolsas* e as *bainhas tendíneas*. As bolsas sinoviais são pequenas cápsulas próximas às membranas sinoviais e preenchidas por líquido sinovial, que amortecem as estruturas que elas separam. A maioria das bolsas separa os tendões do osso, reduzindo o atrito nos tendões durante o movimento articular. Algumas bolsas, como a bolsa subcutânea do olécrano no cotovelo, separam o osso da pele. As bainhas tendíneas são estruturas sinoviais de membrana dupla que revestem os tendões posicionados em contato íntimo com os ossos. A maioria dos tendões longos que cruzam as articulações do punho e dos dedos é protegida por bainhas tendíneas.

Cartilagem articular

As articulações de um dispositivo mecânico precisam ser adequadamente lubrificadas para que as partes móveis da máquina se movam livremente e não desgastem uma à outra. No corpo humano, um tipo especial de tecido conectivo denso e branco, conhecido como *cartilagem articular*, fornece a lubrificação protetora. Uma camada protetora de 1 a 5 mm desse material avascular e não inervado cobre as extremidades dos ossos que fazem parte de articulações do tipo sinovial. A cartilagem articular cumpre dois objetivos importantes: (a) resiste à compressão e distribui a carga aplicada sobre a articulação por uma área ampla, reduzindo o estresse em qualquer ponto de contato entre os ossos, e (b) permite o movimento dos ossos nas articulações com atrito e desgaste mínimos.

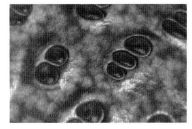

Visão microscópica da cartilagem articular. Observe que os núcleos são visíveis nos condrócitos. ©MedicalRF.com.

A cartilagem articular é um tecido macio, poroso, permeável e hidratado. Ela consiste em células especializadas, chamadas de *condrócitos*, imersas em matriz de fibras colágenas, proteoglicanos e proteínas não colagenosas. A matriz protege os condrócitos e sinaliza as mudanças na pressão local para os condrócitos.[5] Os condrócitos mantêm e restauram a cartilagem do desgaste, embora esta capacidade diminua com o envelhecimento, doenças e lesões. Foi observado que a densidade de condrócitos e de matriz varia entre as articulações, bem como em uma determinada articulação, dependendo da carga mecânica suportada.[22]

Sob carga na articulação, a cartilagem articular se deforma, exsudando líquido sinovial. Em articulações sinoviais saudáveis, em que as extremidades articulares dos ossos estão cobertas por cartilagem articular, o movimento de um osso sobre o outro é acompanhado tipicamente por um fluxo de líquido sinovial que é empurrado para fora da área de contato durante o movimento e também é sugado de volta para a área de contato.[20] Ao mesmo tempo, a permeabilidade da cartilagem é reduzida na área do contato direto, fornecendo uma superfície em que é formado um filme de fluido sob a carga.[20] Quando a carga é aplicada lentamente sobre a articulação, os componentes sólidos da matriz cartilaginosa resistem à carga. Entretanto, quando a carga é aplicada com mais rapidez, é principalmente o líquido da matriz que mantém a pressão.[21] O líquido sinovial, que contém as moléculas lubrificantes proteoglicano-4 e ácido hialurônico, é importante para a função articular normal. Combinados, a cartilagem articular e o líquido sinovial proporcionam um ambiente de atrito extremamente baixo nas articulações sinoviais.

Durante o crescimento normal, a cartilagem articular em uma articulação, como o joelho, aumenta de volume conforme a altura da criança aumenta.[15] É interessante observar que não existe relação entre o aumento da espessura da cartilagem no joelho e a mudança de peso. As crianças que participam de atividades esportivas vigorosas acumulam cartilagem no joelho mais rapidamente do que aquelas que não participam, e os homens tendem a ganhar cartilagem no joelho mais rapidamente do que as mulheres.[15]

Infelizmente, uma vez danificada, a cartilagem articular tem pouca ou nenhuma capacidade de autorregeneração. Em vez disso, as lesões nesse tecido tendem a progredir, com desgaste cada vez maior da cobertura protetora da extremidade articular do osso, resultando em artrite degenerativa. O atual padrão de tratamento para a osteoartrite debilitante é a artroplastia. No entanto, com os materiais e protocolos cirúrgicos atuais, as artroplastias tipicamente não duram mais de 15 anos.

Várias abordagens já foram tentadas para reparar a cartilagem articular danificada, e a tentativa de maior sucesso foi o uso de tampões autólogos. Nesse procedimento, um tampão de cartilagem saudável é excisado do paciente e enxertado em um déficit de cartilagem de espessura total em uma região danificada. Usar um tampão de cartilagem dos próprios tecidos do paciente elimina a resposta inflamatória, mas os tampões não se conectam bem aos tecidos circundantes e não podem ser usados em grandes regiões de dano.[8] Pesquisas para descobrir mecanismos melhores de reparo visam aumentar a compreensão dos mecanismos pelos quais a cartilagem articular se desenvolve embrionariamente, e aplicar esse conhecimento ao desenvolvimento de novos protocolos para reparo da cartilagem.[8]

Fibrocartilagem articular

Fibrocartilagem articular
Discos de tecido mole ou meniscos localizados entre os ossos da articulação.

Em algumas articulações, a **fibrocartilagem articular**, tanto na forma de um disco fibrocartilaginoso quanto na forma de discos parciais conhecidos como meniscos, também está presente entre os ossos que formam uma articulação. Os discos intervertebrais (Figura 5.3) e os meniscos do joelho (Figura 5.4) são exemplos. As funções da fibrocartilagem articular podem incluir:

▼

Os discos intervertebrais agem como amortecedores entre as vértebras, reduzindo os níveis de estresse por distribuírem as cargas.

1. Distribuição das cargas pelas superfícies articulares.
2. Melhora do encaixe das superfícies articulares.
3. Limitação do deslocamento ou deslizamento de um osso em relação a outro.
4. Proteção da periferia da articulação.
5. Retenção de lubrificação das articulações.
6. Absorção de impacto.

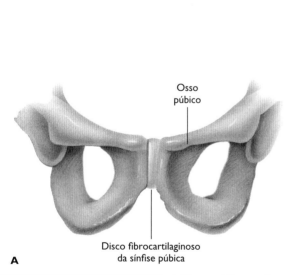
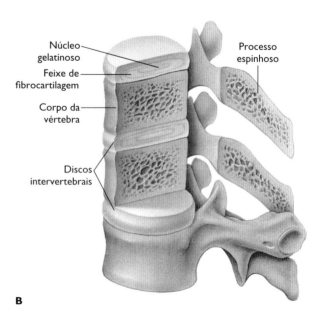

Figura 5.3 A fibrocartilagem é encontrada (**A**) na sínfise púbica que separa os ossos púbicos e (**B**) nos discos intervertebrais. Hole, John W., Shier, David; Butler, Jackie, & Lewis, Ricki, *Human Anatomy and Physiology*, New York: McGraw-Hill Education, 1996. Copyright ©1996 by McGraw-Hill Education. Todos os direitos reservados. Utilizada com permissão.

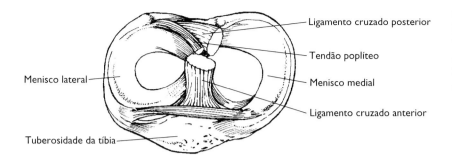

Figura 5.4
O menisco da articulação do joelho ajuda a distribuir as cargas, diminuindo o estresse transmitido à articulação.

Tecido conectivo articular

Os tendões, que fixam os músculos aos ossos, e os ligamentos, que conectam os ossos a outros ossos, são tecidos passivos compostos principalmente por colágeno e por fibras elásticas. Os tendões e os ligamentos não têm a capacidade de contração, como o tecido muscular, mas são discretamente extensíveis. Esses tecidos são elásticos e retornarão ao seu comprimento original após serem estirados, a menos que sejam estirados além de seus limites elásticos (ver Capítulo 3). Um tendão ou um ligamento estirado além de seu limite elástico durante uma lesão permanece estirado e pode voltar para seu comprimento original apenas por meio de cirurgia. Entretanto, os tendões e os ligamentos rotineiramente sofrem cicatrização para reparar microfalhas internas ao longo da vida para se manterem intactos.[9]

Tendões e ligamentos, assim como o osso, respondem a mudanças nos estresses mecânicos habituais com hipertrofia ou atrofia. Pesquisas têm demonstrado que exercício físico regular ao longo do tempo resulta em aumento do tamanho e da força de tendões[4] e ligamentos.[17]

Evidências também sugerem que o tamanho de um ligamento como o ligamento cruzado anterior (LCA) é proporcional à força de seus antagonistas (neste caso, o músculo quadríceps femoral).[2] Os tendões e os ligamentos não apenas podem cicatrizar após uma ruptura, mas em alguns casos podem se regenerar completamente, como evidenciado por exemplos de regeneração completa do tendão semitendinoso após a remoção cirúrgica para reparo de rupturas do ligamento cruzado anterior.[27]

▼
Um material estirado além de seu limite elástico permanece alongado além de seu comprimento original após a liberação da tensão.

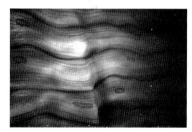

Visão microscópica do tecido do tendão. ©MedicalRF.com.

Estabilidade articular

A estabilidade de uma articulação é sua capacidade de resistir ao deslocamento. Especificamente, é a capacidade de resistir ao deslocamento da extremidade de um osso em relação a outro para prevenir lesões nos ligamentos, músculos e tendões que as rodeiam. Diferentes fatores influenciam a **estabilidade articular**.

Formato das superfícies articulares dos ossos

Em muitas articulações mecânicas, as peças articulares têm formatos exatamente opostos para que se encaixem com firmeza (Figura 5.5). No corpo humano, as superfícies articulares dos ossos em geral são moldadas como superfícies recíprocas côncavas e convexas.

Embora a maioria das articulações apresente superfícies articulares moldadas reciprocamente, essas superfícies não são simétricas e normalmente há uma posição de melhor encaixe em que a área de contato é máxima. Conhecida como **posição de travamento**, é nela que, em geral, a estabilidade da articulação é máxima. Qualquer movimento do osso na articulação para longe da posição de travamento resulta na **posição destravada**, com redução da área de contato.

Estabilidade articular
Capacidade de uma articulação de resistir a um deslocamento anormal dos ossos da articulação.

▼
As superfícies articulares de todas as articulações têm formatos aproximadamente correspondentes (recíprocos).

Posição de travamento
Orientação articular em que o contato entre as superfícies dos ossos que formam uma articulação é máximo.

Posição destravada
Qualquer orientação articular diferente da posição de travamento.

Figura 5.5

As articulações mecânicas são muitas vezes compostas por partes moldadas reciprocamente.

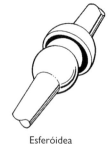
Esferóidea

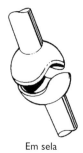
Em sela

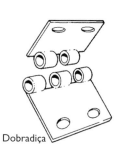
Dobradiça

Algumas superfícies articulares são moldadas de maneira que nas posições de travamento e destravada exista uma grande ou uma pequena área de contato e, consequentemente, maior ou menor estabilidade. Por exemplo, o acetábulo fornece um soquete relativamente profundo para a cabeça do fêmur e existe sempre uma área de contato relativamente grande entre os dois ossos, razão por que o quadril é uma articulação estável. Entretanto, no ombro, a pequena cavidade glenoidal tem um diâmetro vertical que corresponde a aproximadamente 75% do diâmetro vertical da cabeça umeral e um diâmetro horizontal de 60% do tamanho da cabeça umeral. Portanto, a área de contato entre esses dois ossos é relativamente pequena, contribuindo para a instabilidade relativa do complexo do ombro. São encontradas variações anatômicas discretas nos formatos e tamanhos das superfícies articulares dos ossos em qualquer articulação entre indivíduos; portanto, algumas pessoas têm articulações mais ou menos estáveis que a média.

▼ A posição de travamento corresponde à extensão completa nas articulações do joelho, do punho e interfalângicas e à dorsiflexão completa no tornozelo.[18]

Disposição dos ligamentos e dos músculos

Ligamentos, músculos e tendões afetam a estabilidade relativa das articulações. Em articulações como o joelho e o ombro, em que a configuração óssea não é particularmente estável, a tensão nos ligamentos e nos músculos contribui de modo significativo para a estabilidade articular por ajudar a manter juntas as extremidades articulares dos ossos em posição. Se esses tecidos estão fracos por desuso ou frouxos por terem sidos estirados, a estabilidade da articulação é reduzida. Ligamentos e músculos fortes frequentemente aumentam a estabilidade articular. Por exemplo, o fortalecimento do quadríceps femoral e dos isquiotibiais aumenta a estabilidade do joelho. O arranjo complexo de ligamentos e de tendões que cruzam o joelho está ilustrado na Figura 5.6.

▼ Um fator que aumenta a estabilidade da articulação do ombro é a cavidade glenoidal e a cabeça umeral inclinadas para trás. Indivíduos com glenoides e cabeças umerais inclinadas anteriormente são predispostos a luxação de ombro.

▼ O estiramento ou a ruptura dos ligamentos em uma articulação podem resultar em movimento anormal das extremidades articulares do osso, com dano subsequente à cartilagem articular.

O ângulo de fixação da maioria dos tendões nos ossos é tal que, quando o músculo exerce tensão, os segmentos ósseos que formam a articulação são aproximados um do outro, aumentando a estabilidade articular. Essa situação é encontrada habitualmente quando os músculos em lados opostos de uma articulação produzem tensão ao mesmo tempo. Entretanto, quando os músculos estão fatigados, são menos capazes de contribuir para a estabilidade da articulação e as lesões são mais passíveis de ocorrer. A ruptura dos ligamentos cruzados é mais provável quando a tensão nos músculos fatigados que cercam o joelho é insuficiente para proteger os ligamentos cruzados de estiramento além de seu limite elástico.

▼ Prática esportiva com os músculos fatigados aumenta a possibilidade de lesão.

Outros tecidos conectivos

Um tecido conectivo fibroso branco conhecido como *fáscia* circunda os músculos e os grupos de fibras musculares nos músculos, fornecendo proteção e sustentação. Um feixe de fáscia especialmente forte e espesso, conhecido como *trato iliotibial*, cruza a face lateral do joelho, contribuindo para sua estabilidade (Figura 5.7). As cápsulas articulares e a pele são outros tecidos que contribuem para a integridade da articulação.

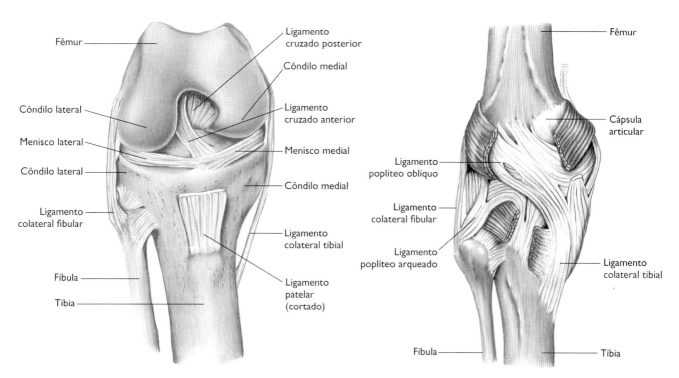

Figura 5.6 Na articulação do joelho, a estabilidade é derivada principalmente da tensão nos ligamentos e nos músculos que cruzam a articulação. Hole, John W., Shier, David; Butler, Jackie, & Lewis, Ricki, *Human Anatomy and Physiology*, New York: McGraw-Hill Education, 1996. Copyright ©1996 by McGraw-Hill Education. Todos os direitos reservados. Utilizada com permissão.

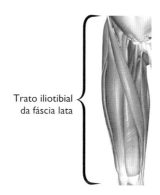

Figura 5.7
O trato iliotibial é uma região resistente e espessa da fáscia lata que cruza o joelho, contribuindo para a sua estabilidade. ©MedicalRF.com.

Flexibilidade articular

Flexibilidade articular é um termo utilizado para descrever a **amplitude de movimento** (ADM) permitida em cada um dos planos de movimento em uma articulação. *Flexibilidade estática* se refere à ADM existente quando um segmento corporal é movimentado passivamente e mantido na extremidade final da ADM da articulação (por um parceiro de exercício ou um profissional), enquanto *flexibilidade dinâmica* se refere à ADM que pode ser alcançada movimentando-se ativamente um segmento corporal por meio de contração do grupo muscular oposto (antagonista). A flexibilidade estática é considerada o melhor indicador da rigidez ou frouxidão relativa de uma articulação em termos de implicações para potencial de lesões. A flexibilidade dinâmica, porém, precisa ser suficiente para não restringir a ADM necessária para a vida diária, o trabalho ou as atividades esportivas.

Embora a flexibilidade geral das pessoas seja frequentemente comparada, a flexibilidade na realidade é articulação-específica. Ou seja, um grau extremo de flexibilidade em uma articulação não garante o mesmo grau de flexibilidade em todas as articulações.

Flexibilidade articular
Termo que representa as amplitudes relativas de movimento permitidas em uma articulação.

Amplitude de movimento
Ângulo ao longo do qual uma articulação se move da posição anatômica até o limite extremo do movimento do segmento em determinada direção.

Mensuração da amplitude de movimento de uma articulação

A ADM de uma articulação é mensurada em graus. Na posição anatômica, todas as articulações são consideradas em 0°. A ADM para flexão do quadril, portanto, é considerada o tamanho do ângulo pelo qual a perna estendida se move de 0° até o ponto de flexão máxima (Figura 5.8). A ADM para extensão (retorno à posição anatômica) é a mesma para a flexão, com o movimento que ultrapassa a posição anatômica em direção oposta sendo quantificado como ADM para hiperextensão. A Figura 5.9 mostra um goniômetro utilizado para medir a ADM de uma articulação.

Fatores que influenciam a flexibilidade da articulação

Diferentes fatores influenciam a flexibilidade articular. A forma das superfícies articulares dos ossos e a quantidade de músculo ou tecido adiposo interferente podem limitar o movimento no extremo de uma ADM. Quando o cotovelo está em hiperextensão extrema, por exemplo, o contato do olécrano

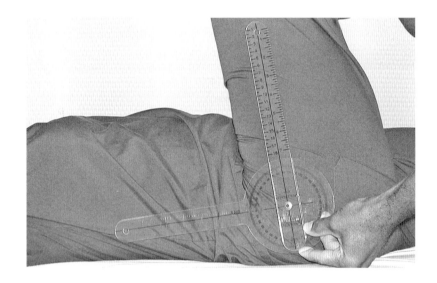

Figura 5.8
A amplitude de movimento para a flexão no quadril é mensurada tipicamente com o indivíduo em supino. ©Jan L. Saeger/The McGraw-Hill Education.

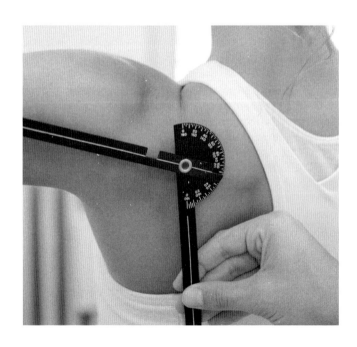

Figura 5.9
Um goniômetro é basicamente um transferidor com dois braços. O ponto em que os braços se sobrepõem é colocado sobre o centro da articulação enquanto os braços são alinhados aos eixos longitudinais dos segmentos corporais para medir o ângulo presente na articulação. ©microgen/Getty Images RF.

da ulna com a fossa do olécrano do úmero restringe movimentos adicionais naquela direção. Músculo e/ou gordura na face anterior do braço podem limitar a flexão do cotovelo.

Para a maioria dos indivíduos, a flexibilidade articular é principalmente uma função da frouxidão relativa e/ou da extensibilidade dos tecidos colagenosos e dos músculos que cruzam as articulações. Ligamentos encurtados, tendões e músculos com extensibilidade limitada são os inibidores mais comuns da ADM de uma articulação.

Estudos de laboratório já mostraram que a extensibilidade dos tecidos colagenosos aumenta discretamente com a elevação da temperatura e diminui discretamente com o resfriamento.[1] No entanto, observou-se que o aquecimento direto do músculo, seja isoladamente ou em combinação com alongamento, não aumenta a flexibilidade da articulação mais do que o alongamento sozinho.[10,23]

Flexibilidade e lesão

O risco de lesão tende a ser elevado quando a flexibilidade articular está extremamente limitada, extremamente aumentada ou significativamente desequilibrada entre os lados dominante e não dominante do corpo. A ocorrência de flexibilidade articular gravemente limitada é indesejável porque, se os tecidos colagenosos e os músculos que cruzam a articulação estiverem encurtados, aumenta a probabilidade de que se rasguem ou rompam caso a articulação seja forçada além de sua ADM normal. Por outro lado, uma articulação extremamente lassa, frouxa, perde estabilidade e, portanto, está propensa a lesões do tipo luxação.

▼
Uma articulação com amplitude de movimento exagerada é denominada hipermóvel.

O grau desejável de flexibilidade articular depende especialmente das atividades das quais os indivíduos desejam participar. Ginastas e dançarinos, obviamente, requerem maior flexibilidade articular do que os não atletas. Entretanto, esses atletas também necessitam de músculos, tendões e ligamentos fortes para terem um bom desempenho e evitar lesões.

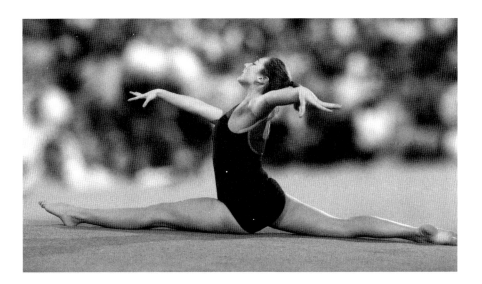

A ginástica artística é um esporte que requer grande flexibilidade nas principais articulações do corpo.
©2009 Jupitorimages Corporation.

Atletas e corredores amadores normalmente se alongam antes de participarem de uma atividade, com o propósito de reduzir a probabilidade de ocorrer lesão. Embora os resultados das pesquisas sobre esse tema sejam conflitantes, existe alguma evidência de que a realização do alongamento reduz a incidência de distensão muscular; e uma pesquisa mostra que o aumento da flexibilidade articular se traduz em incidência menor de dano muscular induzido por exercício excêntrico.[3,16] Entretanto, o alongamento não tem efeito na prevenção das lesões por uso excessivo.

Embora as pessoas em geral se tornem menos flexíveis à medida que envelhecem, esse fenômeno parece estar relacionado principalmente com níveis reduzidos de atividade física e não com mudanças inerentes ao processo de envelhecimento. Entretanto, independentemente da idade do indivíduo, se os tecidos colagenosos que cruzam a articulação não forem alongados, eles encurtam. Ao contrário, quando esses tecidos são alongados regularmente, eles se estiram e a flexibilidade aumenta. A flexibilidade pode ser aumentada significativamente em indivíduos idosos que participam de um programa regular de alongamento e exercício.[6]

Técnicas para aumentar a flexibilidade articular

O aumento da flexibilidade articular é frequentemente um componente importante de programas terapêuticos e de reabilitação, assim como de programas desenhados para atletas em um determinado esporte. O aumento ou a manutenção da flexibilidade envolvem o alongamento dos tecidos que limitam a ADM de uma articulação. Diferentes abordagens para alongar esses tecidos podem ser utilizadas, sendo algumas mais efetivas do que outras por causa das diferentes respostas neuromusculares evocadas.

Resposta neuromuscular ao alongamento

Órgãos tendinosos de Golgi
Receptores sensoriais que inibem o desenvolvimento de tensão em um músculo e iniciam o desenvolvimento de tensão nos músculos antagonistas.

Receptores sensoriais conhecidos como **órgãos tendinosos de Golgi** (OTGs) estão localizados nas junções musculotendinosas e nos tendões em ambas as extremidades dos músculos (Figura 5.10). Aproximadamente 10 a 15 fibras musculares estão conectadas em linha direta, ou em série, a cada OTG. Esses receptores são estimulados pela tensão na unidade musculotendinosa. Embora tanto a tensão produzida pela contração muscular quanto a tensão produzida pelo alongamento muscular passivo possam estimular os OTGs, o limiar para a estimulação pelo alongamento passivo é mais alto. Os OTGs respondem por meio de suas conexões neurais inibindo o desenvolvimento de tensão no músculo ativado (promovendo o relaxamento muscular) e iniciando o desenvolvimento de tensão pelos músculos antagonistas.

Fuso muscular
Receptor sensorial que provoca contração reflexa em um músculo alongado e inibe o desenvolvimento de tensão nos músculos antagonistas.

Outros receptores sensoriais estão entremeados ao longo das fibras dos músculos. Esses receptores, que estão orientados em paralelo com as fibras, são conhecidos como **fusos musculares** por causa de seu formato (Figura 5.11). Cada fuso muscular é composto por aproximadamente 3 a 10 pequenas fibras musculares chamadas de *fibras intrafusais*, que são revestidas por uma bainha de tecido conectivo.

Os fusos musculares respondem tanto ao grau de alongamento muscular (resposta estática) quanto à taxa de alongamento muscular (resposta dinâmica). As fibras intrafusais conhecidas como fibras de núcleo em cadeia são

Figura 5.10

Representação esquemática de um órgão tendinoso de Golgi. Hole, John W., Shier, David; Butler, Jackie, & Lewis, Ricki, *Human Anatomy and Physiology*, New York: McGraw-Hill Education, 1996. Copyright ©1996 by McGraw-Hill Education. Todos os direitos reservados. Utilizada com permissão.

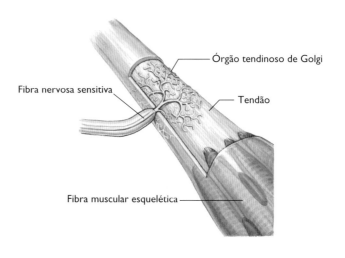

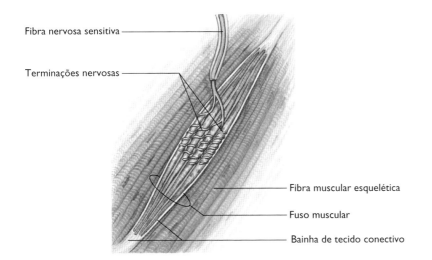

Figura 5.11

Representação esquemática de um fuso muscular. Hole, John W., Shier, David; Butler, Jackie, & Lewis, Ricki, *Human Anatomy and Physiology*, New York: McGraw-Hill Education, 1996. Copyright ©1996 by McGraw-Hill Education. Todos os direitos reservados. Utilizada com permissão.

as principais responsáveis pelo componente estático, e as fibras intrafusais conhecidas como fibras de núcleo em saco são responsáveis pelo componente dinâmico. Foi mostrado que esses dois tipos de fibra intrafusal funcionam de modo independente, mas, como a resposta dinâmica é muito mais forte do que a resposta estática, uma taxa lenta de alongamento não ativa a resposta do fuso muscular até que o músculo esteja significativamente alongado.

A resposta do fuso inclui a ativação do **reflexo de estiramento** e a inibição da produção de tensão no grupo muscular antagonista, um processo conhecido como **inibição recíproca**. O reflexo de estiramento, também conhecido como *reflexo miotático*, é provocado pela ativação dos fusos em um músculo estirado. Essa resposta rápida envolve a transmissão nervosa por meio de uma única sinapse, com os nervos aferentes transmitindo os estímulos dos fusos para a medula espinal e os nervos eferentes que retornam com o sinal excitatório diretamente da medula espinal para o músculo, resultando na contração do músculo. O teste do reflexo patelar, um teste neurológico comum da função motora, é um exemplo da ativação do fuso muscular para produzir uma contração rápida e breve do músculo estirado. A percussão sobre o tendão patelar inicia o reflexo de estiramento, resultando no movimento causado pela contração imediata do quadríceps femoral (Figura 5.12).

Reflexo de estiramento
Reflexo monossináptico iniciado pelo estiramento de fusos musculares e que resulta na produção imediata de contração muscular.

Inibição recíproca
Inibição da produção de tensão nos músculos antagonistas resultante da ativação dos fusos musculares.

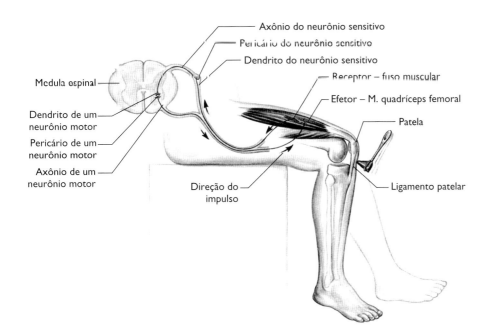

Figura 5.12

O reflexo miotático (de estiramento) é iniciado pelo estiramento dos fusos musculares. Hole, John W., Shier, David; Butler, Jackie, & Lewis, Ricki, *Human Anatomy and Physiology*, New York: McGraw-Hill Education, 1996. Copyright ©1996 by McGraw-Hill Education. Todos os direitos reservados. Utilizada com permissão.

Como a ativação do fuso muscular produz tensão no músculo estirado, enquanto a ativação dos OTGs promove o relaxamento do músculo em contração, os objetivos gerais de qualquer procedimento de alongamento muscular são minimizar o efeito do fuso e maximizar o efeito dos OTGs. A Tabela 5.1 apresenta uma comparação resumida entre os OTGs e os fusos musculares.

Tabela 5.1
Órgãos tendinosos de Golgi (OTGs) e fusos musculares: como compará-los?

Característica	Órgãos tendinosos de Golgi	Fusos musculares
Localização	Dentro dos tendões, próximo à junção musculotendinosa em série com as fibras musculares	Entremeados nas fibras musculares paralelamente a elas
Estímulo	Aumento da tensão muscular	Aumento do comprimento muscular
Resposta	1. Inibem o desenvolvimento de tensão no músculo estirado 2. Iniciam o desenvolvimento de tensão nos músculos antagonistas	1. Iniciam a contração rápida do músculo estirado 2. Inibem o desenvolvimento de tensão nos músculos antagonistas
Efeito	Promovem o relaxamento do músculo contraído	Inibem o estiramento no músculo que está sendo estirado

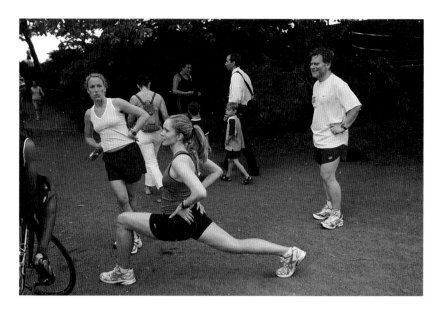

O alongamento passivo e estático envolve manter uma posição no extremo da amplitude de movimento. ©Lars A. Niki/McGraw-Hill Education.

Alongamentos ativo e passivo

Alongamento ativo
Alongamento de músculos, tendões e ligamentos produzido pela contração ativa dos músculos antagonistas.

Alongamento passivo
Alongamento de músculos, tendões e ligamentos produzido por uma força de alongamento diferente da contração dos músculos antagonistas.

O alongamento pode ser realizado ativa ou passivamente. O **alongamento ativo** é produzido pela contração dos músculos antagonistas (aqueles do lado oposto da articulação em que os músculos, tendões e ligamentos são alongados). Assim, para alongar ativamente os isquiotibiais (os flexores primários do joelho), o quadríceps femoral (extensor primário do joelho) deve ser contraído. O **alongamento passivo** envolve o uso de força gravitacional, força aplicada por outro segmento corporal ou força aplicada por outra pessoa para mover o segmento corporal até o extremo da ADM. O alongamento ativo apresenta a vantagem de exercitar os grupos musculares utilizados para desenvolver força. Com o alongamento passivo, o movimento pode ultrapassar a ADM existente além do que seria possível com o alongamento ativo, mas com a desvantagem concomitante de aumentar o potencial de lesão.

Alongamentos balístico, estático e dinâmico

O **alongamento balístico**, ou a realização de alongamentos bruscos, faz uso do *momentum* dos segmentos corporais para estender repetidamente a posição articular até ou além dos extremos da ADM. Como o alongamento balístico ativa o reflexo de estiramento e resulta na produção imediata de tensão no músculo que está sendo alongado, podem ocorrer microrrupturas do tecido muscular alongado. Como a amplitude do alongamento não é controlada, o potencial de lesão para todos os tecidos alongados é maior.

No **alongamento estático** o movimento do segmento corporal é lento e, quando a posição articular desejada é alcançada, é mantida estaticamente, em geral por cerca de 30 a 60 s. Parece haver uma concordância geral de que, para um efeito ótimo, o alongamento estático de cada grupo muscular deve ser repetido 3 a 5 vezes em sequência.

Embora tenha sido mostrado que o alongamento estático é efetivo para aumentar a flexibilidade articular, existe evidência inquestionável de que apenas uma única série de 30 s de alongamento tem um efeito deletério notável transitório sobre a força muscular, no qual o alongamento adicional diminui ainda mais a força. Isso pode se traduzir em piora no desempenho em atividades que exigem força ou potência muscular, como saltar e *sprint*.[29]

Alongamento balístico
Uma série de alongamentos rápidos e bruscos.

▼

Alongamentos do tipo balístico, bruscos, podem ser perigosos porque tendem a promover a contração dos músculos que estão sendo alongados e o *momentum* gerado pode fazer com que os segmentos corporais ultrapassem a ADM normal, lesionando os tecidos colagenosos.

Alongamento estático
Manutenção de um alongamento lento, controlado e contínuo com duração média de cerca de 30 s.

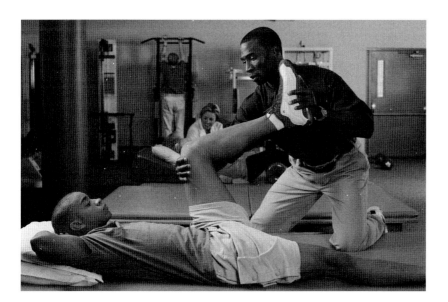

O alongamento passivo pode ser alcançado com a ajuda de um parceiro. ©Royalty-Free/CORBIS/Getty Images.

O **alongamento dinâmico** envolve movimentar os segmentos corporais voluntariamente como no alongamento balístico, mas, diferentemente do que ocorre no alongamento balístico, o movimento é controlado, e não brusco. Pesquisa recente demonstra que, após uma série de alongamento dinâmico, surge um efeito benéfico para atividades que necessitam de força muscular.[11,24] A literatura atual sugere que, antes de uma competição esportiva, um aquecimento que inclua alongamento dinâmico pode ser desejável, e que o alongamento estático seria mais benéfico após o evento para manter ou aumentar a amplitude de movimento. Ambas as formas de alongamento podem aumentar a amplitude de movimento articular, mas produzir desconforto em músculos que não são habitualmente alongados.[12]

Alongamento dinâmico
Alongamento que envolve movimentos controlados, em vez de bruscos.

Facilitação neuromuscular proprioceptiva

Outro grupo de procedimentos de alongamento é conhecido coletivamente como **facilitação neuromuscular proprioceptiva** (FNP). As técnicas de FNP foram utilizadas originalmente por fisioterapeutas para tratar pacientes com paralisia neuromuscular. Todos os procedimentos de FNP envolvem algum

Facilitação neuromuscular proprioceptiva
Grupo de procedimentos de alongamento que envolve a alternância de contrações e de relaxamento dos músculos que estão sendo alongados.

padrão de alternância de contração e de relaxamento dos músculos agonistas e antagonistas com o objetivo de tirar proveito da resposta dos OTGs. Todas as técnicas de FNP requerem um parceiro ou um profissional. O alongamento dos isquiotibiais a partir da posição supina fornece um bom exemplo das várias abordagens populares da FNP (ver Figura 5.12).

A técnica contrair-relaxar-antagonista-contrair (também chamada de contrair-relaxar-em-reversão lenta) envolve o alongamento estático passivo dos isquiotibiais por um parceiro, seguido por uma contração ativa desses mesmos músculos contra a resistência do parceiro. Em seguida, os isquiotibiais são relaxados e o quadríceps femoral é contraído à medida que o parceiro leva o membro em flexão crescente no quadril. Existe, então, uma fase de relaxamento completo, com a perna mantida na nova posição de flexão do quadril. Cada fase desse processo é mantida tipicamente por 5 a 10 s, e a sequência inteira é realizada pelo menos 4 vezes.

Os procedimentos contrair-relaxar e manter-relaxar começam como no método de reversão lenta e manter, com um parceiro aplicando um alongamento passivo sobre os isquiotibiais, seguido por uma contração ativa dos isquiotibiais contra a resistência do parceiro. Na abordagem de contrair e relaxar, a contração dos isquiotibiais é isotônica, resultando em um movimento lento de extensão do quadril. No método de manter e relaxar, a contração dos isquiotibiais é isométrica contra a resistência imobilizante do parceiro. Após a contração, ambos os métodos envolvem o relaxamento dos isquiotibiais e do quadríceps femoral, enquanto os isquiotibiais são alongados passivamente. Mais uma vez, a duração de cada fase é em geral de 5 a 10 s, e a sequência inteira é repetida várias vezes.

O método contrair-relaxar-agonista é outra variação do FNP, com fases sequenciais de 5 a 20 s. Esse procedimento é iniciado com contração ativa máxima do quadríceps femoral para estender o joelho, seguida por relaxamento conforme o parceiro sustenta manualmente a coxa na posição alcançada ativamente.

Estudos mostram que as técnicas de FNP podem aumentar significativamente a ADM de uma articulação de maneira transitória após uma sessão única de alongamento e ter duração mais longa quando 3 séries de alongamentos de FNP são realizadas 3 vezes/semana.[13] Pesquisadores descobriram que a intensidade de contração ótima por indivíduos que utilizam as técnicas de FNP é de aproximadamente 65% da contração isométrica voluntária máxima.[25]

Lesões e patologias comuns das articulações

As articulações do corpo humano suportam peso, são sobrecarregadas pelas forças musculares e, ao mesmo tempo, fornecem amplitude de movimento para os segmentos corporais. Consequentemente, elas estão sujeitas a lesões agudas por uso excessivo, bem como a infecção e doenças degenerativas.

Entorses

Entorses são lesões causadas pelo deslocamento ou torção anormal dos ossos da articulação resultante do estiramento ou da ruptura dos ligamentos, tendões e tecidos conectivos que cruzam a articulação. As entorses podem ocorrer em qualquer articulação, mas são mais comuns no tornozelo. As entorses laterais do tornozelo são particularmente comuns porque o tornozelo é a principal articulação de sustentação do peso corporal e também porque há menos suporte de ligamentos na face lateral do tornozelo do que na medial. As entorses podem ser classificadas como de primeiro, segundo ou terceiro grau, dependendo da gravidade da lesão. Entorses de primeiro grau são as mais leves, com sintomas de desconforto e edema discreto e pequena perda de ADM da articulação. Nas entorses de segundo grau, observam-se mais danos nos tecidos, dor moderada e alguma restrição à ADM da articulação. Entorses de terceiro grau envolvem ruptura parcial ou completa dos ligamentos, acompanhada por edema, dor e, tipicamente, instabilidade articular. O tratamento tradicional das entorses é feito com repouso, gelo, compressão e elevação.

Luxação

O deslocamento dos ossos em uma articulação é chamado de *luxação*. Essas lesões resultam, em geral, de quedas ou outros acidentes que envolvam grande magnitude de força. Os locais comuns de luxações incluem os ombros, os dedos, os joelhos, os cotovelos e a mandíbula. Os sintomas incluem deformidade articular visível, dor intensa, edema, dormência ou formigamento e alguma perda de capacidade de movimento articular. Uma articulação luxada pode resultar em dano aos ligamentos, nervos e vasos sanguíneos adjacentes. É importante reduzir (reposicionar de modo adequado) uma articulação luxada o mais brevemente possível, tanto para aliviar a dor quanto para garantir que a irrigação sanguínea da articulação não seja comprometida. A redução de uma articulação luxada deve ser realizada por um profissional médico treinado.

Bursite

As bolsas são sacos preenchidos por líquido que funcionam para proteger os pontos em que os músculos ou os tendões deslizam sobre o osso. Em condições normais, as bolsas criam uma superfície de deslizamento lisa, praticamente sem atrito. Na bursite, ou inflamação da bolsa, o movimento na área afetada se torna doloroso, com movimentos adicionais aumentando a inflamação e agravando o problema. A bursite pode ser causada por uso excessivo, repetitivo, pequenos impactos na área ou por lesões agudas, com inflamação subsequente da bolsa circundante. A condição é tratada com repouso, gelo e medicamentos anti-inflamatórios. Por exemplo, corredores que aumentam a quilometragem da corrida muito abruptamente podem experimentar inflamação da bolsa entre o tendão do calcâneo e o calcâneo. A dor e possivelmente algum edema são sintomas da bursite.

Artrite

A artrite é uma patologia que envolve a inflamação da articulação acompanhada por dor e edema. Ela é bastante comum no envelhecimento, e existem mais de 100 tipos diferentes de artrite.

Artrite reumatoide

A forma de artrite mais debilitante e dolorosa é a artrite reumatoide, uma doença autoimune em que o sistema imunológico ataca os tecidos saudáveis do corpo. Ela é mais comum em adultos, mas também existe uma forma juvenil. Suas características incluem inflamação e espessamento das membranas sinoviais e dano à cartilagem articular, resultando em limitação do movimento e, eventualmente, ossificação ou fusão dos ossos que formam uma articulação. Outros sintomas incluem anemia, fadiga, atrofia muscular, osteoporose e outras alterações sistêmicas.

Osteoartrite

A osteoartrite, ou doença degenerativa articular, é a forma mais comum de artrite, com mais de 25% da população com mais de 18 anos de idade afetadas.[7] Embora a osteoartrite acometa principalmente idosos, ela pode ocorrer em adultos de todas as idades após uma lesão traumática. Cientistas e médicos acreditam cada vez mais que ela seja uma família específica de distúrbios que resultam em degradação progressiva das propriedades biomecânicas da cartilagem articular. Nos estágios iniciais da doença, a cartilagem articular perde sua aparência lisa e brilhante e se torna áspera e irregular. Eventualmente, a cartilagem se desgasta por completo, deixando as superfícies articulares ósseas descobertas. Características coexistentes são espessamento do osso subcondral e formação de osteófitos, ou esporões ósseos.[26] Dor, edema, limitação da ADM e enrijecimento são sintomas, sendo a dor tipicamente aliviada pelo repouso. O enrijecimento da articulação melhora com a atividade.

A causa da osteoartrite é, em geral, desconhecida. Embora a cartilagem articular pareça se adaptar a mudanças nos padrões habituais de carga, os esforços para associar a osteoartrite a fatores de estilo de vida produziram resultados conflitantes.[14,28] Enquanto as ocupações que requerem levantamento de grande peso, trabalho agrícola e participação em esportes de elite foram associadas a altas incidências de osteoartite no quadril, nenhuma relação foi encontrada entre os níveis de atividade física regular ao longo de toda a vida e a incidência de osteoartrite no joelho.[14,28]

Como a cartilagem articular é avascular nos adultos, ela depende da carga mecânica cíclica para que a troca de fluidos forneça nutrientes e remova os produtos metabólicos. Consequentemente, estresse mecânico muito pequeno em articulações sinoviais resulta em deterioração da cartilagem. Pesquisas sugerem que alguma doença articular degenerativa pode surgir, de fato, por remodelagem e pela insuficiência avascular associada no osso subcondral subjacente, um padrão que também está associado ao desuso.[18,19] O pensamento atual é de que tanto o estresse mecânico muito pequeno quanto o estresse mecânico excessivo podem promover o desenvolvimento de osteoartrite, com uma zona intermediária de carga cíclica regular que otimiza a saúde da cartilagem articular.[30]

RESUMO

A configuração anatômica das articulações do corpo humano determina as capacidades de movimento direcional dos segmentos corporais articulares. Do ponto de vista dos movimentos permitidos, existem três principais categorias de articulação: sinartrose (articulações imóveis), anfiartroses (articulações levemente móveis) e diartroses (articulações livremente móveis). Cada categoria principal é subdividida adicionalmente em classes de articulações com características anatômicas comuns.

As extremidades dos ossos em uma articulação diartrósica são cobertas pela cartilagem articular, que reduz o estresse de contato e regula a lubrificação articular. Discos cartilaginosos, ou meniscos, presentes em algumas articulações também podem contribuir para essas funções.

Os tendões e os ligamentos são tecidos colagenosos fortes discretamente extensíveis e elásticos. Esses tecidos são semelhantes ao músculo e ao osso em sua adaptação aos níveis de aumento e redução de estresse mecânico por hipertrofia ou atrofia.

A estabilidade articular é a capacidade da articulação de resistir ao deslocamento dos ossos que formam uma articulação. Os principais fatores que influenciam a estabilidade articular são o tamanho e o formato das superfícies do osso da articulação e a disposição e força dos músculos, tendões e ligamentos circundantes.

A flexibilidade articular é uma função principalmente da firmeza relativa dos músculos e dos ligamentos que cruzam a articulação. Se esses tecidos não forem alongados, eles tendem a encurtar. As abordagens para aumentar a flexibilidade incluem alongamento ativo *versus* passivo e alongamento estático *versus* dinâmico. A FNP é um procedimento particularmente efetivo para alongar os músculos e os ligamentos.

AUTOAVALIAÇÃO

(Podem ser feitas consultas aos Capítulos 7 a 9 para informação adicional sobre articulações específicas.)

1. Construa uma tabela que identifique o tipo de articulação e o plano ou os planos dos movimentos permitidos para o ombro (articulação glenoumeral), cotovelo, punho, quadril, joelho e tornozelo.
2. Descreva as direções e as amplitudes de movimento aproximadas que ocorrem nas articulações do corpo humano durante cada um dos seguintes movimentos:
   a. Caminhada
   b. Corrida
   c. Realização de polichinelos
   d. Levantar a partir de posição sentada
3. Que fatores contribuem para a estabilidade de uma articulação?
4. Explique por que as articulações dos atletas são cobertas com fitas antes de sua participação em uma atividade. Quais são algumas possíveis vantagens e desvantagens dessa prática?
5. Que fatores contribuem para a flexibilidade?
6. Que grau de flexibilidade articular é desejado?
7. Como a flexibilidade está relacionada com a probabilidade de lesão?
8. Discuta a relação entre estabilidade articular e flexibilidade articular.
9. Explique por que a força de preensão diminui conforme o punho é hiperestendido.
10. Por que o alongamento balístico é contraindicado?

AVALIAÇÃO ADICIONAL

1. Construa uma tabela que identifique o tipo de articulação e o plano ou os planos de movimento para a articulação atlanto-occipital, a articulação entre as vértebras L5 e S1, as articulações metacarpofalângicas, as articulações interfalângicas, a articulação carpometacarpal do polegar, a articulação radiulnar e a articulação talocrural.
2. Identifique a posição (p. ex., extensão completa, 90° de flexão) em que cada uma das seguintes articulações está travada:
   a. Ombro
   b. Cotovelo
   c. Joelho
   d. Tornozelo
3. Em que a cartilagem articular é semelhante a e diferente de uma esponja? (Você pode querer consultar a Leitura Sugerida.)
4. Discuta comparativamente as propriedades do músculo, do tendão e do ligamento. (Você pode querer consultar a Leitura Sugerida.)
5. Discuta a importância relativa da estabilidade articular e da mobilidade articular para atletas que participam de cada um dos seguintes esportes:
   a. Ginástica
   b. Futebol
   c. Natação

6. Quais exercícios específicos você recomendaria para aumentar a estabilidade de cada uma das seguintes articulações?
   a. Ombro
   b. Joelho
   c. Tornozelo
   Explique o porquê das suas recomendações.
7. Que exercícios específicos você recomendaria para aumentar a flexibilidade de cada uma das seguintes articulações?
   a. Quadril
   b. Ombro
   c. Tornozelo
   Explique o porquê das suas recomendações.
8. Em quais esportes os atletas estão mais propensos a sofrer lesões relacionadas com a estabilidade articular deficiente? Explique sua resposta.
9. Em qual esporte os atletas estão mais propensos a sofrer lesões relacionadas com a flexibilidade articular deficiente? Explique sua resposta.
10. Quais exercícios você recomendaria para pessoas idosas interessadas em manter um nível adequado de flexibilidade articular?

LABORATÓRIO

NOME _____

DATA _____

1. Utilizando um esqueleto, um modelo anatômico, localize e forneça uma breve descrição para um exemplo de cada tipo de articulação.
   a. Sinartrose (articulações imóveis)

Sutura: _____

_____

Descrição: _____

_____

_____

_____

_____

Sindesmose: _____

_____

Descrição: _____

_____

_____

_____

_____

   b. Anfiartrose (articulações discretamente móveis)

Sincondrose: _____

_____

Descrição: _____

_____

_____

_____

Sínfise: _____

Descrição: _____
_____
_____
_____

c. Diartrose (articulações livremente móveis)

Plana: _____

Descrição: _____
_____
_____
_____

Dobradiça: _____

Descrição: _____
_____
_____
_____
_____

Pivô: _____

Descrição: _____
_____
_____
_____
_____

Condiloide: _____

Descrição: _____
_____
_____
_____
_____

Selar: _____

Descrição: _____
_____
_____
_____
_____

Esferóidea: _____

Descrição: _____
_____
_____

2. Revise a histologia da fibrocartilagem e da cartilagem hialina. Liste as localizações no corpo em que cada uma delas é encontrada.

Fibrocartilagem: _____
_____

Cartilagem hialina: _____
_____

3. Com um parceiro, utilize um goniômetro para medir a amplitude de movimento da flexão do quadril com a perna totalmente estendida antes e após 30 s de alongamento *ativo* dos isquiotibiais. Explique seus resultados.

ADM antes do alongamento: _____
_____

após o alongamento: _____
_____

Explicação: _____
_____
_____

4. Com um parceiro, utilize um goniômetro para medir a amplitude de movimento da flexão do quadril com a perna completamente estendida antes e após 30 s de alongamento *passivo* dos isquiotibiais. Explique seus resultados.

ADM antes do alongamento: _____
_____

após o alongamento: _____
_____

Explicação: _____
_____
_____

5. Com um parceiro, utilize um goniômetro para medir a amplitude de movimento da flexão do quadril com a perna completamente estendida antes e após alongar os isquiotibiais com uma das técnicas de FNP descritas neste capítulo. Explique seus resultados.

ADM antes do alongamento: _____

após o alongamento: _____

Explicação: _____
_____
_____

REFERÊNCIAS BIBLIOGRÁFICAS

1. Alegre LM, Hasler M, Wenger S, Nachbauer W, and Csapo R: Does knee joint cooling change in vivo patellar tendon mechanical properties? *Eur J Appl Physiol* 116:1921, 2016.
2. Anderson AF, Dome DC, Gautam S, Awh MH, and Rennirt GW: Correlation of anthropometric measurements, strength, anterior cruciate ligament size, and

intercondylar notch characteristics to sex differences in anterior cruciate ligament tear rates, *Am J Sports Med* 29:58, 2001.

3. Behm DG, Blazevich AJ, Kay AD, and McHugh M: Acute effects of muscle stretching on physical performance, range of motion, and injury incidence in healthy active individuals: A systematic review, *Appl Physiol Nutr Metab* 41:1, 2016.

4. Bohm S, Mersmann F, and Arampatzis A: Human tendon adaptation in response to mechanical loading: A systematic review and meta-analysis of exercise intervention studies on healthy adults, *Sports Med Open* 1:7, 2015.

5. Buckwalter JA, Mankin HJ, and Grodzinsky AJ: Articular cartilage and osteoarthritis, *Instr Course Lect* 54:465, 2005.

6. Bullo V, Bergamin M, Gobbo S, Sieverdes JC, Zaccaria M, Neunhaeuserer D, and Ermolao A: The effects of Pilates exercise training on physical fitness and well-being in the elderly: A systematic review for future exercise prescription, *Prev Med* 75:1, 2015.

7. Chen D, Shen J, Zhao W, Wang T, Han L, Hamilton J, and Im H: Osteoarthritis: Toward a comprehensive understanding of pathological mechanism, *Bone Res* 5: 16044, 2017.

8. Correa D and Lietman A: Articular cartilage repair: Current needs, methods and research directions, *Sem Cell & Dev Bio* 62:67, 2017.

9. Cottrell JA, Turner JC, Arinzeh TL, and O'Connor JP: The biology of bone and ligament healing, *Foot Ankle Clin* 21:739, 2017.

10. Fujita K, Nakamura M, Umegaki H, Kobayashi T, Nishishita S, Tanaka H, Ibuki S, and Ichihashi N: Effects of thermal agent and physical activity on muscle tendon stiffness, and effects combined with static stretching, *J Sport Rehabil* 4:1, 2017.

11. Gelen E: Acute effects of different warm-up methods on sprint, slalom dribbling, and penalty kick performance in soccer players, *J Strength Cond Res* 24(4):950, 2010.

12. Herda TJ, Herda ND, Costa PB, Walter-Herda AA, Valdez AM, and Cramer JT: The effects of dynamic stretching on the passive properties of the muscletendon unit, *J Sports Sci* 31:479, 2013.

13. Higgs F, Winter SL: The effect of a four-week proprioceptive neuromuscular facilitation stretching program on isokinetic torque production, *J Strength Cond Res* 23:1442, 2009.

14. Hoaglund FT and Steinbach LS: Primary osteoarthritis of the hip: Etiology and epidemiology, *J Am Acad Orthop Surg* 9:320, 2001.

15. Jones G, Ding C, Glisson M, Hynes K, Ma D, and Cicuttini F: Knee articular cartilage development in children: a longitudinal study of the effect of sex, growth, body composition, and physical activity, *Pediatr Res* 54:230, 2003.

16. Kay AD, Richmond D, Talbot C, Mina M, Baross AW, and Blazevich AJ: Stretching of active muscle elicits chronic changes in multiple strain risk factors, *Med Sci Sports Exerc* 48:1388, 2016.

17. Loitz BJ and Frank CB: Biology and mechanics of ligament and ligament healing, *Exerc Sport Sci Rev* 21:33, 1993.

18. Lotz M and Loeser RF: Effects of aging on articular cartilage homeostasis, *Bone* 51:241, 2012.

19. Mithoefer K, Minas T, Peterson L, Yeon H, and Micheli LJ: Functional outcome of knee articular cartilage repair in adolescent athletes, *Am J Sports Med* 33:1147, 2005.

20. Mow VC and Wang CC: Some bioengineering considerations for tissue engineering of articular cartilage, *Clin Orthop* 367:S204, 1999.

21. Park S, Krishnan R, Nicoll SB, and Ateshian GA: Cartilage interstitial fluid load support in unconfined compression, *J Biomech* 36:1785, 2003.

22. Quinn TM, Hunziker EB, and Hauselmann HJ: Variation of cell and matrix morphologies in articular cartilage among locations in the adult human knee, *Osteoarthritis Cartilage* 13:672, 2005.

23. Rosario JL and Foletto Á: Comparative study of stretching modalities in healthy women: Heating and application time, *J Bodyw Mov Ther* 19:3, 2015.

24. Sekir U, Arabaci R, Akova B, and Kadagan SM: Acute effects of static and dynamic stretching on leg flexor and extensor isokinetic strength in elite women athletes, *Scand J Med Sci Sports* 20:268, 2010.

25. Sheard PW and Paine TJ: Optimal contraction intensity during proprioceptive neuromuscular facilitation for maximal increase of range of motion, *J Strength Cond Res* 24:416, 2010.

26. Silver, FH, Bradica G, and Tria A: Do changes in the mechanical properties of articular cartilage promote catabolic destruction of cartilage and osteoarthritis? *Matrix Biol* 23:467, 2004.

27. Suijkerbuijk MA, Reijman M, Lodewijks SJ, Punt J, and Meuffels DE: Hamstring tendon regeneration after harvesting: a systematic review, *Am J Sports Med* 43:2591, 2015.

28. Sutton AJ, Muir KR, Mockett S, and Fentem P: A case-controlled study to investigate the relation between low and moderate levels of physical activity and osteoarthritis of the knee using data collected as part of the Allied Dunbar National Fitness Survey, *Ann Rheum Dis* 60:756, 2001.

29. Vazini-Taher A and Parnow A: Level of functional capacities following soccer-specific warm up methods among elite collegiate soccer players, *J Sports Med Phys Fitness*, 57:537, 2017.

30. Whiting WC and Zernicke RF: *Biomechanics of musculoskeletal injury* (2nd ed), Champaign, IL, 2008, Human Kinetics.

LEITURA SUGERIDA

Grässel S and Aszódi A (Eds): *Cartilage: Volume 2: Pathophysiology*, New York, 2017 Springer.
Apresenta conhecimentos atuais e novas perspectivas sobre a cartilagem como um tecido especializado e versátil, focando na anatomopatologia das duas doenças osteoarticulares mais comuns que afetam grandes segmentos da população ocidental, a osteoartrite e a condrodisplasia.

Kyriacos A, Darling EM, Hu J, DuRaine G, and Reddi A: *Articular cartilage,* New York, 2017, CRC Press.
Discute as últimas pesquisas e os avanços relacionados com a cartilagem articular em biologia, desenvolvimento, patologia, aplicações clínicas e engenharia tissular em um estilo inteligível.

Martin R, Burr D, Sharkey N, and Fyhrie D: *Skeletal tissue mechanics,* New York, 2015, Springer.
Ilustra a mecânica da articulação sinovial e as propriedades mecânicas de ligamentos e tendões de maneira fácil de entender.

Pham P (Ed): *Bone and cartilage regeneration (stem cells in clinical applications),* New York, 2016, Springer.
Discute as aplicações de células-tronco na regeneração de ossos e cartilagens, incluindo regeneração esquelética por células-tronco mesenquimatosas, melhora clínica a partir da injeção de células-tronco mesenquimatosas em cartilagem lesionada e osteoartrite, e as possibilidades futuras das terapias discutidas.

SITES RELACIONADOS

The Center for Orthopaedics and Sports Medicine
http://arthroscopy.com/
Inclui informação e gráficos coloridos sobre a anatomia e a função do membro superior, pé, tornozelo, joelho e coluna vertebral, bem como descrição de técnicas de cirurgia no joelho e enxertia da superfície articular.

Rothman Institute
http://www.rothmaninstitute.com
Inclui informação sobre opções de diagnóstico e tratamento de lesões esportivas comuns no joelho, ombro e cotovelo; artrite do quadril e do joelho; substituições articulares totais; anatomia da coluna vertebral e anormalidades e patologias da coluna vertebral; além do pé e do tornozelo.

University of Washington Orthopaedic Physicians
http://www.orthop.washington.edu
Fornece animações para tratamentos cirúrgicos de lesões comuns e condições patológicas do pescoço, do dorso / coluna vertebral, de mão / punho, do joelho e do tornozelo / pé.

Wheeless' Textbook of Orthopaedics Online
http://www.wheelessonline.com
Fornece links *para conteúdo médico abrangente sobre articulações, artrite e artroscopia.*

PALAVRAS-CHAVE

Alongamento ativo	Alongamento de músculos, tendões e ligamentos produzido pela contração ativa dos músculos antagonistas.
Alongamento balístico	Uma série de alongamentos rápidos e bruscos.
Alongamento dinâmico	Alongamento que envolve movimentos controlados, em vez de bruscos.
Alongamento estático	Manutenção de um alongamento lento, controlado e contínuo com duração média de cerca de 30 s.
Alongamento passivo	Alongamento de músculos, tendões e ligamentos produzido por uma força de alongamento diferente da contração dos músculos antagonistas.
Amplitude de movimento	Ângulo ao longo do qual uma articulação se move da posição anatômica até o limite extremo do movimento do segmento em determinada direção.
Cápsula articular	Membrana dupla que envolve cada articulação sinovial.
Cartilagem articular	Camada protetora de tecido conectivo denso e branco que cobre as superfícies articulares do osso nas articulações diartrósicas.
Estabilidade articular	Capacidade de uma articulação de resistir a um deslocamento anormal dos ossos da articulação.
Facilitação neuromuscular proprioceptiva	Grupo de procedimentos de alongamento que envolve a alternância de contrações e de relaxamento dos músculos que estão sendo alongados.
Fibrocartilagem articular	Discos de tecido mole ou meniscos localizados entre os ossos da articulação.
Flexibilidade articular	Termo que representa as amplitudes relativas de movimento permitidas em uma articulação.
Fuso muscular	Receptor sensorial que provoca contração reflexa em um músculo alongado e inibe o desenvolvimento de tensão nos músculos antagonistas.
Inibição recíproca	Inibição da produção de tensão nos músculos antagonistas resultante da ativação dos fusos musculares.
Líquido sinovial	Líquido claro, discretamente amarelado, que lubrifica o interior da cápsula articular nas articulações sinoviais.
Órgãos tendinosos de Golgi	Receptores sensoriais que inibem o desenvolvimento de tensão em um músculo e iniciam o desenvolvimento de tensão nos músculos antagonistas.
Posição de travamento	Orientação articular em que o contato entre as superfícies dos ossos que formam uma articulação é máximo.
Posição destravada	Qualquer orientação articular diferente da posição de travamento.
Reflexo de estiramento	Reflexo monossináptico iniciado pelo estiramento de fusos musculares e que resulta na produção imediata de contração muscular.

CAPÍTULO 6

Biomecânica do Músculo Esquelético

Ao término deste capítulo, você será capaz de:

Identificar as propriedades comportamentais básicas da unidade musculotendínea

Explicar as relações entre os tipos de fibras e a arquitetura da fibra com a função muscular

Explicar como o músculo esquelético funciona para produzir o movimento coordenado do corpo humano

Discutir os efeitos das relações entre força e velocidade e entre comprimento e tensão, e o atraso eletromecânico na função muscular

Discutir os conceitos de força, potência e resistência de uma perspectiva biomecânica.

©Vaara/iStock/Getty Images RF

O que permite que alguns atletas se sobressaiam em competições de resistência, como uma maratona, e que outros dominem competições de potência, como arremesso de peso ou corrida de velocidade? Quais características do sistema neuromuscular contribuem para a rapidez do movimento? Quais exercícios tendem a causar dor muscular? De uma perspectiva biomecânica, o que é a força muscular?

O músculo é o único tecido capaz de produzir tensão ativamente. Essa característica permite que o músculo esquelético realize as importantes funções de manter a postura corporal ereta, movimentar os apêndices do corpo e absorver impactos. Como o músculo só pode realizar essas funções quando adequadamente estimulado, o sistema nervoso e o sistema muscular humanos são frequentemente chamados de modo coletivo de sistema neuromuscular. Este capítulo discute as propriedades comportamentais do tecido muscular, a organização funcional do músculo esquelético e os aspectos biomecânicos da função muscular.

Propriedades comportamentais da unidade musculotendínea

> As propriedades comportamentais características do músculo são extensibilidade, elasticidade, irritabilidade e capacidade de produzir tensão.

As quatro propriedades comportamentais do tecido muscular são a extensibilidade, a elasticidade, a irritabilidade e a capacidade de produzir tensão. Essas propriedades são comuns a todos os músculos, incluindo os músculos cardíaco, liso e esquelético dos seres humanos, bem como aos músculos dos outros mamíferos, répteis, anfíbios, pássaros e insetos.

Extensibilidade e elasticidade

As propriedades de extensibilidade e de elasticidade são comuns a muitos tecidos biológicos. Como mostrado na Figura 6.1, a extensibilidade é a capacidade de ser alongado ou de aumentar de tamanho, e a elasticidade é a capacidade de retornar ao tamanho inicial após o estiramento. A elasticidade muscular faz com que o músculo retorne ao seu comprimento normal de repouso após um alongamento e contribui para a transmissão suave da tensão do músculo para o osso.

Considera-se que o comportamento elástico do músculo consiste em dois componentes principais. O **componente elástico em paralelo** (CEP), fornecido pelas membranas musculares, confere resistência quando um músculo é

Componente elástico em paralelo
Propriedade elástica passiva de um músculo derivada das membranas musculares.

Figura 6.1
As propriedades características do tecido muscular permitem que ele se alongue, retraia e contraia.

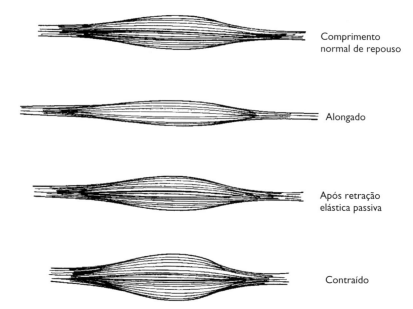

estirado passivamente. O **componente elástico em série** (CES), localizado nos tendões, atua como uma mola, armazenando energia elástica quando um músculo tensionado é alongado. Esses componentes da elasticidade muscular são nomeados assim porque as membranas e os tendões estão, respectivamente, em paralelo e em série (ou em linha) com as fibras musculares, que representam o **componente contrátil** (Figura 6.2). Acredita-se que a elasticidade do músculo esquelético humano se deva principalmente ao CES.

Esses componentes elásticos conseguem exercer influências significativas na produção de força, potência e trabalho musculares. Durante movimentos rápidos, eles conseguem aumentar a força muscular, armazenando o trabalho de contração muscular e liberando-o rapidamente. Os componentes elásticos também conseguem liberar energia mais lentamente para alongar o componente contrátil do músculo durante uma atividade como aterrissar de um salto, dissipando energia e protegendo o músculo de danos.[27]

Tanto o CES quanto o CEP apresentam uma propriedade viscosa que permite ao músculo se alongar e retrair de maneira tempo-dependente. Quando um alongamento estático de um grupo muscular como os músculos isquiotibiais é mantido por algum tempo, o músculo aumenta em comprimento progressivamente, aumentando a amplitude de movimento da articulação. Do mesmo modo, após um grupo muscular ter sido alongado, ele não retorna ao seu comprimento de repouso imediatamente; em vez disso, ele retrai gradualmente ao longo do tempo. Essa resposta **viscoelástica** é independente do gênero.

Irritabilidade e capacidade de produzir tensão

Outra das propriedades características dos músculos, a irritabilidade, é a capacidade de responder a um estímulo. Os estímulos que afetam os músculos são eletroquímicos, como um potencial de ação do nervo associado, ou mecânicos, como um golpe externo sobre uma porção do músculo. Quando ativado por um estímulo, o músculo responde produzindo tensão.

A capacidade de produzir tensão é uma característica comportamental única do tecido muscular. Historicamente, a produção de tensão por um músculo é chamada de *contração*, ou componente contrátil da função muscular. A contratilidade é a capacidade de diminuir o comprimento. Entretanto, como discutido adiante, a tensão em um músculo pode não resultar em encurtamento muscular.

Organização estrutural do músculo esquelético

Existem aproximadamente 434 músculos no corpo humano, correspondendo a 40 a 45% do peso corporal da maioria dos adultos. Os músculos são distribuídos em pares nos lados direito e esquerdo do corpo. Cerca de 75 pares de músculos são responsáveis pelos movimentos corporais e pela postura, com o restante envolvido em atividades como controle ocular e deglutição. Quando

Componente elástico em série
Propriedade elástica passiva do músculo originada dos tendões.

Componente contrátil
Propriedade muscular que permite a produção de tensão pelas fibras musculares estimuladas.

▼

A propriedade viscoelástica muscular permite que o músculo aumente progressivamente seu comprimento, com o passar do tempo, quando alongado.

Viscoelástico
Que tem a capacidade de se alongar ou retrair ao longo do tempo.

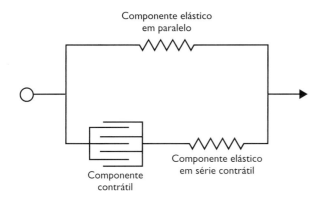

Figura 6.2

Do ponto de vista mecânico, a unidade musculotendínea se comporta como um componente contrátil (as fibras musculares) em paralelo ao componente elástico (as membranas musculares) e em série com outro componente elástico (os tendões).

a tensão é produzida em um músculo, considerações biomecânicas, como a magnitude da força gerada, a velocidade com que a força é produzida, e o intervalo de tempo em que a força pode ser mantida, são afetadas pelas características anatômicas e fisiológicas particulares do músculo.

Fibras musculares

Uma célula muscular isolada é chamada de *fibra muscular* devido ao seu formato alongado. A membrana que envolve a fibra muscular é chamada algumas vezes de *sarcolema*, e o citoplasma especializado é chamado de *sarcoplasma*. O sarcoplasma de cada fibra contém um número de núcleos e de mitocôndrias, bem como numerosas miofibrilas em formato de linha organizadas paralelamente uma em relação à outra. As miofibrilas contêm dois tipos de filamentos proteicos cuja disposição produz o padrão estriado característico que identifica o músculo esquelético ou estriado.

Observações ao microscópio das mudanças nas bandas e nas linhas visíveis no músculo esquelético durante a contração muscular induziram a nomeação dessas estruturas para fins de referência (Figura 6.3). O sarcômero, delimitado entre duas linhas Z, é a unidade estrutural básica da fibra muscular (Figura 6.4). Cada sarcômero é dividido ao meio por uma linha M. As bandas A contêm filamentos de miosina, grossos e ásperos, cercados por seis filamentos de actina, finos e lisos. As bandas I contêm apenas filamentos de actina. Nas duas bandas, os filamentos de proteína são mantidos no lugar pela ancoragem às linhas Z, que são aderidas ao sarcolema. No centro das bandas A estão as zonas H, que contêm apenas os filamentos grossos de miosina. (Ver Tabela 6.1 para conhecer as origens dos nomes dessas bandas.)

Durante a contração muscular, os filamentos finos de actina de ambos os lados do sarcômero deslizam um na direção do outro. Como observado ao microscópio, as linhas Z se movem em direção às bandas A, que mantêm seu tamanho original, enquanto as bandas I se estreitam e a zona H desaparece. As projeções dos filamentos de miosina chamadas pontes cruzadas formam ligações físicas com os filamentos de actina durante a contração muscular, sendo o número de ligações proporcional tanto à produção de força quanto ao gasto energético.

Uma rede de canais membranosos conhecida como *retículo sarcoplasmático* está associada externamente a cada fibra (Figura 6.5). Internamente, as fibras são atravessadas por pequenos túneis chamados *túbulos transversos*,

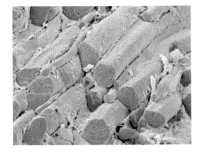

Visão microscópica das fibras musculares esqueléticas humanas.
©Science Photo Library/Alamy Stock Photo RF.

Figura 6.3

O sarcoplasma de uma fibra muscular contém miofibrilas dispostas em paralelo, cada uma composta por filamentos de miosina e actina.
Hole, John W., Shier, David; Butler, Jackie, & Lewis, Ricki, *Human Anatomy and Physiology*, New York: McGraw-Hill Education, 1996. Copyright ©1996 by McGraw-Hill Education. Todos os direitos reservados. Utilizada com permissão.

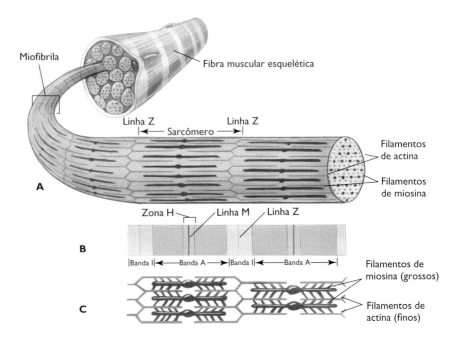

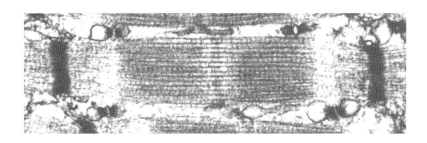

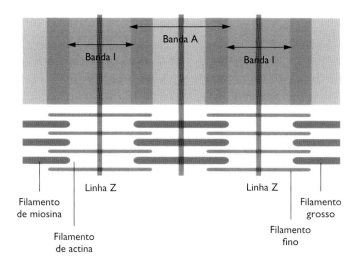

Figura 6.4

O sarcômero é composto por bandas alternadas claras e escuras que dão ao músculo sua aparência estriada. (Foto acima) ©McGraw-Hill Education; (Foto abaixo) Hole, John W., Shier, David; Butler, Jackie, & Lewis, Ricki, *Human Anatomy and Physiology*, New York: McGraw-Hill Education, 1996. Copyright ©1996 by McGraw-Hill Education. Todos os direitos reservados. Utilizada com permissão.

Estrutura	Derivação histórica do nome
Bandas A	A luz polarizada é *anisotrópica* quando passa através dessa região.
Bandas I	A luz polarizada é *isotrópica* quando passa através dessa região.
Linhas Z	A palavra alemã *Zwischenscheibe* significa "disco intermediário".
Zonas H	Aquelas que foram descobertas por Hensen.
Linha M (conforme as demais ilustrações e descrição no texto)	A palavra alemã *Mittelscheibe* significa "banda intermediária".

Tabela 6.1

Como as estruturas dos sarcômeros receberam seus nomes.

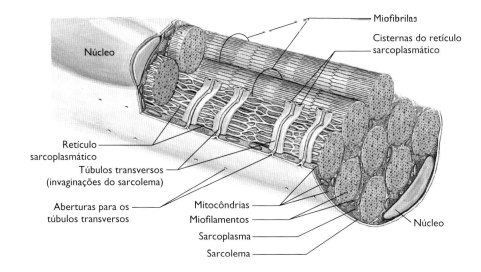

Figura 6.5

O retículo sarcoplasmático e os túbulos transversos formam canais para movimento dos eletrólitos. Hole, John W., Shier, David; Butler, Jackie, & Lewis, Ricki, *Human Anatomy and Physiology*, New York: McGraw-Hill Education, 1996. Copyright ©1996 by McGraw-Hill Education. Todos os direitos reservados. Utilizada com permissão.

que se abrem apenas externamente. O retículo sarcoplasmático e os túbulos transversos formam os canais para transporte dos mediadores eletroquímicos da ativação muscular.

Várias camadas de tecido conectivo fornecem a superestrutura para a organização da fibra muscular (Figura 6.6). Cada membrana da fibra, ou sarcolema, é cercada por um tecido conectivo fino chamado *endomísio*. As fibras são agrupadas em fascículos por bainhas de tecido conectivo conhecidas como *perimísio*. Os grupos de fascículos que formam os músculos são então envoltos pelo epimísio, que é contínuo aos tendões musculares.

Em músculos de adultos, há uma considerável variação no comprimento e no diâmetro das fibras musculares. Algumas fibras podem percorrer todo o comprimento de um músculo, enquanto outras são mais curtas. As fibras musculares esqueléticas crescem em comprimento e em diâmetro do nascimento até a vida adulta. O diâmetro da fibra também pode aumentar pelo treinamento de resistência com o uso de poucas repetições e grandes cargas em adultos de todas as idades.

Em animais como os anfíbios, o número de fibras musculares também aumenta com a idade e o tamanho do organismo. Entretanto, isso não parece ocorrer em seres humanos. O número de fibras musculares presentes em seres humanos é determinado geneticamente e varia de pessoa a pessoa. O número de fibras presentes ao nascimento é aparentemente mantido durante toda a vida, exceto pela perda ocasional causada por lesões. Em geral, acredita-se que o aumento no tamanho muscular após o treinamento de resistência represente um aumento nos diâmetros das fibras e não no número de fibras.

Unidades motoras

Unidade motora
Um único neurônio motor e todas as fibras musculares que ele inerva.

As fibras musculares são organizadas em grupos funcionais de tamanhos diferentes. Compostas por um único neurônio motor e todas as fibras inervadas por ele, constituem grupos conhecidos como **unidades motoras** (Figura 6.7).

Figura 6.6

O músculo é compartimentalizado por uma série de membranas de tecido conectivo. Fox, Stuart Ira. *Human Physiology*, 6e. New York: McGraw-Hill Education, 1999. Copyright ©1999 by McGraw-Hill Education. Todos os direitos reservados. Utilizada com permissão.

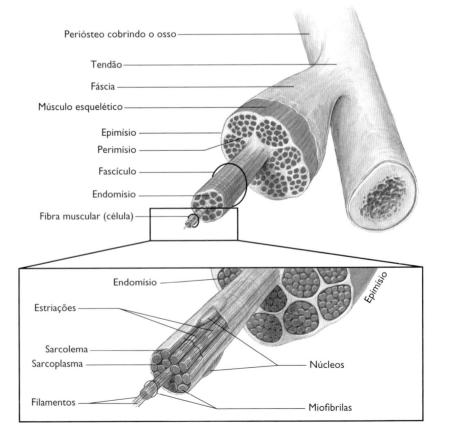

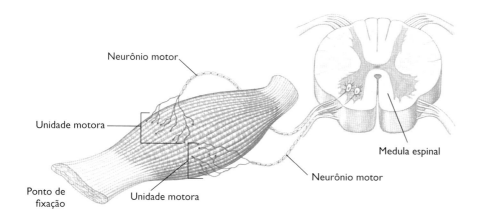

Figura 6.7
Uma unidade motora consiste em um único neurônio e todas as fibras musculares inervadas por esse neurônio. Fox, Stuart Ira. *Human Physiology*, 6e. New York: McGraw-Hill Education, 1999. Copyright ©1999 by McGraw-Hill Education. Todos os direitos reservados. Utilizada com permissão.

O axônio de cada neurônio motor se subdivide em vários ramos de modo que cada fibra individual receba uma terminação nervosa (Figura 6.8). Tipicamente, existe apenas uma terminação nervosa por fibra. As fibras de uma unidade motora podem se espalhar por uma área de vários centímetros e ser intercaladas por fibras de outras unidades motoras. As unidades motoras são tipicamente confinadas a um único músculo e estão localizadas nesse músculo. Uma única unidade motora em mamíferos pode conter desde menos de 100 a até 2.000 fibras, dependendo dos tipos de movimentos que o músculo executa. Os movimentos que são controlados com precisão, como os movimentos dos olhos e dos dedos, são produzidos por unidades motoras com pequeno número de fibras. Movimentos grosseiros, de força, como os produzidos pelos gastrocnêmicos, são em geral o resultado da atividade de unidades motoras grandes.

A maioria das unidades motoras esqueléticas em mamíferos é composta por células *contráteis* que respondem a um único estímulo produzindo tensão do tipo contração. A tensão em uma fibra contrátil após o estímulo de um único impulso nervoso aumenta até o valor de pico em menos de 100 ms e diminui imediatamente.

Entretanto, no corpo humano, as unidades motoras são ativadas por uma série de impulsos nervosos. Quando impulsos rápidos e sucessivos ativam uma fibra já em tensão, ocorre a **somação** e a tensão aumenta progressivamente até que o valor máximo para essa fibra seja alcançado (Figura 6.9). Uma fibra ativada repetidamente de modo que seu nível máximo de tensão seja mantido por um tempo entra em estado de **tetania**. Conforme a tetania se prolonga, a fadiga causa um declínio gradual no nível de tensão produzido.

Somação
Formação de maneira aditiva.

Tetania
Condição muscular que produz tensão máxima contínua resultante de uma estimulação repetitiva.

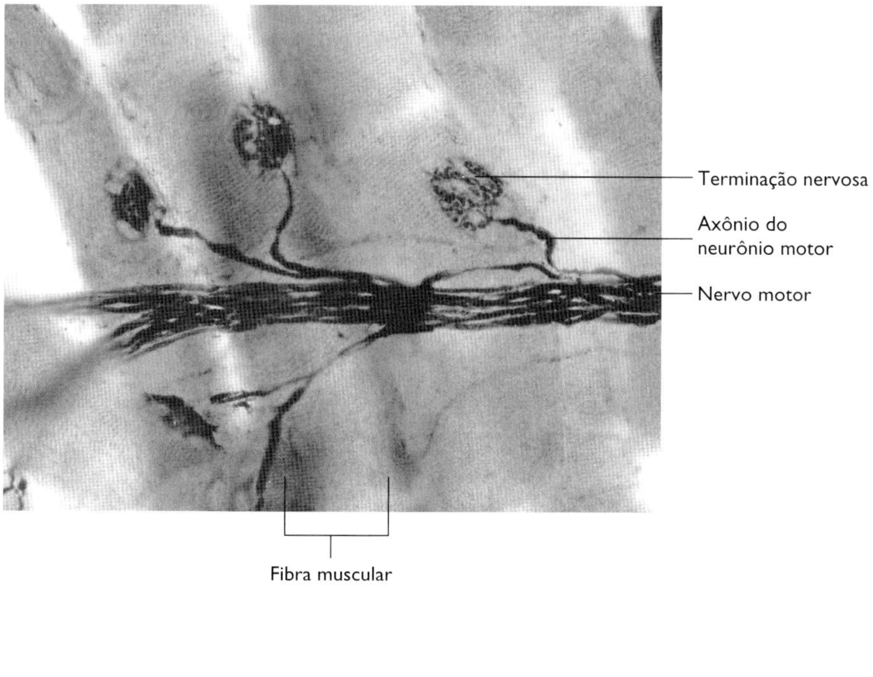

Figura 6.8
Cada fibra muscular em uma unidade motora recebe uma terminação nervosa do neurônio motor. ©Al Telser/The McGraw-Hill Education.

Figura 6.9

Tensão produzida por uma fibra muscular em resposta a um único estímulo (**A**), em resposta à estimulação repetitiva (**B**) e em resposta à estimulação de alta frequência (tetania) (**C**).

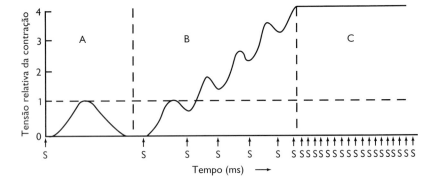

Nem todas as unidades motoras esqueléticas do corpo humano são do tipo contrátil. Unidades motoras do *tipo tônico* são encontradas no aparelho oculomotor. Essas unidades motoras exigem mais de um único estímulo antes do desenvolvimento inicial de tensão.

Tipos de fibras

As fibras musculares esqueléticas exibem muitas características estruturais, histoquímicas e comportamentais diferentes. Como essas diferenças têm implicações diretas na função muscular, elas são de interesse particular para muitos cientistas. As fibras de algumas unidades motoras contraem até alcançar a tensão máxima mais rapidamente do que outras, após o estímulo. Com base nessa característica distintiva, as fibras podem ser divididas nas duas categorias abrangentes de **contração rápida** (CR) e **contração lenta** (CL). As fibras CR levam apenas um sétimo do tempo necessário para as fibras CL alcançarem o pico de tensão (Figura 6.10). Essa diferença no tempo para o pico de tensão é atribuída às grandes concentrações de miosina-ATPase nas fibras CR. As fibras CR também têm diâmetro maior do que as fibras CL. Por causa dessas e de outras diferenças, as fibras CR em geral se fadigam mais rapidamente do que as fibras CL.

As fibras CR são divididas em duas categorias com base em suas propriedades histoquímicas. O primeiro tipo de fibra CR compartilha a resistência à fadiga que caracteriza as fibras CL. O segundo tipo de fibra CR apresenta diâmetro maior, contém menos mitocôndrias e se fadiga mais rapidamente do que o primeiro tipo (Tabela 6.2).

Os pesquisadores categorizaram os três tipos de fibras musculares utilizando vários esquemas diferentes. Em um, as fibras CL são chamadas de *Tipo I*, e as fibras CR de *Tipo IIa* e *Tipo IIb*. Outro sistema nomeia as fibras CL como *oxidativas de contração lenta* (OL), com as fibras CR divididas em fibras

Fibra de contração rápida
Fibra que alcança o pico de tensão de modo relativamente rápido.

Fibra de contração lenta
Fibra que alcança o pico de tensão de modo relativamente lento.

Figura 6.10

As fibras de contração rápida alcançam o pico de tensão e relaxam mais rapidamente do que as fibras de contração lenta. Repare que os níveis de tensão de contração mostrados são relativos ao pico de tensão e não absolutos, já que as fibras CR tendem a alcançar picos de tensão mais altos do que as fibras CL. Os tempos de contração também variam bastante entre as fibras, mesmo dentro das categorias CR e CL.

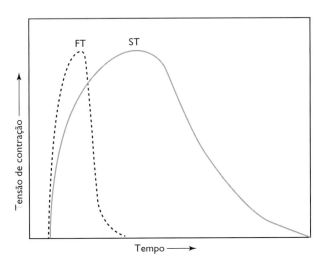

Tabela 6.2

Características das fibras musculares esqueléticas.

Característica	Tipo I Oxidativa de contração lenta (OL)	Tipo IIA Oxidativa e glicolítica de contração rápida (OGR)	Tipo IIB Glicolítica de contração rápida (GR)
Velocidade de contração	Lenta	Rápida	Rápida
Taxa de fadiga	Lenta	Intermediária	Rápida
Diâmetro	Pequeno	Intermediário	Grande
Concentração de ATPase	Baixa	Alta	Alta
Concentração mitocondrial	Alta	Alta	Baixa
Concentração de enzimas glicolíticas	Baixa	Intermediária	Alta

oxidativas e glicolíticas de contração rápida (OGR) e *glicolíticas de contração rápida* (GR). Existe ainda outro esquema que inclui as fibras CL, as fibras de *contração rápida resistente à fadiga* (CRF) e as fibras de *contração rápida e fadigamento rápido* (CFF). Essas classificações não são intercambiáveis, já que estão baseadas em propriedades diferentes das fibras. Embora três categorias de fibras musculares sejam úteis para descrever as diferenças funcionais grosseiras, é importante reconhecer que existe um contínuo de características das fibras.

Embora todas as fibras de uma unidade motora sejam do mesmo tipo, a maioria dos músculos esqueléticos contém tanto fibras do tipo CR quanto CL, com as quantidades relativas variando de músculo a músculo e de indivíduo a indivíduo. Por exemplo, o músculo solear, que é utilizado geralmente para ajustes de postura, contém principalmente fibras CL. Em contraste, os gastrocnêmicos sobre ele podem conter mais fibras CR do que CL. Na população normal, as mulheres têm, em média, mais fibras CL do que os homens.[10]

As fibras CR são contribuintes importantes para o sucesso de um participante em competições que requeiram contração muscular rápida e potente, como corrida de velocidade e saltos. Os eventos de resistência, como corrida em distância, ciclismo e natação, requerem o funcionamento efetivo das fibras CL mais resistentes à fadiga. Utilizando biopsias musculares, os pesquisadores demonstraram que os atletas bem-sucedidos em competições que requerem força e potência tendem a ter proporções atipicamente altas de fibras CR e que atletas de resistência de elite normalmente têm proporções especialmente altas de fibras CL.

> ▼
>
> Uma grande porcentagem de fibras CR é vantajosa para a produção de movimentos rápidos e uma grande porcentagem de fibras CL é benéfica para atividades que requerem resistência.

Como esses dados sugerem, a realização de exercícios ao longo do tempo pode resultar em mudanças nos tipos de fibras em um indivíduo. Hoje é aceito que as fibras de CR podem ser convertidas em fibras de CL com o treinamento de resistência e que as conversões de fibras de CR do Tipo IIb para fibras Tipo IIa podem ocorrer com o treinamento intenso de carga (força), treinamento de resistência e treinamento isocinético concêntrico e excêntrico.[13,34]

Os indivíduos geneticamente dotados com maior porcentagem de fibras CR podem escolher esportes que requeiram força, e aqueles com maior porcentagem de fibras CL podem escolher esportes de resistência. Entretanto, a distribuição dos tipos de fibra para atletas de resistência e de força de elite caem na faixa de composição dos tipos de fibra encontrados em indivíduos não treinados. Para a população em geral existe uma curva de distribuição normal entre fibras CR *versus* CL, com a maioria das pessoas apresentando equilíbrio entre as fibras CR e CL e uma porcentagem relativamente pequena exibindo um número muito maior de fibras de CR ou de CL.

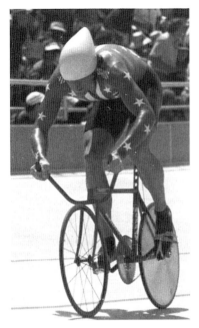

Ciclistas de velocidade são propensos a ter músculos compostos por uma grande porcentagem de fibras CR. ©Susan Hall.

Dois fatores conhecidos que afetam a composição do tipo de fibra muscular são a idade e a obesidade. Existe uma redução progressiva, relacionada com a idade e independente do gênero ou do treinamento, no número de unidades motoras e de fibras musculares e no tamanho das fibras Tipo II.[29] Entretanto, existe uma boa evidência de que o exercício regular de alta intensidade ao longo da vida pode reduzir a perda de unidades motoras tipicamente associada ao envelhecimento.[26] Por outro lado, crianças pequenas e com menos de 1 ano de idade também apresentam proporções significativamente menores de fibras Tipo IIb do que os adultos.

Arquitetura da fibra

Outra variável que influencia a função muscular é a organização das fibras em um músculo. A orientação das fibras em um músculo e a disposição com que as fibras se fixam aos tendões variam consideravelmente entre os músculos do corpo humano. Essas considerações estruturais afetam a força da contração muscular e a amplitude de movimento ao longo da qual um grupo muscular pode mover um segmento corporal.

Essas duas categorias abrangentes de organização das fibras musculares são chamadas de **paralelas** e **peniformes**. Embora tenham sido propostas numerosas subcategorias das disposições de fibras paralelas e peniformes, a distinção entre essas duas categorias é suficiente para discutir as características biomecânicas.

Em uma disposição paralela das fibras, elas estão orientadas principalmente em paralelo ao eixo longitudinal do músculo (Figura 6.11). Os músculos sartório, reto do abdome e bíceps braquial apresentam orientação em paralelo das fibras. Na maioria dos músculos com fibras paralelas, existem fibras que não se estendem pelo comprimento total do músculo, mas terminam em algum ponto do ventre muscular.

Uma disposição peniforme das fibras é aquela em que as fibras se encontram em ângulo com o eixo longitudinal do músculo. Cada fibra em um músculo peniforme se fixa a um ou mais tendões, dos quais alguns se estendem por todo o comprimento do músculo. As fibras de um músculo podem exibir mais de um ângulo de penação (ângulo de fixação) ao tendão. Os músculos tibial posterior, reto femoral e deltoide apresentam disposição peniforme das fibras.

Quando a tensão é produzida em um músculo com fibras paralelas, qualquer encurtamento do músculo é principalmente o resultado do encurtamento das fibras. Quando as fibras do músculo peniforme encurtam, elas giram

Disposição paralela das fibras
Padrão de fibras de um músculo em que as fibras estão grosseiramente paralelas ao eixo longitudinal do músculo.

Disposição peniforme das fibras
Padrão de fibras de um músculo em que as fibras curtas se fixam a um ou mais tendões.

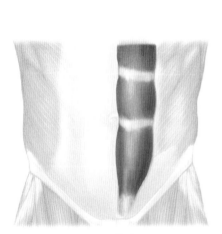
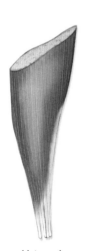
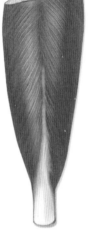
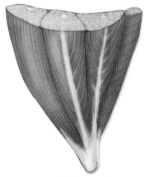

Paralela — Unipenada — Bipenada — Multipenada

Figura 6.11 Exemplos de disposições diferentes de fibras musculares, incluindo paralela (músculo reto do abdome), unipenada (músculos interósseos palmares), bipenada (músculo reto femoral) e multipenada (músculo deltoide). Todas as fotos: ©McGraw-Hill Education.

sobre a fixação ou as fixações do tendão, aumentando progressivamente o ângulo de penação (Figura 6.12). Como demonstrado no Exemplo de Problema 6.1, quanto maior o ângulo de penação, menor a proporção de força efetiva transmitida de fato sobre o tendão ou os tendões para mover os ossos associados. Uma vez que o ângulo de penação exceda 60°, a proporção de força efetiva transmitida para o tendão será menor do que metade da força

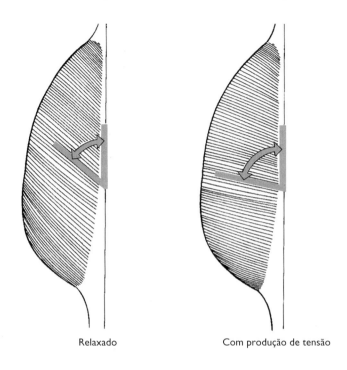

Relaxado   Com produção de tensão

Figura 6.12
O ângulo de penação aumenta conforme a tensão aumenta progressivamente nas fibras musculares.

EXEMPLO DE PROBLEMA 6.1

Que proporção de força é exercida pelo tendão de um músculo peniforme quando a tensão nas fibras é de 100 N, dados os seguintes ângulos de penação?
1. 40°
2. 60°
3. 80°

Conhecido

$$F_{fibras} = 100 \text{ N}$$

Ângulo de penação = 40°, 60°, 80°

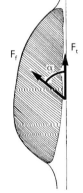

Solução

Desejado: $F_{tendão}$

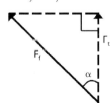

A relação entre a tensão nas fibras e a tensão no tendão é de

$$F_{tendão} = F_{fibras} \cos \alpha$$

1. Para $\alpha = 40°$, $F_{tendão} = (100 \text{ N})(\cos 40)$

$$F_{tendão} = 76,6 \text{ N}$$

2. Para $\alpha = 60°$, $F_{tendão} = (100 \text{ N})(\cos 60)$

$$F_{tendão} = 50 \text{ N}$$

3. Para $\alpha = 80°$, $F_{tendão} = (100 \text{ N})(\cos 80)$

$$F_{tendão} = 17,4 \text{ N}$$

produzida de fato pelas fibras musculares. Os menores ângulos de penação favorecem a maior velocidade de encurtamento para velocidades maiores de movimento.[35]

Embora a penação reduza a força efetiva gerada em determinado nível de tensão de fibra, essa disposição permite maior recrutamento de fibras do que o recrutamento em um músculo longitudinal que ocupe o mesmo espaço. Como os músculos peniformes contêm mais fibras por unidade de volume muscular, eles podem gerar mais força do que os músculos com fibras paralelas do mesmo tamanho. É interessante observar que, quando o músculo hipertrofia, há aumento concomitante na angulação das fibras constituintes; mesmo na ausência de hipertrofia, os músculos mais espessos apresentam ângulos de penação maiores.[20]

A disposição paralela das fibras, por outro lado, permite um encurtamento maior do músculo como um todo do que o arranjo peniforme. Os músculos com fibras paralelas podem movimentar os segmentos corporais por amplitudes maiores do que os músculos peniformes de tamanho comparável.

> A disposição peniforme das fibras promove a produção de força muscular e a disposição paralela das fibras facilita o encurtamento muscular.

Função do músculo esquelético

Quando um músculo ativado produz tensão, o total de tensão presente é constante ao longo do comprimento do músculo, bem como nos tendões e nos locais de junção musculotendínea no osso. A força de tensão produzida pelo músculo puxa os ossos associados e gera um torque nas articulações que o músculo cruza. Como discutido no Capítulo 3, a magnitude do torque produzido é um produto entre a força muscular e o braço de momento da força (Figura 6.13). Obedecendo às leis de adição de vetores, o torque líquido presente em uma articulação determina a direção de qualquer movimento resultante. O peso do segmento corporal associado, as forças externas que atuam sobre o corpo e a tensão em qualquer músculo que cruze a articulação podem todos gerar torques sobre a articulação (Figura 6.14).

> O torque líquido em uma articulação é a soma dos vetores do torque muscular e do torque resistivo.

Recrutamento das unidades motoras

O sistema nervoso central exerce um elaborado sistema de controle que permite a correspondência entre a velocidade e a magnitude da contração muscular e as necessidades do movimento para que movimentos leves,

> As unidades motoras de contração lenta sempre produzem tensão primeiramente, mesmo que o movimento resultante seja lento ou rápido.

Figura 6.13

O torque (T_m) produzido por um músculo no centro de rotação da articulação é o produto da força muscular (F_m) e do braço de momento do músculo ($d_\perp$).

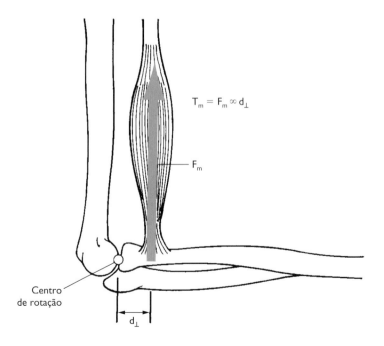

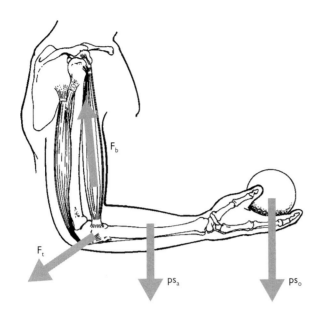

Figura 6.14

O torque exercido pelo bíceps braquial (F_b) precisa se opor ao torque criado pela força produzida no tríceps braquial (F_t), pelo peso do antebraço e da mão (ps_a) e pelo peso do objeto segurado pela mão (ps_o).

delicados e precisos possam ser executados. Em geral, os neurônios que inervam as unidades motoras de CL têm limiares baixos e são relativamente fáceis de ativar, enquanto as unidades motoras de CR são inervadas por fibras nervosas mais difíceis de ativar. Consequentemente, as fibras de CL são as primeiras a serem ativadas, mesmo quando o movimento resultante do membro é rápido.

Conforme aumenta a necessidade de força, de velocidade ou de duração da ativação, as unidades motoras com limiares mais altos são ativadas progressivamente, com as fibras Tipo IIa ou OGR, adicionadas antes das fibras Tipo IIb ou GR. Em cada tipo de fibra existe um contínuo de facilidade de ativação, e o sistema nervoso central pode ativar seletivamente mais ou menos unidades motoras.

Durante o exercício de baixa intensidade, o sistema nervoso central pode recrutar as fibras de CR quase que exclusivamente. Conforme a atividade continua e a fadiga se instala, as unidades motoras Tipo IIa e Tipo IIb são ativadas até que todas as unidades motoras estejam envolvidas.

Mudança no comprimento muscular com a produção de tensão

Quando a tensão muscular produz um torque maior do que o torque resistivo em uma articulação, o músculo encurta, causando mudança no ângulo da articulação. Quando o músculo encurta, a contração é **concêntrica** e o movimento articular resultante ocorre na mesma direção do torque líquido gerado pelos músculos. Uma única fibra muscular é capaz de encurtar até aproximadamente metade de seu comprimento normal em repouso.

Os músculos também podem produzir tensão sem encurtar. Se o torque oposto na articulação cruzada pelo músculo é igual ao torque produzido pelo músculo (com zero de torque presente), o comprimento muscular permanece inalterado e não ocorre nenhum movimento na articulação. Quando tensão muscular é produzida, mas não ocorre mudança no comprimento muscular, a contração é **isométrica**. Como a produção de tensão aumenta o diâmetro do músculo, os fisiculturistas realizam contração isométrica para exibir seus músculos durante as competições. A contração simultânea de músculos opostos de um membro, como o tríceps braquial e o bíceps braquial, provoca aumento da área transversal dos músculos contraídos, embora não ocorra nenhum movimento nas articulações do ombro ou do cotovelo.

Quando os torques opostos em uma articulação excedem o torque produzido pela tensão em um músculo, o músculo se alonga. Quando um músculo se alonga à medida que é estimulado a produzir tensão, a contração é **excêntrica**

Concêntrica
Descreve uma contração que causa encurtamento do músculo.

Isométrica
Descreve a contração que não envolve mudança no comprimento muscular.

Excêntrica
Descreve a contração em que ocorre o alongamento do músculo.

e a direção do movimento articular é oposta ao do torque líquido do músculo. A contração excêntrica ocorre nos flexores do cotovelo durante a extensão do cotovelo ou na fase de descida do peso em um exercício com halteres e atua como um mecanismo de freio para controlar a velocidade do movimento. Sem a contração excêntrica nos músculos, o antebraço, a mão e o peso cairiam de maneira descontrolada por causa da força da gravidade. A capacidade de produzir contração em situações concêntricas, isométricas e excêntricas é mais bem alcançada pelo treinamento no respectivo modo de exercício.

Papéis desempenhados pelos músculos

Um músculo ativado pode fazer apenas uma coisa: produzir tensão. Entretanto, como o músculo raramente atua de maneira isolada, às vezes nos referimos à função ou ao papel que determinado músculo realiza em conjunto com outros músculos que cruzam a mesma articulação.

Quando um músculo contrai e produz movimento em um segmento corporal em uma articulação, ele está agindo como um **agonista**, ou seja, um músculo que promove ação. Como vários músculos diferentes frequentemente contribuem para um movimento, também é feita a distinção entre agonista primário e agonistas assistentes. Por exemplo, durante a fase de flexão do cotovelo em um levantamento de peso, os músculos braquial e bíceps braquial agem como agonistas primários, e os músculos braquiorradial, extensor radial longo do carpo e pronador redondo servem como agonistas assistentes. Todos os músculos monoarticulares funcionam como agonistas, seja produzindo tensão simultaneamente, seja permanecendo quiescentes.[2]

Os músculos com ações opostas às dos agonistas podem agir como **antagonistas**, ou opositores, porque produzem contração excêntrica ao mesmo tempo que os agonistas realizam o movimento. Os agonistas e os antagonistas estão posicionados tipicamente em lados opostos de uma articulação. Durante a flexão do cotovelo, em que os músculos braquial e bíceps braquial são os agonistas primários, o músculo tríceps braquial pode atuar como antagonista produzindo tensão resistiva. Ao contrário, durante a extensão do cotovelo, em que o tríceps braquial é o agonista, os músculos braquial e bíceps braquial poderiam atuar como antagonistas. Embora o movimento habilidoso não seja caracterizado pela tensão contínua nos músculos antagonistas, com frequência os agonistas atuam em ações de controle ou de frenagem, particularmente no fim de movimentos rápidos e de força. Enquanto os agonistas são particularmente ativos durante a aceleração de um segmento corporal, os antagonistas são particularmente ativos durante a desaceleração, ou aceleração negativa. Quando uma pessoa corre ladeira abaixo, por exemplo, o músculo quadríceps femoral funciona excentricamente como um antagonista para controlar a flexão do joelho. A cocontração dos músculos agonistas e antagonistas também aumenta a estabilidade da articulação que os músculos cruzam. A produção simultânea de tensão no quadríceps femoral e nos músculos isquiotibiais ajuda a estabilizar o joelho contra forças rotacionais potencialmente danosas.

Outro papel desempenhado pelos músculos envolve a estabilização de uma parte do corpo contra uma força em particular. A força pode ser interna, pela contração de outros músculos, ou externa, como a fornecida pelo peso de um objeto que esteja sendo levantado. Os músculos romboides atuam como **estabilizadores** contraindo-se para estabilizar a escápula contra a tração da corda durante o esqui aquático.

Um quarto papel desempenhado pelos músculos é o de **neutralizador**. Os neutralizadores previnem ações acessórias indesejadas que ocorrem normalmente quando os agonistas realizam contração concêntrica. Por exemplo, se um músculo causa tanto flexão quanto abdução em uma articulação, mas apenas a flexão é desejada, a ação de um neutralizador produzindo adução pode eliminar a abdução indesejada. Quando o bíceps braquial realiza contração concêntrica, ele produz tanto flexão no cotovelo quanto supinação no antebraço. Se apenas a flexão do cotovelo é desejada, o pronador redondo atua como um neutralizador para compensar a supinação no antebraço.

Agonista
Papel desempenhado por um músculo que produz um movimento.

Antagonista
Papel desempenhado por um músculo que atua desacelerando ou interrompendo um movimento.

Estabilizador
Papel desempenhado por um músculo que atua estabilizando uma parte do corpo contra alguma outra força.

Neutralizador
Papel desempenhado por um músculo que atua eliminando uma ação indesejada produzida por um agonista.

A realização dos movimentos humanos envolve tipicamente ações cooperativas de muitos grupos musculares que atuam sequencialmente e em conjunto. Por exemplo, mesmo a simples tarefa de levantar um copo de água da mesa requer que diferentes grupos musculares funcionem de diferentes maneiras. Os papéis de estabilizadores são realizados pelos músculos escapulares e ambos os músculos flexores e extensores do punho. A função agonista é realizada pelos músculos flexores dos dedos, do cotovelo e do ombro. Como os principais flexores do ombro, os músculos deltoide anterior e peitoral maior, também produzem adução horizontal, e os músculos abdutores horizontais, como os músculos deltoide médio e supraespinal, atuam como neutralizadores. A velocidade do movimento também pode ser controlada parcialmente pela atividade antagonista dos extensores do cotovelo. Quando o copo de água volta à mesa, a gravidade funciona como o motor primário, sendo a velocidade do movimento controlada pela atividade antagonista nos flexores do cotovelo e do ombro.

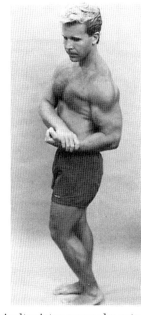

Fisiculturistas normalmente realizam contração isométrica em seus músculos para exibir tamanho e definição musculares. ©Susan Hall.

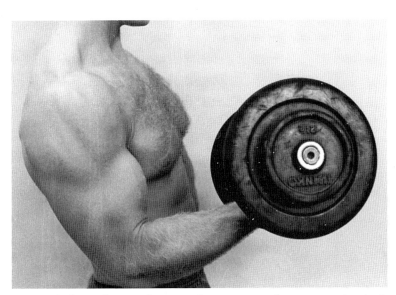

Durante a fase de flexão do cotovelo em um levantamento de peso, os músculos braquial e bíceps braquial atuam como agonistas primários, e os músculos braquiorradial, flexor radial do carpo e pronador redondo atuam como agonistas assistentes. ©Susan Hall.

Músculos biarticulares e multiarticulares

Muitos músculos no corpo humano cruzam duas ou mais articulações. Os exemplos são o bíceps braquial, a cabeça longa do tríceps braquial, os músculos isquiotibiais, o reto femoral e alguns dos músculos que cruzam o punho e todas as articulações dos dedos. Uma vez que a proporção de tensão produzida em qualquer músculo é essencialmente constante em todo o seu comprimento, bem como nos locais de fixação tendínea ao osso, esses músculos afetam simultaneamente o movimento em ambas ou em todas as articulações em que atuam. A efetividade de um músculo biarticular ou multiarticular para produzir movimento em qualquer articulação por ele cruzada depende da localização e da orientação das fixações dos músculos em relação à articulação, à tensão ou ao relaxamento presentes na unidade musculotendínea e às ações de outros músculos que cruzam a articulação.

Entretanto, também existem duas desvantagens associadas à função dos músculos bi ou multiarticulares. Eles são incapazes de encurtar o suficiente para produzir uma amplitude de movimento completa simultaneamente em todas as articulações que cruzam, uma limitação chamada **insuficiência ativa**. Por exemplo, os flexores dos dedos não conseguem produzir o mesmo fechamento, quando o punho está em flexão, o que é realizado quando está

▼

Os músculos biarticulares podem não conseguir produzir força quando frouxos (insuficiência ativa) e podem restringir a amplitude de movimento quando completamente alongados (insuficiência passiva).

Insuficiência ativa

Condição que ocorre quando um músculo biarticular não é capaz de encurtar o suficiente para produzir uma amplitude de movimento completa simultaneamente em todas as articulações que cruza.

Insuficiência passiva
Incapacidade de um músculo biarticular de alongar o suficiente para permitir a amplitude completa de movimento em ambas as articulações ao mesmo tempo.

Figura 6.15
Quando o punho está completamente flexionado, os flexores dos dedos (que cruzam o punho) são afrouxados e não conseguem produzir tensão suficiente para fechar a mão até que o punho esteja estendido em uma posição mais neutra. A incapacidade de produzir tensão em um músculo bi ou multiarticular é chamada de insuficiência ativa.

Figura 6.16
Quando os flexores dos dedos estão alongados ao máximo com os dedos e o punho em extensão total, a amplitude do movimento em extensão do punho é restrita. A flexão dos dedos permite extensão adicional no punho. A restrição da amplitude de movimento em uma articulação em razão da tensão em um músculo bi ou multiarticular é chamada de insuficiência passiva.

em uma posição neutra (Figura 6.15). Alguns músculos biarticulares não são capazes de produzir força quando as posições de ambas as articulações cruzadas por eles colocam os músculos em uma condição de frouxidão. Um segundo problema é que, para a maioria das pessoas, os músculos bi e multiarticulares não conseguem se alongar o suficiente para atingir a amplitude completa de movimento na direção oposta de todas as articulações cruzadas. Esse problema é chamado **insuficiência passiva**. Por exemplo, é possível uma amplitude maior de hiperextensão no punho quando os dedos não estão completamente estendidos (Figura 6.16). Do mesmo modo, uma amplitude maior da dorsiflexão do tornozelo pode ser obtida quando o joelho está em flexão por causa da mudança na tensão do músculo gastrocnêmio.

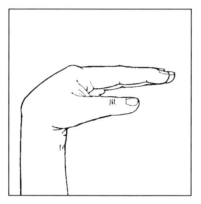 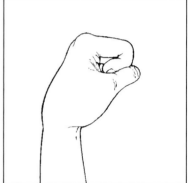

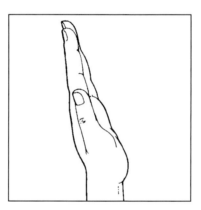 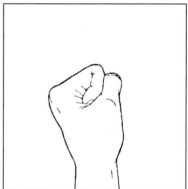

Fatores que afetam a produção de força muscular

A magnitude da força produzida pelo músculo também está relacionada com a velocidade do encurtamento muscular, o comprimento do músculo quando ele é estimulado e o período de tempo desde que o músculo recebeu o estímulo. Como esses fatores são determinantes significativos da força muscular, eles têm sido estudados extensivamente.

Relação entre força e velocidade

A força máxima que um músculo pode produzir é determinada pela velocidade do encurtamento ou do alongamento muscular, com a relação demonstrada, respectivamente, nas zonas concêntrica e excêntrica do gráfico na Figura 6.17. Essa relação força-velocidade foi descrita primeiramente para a produção de contração concêntrica por Hill em 1938.[12] Como a relação é verdadeira apenas para o músculo ativado maximamente, ela não se aplica às ações musculares na maioria das atividades diárias.

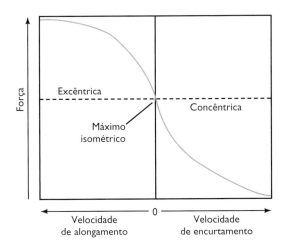

Figura 6.17

Relação força-velocidade para o tecido muscular. Quando a resistência (força) é negligenciável, o músculo contrai com velocidade máxima. Conforme a carga aumenta progressivamente, a velocidade de contração concêntrica diminui até zero no máximo isométrico. Conforme a carga aumenta ainda mais, o músculo alonga excentricamente.

Do mesmo modo, a relação força-velocidade *não* implica que seja impossível mover uma grande resistência em alta velocidade. Quanto mais forte o músculo, maior a magnitude da contração isométrica (demonstrada no centro da Figura 6.17). Essa é a quantidade máxima de força que um músculo pode produzir antes de se alongar de fato, conforme a resistência aumenta. Entretanto, o formato geral da curva força-velocidade permanece o mesmo, independentemente da magnitude da contração isométrica máxima.

A relação força-velocidade também *não* implica que seja impossível mover um pequeno peso a uma baixa velocidade. A maioria das atividades diárias requer movimentos lentos e controlados de cargas submáximas. Nas cargas submáximas, a velocidade do encurtamento muscular está sujeita ao controle voluntário. Apenas o número necessário de unidades motoras é ativado. Por exemplo, um lápis pode ser levantado da mesa rápida ou lentamente, dependendo do padrão de recrutamento controlado de unidades motoras nos grupos musculares envolvidos.

▼

Quanto mais forte for o músculo, maior a magnitude do seu máximo isométrico na curva força-velocidade.

A relação força-velocidade foi testada nos músculos esquelético, liso e cardíaco em seres humanos, bem como em tecidos musculares de outras espécies. O padrão geral permanece verdadeiro para todos os tipos de músculos, mesmo os pequenos músculos responsáveis pelo batimento rápido das asas dos insetos. Os valores máximos de força em velocidade zero e os valores máximos de velocidade com carga mínima variam com o tamanho e o tipo de músculo. Embora a base fisiológica para a relação força-velocidade não seja completamente compreendida, a forma da porção concêntrica da curva corresponde à taxa de produção de energia em um músculo.

A relação força-velocidade para um músculo carregado além de seu máximo isométrico é mostrada na metade superior da Figura 6.17. Em condições excêntricas, a força máxima que um músculo pode produzir excede o máximo isométrico por um fator de 1,5 a 2.[11] Entretanto, o alcance de um nível tão alto de força parece exigir estimulação elétrica do neurônio motor, uma vez que a produção de força voluntária sob condições excêntricas é máxima em torno do máximo isométrico.[36] É provável que isso seja verdade porque o sistema nervoso fornece inibição por meio de vias reflexas para proteger contra lesões aos músculos e tendões.[36]

O treinamento de fortalecimento excêntrico envolve o uso de resistências maiores do que a capacidade de produção de força isométrica máxima do atleta. Tão logo a carga é aplicada, o músculo começa a alongar. Esse tipo de treinamento mostrou-se mais eficiente do que o treinamento concêntrico para aumentar o tamanho e a força musculares. Entretanto, quando comparado aos treinamentos concêntrico e isométrico, o treinamento excêntrico também está associado a um retardo da instalação do desconforto muscular.[21]

Relação entre comprimento e tensão

A proporção de tensão isométrica máxima que um músculo é capaz de produzir depende parcialmente do comprimento muscular. Em fibras musculares isoladas, preparações musculares isoladas e músculos humanos *in vivo*, a produção de força atinge seu pico quando o músculo está discretamente estirado. Ao contrário, a capacidade de desenvolvimento de tensão muscular é menor após o encurtamento do músculo.

No corpo humano, os músculos em repouso estão sob tensão passiva em razão de suas propriedades elásticas.[18] No entanto, a capacidade de produzir força muscular aumenta quando o músculo é discretamente alongado. Os músculos com fibras paralelas produzem tensão máxima um pouco além do comprimento de repouso e os músculos com fibras peniformes geram tensão máxima entre 120 e 130% do comprimento de repouso.[9] Esse fenômeno é devido à contribuição dos componentes elásticos do músculo (principalmente o CES), que se soma à tensão presente no músculo quando ele é alongado. A Figura 6.18 mostra o padrão de desenvolvimento máximo de tensão como uma função do comprimento muscular, com a contribuição ativa do componente contrátil e a contribuição passiva do CES e do CEP indicados.

Ciclo alongamento-encurtamento

Ciclo alongamento-encurtamento
Contração excêntrica imediatamente seguida por uma contração concêntrica.

Quando um músculo ativamente tensionado é alongado logo antes da contração, a contração resultante é mais forte do que na ausência do pré-alongamento. Esse padrão de contração excêntrica seguida imediatamente por contração concêntrica é conhecido como **ciclo alongamento-encurtamento** (CAE). Um músculo pode realizar substancialmente mais trabalho quando é alongado ativamente antes do encurtamento do que quando ele simplesmente se contrai. Em um experimento que envolveu dorsiflexão forçada seguida por flexão plantar em frequências lentas e rápidas, o CAE contribuiu com cerca de 20,2% e 42,5%, respectivamente, para o trabalho positivo realizado.[17] O custo metabólico da realização de determinado montante de trabalho mecânico também é menor quando o CAE é evocado do que sem ele.

Os mecanismos responsáveis pelo CAE não são completamente compreendidos.[32] Entretanto, um contribuinte, em pelo menos alguns casos, provavelmente é o CES, com o efeito do recuo elástico do músculo alongado ativamente aumentando a produção de força. O treinamento excêntrico aumenta a capacidade da unidade musculotendínea de armazenar e retornar mais energia elástica.[4] Outro contribuinte potencial para o CAE é a ativação do reflexo de estiramento provocado pelo estiramento forçado do músculo. A pré-contração, a contração ativa do músculo, seja excêntrica ou isométrica, também aumenta a força subsequente da contração concêntrica.[7]

Independentemente de sua causa, o CAE contribui para o desenvolvimento efetivo de força muscular concêntrica em muitas atividades esportivas. Zagueiros e lançadores tipicamente realizam um alongamento forçado dos

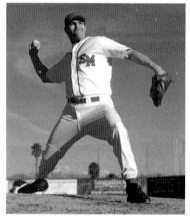

Os lançadores de beisebol realizam um alongamento potente dos flexores do ombro e dos adutores horizontais imediatamente antes de lançarem a bola. O ciclo alongamento-encurtamento contribui, então, para o desenvolvimento de potente tensão nesses músculos.
©Donald Miralle/Getty Images.

Figura 6.18

A tensão total presente em um músculo alongado é a soma da tensão ativa fornecida pelas fibras musculares e da tensão passiva fornecida pelos tendões e membranas musculares.

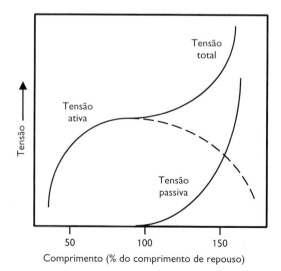

músculos flexores do ombro e dos adutores horizontais imediatamente antes de arremessarem a bola. A mesma ação ocorre nos grupos musculares do tronco e dos ombros no pico de giro para trás com um taco de golfe ou de beisebol. Halterofilistas de competição utilizam flexões rápidas do joelho durante a fase de transição do levantamento para evocar o CAE e melhorar o desempenho. O CAE também promove o armazenamento e o uso de energia elástica durante a corrida, particularmente com a alternância entre a tensão excêntrica e concêntrica presente no músculo gastrocnêmio.

Eletromiografia

Galvani, cientista italiano do século XVIII, fez duas interessantes descobertas sobre os músculos esqueléticos: (a) eles desenvolvem tensão quando são estimulados eletricamente, e (b) produzem uma corrente ou voltagem detectável quando estão desenvolvendo tensão, mesmo quando o estímulo é um impulso nervoso. A segunda descoberta teve pouco valor prático até o século XX, quando a tecnologia permitiu a detecção e o registro de pequenas cargas elétricas. A técnica de registrar a atividade elétrica produzida por um músculo, ou a **atividade mioelétrica**, é hoje conhecida como *eletromiografia* (EMG).

A eletromiografia é utilizada para estudar a função neuromuscular, incluindo a identificação de quais músculos desenvolvem tensão durante um movimento e quais movimentos extraem mais ou menos tensão de um músculo em particular ou de um grupo de músculos. Também é usada clinicamente para avaliar velocidades de condução nervosa e resposta muscular, junto com o diagnóstico e o acompanhamento de condições patológicas do sistema neuromuscular. Cientistas também empregam técnicas eletromiográficas para estudar como unidades motoras individuais respondem aos comandos do sistema nervoso central.

O processo de eletromiografia envolve o uso de **transdutores**, conhecidos como *eletrodos*, que captam o nível de atividade mioelétrica presente em determinado local por um período de tempo. Dependendo dos objetivos, são utilizados eletrodos de superfície ou eletrodos de agulha. Eletrodos de superfície, que consistem em pequenos discos de material condutor, são posicionados na superfície da pele sobre um músculo ou grupo de músculos para captar a atividade mioelétrica global. Quando o objetivo é a medição mais localizada, eletrodos de agulha são inseridos diretamente no músculo. As captações dos eletrodos são amplificadas e graficamente exibidas ou matematicamente processadas e armazenadas em um computador, como mostrado na Figura 6.19.

Atividade mioelétrica
Corrente elétrica ou voltagem produzida quando um músculo desenvolve tensão.

Transdutor
Dispositivo que detecta sinais.

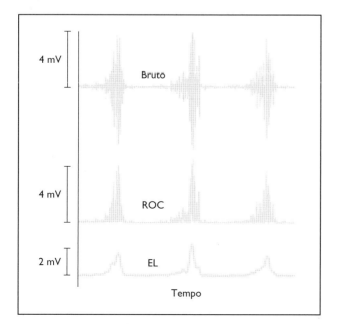

Figura 6.19

O sinal eletromiográfico bruto (EMG) consiste em uma série de picos que representam o disparo ou a tensão desenvolvida nas unidades motoras. Picos maiores representam disparos simultâneos de múltiplas unidades motoras. A análise do sinal EMG normalmente envolve a retificação de onda completa (ROC) a partir do valor absoluto dos dados brutos, seguida da criação de um envoltório linear (EL) por meio de uma técnica de filtragem passa-baixa, o que fornece ao pesquisador a representação do sinal EMG. É a partir dos dados do EL que variáveis como pico EMG e instante do pico EMG podem ser calculadas. O gráfico é cortesia do Dr. Todd Royer, University of Delaware.

Atraso eletromecânico
Tempo entre a chegada do estímulo neural e a produção de tensão pelo músculo.

Atraso eletromecânico

Quando um músculo é estimulado, um breve período decorre antes que o músculo comece a produzir tensão (Figura 6.20). Chamado de **atraso eletromecânico** (AEM), acredita-se que esse tempo seja necessário para que o componente contrátil do músculo alongue o CES.[30] Durante esse período, a frouxidão muscular é eliminada. Uma vez que o CES está alongado adequadamente, ocorre a produção de tensão.

A duração do AEM varia consideravelmente entre os músculos humanos, com valores relatados de 20 a 100 ms.[21] Pesquisadores encontraram AEMs mais curtos sendo produzidos por músculos com alta porcentagem de fibras de CR.[24] O AEM é mais longo imediatamente após o alongamento passivo e quando o músculo está fatigado;[33,19] o AEM em crianças é significativamente maior do que em adultos.[6]

Força, potência e resistência musculares

Em avaliações práticas da função muscular, as características de geração de força do músculo são discutidas a partir dos conceitos de força, potência e resistência musculares. Essas características da função muscular têm implicações significativas para o sucesso de diferentes formas de atividade física vigorosa, como corte de lenha, arremesso de peso ou subida por uma trilha em uma montanha. Entre idosos e pessoas com distúrbios ou lesões neuromusculares, a manutenção da força e da resistência musculares adequadas é essencial para a realização das atividades diárias e para evitar lesões.

Força muscular

Quando cientistas excisam um músculo de um animal experimental e o estimulam eletricamente em um laboratório, eles podem medir diretamente a força gerada pelo músculo. É principalmente desse tipo de trabalho experimental controlado que derivou-se nosso entendimento original sobre as relações força-velocidade e comprimento-tensão.

Entretanto, no corpo humano não é conveniente medir diretamente a força produzida por um músculo. A medida mais direta da "força muscular" praticada comumente é uma medida do torque máximo gerado por um grupo muscular inteiro sobre uma articulação. A força muscular, então, é tipicamente medida como uma função da capacidade coletiva de geração de força de um determinado grupo muscular funcional. Mais especificamente, a força muscular é a capacidade de um certo grupo muscular de gerar torque sobre uma articulação específica.

Figura 6.20
Atividade mioelétrica (AME) no músculo vasto lateral durante a extensão isométrica do joelho sobreposta a um registro de geração de força na perna. Repare que o pico da AME claramente precede o início da produção de força, demonstrando o atraso eletromecânico (AEM). O gráfico é cortesia do Dr. Todd Royer, University of Delaware.

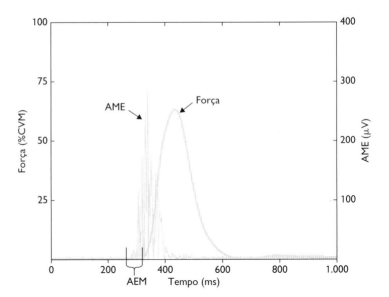

Como discutido no Capítulo 3, o torque é o produto entre a força e o braço do momento, ou a distância perpendicular em que a força atua a partir de um eixo em rotação. A divisão da força muscular em dois componentes ortogonais, perpendicular e paralelo ao osso associado, ilustra claramente o efeito produtor de torque do músculo (Figura 6.21). Como o componente de força muscular direcionada perpendicularmente ao osso ligado produz torque, ou efeito rotacional, esse componente é chamado de *componente rotacional* da força muscular. O tamanho do componente rotacional é máximo quando o músculo está orientado a 90° do osso, com mudanças diminuindo-o em qualquer direção no ângulo de orientação. Dispositivos de resistência isocinética são projetados para equiparar o tamanho do componente rotatório da força muscular durante toda a amplitude de movimento. O Exemplo de Problema 6.2 demonstra como o torque gerado por uma força muscular se modifica conforme muda o ângulo de fixação do músculo ao osso.

O componente da força muscular que atua paralelamente ao osso associado não produz torque, pois é direcionado para o centro da articulação e, portanto, tem um braço de momento igual a zero em relação ao centro da articulação (Figura 6.22). Entretanto, esse componente pode fornecer uma influência

▼

A força muscular é medida mais comumente como a proporção de torque que um grupo muscular pode gerar sobre uma articulação.

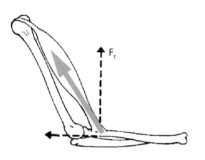
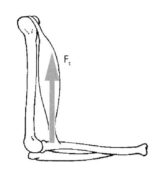

Figura 6.21

O componente da força muscular que gera torque na articulação por ele cruzada (F_t) é direcionado perpendicularmente ao osso associado.

EXEMPLO DE PROBLEMA 6.2

Qual o total de torque produzido no cotovelo pelo bíceps braquial que se insere em um ângulo de 60° no rádio quando a tensão é de 400 N? (Admita que a fixação muscular ao rádio ocorra a 3 cm do centro de rotação da articulação do cotovelo.)

Conhecido

$$F_m = 400 \text{ N}$$
$$\alpha = 60°$$
$$d_\perp = 0{,}03 \text{ m}$$

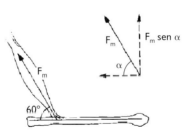

Solução

Desejado: T_m

Apenas o componente da força muscular perpendicular ao osso gera torque na articulação. A partir do diagrama, o componente perpendicular da força muscular é

$$F_p = F_m \operatorname{sen} \alpha$$
$$F_p = (400 \text{ N})(\operatorname{sen} 60)$$
$$= 346{,}4 \text{ N}$$

$$T_m = F_p d_\perp$$
$$= (346{,}4 \text{ N})(0{,}03 \text{ m})$$

$$T_m = 10{,}4 \text{ N-m}$$

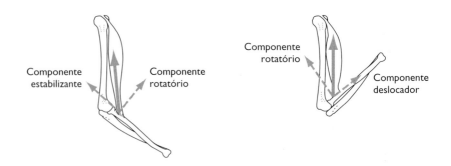

Figura 6.22

A contração do bíceps braquial produz um componente de força no cotovelo que tende a ser estabilizante ou deslocador, dependendo do ângulo do cotovelo quando a contração ocorre.

estabilizadora ou uma influência deslocadora, dependendo de ele estar direcionado no sentido ou para fora do centro da articulação. O deslocamento real de uma articulação raramente ocorre pela tensão desenvolvida por um músculo, porém, se o componente deslocador da força muscular está presente, há tendência ao deslocamento. Por exemplo, se o cotovelo está em um ângulo agudo em uma flexão acima de 90°, a tensão produzida pelo bíceps braquial tende a puxar o rádio para fora de sua articulação com o úmero, diminuindo assim a estabilidade do cotovelo nessa posição particular.

Portanto, a força muscular é derivada tanto do total de tensão que os músculos podem gerar quanto dos braços de momento dos músculos contribuintes em relação ao centro da articulação. Ambas as fontes são afetadas por diferentes fatores.

A capacidade de produzir a tensão de um músculo está relacionada com sua área transversal e seu estado de treinamento. Com o treinamento de fortalecimento concêntrico e excêntrico, os ganhos de força durante as primeiras 12 semanas parecem estar relacionados mais com a melhora na inervação do músculo treinado do que com um aumento em sua área transversal.[15] As adaptações neurais que ocorrem durante o treinamento de resistência podem incluir aumento nas taxas de disparo neuronal, aumento da excitabilidade do motoneurônio e diminuição da inibição pré-sináptica, redução das vias neurais inibitórias e aumento dos níveis de estimulação motora do sistema nervoso central.[1] Pesquisas sugerem que a hipertrofia muscular em resposta ao exercício de resistência é regulada, pelo menos parcialmente, pela composição genética do indivíduo.[3]

O braço de momento de um músculo é afetado por dois fatores igualmente importantes: (a) a distância entre a fixação anatômica do músculo ao osso e ao eixo de rotação no centro da articulação; e (b) o ângulo de fixação do músculo ao osso, que é tipicamente uma função do ângulo relativo da articulação. A maior vantagem mecânica ocorre quando um músculo é orientado em um ângulo de 90° em relação ao osso e fixado anatomicamente o mais longe possível do centro da articulação.

▼
Movimentos explosivos requerem potência muscular.

Potência muscular

A potência mecânica (discutida no Capítulo 12) é o produto entre a força e a velocidade. A potência muscular é, portanto, o produto entre a força muscular e a velocidade de encurtamento muscular. A potência máxima ocorre em aproximadamente um terço da velocidade máxima[12] e em cerca de um terço da força concêntrica máxima[14] (Figura 6.23). Uma pesquisa indica que o treinamento desenhado para aumentar a potência muscular ao longo de uma faixa de resistência é mais eficiente com cargas de um terço da repetição máxima.[22]

Como nem a força muscular nem a velocidade do encurtamento muscular podem ser mensuradas diretamente em um ser humano intacto, a potência muscular é definida mais geralmente como a taxa de produção de torque em uma articulação, ou o produto entre o torque líquido e a velocidade angular na articulação. Do mesmo modo, a potência muscular é afetada tanto pela força muscular quanto pela velocidade do movimento.

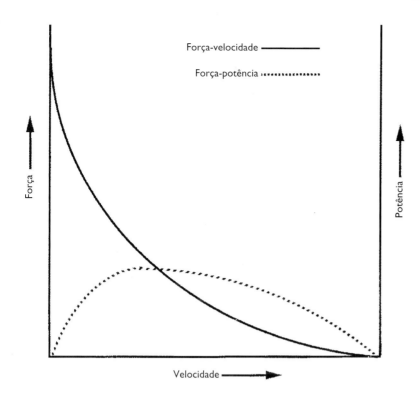

Figura 6.23
As relações entre tensão concêntrica, velocidade de encurtamento e potência para o músculo.

EXEMPLO DE PROBLEMA 6.3

Quanto de tensão pode ser desenvolvida nos músculos com as seguintes áreas transversais?
1. 4 cm²
2. 10 cm²
3. 12 cm²

Conhecido
Áreas transversais do músculo = 4 cm², 10 cm², 12 cm²

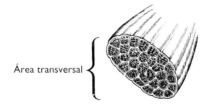

Área transversal

Solução
Desejado: capacidade de desenvolvimento de tensão

A capacidade de gerar tensão do tecido muscular é 90 N/cm². A força produzida por um músculo é o produto de 90 N/cm² e a área transversal do músculo. Logo,

1. F = (90 N/cm²) (4 cm²)

   F = 360 N

2. F = (90 N/cm²) (10 cm²)

   F = 900 N

3. F = (90 N/cm²) (12 cm²)

   F = 1.080 N

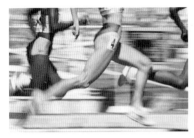

A corrida de velocidade requer potência muscular, particularmente nos músculos isquiotibiais e nos gastrocnêmios. ©Cameron Heryet/The Image Bank/Getty Images.

A potência muscular é um contribuinte importante para atividades que requerem força e velocidade. O arremessador de peso mais forte de uma equipe não é necessariamente o melhor arremessador porque a capacidade de acelerar o peso é um componente crítico do sucesso na competição. Esforços esportivos que requerem movimentos explosivos, como halterofilismo olímpico, arremesso, salto e corridas de velocidade, estão fundamentados na capacidade de gerar potência muscular.

Uma vez que as fibras de CR desenvolvem tensão mais rapidamente do que as fibras de CL, uma grande porcentagem de fibras de CR em um músculo é um recurso importante para o treinamento de um indivíduo para um evento baseado em potência muscular. Indivíduos com predominância de fibras de CR produzem mais potência em uma carga do que indivíduos com porcentagem mais alta de fibras de CL. Aqueles com predomínio de CR também desenvolvem sua potência máxima a velocidades mais rápidas de encurtamento muscular.

Resistência muscular

A resistência muscular é a capacidade de o músculo exercer tensão ao longo do tempo. A tensão pode ser constante, como quando um ginasta realiza o crucifixo, ou pode variar ciclicamente, como ocorre durante o remo, a corrida e o ciclismo. Quanto maior o tempo em que a tensão é exercida, maior a resistência. Embora a força muscular máxima e a potência muscular máxima sejam conceitos relativamente específicos, a resistência muscular é menos bem compreendida porque as necessidades de força e de velocidade da atividade afetam dramaticamente o período de tempo em que ela pode ser mantida.

Tipicamente, o treinamento para resistência muscular envolve números grandes de repetições com resistências relativamente pequenas. Esse tipo de treinamento não aumenta o diâmetro da fibra muscular.

Fadiga muscular

A fadiga muscular foi definida como a redução da capacidade das fibras musculares de produzir força, mesmo quando há excitação do neurônio motor.[8] A fadigabilidade também é o oposto da resistência. Quanto mais rapidamente o músculo se fadiga, menos resistência ele apresenta. Um arranjo complexo de fatores afeta a taxa com que um músculo se fadiga, incluindo o tipo e a intensidade do exercício, os grupos musculares envolvidos e o ambiente físico em que a atividade é realizada. Além disso, em um músculo, os tipos de fibra e o padrão de ativação das unidades motoras desempenham um papel na determinação da taxa com que o músculo se fadiga. Entretanto, essa é uma área do conhecimento em evolução, com uma quantidade considerável de pesquisa relacionada em progresso.[5]

As características da fadiga muscular envolvem a redução da produção de força muscular e da velocidade de encurtamento, bem como relaxamento prolongado das unidades motoras entre os recrutamentos. Uma fibra muscular alcança a fadiga absoluta uma vez que ela seja incapaz de produzir tensão quando estimulada por seu axônio motor. A fadiga também pode ocorrer no próprio neurônio motor, tornando-o incapaz de produzir um potencial de ação. As fibras GR se fadigam mais rapidamente do que as fibras OGR, e as fibras OL são as mais resistentes à fadiga.

Efeito da temperatura corporal

Conforme a temperatura corporal se eleva, a velocidade das funções nervosa e muscular aumenta. Isso causa um deslocamento na curva de força-velocidade, que torna possível atingir um valor maior de tensão isométrica máxima e maior velocidade máxima de encurtamento sob qualquer carga determinada (Figura 6.24). A uma temperatura elevada, a ativação de menos unidades

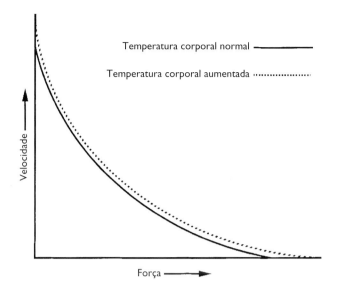

Figura 6.24

Quando a temperatura do músculo é discretamente aumentada, a curva força-velocidade é deslocada. Esse é um benefício do aquecimento antes de um esforço esportivo.

motoras é necessária para suportar uma determinada carga.[28] Os processos metabólicos que fornecem oxigênio e removem produtos metabólicos do músculo em trabalho também são acelerados sob temperaturas corporais elevadas. Esses benefícios resultam em aumento de força, potência e resistência musculares e justificam o aquecimento antes de uma atividade esportiva. Notadamente, esses benefícios são independentes de qualquer mudança na elasticidade das unidades musculotendíneas, já que uma pesquisa demonstrou que as propriedades mecânicas do músculo e do tendão não são alteradas nem com o aquecimento nem com o resfriamento na faixa fisiológica.[16]

A função muscular é mais eficiente a aproximadamente 1 a 2°C acima da temperatura normal de repouso do corpo. A elevação da temperatura corporal além desse ponto pode ocorrer durante exercício vigoroso em condições externas de alta temperatura e/ou umidade e pode ser extremamente perigosa, possivelmente resultando em exaustão por calor ou colapso por calor. Os organizadores de eventos de longas distâncias que envolvem corrida ou ciclismo precisam estar particularmente conscientes dos perigos potenciais associados à competição em tais ambientes.

Lesões musculares comuns

As lesões musculares são comuns, sendo a maioria relativamente pequena. Felizmente, o músculo esquelético saudável tem uma capacidade considerável de se autorreparar. O músculo esquelético se regenera pela ativação de uma complexa combinação de respostas celulares e moleculares. As células-tronco do músculo esquelético, conhecidas como celulas-satélite, desempenham um papel crucial nesse processo de formação de um novo tecido muscular.[37]

Rupturas

As rupturas musculares resultam do estiramento excessivo do tecido muscular. Mais tipicamente, um músculo ativo é sobrecarregado, estando a magnitude da lesão relacionada com o tamanho da sobrecarga e com a taxa de sobrecarga. As rupturas podem ser discretas, moderadas ou graves. As rupturas discretas envolvem dano estrutural mínimo e são caracterizadas por uma sensação de enrijecimento ou de tensão no músculo. Rupturas de segundo grau envolvem a ruptura parcial do tecido muscular, com sintomas de dor, fraqueza e alguma perda de função. Nas rupturas de terceiro grau, existe uma ruptura grave no músculo, perda funcional, hemorragia e edema. Os músculos isquiotibiais são os mais frequentemente rompidos no corpo humano.

Os músculos isquiotibiais são particularmente problemáticos para atletas porque demoram a cicatrizar e recorrem com incidência de quase um terço no primeiro ano após o retorno à atividade esportiva.[25] Pesquisas indicam que os programas de prevenção ou reabilitação de lesões nos músculos isquiotibiais devem se concentrar em exercícios excêntricos com cargas altas.[31]

Contusões

As contusões musculares são causadas por forças compressivas prolongadas durante impactos. Elas consistem em hematomas no tecido muscular. Uma contusão muscular grave, ou uma contusão que é impactada repetidamente, pode levar ao desenvolvimento de uma condição muito mais grave chamada *miosite ossificante*. A miosite ossificante consiste na presença de massa calcificada no músculo. Após 6 ou 7 semanas, em geral começa a reabsorção da massa calcificada, embora, às vezes, uma lesão óssea permaneça no músculo.

Cãibras

Acreditava-se que as cãibras eram o resultado de desequilíbrios eletrolíticos, deficiências de cálcio e magnésio e desidratação, no entanto, estudos recentes mostraram que as cãibras derivam de um desequilíbrio de excitação dos fusos musculares e inibição dos órgãos tendinosos de Golgi, todos resultantes de fadiga neuromuscular.[23] As cãibras podem ocorrer secundariamente a um impacto direto, e também envolver espasmos musculares moderados a graves, com níveis proporcionais de dor concomitante.

Dor muscular tardia induzida pelo exercício

A dor muscular ocorre frequentemente algum período após o exercício não habitual. A dor muscular tardia induzida pelo exercício (DMTIE) surge 24 a 72 h após a realização de uma série longa ou extenuante de exercícios e é caracterizada por dor, edema e o mesmo tipo de mudanças histológicas que acompanham a inflamação aguda. Pode ocorrer microrruptura do tecido muscular com sintomas de dor, enrijecimento e restrição na amplitude de movimento.

Síndrome compartimental

Hemorragia ou edema em um compartimento muscular pode ser resultado de lesão ou esforço muscular excessivo. A pressão aumenta no compartimento e, em seguida, ocorre um dano grave às estruturas neural e vascular no compartimento, na ausência de alívio da pressão. Edema, descoloração, diminuição do pulso distal, perda de sensibilidade e perda da função motora são todos sintomas progressivamente aparentes.

RESUMO

O músculo é elástico e extensível e responde ao estímulo. Entretanto, mais importante, ele é o único tecido biológico capaz de produzir tensão.

A unidade funcional do sistema neuromuscular é a unidade motora que consiste em um único neurônio motor e todas as fibras por ele inervadas. As fibras de uma unidade motora podem ser de contração lenta, de contração rápida resistente à fadiga ou de contração e fadigamento rápidos. Ambas as fibras de CL e de CR são encontradas tipicamente em todos os músculos humanos, embora a composição proporcional das fibras varie. O número e a distribuição das fibras musculares no músculo parecem ser determinados geneticamente e estar relacionados com a idade. Nos músculos esqueléticos humanos, quanto à sua organização, as fibras podem ser paralelas ou peniformes. O arranjo peniforme permite a produção de força, enquanto a disposição paralela das fibras permite o encurtamento maior do músculo.

O músculo responde ao estímulo produzindo tensão. Entretanto, se outras forças estiverem atuando, a ação resultante pode ser concêntrica, excêntrica ou isométrica, com o músculo diminuindo, aumentando ou mantendo o seu comprimento. O sistema nervoso central gerencia o recrutamento das unidades motoras de maneira que a velocidade e a magnitude da produção de tensão muscular sejam adequadas às exigências da atividade.

Existem relações bem definidas entre o desenvolvimento muscular de força e a velocidade do encurtamento do músculo, o comprimento do músculo no momento do estímulo e o tempo desde o início do estímulo. Devido à contribuição adicional dos componentes elásticos do músculo e da facilitação neural, a produção de força é aumentada quando um músculo é ativamente pré-alongado.

O desempenho muscular é descrito tipicamente em termos de força, potência e resistência musculares. De um ponto de vista biomecânico, a força é a capacidade de um grupo muscular gerar torque em uma articulação, a potência é a taxa da produção de torque em uma articulação, e a resistência é a resistência à fadiga.

AUTOAVALIAÇÃO

1. Liste três exemplos de atividades que requeiram ação muscular concêntrica, três exemplos de atividades que requeiram ação muscular excêntrica, e identifique os músculos ou grupos musculares envolvidos.

2. Liste cinco habilidades de movimento para as quais a alta porcentagem de fibras musculares de contração rápida seja uma necessidade, e cinco habilidades de movimento para as quais a alta porcentagem de fibras musculares de contração lenta seja uma necessidade. Forneça explicações breves do motivo para cada uma de suas listas.

3. Discuta hipóteses sobre o padrão de recrutamento de unidades motoras no(s) principal(is) grupo(s) muscular(es) envolvidos durante cada uma das seguintes atividades:
   a. Subir uma série de degraus
   b. Subir uma série de degraus correndo
   c. Lançar uma bola
   d. Pedalar em uma corrida de 100 km
   e. Passar uma linha por uma agulha

4. Identifique três músculos com arranjo de fibras paralelas e explique de que modo as funções dos músculos são melhoradas por essa disposição.

5. Responda o Problema 4 para o arranjo peniforme das fibras.

6. Como a curva força-velocidade é afetada pelo treinamento muscular de força?

7. Escreva um parágrafo descrevendo os fatores biomecânicos que determinam a força muscular.

8. Liste cinco atividades em que a produção de força muscular é aumentada pelo componente elástico em série e pelo reflexo de alongamento.

9. O músculo pode gerar aproximadamente 90 N de força por centímetro quadrado de área transversal. Se um bíceps braquial tem uma área transversal de 10 cm^2, quanto de força ele pode exercer? (Resposta: 900 N.)

10. Utilizando a mesma estimativa de força/área transversal do Problema 9 e estimando a área transversal do seu próprio bíceps braquial, quanto de força seu músculo deve ser capaz de produzir?

AVALIAÇÃO ADICIONAL

1. Identifique a direção do movimento (flexão, extensão etc.) no quadril, joelho e tornozelo e a origem da(s) força(s) que causa(m) movimento em cada articulação para cada uma das seguintes atividades:
   a. Sentar em uma cadeira
   b. Subir um degrau
   c. Chutar uma bola

2. Considerando tanto a relação força-comprimento quanto o componente rotacional da força muscular, esquematize o que você imaginaria ser o formato de uma curva de força *versus* ângulo da articulação para os flexores do cotovelo. Escreva uma justificativa para o formato do seu gráfico.

3. Certos animais, como os cangurus e os gatos, são bem conhecidos por suas habilidades de salto. O que você suporia sobre as propriedades biomecânicas de seus músculos?

4. Identifique os papéis funcionais desempenhados pelos grupos musculares que contribuem para cada uma das seguintes atividades:
   a. Carregar uma pasta
   b. Jogar uma bola
   c. Levantar de uma posição sentada

5. Se as fibras de um músculo peniforme estão orientadas a um ângulo de 45° do tendão central, quanto de tensão é produzido no tendão quando as fibras musculares contraem com 150 N de força? (Resposta: 106 N.)

6. Quanto de força precisa ser produzido pelas fibras de um músculo peniforme alinhado a um ângulo de 60° ao tendão central para criar uma força de tensão de 200 N no tendão? (Resposta: 400 N.)

BIOMECÂNICA BÁSICA

7. Quais precisam ser as áreas transversais mínimas para os músculos dos Problemas 5 e 6, dada uma capacidade de produção de força estimada de 90 N por centímetro quadrado de área muscular transversal? (Resposta: 1,7 cm^2; 4,4 cm^2.)

8. Se o bíceps braquial, fixado ao rádio a 2,5 cm da articulação do cotovelo, produz 250 N de tensão perpendicular ao osso e o tríceps braquial, fixado a 3 cm de distância da articulação do cotovelo, exerce 200 N de tensão perpendicular ao osso, quanto de torque líquido está presente na articulação? Haverá flexão, extensão ou nenhum movimento na articulação? (Resposta: 0,25 N-m; flexão.)

9. Calcule a quantidade de torque gerado em uma articulação quando um músculo fixado a um osso a 3 cm de distância do centro da articulação exerce 100 N de tensão nos seguintes ângulos de ligação:

a. 30°   b. 60°   c. 90°   d. 120°   e. 150°

(Respostas: a. 1,5 N-m; b. 2,6 N-m; c. 3 N-m; d. 2,6 N-m; e. 1,5 N-m.)

10. Escreva um problema quantitativo que envolva as seguintes variáveis: tensão muscular, ângulo de fixação do músculo ao osso, distância entre o ponto de fixação e o centro da articulação e torque na articulação. Forneça a solução para seu problema.

LABORATÓRIO

NOME _____

DATA _____

1. Com um parceiro, utilize um goniômetro para medir a amplitude de movimento do tornozelo em dorsiflexão e em flexão plantar tanto com o joelho em extensão completa quanto em flexão confortável. Explique seus resultados.

ADM da dorsiflexão com o joelho completamente estendido: _____

com a flexão do joelho: _____

ADM da flexão plantar com o joelho completamente estendido: _____

com a flexão do joelho: _____

Explicação: _____
_____
_____
_____

2. Utilizando uma série de halteres, determine sua carga máxima para o exercício de flexão de braço com o cotovelo nos ângulos de 5°, 90° e 140°. Explique seus achados.

Máx. a 5°: _____ a 90°: _____ a 140°: _____

Explicação: _____
_____
_____
_____

3. Utilizando um dispositivo eletromiográfico com os eletrodos de superfície posicionados sobre o bíceps braquial, realize um exercício de flexão de braço com pouco e muito peso. Explique as mudanças evidentes no eletromiograma.

Comparação dos traçados: _____
_____
_____
_____

Explicação: _____
_____
_____
_____

4. Utilizando um dispositivo eletromiográfico com eletrodos de superfície posicionados sobre os músculos peitoral maior e tríceps braquial, realize levantamento de peso com larguras de preensão ampla, média e estreita. Explique as diferenças evidentes nas contribuições dos músculos.

Comparação dos traçados: _____
_____
_____
_____

Explicação: _____
_____
_____
_____

5. Utilizando um dispositivo eletromiográfico com eletrodos de superfície posicionados sobre o bíceps braquial, realize um exercício de flexão de braço até a fadiga. Que mudanças são evidentes no eletromiograma com a fadiga? Explique seus resultados.

Comparação entre os traçados antes e após a fadiga:
_____
_____
_____

Explicação: _____
_____
_____
_____

REFERÊNCIAS BIBLIOGRÁFICAS

1. Aagaard P: Training-induced changes in neural function, *Exerc Sport Sci Rev* 31:61, 2003.

2. Ait-Haddou R, Binding P, and Herzog W: Theoretical considerations on cocontraction of sets of agonistic and antagonistic muscles, *J Biomech* 33:1105, 2000.

3. Bolster DR, Kimball SR, and Jefferson LS: Translational control mechanisms modulate skeletal muscle gene expression during hypertrophy, *Exerc Sport Sci Rev* 31:111, 2003.

4. Douglas J, Pearson S, Ross A, and McGuigan M: Chronic adaptations to eccentric training: A systematic review, *Sports Med* 47:917, 2017.

5. Enoka RM: Muscle fatigue—From motor units to clinical symptoms, *J Biomech* 45:427, 2012.
6. Falk B, Usselman C, Dotan R, Brunton L, Klentrou P, Shaw J, and Gabriel D: Child-adult differences in muscle strength and activation pattern during isometric elbow flexion and extension, *Appl Physiol Nutr Metab* 34:609, 2009.
7. Fukutani A, Misaki J, and Isaka T: Effect of preactivation on torque enhancement by the stretch-shortening cycle in knee extensors, *PLoS One* 14:11, 2016.
8. Gazzoni M, Botter A, and Vieira T: Surface EMG and muscle fatigue: Multi-channel approaches to the study of myoelectric manifestations of muscle fatigue, *Physiol Meas* 2017 Feb 15. doi: 10.1088/1361-6579/aa60b9. [Epub ahead of print].
9. Gowitzke BA and Milner M: *Understanding the scientific bases of human movement* (2nd ed.), Baltimore, 1980, Williams & Wilkins.
10. Haizlip K, Harrison B, and Leinwand L: Sex-based differences in skeletal muscle kinetics and fiber-type composition, *Physiol* 30:30, 2015.
11. Herzog W: Force production in human skeletal muscle. In Nigg BM, MacIntosh BR, and Mester J, Eds: *Biomechanics and biology of movement,* Champaign, IL, 2000, Human Kinetics, pp. 269–281.
12. Hill AV: *First and last experiments in muscle mechanics,* Cambridge, MA, 1970, Cambridge University Press.
13. Hody S, Lacrosse Z, Leprince P, Collodoro M, Croisier JL, and Rogister B: Effects of eccentrically and concentrically biased training on mouse muscle phenotype, *Med Sci Sports Exerc* 45:1460, 2013.
14. Komi PV, Linnamo V, Silventoinen P, and Sillanpää M: Force and EMG power spectrum during eccentric and concentric actions, *Med Sci Sports Exerc* 32:1757, 2000.
15. Kraemer WJ, Fleck SJ, and Evans WJ: Strength and power training: Physiological mechanisms of adaptation, *Exerc Sport Sci Rev* 24:363, 1996.
16. Kubo K, Kanehisha H, and Fukunaga T: Effects of cold and hot water immersion on the mechanical properties of human muscle and tendon in vivo, *Clin Biomech* 20:291, 2005.
17. Kubo K, Kanehisa H, Takeshita D, Kawakami Y, Fukashiro S, and Fukunaga T: In vivo dynamics of human medial gastrocnemius muscle-tendon complex during stretch-shortening cycle exercise, *Acta Physiol Scand* 170:127, 2000.
18. Lemke S and Schnorrer F: Mechanical forces during muscle development, *Mechanisms of development* (2016), http://dx.doi.org/10.1016/j.mod.2016.11.003.
19. Longo S, Cè E, Rampichini S, Devoto M, Venturelli M, Limonta E, and Esposito F: Correlation between stiffness and electromechanical delay components during muscle contraction and relaxation before and after static stretching, *J Electromyogr Kinesiol* 10:83, 2017.
20. Malas FU, Ozçakar L, Kaymak B, et al.: Effects of different strength training on muscle architecture: Clinical and ultrasonographical evaluation in knee osteoarthritis, *PM R* 2013 Mar 7. pii: S1934-1482(13)00114-7. doi: 10.1016/j. pmrj.2013.03.005. [Epub ahead of print].
21. Mizumura K and Taguchi T: Delayed onset muscle soreness: Involvement of neurotrophic factors, *J Physiol Sci* 66:43, 2016.
22. Moss BM, Refsnes PE, Abildgaard A, Nicolaysen K, and Jensen J: Effects of maximal effort strength training with different loads on dynamic strength, cross-sectional area, load-power and load-velocity relationships, *Eur J Appl Physiol* 75:193, 1997.
23. Nelson NL and Churilla JR: A narrative review of exercise-associated muscle cramps: Factors that contribute to neuromuscular fatigue and management implications, *Muscle Nerve* 54:177, 2016.
24. Nilsson J, Tesch P, and Thorstensson A: Fatigue and EMG of repeated fast and voluntary contractions in man, *Acta Physiol Scand* 101:194, 1977.
25. Opar DA, Williams MD, and Shield AJ: Hamstring strain injuries: Factors that lead to injury and re-injury, *Sports Med* 42:209, 2012.
26. Power GA, Dalton BH, Behm DG, Vandervoort AA, Doherty TJ, and Rice CL: Motor unit number estimates in master runners: Use it or lose it? *Med Sci Sports Exerc* 42:1644, 2010.
27. Roberts T: Contribution of elastic tissues to the mechanics and energetics of muscle function during movement, *J Exp Biol* 219:266, 2016.
28. Rosenbaum D and Hennig EM: The influence of stretching and warm-up exercises on Achilles tendon reflex activity, *J Sports Sci* 13:481, 1995.
29. Saini A, Faulkner S, Al-Shanti N, and Stewart C: Powerful signals for weak muscles, *Ageing Res Rev* 8:251–67, 2009.
30. Sasaki K, Sasaki T, and Ishii N: Acceleration and force reveal different mechanisms of electromechanical delay, *Med Sci Sports Exerc* 43:1200, 2011.
31. Schache AG, Dorn TW, Blanch PD, Brown NA, and Pandy MG: Mechanics of the human hamstring muscles during sprinting, *Med Sci Sports Exerc* 44:647, 2012.
32. Seiberl W, Power G, Herzog W, and Hahn D: The stretch-shortening cycle (SSC) revisited: Residual force enhancement contributes to increased performance during fast SSCs of human m. adductor pollicis, *Physiol Rep* 3:1, 2015.
33. Smith CM, Housh TJ, Hill EC, Johnson GO, and Schmidt RJ: Dynamic versus isometric electromechanical delay in non-fatigued and fatigued muscle: A combined electromyographic, mechanomyographic, and force approach, *J Electromyogr Kinesiol* 33:34, 2017.
34. Vechetti-Júnior IJ, Aguiar AF, de Souza RW, et al.: NFAT isoforms regulate muscle fiber type transition without altering can during aerobic training, *Int J Sports Med* 34:861, 2013.
35. Wakahara T, Kanehisa H, Kawakami Y, Fukunaga T, and Yanai T: Relationship between muscle architecture and joint performance during concentric contractions in humans, *J Appl Biomech* 2012 Aug 22. [Epub ahead of print].
36. Westing SH, Seger JY, and Thorstensson A: Effects of electrical stimulation on eccentric and concentric torque-velocity relationships during knee extension in man, *Acta Physiol Scand* 140:17, 1990.
37. Yin H, Price F, and Rudnicki MA: Satellite cells and the muscle stem cell niche, *Physiol Rev* 93:23, 2013.

LEITURA SUGERIDA

Canata G, d'Hooghe P, and Hunt K (Eds): *Muscle and tendon injuries: Evaluation and management*, New York, 2017, Springer.

Descreve as causas e os sintomas das patologias musculares e tendíneas, os procedimentos diagnósticos disponíveis e as atuais abordagens de tratamento.

Muscolino J: The *muscular system manual: The skeletal muscles of the human body,* St. Louis, 2017, Mosby.

Atlas dos músculos do corpo humano mostrando a anatomia musculoesquelética detalhada com cada músculo individual desenhado sobre uma fotografia do corpo humano e um vetor mostrando a linha de tração muscular.

Sakuma K (Ed): *The plasticity of skeletal muscle: From molecular mechanism to clinical applications*, New York, 2017, Springer.

Discute os recentes avanços no entendimento da morfologia, da função biológica e das aplicações clínicas do músculo esquelético.

Turner A and Comfort P: *Advanced strength and conditioning: An evidence-based approach*, New York, 2017, Routledge.

Explora as evidências científicas mais recentes e as aplica a escolhas de seleção e programação de exercícios em toda a gama de áreas funcionais de força e condicionamento, abordando de força e potência a velocidade e agilidade.

SITES RELACIONADOS

Guided Tour of the Visible Human
http://www.madsci.org/cerca de lynn/VH

O Projeto Humano Visível gerou mais de 18.000 secções digitalizadas do corpo humano. Esse tour inclui conceitos importantes sobre a anatomia humana com imagens e animações do banco de dados.

Martindale's The "Virtual" Medical Center: Muscles
http://www.martindalecenter.com/Medical1_1_MhU.html#Mus

Contém numerosas imagens, filmes e links para cursos de ações musculares e fisiologia muscular.

Myology Section from Gray's Anatomy
http://www.bartleby.com/107/102.html

Uma descrição de anatomia muscular, ações, força e trabalho a partir desse livro-texto clássico de Anatomia.

Nicholas Institute of Sports Medicine and Athletic Trauma
http://www.nismat.org

Inclui links para o guia de recursos de corredor com informações médicas sobre condicionamento, prevenção e tratamento de lesões e exercícios terapêuticos.

Wheeless' Textbook of Orthopaedics
http://www.wheelessonline.com

Um recurso abrangente para ortopedia, incluindo anatomia, histologia e fisiologia de todos os músculos do corpo humano.

PALAVRAS-CHAVE

Agonista	Papel desempenhado por um músculo que produz um movimento.
Antagonista	Papel desempenhado por um músculo que atua desacelerando ou interrompendo um movimento.
Atividade mioelétrica	Corrente elétrica ou voltagem produzida quando um músculo desenvolve tensão.
Atraso eletromecânico	Tempo entre a chegada do estímulo neural e a produção de tensão pelo músculo.
Ciclo alongamento-encurtamento	Contração excêntrica imediatamente seguida por uma contração concêntrica.
Componente contrátil	Propriedade muscular que permite a produção de tensão pelas fibras musculares estimuladas.
Componente elástico em paralelo	Propriedade elástica passiva de um músculo derivada das membranas musculares.
Componente elástico em série	Propriedade elástica passiva do músculo originada dos tendões.
Concêntrica	Descreve uma contração que causa encurtamento do músculo.
Disposição paralela das fibras	Padrão de fibras de um músculo em que as fibras estão grosseiramente paralelas ao eixo longitudinal do músculo.
Disposição peniforme das fibras	Padrão de fibras de um músculo em que as fibras curtas se fixam a um ou mais tendões.
Estabilizador	Papel desempenhado por um músculo que atua estabilizando uma parte do corpo contra alguma outra força.
Excêntrica	Descreve a contração em que ocorre o alongamento do músculo.
Fibra de contração lenta	Fibra que alcança o pico de tensão de modo relativamente lento.
Fibra de contração rápida	Fibra que alcança o pico de tensão de modo relativamente rápido.
Insuficiência ativa	Condição que ocorre quando um músculo biarticular não é capaz de encurtar o suficiente para produzir uma amplitude de movimento completa simultaneamente em todas as articulações que cruza.
Insuficiência passiva	Incapacidade de um músculo biarticular de alongar o suficiente para permitir a amplitude completa de movimento em ambas as articulações ao mesmo tempo.
Isométrica	Descreve a contração que não envolve mudança no comprimento muscular.
Neutralizador	Papel desempenhado por um músculo que atua eliminando uma ação indesejada produzida por um agonista.
Somação	Formação de maneira aditiva.
Tetania	Condição muscular que produz tensão máxima contínua resultante de uma estimulação repetitiva.
Transdutor	Dispositivo que detecta sinais.
Unidade motora	Um único neurônio motor e todas as fibras musculares que ele inerva.
Viscoelástico	Que tem a capacidade de se alongar ou retrair ao longo do tempo.

CAPÍTULO 7

Biomecânica do Membro Superior

Ao término deste capítulo, você será capaz de:

Explicar como a estrutura anatômica afeta as capacidades de movimento das articulações do membro superior

Identificar os fatores que influenciam a mobilidade e a estabilidade relativas das articulações do membro superior

Identificar os músculos que são ativados durante movimentos específicos do membro superior

Descrever as contribuições biomecânicas às lesões comuns do membro superior.

©Vaara/iStock/Getty Images RF

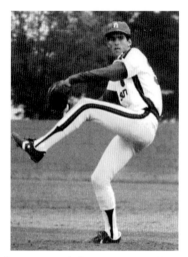

Lançar uma bola requer a coordenação dos músculos de todo o membro superior. ©Susan Hall.

▼

A articulação glenoumeral é considerada a articulação do ombro.

Articulação esternoclavicular
Articulação esferóidea modificada entre a extremidade proximal da clavícula e o manúbrio do esterno.

▼

As clavículas e as escápulas formam a cintura escapular.

▼

A maior parte do movimento da cintura escapular ocorre nas articulações esternoclaviculares.

Articulação acromioclavicular
Articulação irregular entre o acrômio da escápula e a parte distal da clavícula.

Articulação coracoclavicular
Sindesmose entre o processo coracoide da escápula e a superfície inferior da clavícula unida pelo ligamento coracoclavicular.

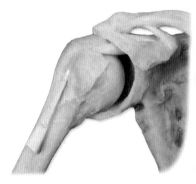

A articulação entre o acrômio da escápula e a parte distal da clavícula é conhecida como articulação acromioclavicular. ©McGraw-Hill Education.

As capacidades do membro superior são várias e impressionantes. Com a mesma estrutura anatômica básica de braço, antebraço, mão e dedos, os principais lançadores de beisebol arremessam bolas rápidas a 40 m/s, os nadadores atravessam o Canal da Mancha, os ginastas realizam o crucifixo, os viajantes carregam malas, as costureiras põem linha em agulhas e os estudantes digitam na tela do *smartphone*. Este capítulo revisa as estruturas anatômicas que tornam possíveis esses diferentes tipos de movimento e examina como os músculos cooperam para alcançar a diversidade de movimento de que o membro superior é capaz.

Estrutura do ombro

O ombro é a articulação mais complexa do corpo humano, principalmente porque inclui cinco articulações diferentes: glenoumeral (articulação do ombro), esternoclavicular, acromioclavicular, coracoclavicular e escapulotorácica. A articulação glenoumeral localiza-se entre a cabeça do úmero e a cavidade glenoidal da escápula, que é uma articulação esferóidea considerada tipicamente *a* principal articulação do ombro. As articulações esternoclavicular e acromioclavicular fornecem mobilidade para a clavícula e a escápula – os ossos da cintura escapular (cíngulo do membro superior).

Articulação esternoclavicular

A extremidade proximal da clavícula se articula com a incisura clavicular do manúbrio do esterno e com a cartilagem da primeira costela para formar a **articulação esternoclavicular**. Esta articulação proporciona o eixo principal de rotação para os movimentos da clavícula e da escápula (Figura 7.1). A articulação esternoclavicular (SC) é uma articulação esferóidea modificada, com movimento de plano frontal e transverso livremente permitido e alguma rotação sagital para a frente e para trás permitida. Embora um disco articular fibrocartilaginoso melhore o encaixe das superfícies ósseas articulares e funcione como um amortecedor de impactos, a estabilidade articular é fornecida principalmente pela cápsula articular posterior.[30,19] A rotação ocorre na articulação SC durante movimentos como encolher os ombros, elevar os braços acima da cabeça e nadar. A posição de travamento para a articulação SC ocorre com elevação máxima de ombro.

Articulação acromioclavicular

A articulação do acrômio da escápula com a extremidade distal da clavícula é conhecida como **articulação acromioclavicular**. Ela é classificada como uma articulação sinovial irregular, embora a estrutura da articulação permita movimento limitado em todos os três planos. A estabilidade articular é fornecida pelos ligamentos coracoclaviculares e acromioclaviculares.[32,20] Há uma grande variação anatômica na articulação acromioclavicular (AC) de um indivíduo para outro, sendo identificados pelo menos cinco tipos morfológicos com diferenças significativas.[23] Ocorre rotação na articulação AC durante a elevação do braço. A posição de travamento da articulação AC ocorre quando o ombro está abduzido a 90°.

Articulação coracoclavicular

A **articulação coracoclavicular** é uma sindesmose formada onde o processo coracoide da escápula e a superfície inferior da clavícula são unidos pelo ligamento coracoclavicular. Essa articulação permite pouco movimento. As articulações coracoclavicular e acromioclavicular são mostradas na Figura 7.2.

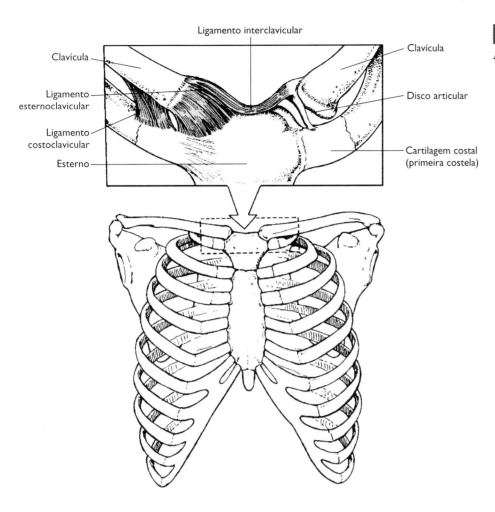

Figura 7.1
A articulação esternoclavicular.

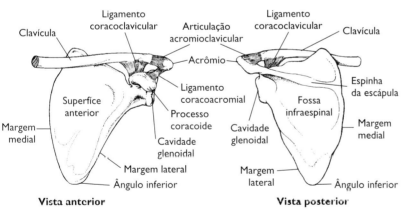

Figura 7.2
As articulações acromioclavicular e coracoclavicular.

Articulação glenoumeral

A **articulação glenoumeral** é a articulação de movimento mais livre no corpo humano, permitindo flexão, extensão, hiperextensão, abdução, adução, abdução e adução horizontais e rotação medial e lateral do úmero (Figura 7.3). A cabeça quase hemisférica do úmero apresenta área de superfície três ou quatro vezes maior do que a cavidade glenoidal rasa da escápula com que ela se articula. A cavidade glenoidal também é menos curvada do que a superfície da cabeça do úmero, permitindo que o úmero se mova linearmente pela superfície da cavidade glenoidal além de sua ampla capacidade rotacional. Existem variações anatômicas no formato da cavidade glenoidal entre os indivíduos, com cavidade oval em algumas pessoas e cavidade em formato de pera em outras. Na rotação passiva do braço, ocorrem grandes translações da cabeça

Articulação glenoumeral
Articulação esferóidea em que a cabeça do úmero se articula com a cavidade glenoidal da escápula.

▼
A mobilidade extrema da articulação glenoumeral é alcançada à custa da estabilidade articular.

Figura 7.3

A articulação glenoumeral.

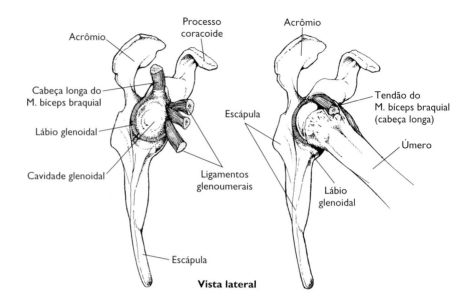
Vista lateral

Lábio glenoidal
Anel de tecido mole localizado na periferia da cavidade glenoidal que adiciona estabilidade à articulação glenoumeral.

do úmero na cavidade glenoidal nos extremos da amplitude de movimento. As forças musculares durante a rotação ativa tendem a limitar as amplitudes de movimento no ombro, limitando também a translação umeral.

A cavidade glenoidal é cercada pelo **lábio glenoidal**, um lábio composto por parte da cápsula articular, o tendão da cabeça longa do músculo bíceps braquial e os ligamentos glenoumerais. Esse anel de tecido fibroso e fibrocartilaginoso denso é triangular transversalmente e está fixado à periferia da fossa.[6] O lábio aprofunda a fossa e adiciona estabilidade à articulação. A Figura 7.4 mostra a cápsula que rodeia a articulação glenoumeral. Vários ligamentos se fundem com a cápsula articular glenoumeral, incluindo os ligamentos glenoumerais superior, médio e inferior na face anterior da articulação e o ligamento coracoumeral na face superior.

Os tendões de quatro músculos também se juntam à cápsula articular. Eles são conhecidos como músculos do **manguito rotador** porque contribuem para a rotação do úmero e porque seus tendões formam um manguito colagenoso ao redor da articulação glenoumeral. Eles incluem os músculos supraespinal, infraespinal, redondo menor e subescapular e, às vezes, são chamados de músculos *SIRS* por causa da primeira letra dos nomes dos músculos. Os músculos

Manguito rotador
Feixe de tendões dos músculos subescapular, supraespinal, infraespinal e redondo menor, que se fixam à cabeça do úmero.

Figura 7.4

A cápsula que envolve a articulação glenoumeral contribui para a estabilidade da articulação.

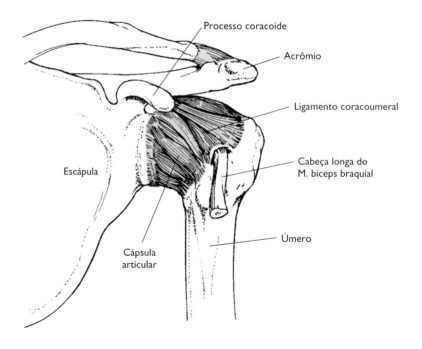

supraespinal, infraespinal e redondo menor participam da rotação lateral e o músculo subescapular contribui para a rotação medial. Os músculos do grupo rotador lateral trocam fascículos musculares uns com os outros, o que aumenta sua habilidade de produzir tensão e potência funcional rapidamente.[31] O manguito rotador recobre o ombro pelas faces posterior, superior e anterior. A contração dos músculos do manguito rotador puxa a cabeça do úmero na direção da cavidade glenoidal, o que contribui significativamente para a estabilidade mínima da articulação. Os músculos do manguito rotador e o bíceps braquial desenvolvem tensão para fornecer estabilidade ao ombro antes de movimentar o úmero. A pressão negativa dentro da cápsula da articulação glenoumeral também ajuda a estabilizar a articulação. A articulação é mais estável quando está na posição de travamento, pois o úmero está abduzido e girado lateralmente.

Articulação escapulotorácica

Como a escápula pode se mover nos planos sagital e frontal em relação ao tronco, a região entre a superfície anterior da escápula e a parede torácica algumas vezes é chamada de *articulação escapulotorácica*. Os músculos fixados à escápula realizam duas funções. Primeiro, eles podem contrair para estabilizar a região do ombro. Por exemplo, quando uma mala pesada é levantada do chão, os músculos levantador da escápula, trapézio e romboides contraem para sustentar a escápula e, por sua vez, todo o ombro, por meio da articulação acromioclavicular. Em segundo lugar, os músculos escapulares podem facilitar os movimentos do membro superior pelo posicionamento adequado da articulação glenoumeral. Durante um arremesso com a mão acima do ombro, os músculos romboides contraem para mover todo o ombro posteriormente enquanto o úmero é abduzido horizontalmente e girado lateralmente durante a fase preparatória. Conforme o braço e a mão se movem para a frente para executar o arremesso, a tensão nos músculos romboides é liberada para possibilitar o movimento da articulação glenoumeral para a frente.

Bolsas

Vários sacos pequenos e fibrosos, que secretam líquido sinovial internamente de maneira semelhante à da cápsula articular, estão localizados na região do ombro. Esses sacos, conhecidos como **bursas ou bolsas**, amortecem e reduzem o atrito entre as camadas de tecidos conectivos. O ombro é cercado por várias bolsas, incluindo a subescapular, a subcoracoide e a subacromial.

Bursas ou bolsas
Sacos que secretam líquido sinovial internamente para diminuir o atrito entre os tecidos moles ao redor das articulações.

As bolsas subescapular e subacromial são responsáveis por controlar o atrito das fibras superficiais do músculo subescapular contra o colo da escápula, a cabeça do úmero e o processo coracoide. Uma vez que o músculo subescapular sofre mudanças significativas de orientação durante os movimentos do braço na articulação glenoumeral, especialmente onde a parte superior do músculo se enrola no processo coracoide, o papel dessas bolsas é importante.

A bolsa subacromial se encontra no espaço subacromial, entre o acrômio da escápula e o ligamento coracoacromial (acima) e a articulação glenoumeral (abaixo). Essa bolsa amortece os músculos do manguito rotador, particularmente o músculo supraespinal, do acrômio ósseo sobrejacente (Figura 7.5). A bolsa subacromial pode ficar irritada quando comprimida repetitivamente durante ação do braço acima da cabeça.

Movimentos do complexo do ombro

Embora possa ocorrer certo montante de movimento glenoumeral enquanto outras articulações do ombro permanecem estabilizadas, mais comumente o movimento do úmero envolve algum movimento de todas as três articulações do ombro (Figura 7.6). A elevação do úmero em todos os planos é acompanhada por uma rotação lateral. Conforme o braço é elevado tanto em adução quanto em flexão, a rotação da escápula contribui para parte da amplitude

Figura 7.5

Os quatro músculos do manguito rotador.

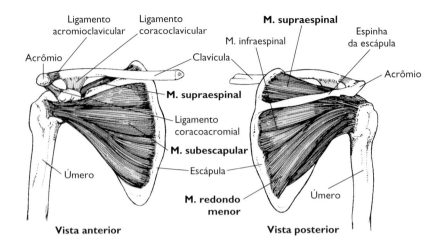

Figura 7.6

O movimento do úmero é facilitado pela rotação da escápula e da clavícula, como quando o úmero faz a transição da adução horizontal (esquerda) para a abdução horizontal (direita). Ambas as fotos: ©Barbara Banks/McGraw-Hill Education.

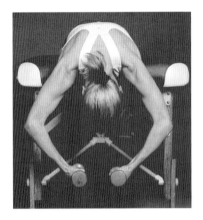 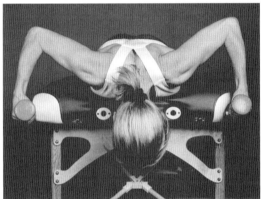

Ritmo escapuloumeral
Padrão regular de rotação escapular que acompanha e facilita a abdução do úmero.

de movimento umeral total. Embora as posições absolutas do úmero e da escápula mudem devido a variações anatômicas entre os indivíduos, um padrão geral persiste. Essa coordenação importante dos movimentos escapular e umeral, conhecida como **ritmo escapuloumeral**, torna possível uma amplitude de movimento muito maior no ombro do que se a escápula fosse fixa.[11] Durante os primeiros 90° de elevação do braço (nos planos sagital, frontal ou diagonal), a clavícula também é elevada na articulação esternoclavicular. A rotação também ocorre na articulação acromioclavicular. O posicionamento do úmero é facilitado adicionalmente pelos movimentos da coluna vertebral. Quando as mãos sustentam uma carga externa, a orientação da escápula e o ritmo escapuloumeral são alterados e a estabilização muscular da escápula reduz o movimento escapulotorácico, enquanto a estabilização escapular dinâmica fornece uma plataforma para os movimentos do membro superior.[14] Geralmente, as relações são mais estáveis quando o braço está carregado e comprometido com movimentos propositados, em comparação com situações em que o braço está em uma condição não carregada.[13]

Os padrões de movimento da escápula também são diferentes em crianças e em idosos. Em comparação com os adultos, as crianças recebem uma contribuição maior da articulação escapulotorácica durante a elevação do úmero.[5] Com o envelhecimento, existe afrouxamento da rotação escapular, bem como inclinação posterior, com abdução glenoumeral.[8]

Músculos da escápula

Os músculos que se fixam à escápula são os músculos levantador da escápula, romboides, serrátil anterior, peitoral menor, subclávio e as quatro partes do trapézio. As Figuras 7.7 e 7.8 mostram as direções em que esses músculos exercem força sobre a escápula quando contraem. Os músculos escapulares têm duas

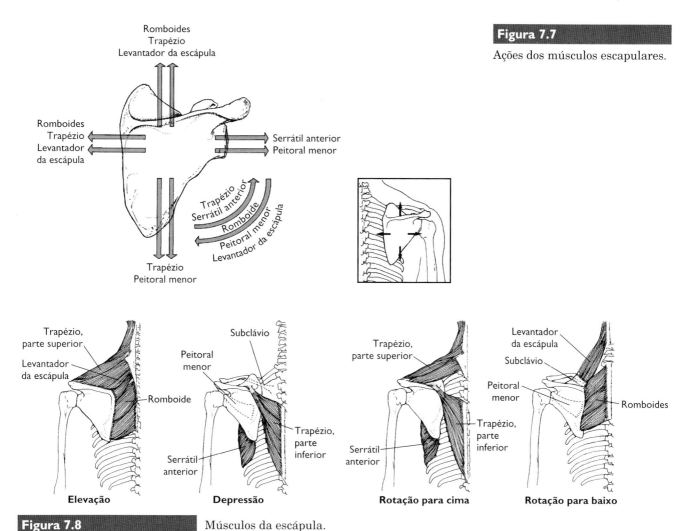

Figura 7.7 Ações dos músculos escapulares.

Figura 7.8 Músculos da escápula.

funções. Primeiramente, eles estabilizam a escápula de maneira que ela forme uma base rígida para os músculos do ombro durante a contração. Por exemplo, quando uma pessoa carrega uma pasta, os músculos levantador da escápula, trapézio e romboides estabilizam o ombro contra o peso adicional. Em segundo lugar, os músculos escapulares facilitam os movimentos do membro superior por posicionarem adequadamente a articulação glenoumeral. Por exemplo, durante um arremesso acima do ombro, os músculos romboides contraem para mover todo o ombro posteriormente conforme o braço e a mão se movem posteriormente durante a fase preparatória. À medida que o braço e a mão se movem para a frente para realizar o arremesso, a tensão nos músculos romboides diminui para permitir o movimento do ombro para a frente, facilitando a rotação lateral do úmero.

▼
Os músculos escapulares realizam duas funções: (a) estabilizam a escápula quando o complexo do ombro está carregado e (b) movem e posicionam a escápula para facilitar o movimento na articulação glenoumeral.

Músculos da articulação glenoumeral

Muitos músculos cruzam a articulação glenoumeral. Tendo em vista seus pontos de fixação e linhas de tração, alguns músculos contribuem para mais de uma ação do úmero. Uma complicação adicional é que a ação produzida pela contração de um músculo pode variar de acordo com a orientação do úmero devido à grande amplitude de movimento do ombro. Como a estrutura da articulação glenoumeral apresenta uma instabilidade básica, uma parte significativa da estabilidade articular deriva da tensão nos músculos e tendões que cruzam a articulação. Entretanto, quando um desses músculos contrai, pode ser necessária a contração de um antagonista para evitar a luxação da articulação. A Tabela 7.1 apresenta uma revisão sobre os músculos do ombro.

▼
A contração de um músculo do ombro deve ser frequentemente acompanhada pela contração de um antagonista para evitar o deslocamento da cabeça do úmero.

Tabela 7.1 — Músculos do ombro.

Músculo	Fixação proximal	Fixação distal	Ação(ões) principal(ais)	Inervação
Deltoide	Terço externo da clavícula, acrômio, espinha da escápula	Tuberosidade deltoide do úmero		Axilar (C_5, C_6)
(Parte anterior)			Flexão, adução horizontal, rotação medial	
(Parte média)			Abdução, abdução horizontal	
(Parte posterior)			Extensão, abdução horizontal, rotação lateral	
Peitoral maior		Face lateral do úmero logo abaixo da cabeça		
(Parte clavicular)	Dois terços mediais da clavícula		Flexão, adução horizontal, rotação medial	Peitoral lateral (C_5-T_1)
(Parte esternal)	Face anterior do esterno e cartilagem das primeiras seis costelas		Extensão, adução, adução horizontal, rotação medial	Peitoral medial (C_5-T_1)
Supraespinal	Fossa supraespinal	Tubérculo maior do úmero	Abdução, ajuda na rotação lateral	Supraescapular (C_5, C_6)
Coracobraquial	Processo coracoide da escápula	Face anteromedial do úmero	Flexão, adução, adução horizontal	Musculocutâneo (C_5-C_7)
Latíssimo do dorso	Seis vértebras torácicas inferiores e todas as vértebras lombares, face posterior do sacro, crista ilíaca, três costelas inferiores	Face anterior do úmero	Extensão, adução, rotação medial, abdução horizontal	Toracodorsal (C_6-C_8)
Redondo maior	Margem lateral e ângulo inferior da escápula pela face posterior	Face anterior do úmero	Extensão, adução, rotação medial	Subescapular (C_5, C_6)
Infraespinal	Fossa infraespinal	Tubérculo maior do úmero	Rotação lateral, abdução horizontal	Subescapular (C_5, C_6)
Redondo menor	Margem posterolateral da escápula	Tubérculo maior, diáfise do úmero adjacente	Rotação lateral, abdução horizontal	Axilar (C_5, C_6)
Subescapular	Toda a superfície anterior da escápula	Tubérculo menor do úmero	Rotação medial	Subescapular (C_5, C_6)
Bíceps braquial		Tuberosidade do rádio		Musculocutâneo (C_5-C_7)
(Cabeça longa)	Margem superior da cavidade glenoidal		Ajuda na abdução	
(Cabeça curta)	Processo coracoide da escápula		Ajuda na flexão, adução, rotação medial e adução horizontal	
Tríceps braquial (Cabeça longa)	Logo abaixo da cavidade glenoidal	Olécrano da ulna	Ajuda na extensão, adução	Radial (C_5-T_1)

Flexão na articulação glenoumeral

Os músculos que cruzam a articulação glenoumeral anteriormente atuam na flexão do ombro (Figura 7.9). Os principais flexores são a parte anterior do músculo deltoide e a parte clavicular do peitoral maior. O pequeno músculo coracobraquial ajuda na flexão, assim como a cabeça curta do bíceps braquial. Embora a cabeça longa do bíceps braquial também cruze o ombro, ela não está ativa no movimento isolado do ombro quando o cotovelo e o antebraço não se movem.[25]

Extensão na articulação glenoumeral

Quando a extensão do ombro não ocorre contra uma resistência, a força gravitacional é o motor primário, e a contração excêntrica dos músculos flexores controla a frenagem do movimento. Quando há resistência, a contração dos músculos posteriores da articulação glenoumeral, particularmente a parte esternocostal dos músculos peitoral maior, latíssimo do dorso e redondo maior, estende o úmero. A parte posterior do deltoide ajuda na extensão, especialmente quando o úmero está rodado lateralmente. A cabeça longa do tríceps braquial também ajuda e, como o músculo cruza o cotovelo, sua contribuição é discretamente mais eficiente quando o cotovelo está em flexão. Os extensores do ombro estão ilustrados na Figura 7.10.

Abdução na articulação glenoumeral

A parte média dos músculos deltoide e supraespinal são os principais abdutores do úmero. Ambos os músculos cruzam o ombro acima da articulação glenoumeral (Figura 7.11). O músculo supraespinal, que é ativo durante aproximadamente os primeiros 110° do movimento, inicia a abdução. Durante a contribuição da parte média do deltoide (que ocorre entre aproximadamente 90 e 180° de abdução), o infraespinal, o subescapular e o redondo menor neutralizam o componente de deslocamento superior da força produzida pelo deltoide médio.

Adução na articulação glenoumeral

Assim como ocorre na extensão do ombro, a adução na ausência de resistência é resultado da força gravitacional, e os abdutores controlam a velocidade do movimento. Com a adição de resistência, os principais adutores serão os músculos latíssimo do dorso, redondo maior e a parte esternocostal do peitoral maior, que estão localizados na parte inferior da articulação (Figura 7.12).

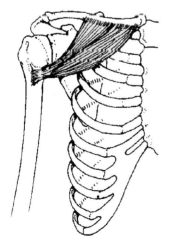
M. peitoral anterior, parte clavicular

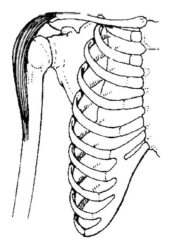
M. deltoide, parte anterior

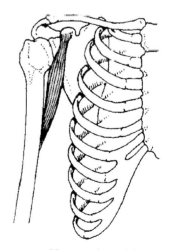
M. coracobraquial

Figura 7.9   Principais músculos flexores do ombro.

146 BIOMECÂNICA BÁSICA

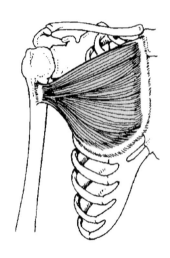
M. peitoral maior, parte esternal

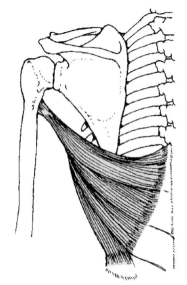
M. latíssimo do dorso

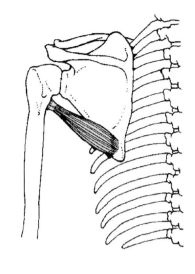
M. redondo maior

Figura 7.10 Principais músculos extensores do ombro.

Figura 7.11 Principais músculos abdutores do ombro.

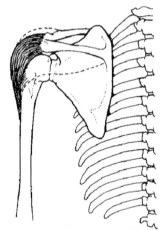
M. deltoide, parte média

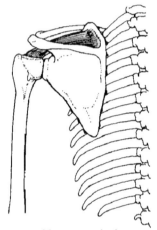
M. supraespinal

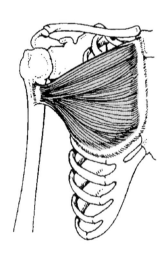
M. peitoral maior, parte esternal

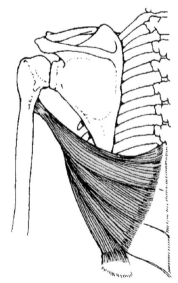
M. latíssimo do dorso

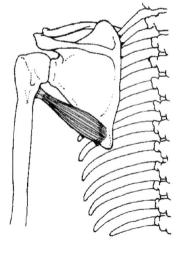
M. redondo maior

Figura 7.12 Principais músculos abdutores do ombro.

A cabeça curta do bíceps braquial e a cabeça longa do tríceps braquial contribuem com uma assistência menor e, quando o braço está elevado acima de 90°, os músculos coracobraquial e subescapular também ajudam.

Rotação medial e lateral do úmero

A rotação medial do úmero resulta principalmente da ação dos músculos subescapular e redondo maior, ambos fixados à face anterior do úmero, tendo o subescapular a maior vantagem mecânica para a rotação medial. Ambas as partes do peitoral maior, a parte anterior do deltoide, o latíssimo do dorso e a cabeça curta do bíceps braquial auxiliam, sendo o peitoral maior o principal auxiliar. Os músculos que se fixam à face posterior do úmero, particularmente os músculos infraespinal e redondo menor, produzem a rotação lateral com alguma ajuda da parte posterior do deltoide.

Adução e abdução horizontais na articulação glenoumeral

Os músculos anteriores à articulação, incluindo ambas as partes do peitoral maior, a parte anterior do deltoide e o coracobraquial, produzem adução horizontal com o auxílio da cabeça curta do bíceps braquial. Os músculos posteriores ao eixo articular afetam a abdução horizontal. Os principais abdutores horizontais são as partes média e posterior dos músculos deltoide, infraespinal e redondo menor, com o auxílio fornecido pelos músculos redondo maior e latíssimo do dorso. Os principais adutores e abdutores horizontais são mostrados nas Figuras 7.13 e 7.14.

Cargas sobre o ombro

Por estarem interconectadas, as articulações da cintura escapular funcionam, de certo modo, como uma unidade no carregamento de cargas e na absorção de impactos. Entretanto, como a articulação glenoumeral fornece suporte mecânico direto para o membro superior, ela suporta cargas muito maiores do que outras articulações do ombro.

Como indicado no Capítulo 3, quando analisamos o efeito da posição do corpo, podemos presumir que o peso corporal atue sobre o centro de gravidade do corpo. Da mesma maneira, quando analisamos o efeito das posições dos

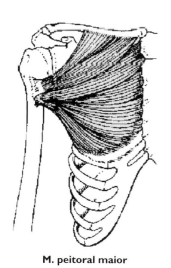
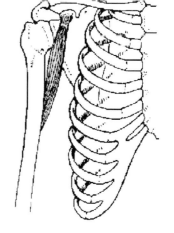

M. peitoral maior **M. deltoide, parte anterior** **M. coracobraquial**

Figura 7.13 Principais adutores horizontais do ombro.

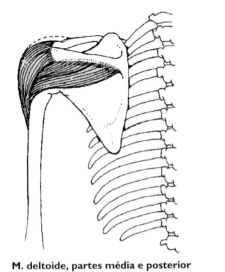
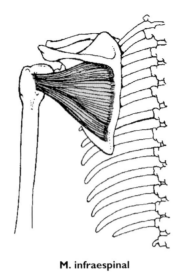
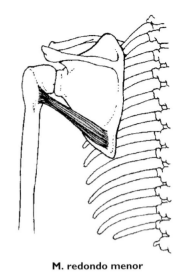

M. deltoide, partes média e posterior **M. infraespinal** **M. redondo menor**

Figura 7.14 Principais abdutores horizontais do ombro.

segmentos corporais em uma articulação como o ombro, presumimos que o peso de cada segmento corporal atue sobre o centro de massa do segmento. O braço de momento do membro superior como um todo em relação ao ombro é, então, a distância perpendicular entre o vetor de peso (que atua sobre o centro de gravidade do braço) e o ombro (Figura 7.15). Quando o cotovelo está flexionado, os efeitos dos segmentos do braço e do antebraço/mão precisam ser analisados separadamente (Figura 7.16). O Exemplo de Problema 7.1 ilustra o efeito da posição do braço sobre a carga do ombro.

Embora o peso do membro superior corresponda a apenas 5% do peso corporal, o comprimento do membro estendido horizontalmente produz grandes braços de momento de segmento e, portanto, grandes torques que precisam ser contrabalançados pelos músculos do ombro. Quando esses músculos contraem para sustentar o braço estendido, a articulação glenoumeral suporta forças compressivas estimadas em até 50% do peso corporal.[3] Embora essa carga seja reduzida a cerca da metade quando o cotovelo é flexionado em

Figura 7.15

O torque produzido no ombro pelo peso do membro superior é o produto entre o peso do membro e a distância perpendicular entre o centro de gravidade do membro superior e o ombro (o braço de momento do membro superior). Fonte: Adaptado de Chaffin DB, and Andersson GBJ, *Occupational Biomechanics*, 4e, New York: John Wiley & Sons, 1991.

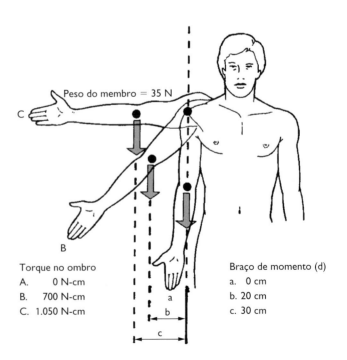

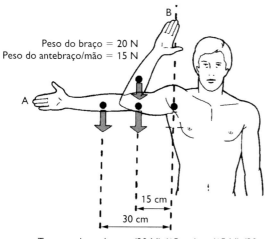

Figura 7.16

O torque produzido no ombro pelo segmento do membro superior é o produto entre o peso do segmento e o braço de momento do segmento. Fonte: Adaptado de Chaffin DB, and Andersson GBJ, *Occupational Biomechanics*, 4e, New York: John Wiley & Sons, 1991.

Torque$_A$ do ombro = (20 N) (15 cm) + (15 N) (30 cm)
= 750 N-cm
Torque$_B$ do ombro = (20 N) (15 cm) + (15 N) (15 cm)
= 525 N-cm

EXEMPLO DE PROBLEMA 7.1

Um diagrama de corpo livre do braço e do ombro é apresentado a seguir. Se o peso do membro superior é de 33 N, o braço de momento para o segmento total do braço é de 30 cm e o braço de momento para o músculo deltoide (F_m) é de 3 cm, que potencial de força precisa ser fornecido pelo deltoide para manter o braço nessa posição? Qual é a magnitude do componente horizontal da força de reação da articulação (R_h)?

Conhecido

ps = 33 N
d_{ps} = 30 cm
d_m = 3 cm

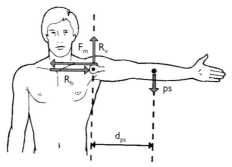

Solução

O torque no ombro produzido pela força muscular precisa ser igual ao torque no ombro produzido pelo peso do membro superior, dando origem a um torque líquido de valor zero no ombro.

$\sum T_s = 0$
$\sum T_s = (F_m) (d_m) - (ps) (d_{ps})$
$0 = (F_m) (3 \text{ cm}) - (33 \text{ N}) (30 \text{ cm})$
$0 = (F_m) (3 \text{ cm}) - (33 \text{ N}) (30 \text{ cm})$
$F_m = \dfrac{(33 \text{ N}) (30 \text{ cm})}{3 \text{ cm}}$
$F_m = 330 \text{ N}$

Uma vez que o componente horizontal da força de reação da articulação (R_h) e F_m são as únicas forças horizontais presentes e estando o braço estacionário, essas forças precisam ser iguais e opostas. A magnitude de R_h é, portanto, a mesma magnitude de F_m.

$R_h = 330 \text{ N}$

Nota: Ambos os componentes da força de reação da articulação são direcionados através do centro da articulação e, assim, apresentam um braço de momento de zero em relação ao centro de rotação.

posição máxima em razão da redução dos braços de momento do antebraço e da mão, pode ocorrer a adição de um torque rotacional sobre o úmero que requer a ativação de músculos adicionais do ombro (Figura 7.17).

Os músculos que se fixam ao úmero em pequenos ângulos em relação à cavidade glenoidal contribuem principalmente para o cisalhamento, e não para a compressão da articulação. Esses músculos desempenham papéis importantes para a estabilização do úmero na cavidade glenoidal contra as contrações dos músculos potentes que poderiam, de outra forma, deslocar a articulação (Figura 7.18).

Lesões comuns do ombro

O ombro está suscetível a lesões, tanto do tipo traumático quanto por uso excessivo, incluindo as lesões relacionadas com o esporte.

Luxações

A articulação glenoumeral é a articulação mais comumente luxada do corpo. A estrutura frouxa da articulação glenoumeral permite mobilidade extrema, mas fornece pouca estabilidade e as luxações podem ocorrer nas direções anterior, posterior e inferior. O forte ligamento coracoumeral habitualmente evita a luxação na direção superior. Em geral, os deslocamentos glenoumerais ocorrem quando o úmero é abduzido e girado lateralmente, sendo os deslocamentos anteroinferiores mais comuns do que outros em outras direções. Os fatores que predispõem a articulação à luxação incluem tamanho

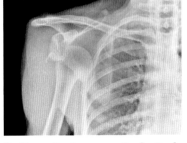

Radiografia de uma articulação do ombro (glenoumeral) luxada com a cabeça do úmero completamente fora e inferior à cavidade glenoidal.
©Science Photo Library/Alamy Stock Photo RF.

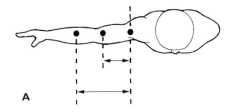
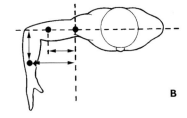

Figura 7.17

A. O peso dos segmentos do membro superior produz um torque no plano frontal sobre o ombro, com os braços de momento conforme mostrado. **B.** O peso do segmento do braço produz um torque no plano frontal sobre o ombro. O peso do antebraço/mão produz no ombro ambos os torques, nos planos frontal e sagital, com os braços de momento conforme mostra a ilustração. Adaptada de Chaffin DB, Andersson GBJ e Martin BJ, *Occupational Biomechanics*, 4e, New York: John Wiley & Sons, 1991.

Figura 7.18

A abdução do úmero requer a ação cooperativa dos músculos deltoide e do manguito rotador. Como os componentes verticais da força muscular se cancelam amplamente, os componentes horizontais direcionados opostamente produzem rotação do úmero.

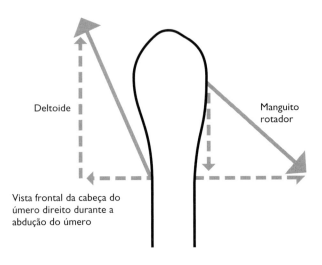

inadequado da cavidade glenoidal, inclinação anterior da cavidade glenoidal, retroversão inadequada da cabeça do úmero e deficiências nos músculos do manguito rotador.

A luxação glenoumeral pode ser resultado da atuação de uma grande força externa durante um acidente, como no ciclismo, ou durante a participação em um esporte de contato, como a luta livre ou o futebol. Infelizmente, se a articulação for deslocada, ela é predisposta a luxações recorrentes porque os tecidos conectivos adjacentes são alongados além de seus limites elásticos. Também pode haver frouxidão capsular glenoumeral por fatores genéticos. Indivíduos com essa condição precisam fortalecer os músculos do ombro antes de uma atividade esportiva.

As luxações ou separações da articulação acromioclavicular também são comuns no lacrosse, no hóquei, no rúgbi e no futebol americano.[32] Quando um braço estendido rigidamente recebe a força de uma queda de corpo inteiro, pode ocorrer luxação acromioclavicular ou fratura da clavícula.

> Quando ocorre uma luxação da articulação glenoumeral, os tecidos moles de sustentação são frequentemente estirados além de seus limites elásticos, predispondo, assim, a articulação a luxações recorrentes.

Lesão do manguito rotador

Uma lesão comum entre trabalhadores e atletas que realizam movimentos forçados acima da cabeça que envolvam tipicamente abdução ou flexão junto com a rotação medial é a *síndrome do impacto do manguito rotador*, também conhecida como síndrome do impacto acromial ou síndrome do impacto do ombro. Esse é o distúrbio mais comum do ombro, com perda progressiva da função e invalidez. A causa é uma pressão progressiva sobre os tendões do manguito rotador pelas estruturas ósseas e de tecido mole circunjacentes. Os sintomas incluem hipermobilidade da cápsula anterior do ombro, rotação lateral excessiva associada à rotação medial limitada do úmero e frouxidão generalizada de ligamentos da articulação glenoumeral. Isso pode resultar em inflamação dos tendões ou das bursas subjacentes ou, em casos graves, na ruptura de um dos tendões do manguito rotador. O músculo mais comumente afetado é o supraespinal, possivelmente porque seu suprimento sanguíneo talvez seja mais suscetível à pressão. Essa condição é acompanhada por dor e aumento da sensibilidade nas regiões superior e anterior do ombro, e algumas vezes está associada à fraqueza do ombro. Os sintomas são exacerbados por movimentos rotatórios do úmero, especialmente os que envolvem elevação e rotação medial.

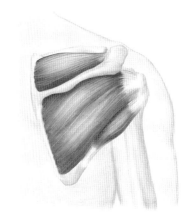

Os músculos do manguito rotador.
©McGraw-Hill Education.

Atividades que podem causar a síndrome do impacto do ombro incluem o lançamento (particularmente de um dispositivo como o dardo), o saque do tênis e a natação (especialmente os estilos livre, de costas e borboleta).[9] Entre os nadadores de elite, a síndrome é conhecida como *ombro de nadador*.

Acredita-se que os fatores anatômicos que predisponham uma pessoa à síndrome do impacto incluam acrômio plano, apenas com discreta inclinação, esporões ósseos na articulação acromioclavicular secundários à osteoartrite, e cabeça do úmero posicionada superiormente.[9] Uma série de teorias foi proposta em relação às causas biomecânicas dos problemas no manguito rotador. A teoria do impacto sugere que um fator genético resulte na formação de um espaço reduzido entre o acrômio da escápula e a cabeça do úmero. Nessa situação, o manguito rotador e as bolsas sinoviais associadas são pinçados entre o acrômio, o ligamento acromioclavicular e a cabeça do úmero toda vez que o braço é elevado, e o atrito resultante causa irritação e desgaste. Uma teoria alternativa propõe que o principal fator é a inflamação do tendão do músculo supraespinal causada pelo alongamento excessivo e repetitivo da unidade músculo-tendão. Quando se tornam alongados e enfraquecidos, os tendões do manguito rotador não conseguem realizar sua função normal de manter a cabeça do úmero na cavidade glenoidal. Consequentemente, os músculos deltoides puxam a cabeça do úmero muito para cima durante a abdução, o que resulta em impacto e desgaste e rupturas subsequentes no manguito rotador.

O problema é relativamente comum entre nadadores. Durante a fase de recuperação da natação, quando o braço é elevado acima do ombro enquanto é imediatamente girado, o músculo serrátil anterior gira a escápula de modo

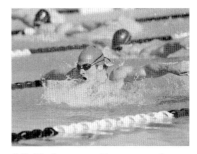

Atividades esportivas com o braço acima da cabeça, como natação, resultam frequentemente em lesões no ombro por uso excessivo.
©Bob Thomas/Getty Images.

que os músculos supraespinal, infraespinal e a parte média do deltoide possam abduzir livremente o úmero. Cada braço permanece nessa posição durante aproximadamente 12% do ciclo de braçadas entre nadadores universitários.[33] Se o músculo serrátil anterior, que produz tensão quase máxima para realizar essa tarefa, fica fatigado, a escápula não pode ser girada suficientemente para abduzir o úmero livremente e, então, pode ocorrer impacto. A técnica de natação parece estar relacionada com a probabilidade de desenvolvimento de impacto no ombro de nadadores, e parte da amplitude de rotação medial do braço durante a fase de puxada, a iniciação tardia da rotação lateral do braço durante a fase acima da superfície e a respiração exclusiva em um lado são todas implicadas como possíveis fatores contribuintes.[34]

Lesões em rotação

Rupturas do lábio, dos músculos do manguito rotador e do tendão do bíceps braquial estão entre as lesões que podem resultar de rotação repetitiva e forçada do ombro. O lançamento, o saque no tênis e a cortada no vôlei são exemplos de movimentos rotacionais forçados. Se os músculos fixados não estabilizam suficientemente o úmero, ele pode se articular com o lábio e não com a cavidade glenoidal, contribuindo para o desgaste do lábio. A maioria das rupturas está localizada na região anterossuperior do lábio. Rupturas no manguito rotador, principalmente no músculo supraespinal, foram atribuídas a necessidades de tensão extrema no grupo muscular durante a fase de desaceleração de uma atividade rotacional vigorosa. Rupturas do tendão do bíceps braquial no seu ponto de fixação à cavidade glenoidal podem resultar do desenvolvimento forçado de tensão no bíceps braquial quando ele acelera negativamente a taxa de extensão do cotovelo durante o arremesso.[28]

Outras condições patológicas do ombro atribuídas aos movimentos de arremesso são calcificações dos tecidos moles na articulação e alterações degenerativas nas superfícies articulares. A bursite, inflamação em uma ou mais bolsas, é outra síndrome por uso excessivo, causada geralmente pelo atrito sobre a bolsa.

Neuropatia subescapular

A neuropatia subescapular, ou paralisia do nervo subescapular, ocorre mais comumente em atletas que realizam atividades acima da cabeça e levantamento de peso.[7] Ela foi relatada em jogadores de vôlei, beisebol, futebol e raquetebol, bem como mochileiros, ginastas e dançarinos. A condição surge da compressão do nervo subescapular, que ocorre mais comumente no recesso subescapular.

Estrutura do cotovelo

Embora o cotovelo seja considerado geralmente uma articulação em dobradiça simples, na verdade é classificado como uma articulação trocogínglima que engloba três articulações: as articulações umeroulnar, umerorradial e radiulnar proximal. Todas estão contidas na mesma cápsula articular, que é reforçada pelos ligamentos colateral radial anterior e posterior e colateral ulnar. A cápsula articular, os complexos ligamentares ulnar e radial e a estrutura óssea contribuem para a estabilidade do cotovelo.

Articulação umeroulnar
Articulação em dobradiça em que a tróclea do úmero se articula com a fossa troclear da ulna.

▼

A articulação umeroulnar em dobradiça é considerada a articulação do cotovelo.

Articulação umeroulnar

A articulação em dobradiça do cotovelo é a **articulação umeroulnar**, na qual a tróclea do úmero se articula com a fossa troclear da ulna, com formato recíproco (Figura 7.19). A flexão e a extensão são os movimentos principais, embora, em alguns indivíduos, uma pequena amplitude de hiperextensão seja permitida. A articulação é mais estável na posição travada de extensão.

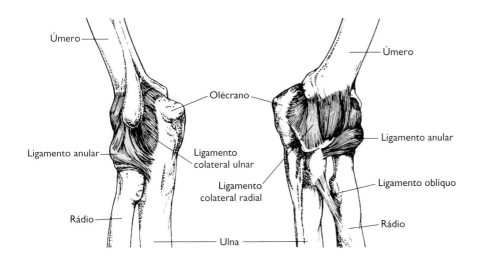

Figura 7.19
Principais ligamentos do cotovelo.

Articulação umerorradial

A **articulação umerorradial** é imediatamente lateral à articulação umeroulnar e é formada entre o esférico capítulo do úmero e a extremidade proximal do rádio (Figura 7.19). Embora a articulação umerorradial seja classificada como uma articulação plana, a articulação umeroulnar imediatamente adjacente restringe o movimento ao plano sagital. Na posição de travamento, o cotovelo está flexionado a 90° e o antebraço está em supino de cerca de 5°.

Articulação radiulnar proximal

O ligamento anular liga a cabeça do rádio ao recesso radial da ulna, formando a **articulação radiulnar** proximal. Essa é uma articulação em pivô, com a pronação e o supino do antebraço ocorrendo conforme o rádio rola medial e lateralmente sobre a ulna (Figura 7.20). A posição de travamento é estabelecida a 5° de supino do antebraço.

Articulação umerorradial
Articulação plana em que o capítulo do úmero se articula com a extremidade proximal do rádio.

Articulação radiulnar
As articulações radiulnares proximal e distal são articulações em pivô; a articulação radiulnar média é uma sindesmose.

▼
Quando ocorrem pronação e supino do antebraço, o rádio gira ao redor da ulna.

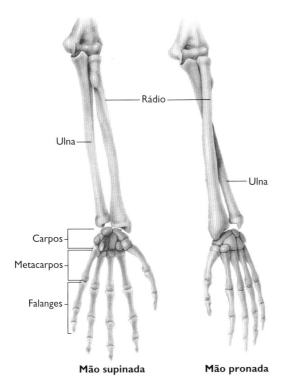

Figura 7.20

Ossos do cotovelo, antebraço, punho e mão. Hole, John W., Shier, David; Butler, Jackie, & Lewis, Ricki, *Human Anatomy and Physiology*, New York: McGraw-Hill Education, 1996. Copyright ©1996 by McGraw Hill Education. Todos os direitos reservados. Utilizada com permissão.

Ângulo de carregamento

O ângulo formado entre os eixos longitudinais do úmero e da ulna quando o braço está na posição anatômica é chamado de *ângulo de carregamento*. O tamanho do ângulo de carregamento varia entre 10 e 15° em adultos e tende a ser maior em mulheres do que em homens. O ângulo de carregamento se modifica com o crescimento esquelético e é sempre maior no lado da mão dominante.[22] Nenhum significado particular foi associado ao ângulo de carregamento.

Movimentos do cotovelo

Músculos que cruzam o cotovelo

Numerosos músculos cruzam o cotovelo, incluindo aqueles que também cruzam o ombro e se estendem até as mãos e os dedos. Os músculos classificados como motores principais do cotovelo estão resumidos na Tabela 7.2.

Tabela 7.2 — Músculos do cotovelo.

Músculo	Fixação proximal	Fixação distal	Ação(ões) principal(ais)	Inervação
Bíceps braquial		Tuberosidade do rádio	Flexão, ajuda na supinação	Musculocutâneo (C_5-C_7)
(Cabeça longa)	Margem superior da cavidade glenoidal			
(Cabeça curta)	Processo coracoide da escápula			
Braquiorradial	Dois terços superiores da crista supracondilar lateral do úmero	Processo estiloide do rádio	Flexão, pronação a partir da posição em supino, supinação a partir da posição de pronação a neutra	Radial (C_5, C_6)
Braquial	Metade anteroinferior do úmero	Processo coronoide da ulna	Flexão	Musculocutâneo (C_5, C_6)
Pronador redondo		Ponto médio lateral do rádio	Pronação, ajuda na flexão	Mediano (C_6, C_7)
(Cabeça umeral)	Epicôndilo medial do úmero			
(Cabeça ulnar)	Processo coronoide da ulna			
Pronador quadrado	Quarto inferior da ulna, face anterior	Quarto inferior do rádio, face anterior	Pronação	Interósseo anterior (C_8, T_1)
Tríceps braquial		Olécrano da ulna	Extensão	Radial (C_6-C_8)
(Cabeça longa)	Logo abaixo da cavidade glenoidal			
(Cabeça lateral)	Metade superior do úmero, face posterior			
(Cabeça medial)	Dois terços inferiores do úmero, face posterior			
Ancôneo	Epicôndilo posterior lateral do úmero	Olécrano, face lateral, e ulna, face posterior	Ajuda na extensão	Radial (C_7, C_8)
Supinador	Epicôndilo lateral do úmero e da ulna adjacente	Terço superolateral do rádio	Supinação	Nervo interósseo (C_5, C_6)

Flexão e extensão

Os músculos que cruzam a face anterior do cotovelo são os flexores do cotovelo (Figura 7.21). O mais forte dos flexores do cotovelo é o músculo braquial. Uma vez que a fixação distal do braquial é o processo coronoide da ulna, o músculo é igualmente eficiente quando o antebraço está em supino ou em pronação.

Outro flexor do cotovelo é o bíceps braquial, com as cabeças longa e curta fixadas à tuberosidade do rádio por um tendão comum. O músculo contribui efetivamente para a flexão quando o antebraço está supinado, porque fica discretamente alongado. Quando o antebraço está pronado, o músculo fica menos tenso e, em consequência, é menos eficiente.

O músculo braquiorradial é o terceiro contribuinte para a flexão no cotovelo. Esse músculo é mais efetivo quando o antebraço está na posição neutra (no meio entre a pronação completa e a supinação) devido à sua fixação distal na base do processo estiloide do rádio. Nessa posição, o músculo está discretamente alongado e o ponto de fixação radial fica centralizado em frente à articulação do cotovelo.

O principal extensor do cotovelo é o tríceps braquial, que cruza a face posterior da articulação (Figura 7.22). Embora as três cabeças tenham fixações proximais separadas, fixam-se ao olécrano da ulna por meio de um tendão distal comum. Apesar de a fixação distal estar relativamente próxima ao eixo de rotação do cotovelo, o tamanho e a força do músculo fazem com que ele seja efetivo como extensor do cotovelo. O relativamente pequeno músculo ancôneo, que cursa da superfície posterior do epicôndilo lateral do úmero até a face lateral do olécrano e a face proximal posterior da ulna, também auxilia a extensão.

Pronação e supinação

A pronação e a supinação do antebraço envolvem a rotação do rádio ao redor da ulna. Existem três articulações radiulnares: radiulnar proximal, média e distal. Tanto a articulação proximal quanto a distal são articulações em pivô e a articulação radiulnar média é uma sindesmose em que uma membrana elástica interconectora permite a supinação e a pronação, mas evita o deslocamento longitudinal dos ossos.

O principal pronador é o músculo pronador quadrado, que se fixa à extremidade distal da ulna e do rádio (Figura 7.23). Quando a pronação é resistida ou rápida, o pronador redondo que cruza a articulação radiulnar proximal auxilia.

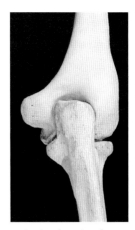

Vista posterior do cotovelo esquerdo.
©Christine Eckel/The McGraw-Hill Education.

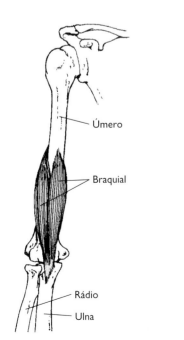
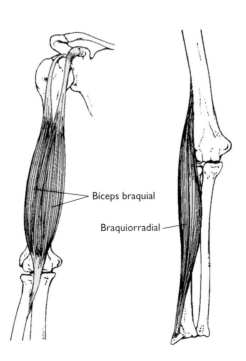

Figura 7.21

Principais músculos flexores do cotovelo.

Figura 7.22
Principais músculos extensores do cotovelo.

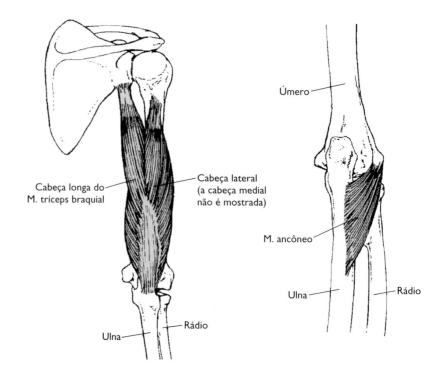

Figura 7.23
O principal músculo pronador é o pronador quadrado.

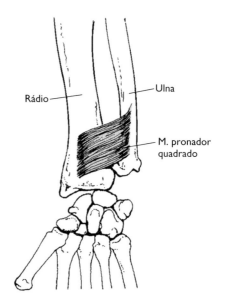

Como o nome sugere, o supinador é o principal músculo responsável pela supinação (Figura 7.24). Ele está fixado ao epicôndilo lateral do úmero e à face lateral do terço proximal do rádio. Quando o cotovelo está em flexão, a tensão do supinador diminui e o bíceps braquial auxilia a supinação. Quando o cotovelo está flexionado a 90° ou menos, o bíceps braquial é posicionado para funcionar como supinador.

Cargas sobre o cotovelo

Embora não seja considerado uma articulação de sustentação de carga, o cotovelo frequentemente suporta grandes cargas durante as atividades diárias. Por exemplo, uma pesquisa mostra que a carga compressiva sobre o cotovelo alcança uma estimativa de 300 N (30,5 kg) durante atividades como se vestir e comer, 1.700 N (173 kg) quando o corpo é apoiado sobre os braços ao se

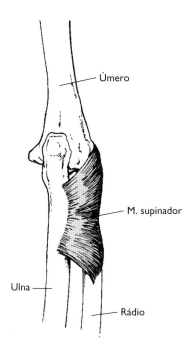

Figura 7.24

O principal músculo supinador é o supinador.

levantar de uma cadeira e 1.900 N (194 kg) quando um indivíduo arrasta uma mesa sobre o chão.[12] Cargas ainda maiores estão presentes durante a execução de certas atividades esportivas. Durante o arremesso no beisebol, o cotovelo sofre um torque em valgo da ordem de 64 N-m, que demanda uma força muscular de 1.000 N para evitar a luxação.[17] A proporção de torque em valgo produzida está principalmente relacionada com o peso corporal do lançador.[24] Durante a execução de habilidades da ginástica, como o *flic-flac* e a mesa, o cotovelo funciona como uma articulação de sustentação de carga.

Como a fixação do tendão do músculo tríceps braquial sobre a ulna está mais próxima do centro da articulação do que a fixação do músculo braquial sobre a ulna e do tríceps braquial sobre o rádio, o braço de momento da extensão é mais curto do que o momento flexor do braço. Isso significa que os extensores do cotovelo precisam produzir mais força do que os flexores do cotovelo para produzir a mesma proporção de torque sobre a articulação. Isso se traduz em maiores forças de compressão no cotovelo durante a extensão do que durante a flexão, quando os movimentos com necessidades semelhantes de força e de velocidade são executados. O Exemplo de Problema 7.2 ilustra a relação entre braço de momento e torque no cotovelo.

Dado o formato do olécrano, o braço de momento do tríceps braquial também varia com a posição do cotovelo. Como mostrado na Figura 7.25, o braço de momento do tríceps braquial é maior quando o membro superior está completamente estendido do que quando está flexionado além de 90°.

Lesões comuns do cotovelo

Embora o cotovelo seja uma articulação estável reforçada por ligamentos grandes e longos, as grandes cargas produzidas sobre a articulação durante as atividades diárias e nas atividades esportivas fazem com que ele seja suscetível a luxações e lesões por uso excessivo.

Entorses e luxações

A hiperextensão forçada do cotovelo pode causar deslocamento posterior do processo coronoide da ulna com relação à tróclea do úmero. Tal deslocamento estira o ligamento colateral ulnar, que pode se romper lateralmente.

EXEMPLO DE PROBLEMA 7.2

Que potencial de força precisa ser produzido pelos músculos braquiorradial e bíceps braquial (F_m) para manter antebraço e mão de 15 N na posição mostrada adiante, dado que o braço de momento é de 5 cm para os músculos e de 15 cm para o peso de antebraço/mão? Qual é a magnitude da força de reação da articulação?

Conhecido

$$ps = 15 \text{ N}$$
$$d_{ps} = 15 \text{ cm}$$
$$d_m = 5 \text{ cm}$$

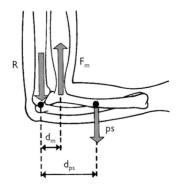

Solução

O torque no cotovelo produzido pela força muscular precisa ser igual ao torque no cotovelo produzido pelo peso do segmento antebraço/mão, resultando em um torque líquido de zero no cotovelo.

$$\sum T_e = 0$$
$$\sum T_e = (F_m)(d_m) - (ps)(d_{ps})$$
$$0 = (F_m)(5 \text{ cm}) - (15 \text{ N})(15 \text{ cm})$$
$$F_m = \frac{(15 \text{ N})(15 \text{ cm})}{5 \text{ cm}}$$
$$\boxed{F_m = 45 \text{ N}}$$

Uma vez que o membro está estacionário, a soma de todas as forças que atuam verticalmente precisa ser igual a zero. Escrevendo a equação da força, é conveniente considerar para cima como a direção positiva.

$$\sum F_v = 0$$
$$\sum F_v = F_m - ps - R$$
$$\sum F_v = 45 \text{ N} - 15 \text{ N} - R$$
$$\boxed{R = 30 \text{ N}}$$

Figura 7.25

Dado o formato do olécrano da ulna, o braço de momento para o tendão do músculo tríceps braquial é mais curto quando o cotovelo está em flexão.

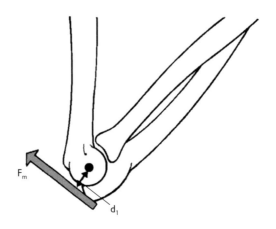
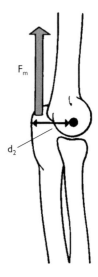

A hiperextensão continuada do cotovelo pode fazer com que o úmero distal deslize sobre o processo coronoide da ulna, resultando em luxação. A incidência de luxação do cotovelo na população dos EUA é um pouco superior a 5 por 100.000 pessoas ao ano, com maior risco entre adolescentes do gênero masculino. Quase metade das luxações agudas do cotovelo ocorre durante a prática de esportes, com maior risco no futebol americano para os homens, e na ginástica e na patinação para as mulheres.[26] O mecanismo envolvido tipicamente é uma queda sobre a mão estirada ou um golpe forte, em torção. A estabilidade subsequente de um cotovelo após uma luxação é prejudicada, especialmente se a luxação tiver sido acompanhada por fratura do úmero ou ruptura do ligamento colateral ulnar. Por causa do grande número de nervos e de vasos sanguíneos que cruzam o cotovelo, as luxações nesse local são uma preocupação especial.

As luxações de cotovelo em crianças pequenas, entre 1 e 3 anos, são chamadas algumas vezes de "cotovelo da babá" ou de "cotovelo puxado". Os adultos precisam evitar levantar ou balançar as crianças pelas mãos, punhos ou antebraços, já que isso pode resultar nesse tipo de lesão.

Lesões por uso excessivo

Com exceção do joelho, o cotovelo é a articulação mais comumente afetada por lesões por uso excessivo. As lesões por estresse ao tecido colagenoso do cotovelo são progressivas. Os primeiros sintomas são inflamação e edema, seguidos por cicatriz nos tecidos moles. Se a condição progredir ainda mais, depósitos de cálcio se acumulam e ocorre a ossificação do ligamento.

A **epicondilite** lateral envolve a inflamação ou microlesão de tecidos da face lateral da parte distal do úmero, incluindo a inserção tendinosa do músculo extensor radial curto do carpo e, possivelmente, do extensor dos dedos.

Epicondilite

Inflamação e, algumas vezes, microrruptura dos tecidos colagenosos tanto na face lateral quanto na medial da extremidade distal do úmero; acredita-se que seja uma lesão causada por uso excessivo.

Em razão da incidência relativamente alta da epicondilite lateral entre praticantes de tênis, a lesão é chamada comumente de *cotovelo de tenista*. Há ocorrência de epicondilite lateral em quase metade dos tenistas, com o início tipicamente em jogadores entre 35 e 50 anos.[18] Os fatores de risco associados à condição são patologia do manguito rotador, doença de De Quervain, síndrome do túnel do carpo, corticoterapia oral e história de tabagismo.[29] O potencial de força a que a região lateral está sujeita durante uma partida de tênis aumenta com uma técnica ruim e equipamentos inadequados. Por exemplo, realizar batidas fora do centro e utilizar uma raquete com tensão de cordas muito elevada aumenta a força transmitida para o cotovelo.[18] Atividades como natação, esgrima e martelar também podem contribuir para a epicondilite lateral.

A epicondilite medial, também chamada *cotovelo de golfista*, é o mesmo tipo de lesão em tecidos da região medial da extremidade distal do úmero. Essa condição pode decorrer de diferentes lesões do cotovelo medial, incluindo apofisite do epicôndilo medial, avulsão do epincôndilo medial e rompimento do ligamento colateral ulnar resultante de forças de tração excessivas.[2] Durante o lançamento, o deslocamento em valgo transmitido à região medial do cotovelo durante o estágio inicial, quando o tronco e o ombro são colocados à frente do antebraço e da mão, contribui para o desenvolvimento da condição. O torque valgo aumenta com a rotação tardia do tronco, a rotação lateral reduzida do ombro que está lançando e a flexão aumentada do cotovelo.[1] Fraturas por avulsão do epicôndilo medial também foram atribuídas à flexão forçada extrema do punho durante a fase de finalização de um lançamento. Entretanto, em sua maioria, as lesões do cotovelo por lançamento são crônicas, e não agudas. A mecânica de lançamento adequada em lançadores jovens pode ajudar a evitar lesões ao ombro e ao cotovelo por diminuir o torque da rotação medial do úmero e reduzir a carga em valgo sobre o cotovelo.[4]

O QUE AS PESQUISAS NOS DIZEM SOBRE A BIOMECÂNICA DO ARREMESSO DE BEISEBOL[10]

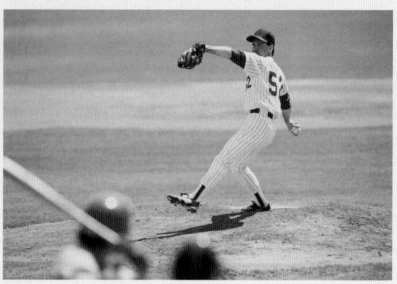

©David Madison/Getty Images.

Os arremessadores de beisebol costumam usar lançamentos de longa distância durante o condicionamento físico, o treinamento e a reabilitação de lesões do ombro ou do cotovelo. Para avaliar a qualidade dessa prática, pesquisadores fizeram uma comparação da biomecânica do arremesso comum e dos lançamentos de longa distância. Eles usaram um sistema tridimensional e automatizado de análise de movimento para pesquisar a cinemática e a cinética de lançamentos de arremessadores universitários saudáveis de 17 anos de idade. Todos os arremessadores fizeram lançamentos velozes a partir de um montículo a 18,4 m da zona de *strike*, e também lançamentos longos a partir de um terreno plano, a 37 m, a 55 m e à distância máxima. Para os lançamentos de 37 m e de 55 m, solicitou-se aos arremessadores que lançassem a bola "com força, em uma linha horizontal". Para os arremessos à distância máxima, não foram dadas instruções com relação à trajetória do lançamento. Análises estatísticas foram realizadas para comparar os quatro tipos de arremesso. Os pesquisadores descobriram que, no momento do contato do pé com o chão, os ombros dos arremessadores ficaram em posição mais horizontal quando os lançamentos estavam sendo feitos do montículo, mas que eles se tornaram progressivamente mais inclinados conforme a distância do lançamento aumentava. A inclinação do tronco para a frente no momento em que a bola é lançada diminuiu conforme a distância aumentava. Com o braço preparado para fazer o arremesso da bola, os maiores valores de rotação lateral do ombro (média ± desvio padrão, 180° ± 11°), flexão do cotovelo (109° ± 10°), torque de rotação medial do ombro (101 ± 17 N-m) e torque em valgo do cotovelo (100 ± 18 N-m) ocorreram durante o lançamento à distância máxima. Não surpreendentemente, a velocidade de extensão do cotovelo também foi maior no lançamento à distância máxima (2.573°/s ± 203°/s). A comparação dos quatro tipos de lançamento mostrou que os padrões de movimento dos arremessadores durante os lançamentos em terreno plano a 37 m e 55 m foram semelhantes aos arremessos comuns, mas que os lançamentos à distância máxima envolveram uma cinemática diferente, além de maiores torques no braço em relação ao arremesso comum. Os pesquisadores, portanto, aconselham cautela no uso do lançamento de máxima distância tanto no treinamento quanto na reabilitação de lesões.

Estrutura do punho

O punho é composto pelas articulações radiocarpal e intercarpais (Figura 7.26). A maioria dos movimentos do punho ocorre na **articulação radiocarpal**, uma articulação condiloide em que o rádio se articula com os ossos escafoide, semilunar e piramidal. A articulação permite movimentos no plano sagital (flexão, extensão e hiperextensão) e movimentos no plano frontal (desvio radial e desvio ulnar), bem como a circundução. Sua posição de travamento fica em extensão com o desvio radial. Um disco cartilaginoso separa a cabeça da ulna

Articulações radiocarpais
Articulações condiloides entre o rádio e os três ossos carpais.

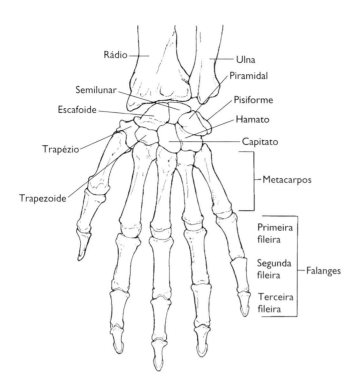

Figura 7.26
Os ossos do punho.

dos ossos semilunar, piramidal e rádio. Embora o disco articular seja comum a ambas as articulações, radiocarpal e radiulnar distal, as duas articulações têm cápsulas articulares distintas. A cápsula da articulação radiocarpal é reforçada pelos ligamentos radiocarpal palmar, radiocarpal dorsal e colateral radial. As articulações intercarpais são articulações de deslizamento que contribuem pouco para o movimento do punho.

A fáscia ao redor do punho é espessada por fortes feixes fibrosos chamados **retináculos**, que formam túneis protetores por onde passam tendões, nervos e vasos sanguíneos. O retináculo dos flexores protege os tendões flexores extrínsecos e o nervo mediano no ponto em que cruzam a face palmar do punho. Do lado dorsal do punho, o retináculo extensor forma um túnel para os tendões extensores extrínsecos.

▼
As articulações radiocarpais formam o punho.

Retináculos
Feixes fibrosos da fáscia.

Movimentos do punho

O punho é capaz de realizar movimentos nos planos sagital e frontal, bem como movimento rotacional (Figura 7.27). A flexão é o movimento da superfície palmar da mão na direção da face anterior do antebraço. A extensão é o retorno da mão à posição anatômica e, na hiperextensão, a superfície dorsal da mão se aproxima da face posterior do antebraço. O movimento da mão na direção do polegar é o desvio radial, e o movimento na direção oposta é chamado de desvio ulnar. O movimento da mão que soma as quatro direções produz a circundução. Devido à estrutura complexa do punho, os movimentos rotacionais no punho também são complexos, sendo utilizados diferentes eixos de rotação e diferentes mecanismos para que os movimentos do punho ocorram.

Flexão

Os músculos responsáveis pela flexão no punho são o flexor radial do carpo e o poderoso flexor ulnar do carpo (Figura 7.28). O palmar longo, que está frequentemente ausente no antebraço em um ou em ambos os lados, contribui para a flexão, quando ele está presente. Os três músculos têm origem no epicôndilo medial do úmero. O flexor superficial dos dedos e o flexor profundo dos dedos

Figura 7.27

Movimentos do punho.

Figura 7.28

Principais músculos extensores do punho.

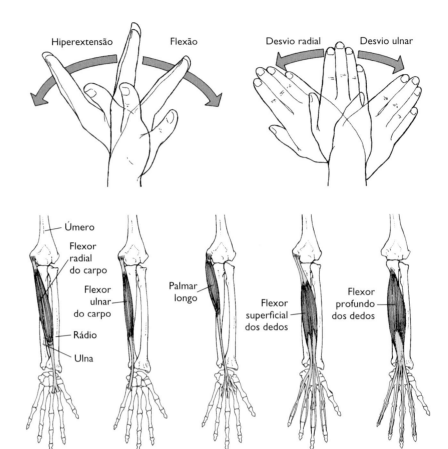

podem auxiliar na flexão do punho quando os dedos estão completamente estendidos, mas, quando os dedos estão flexionados, esses músculos não conseguem produzir tensão suficiente por causa da insuficiência ativa.

Extensão e hiperextensão

A extensão e a hiperextensão do punho resultam da contração do extensor radial longo do carpo, do extensor radial curto do carpo e do extensor ulnar do carpo (Figura 7.29). Esses músculos se originam no epicôndilo lateral do úmero.

Figura 7.29

Principais músculos extensores do punho.

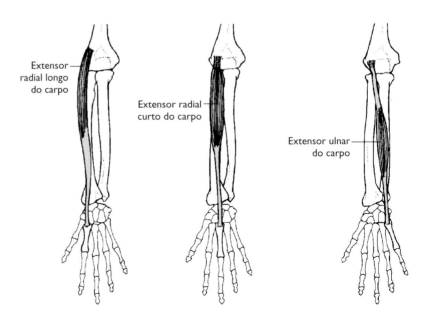

Os outros músculos posteriores do punho também podem atuar na extensão, particularmente quando os dedos estão flexionados. Inclusos neste grupo estão os músculos extensor longo do polegar, extensor do dedo indicador, extensor do dedo mínimo e extensor dos dedos (Figura 7.30).

Desvios radial e ulnar

A ação cooperativa dos músculos flexores e extensores produz desvio lateral da mão no punho. O flexor radial do carpo e os extensores longo e curto radiais do carpo contraem para produzir o desvio radial, e o flexor ulnar do carpo e extensor ulnar do carpo causam o desvio ulnar.

Estrutura das articulações da mão

É necessário um grande número de articulações para permitir a grande capacidade de movimento da mão. Entre elas estão as articulações carpometacarpal (CM), intermetacarpais, metacarpofalângicas (MF) e interfalângicas (IF) (Figura 7.31). Os dedos são chamados de dígitos 1 a 5, e o polegar é o primeiro dígito.

Articulações carpometacarpal e intermetacarpais

A articulação carpometacarpal (CM) do polegar, a articulação entre o trapézio e o primeiro metacarpo, é uma articulação em sela clássica. As outras articulações CM são consideradas normalmente articulações de deslizamento. Todas as articulações carpometacarpais estão envoltas por cápsulas articulares que são reforçadas pelos ligamentos CM dorsal, palmar e interósseo. As articulações intermetacarpais compartilham essas cápsulas articulares.

Articulações metacarpofalângicas

As articulações metacarpofalângicas (MF) são articulações elipsóideas entre as cabeças redondas distais dos metacarpos e as extremidades proximais côncavas das falanges. Essas articulações formam os "nós" dos dedos das mãos. Cada articulação está envolta por uma cápsula reforçada por ligamentos

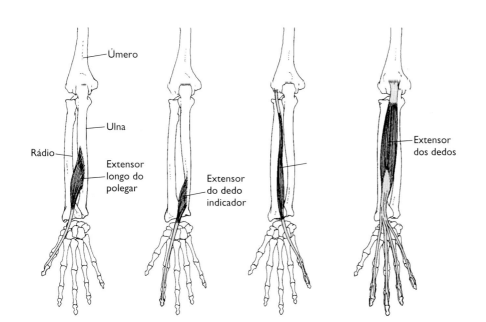

Figura 7.30

Músculos que auxiliam a extensão do punho.

Figura 7.31

As articulações da mão.

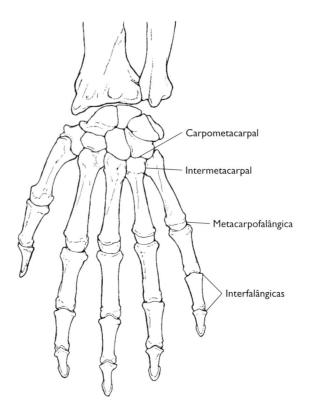

▼

A grande amplitude de movimento do polegar, comparada à dos dedos, é derivada da estrutura da articulação carpometacarpal do polegar.

colaterais fortes. Um ligamento dorsal também é observado na articulação MF do polegar. A posição de travamento das articulações MF nos dedos e no polegar são a flexão total e a oposição, respectivamente.

Articulações interfalângicas

As articulações interfalângicas (IF) proximal e distal dos dedos e a articulação interfalângica do polegar são todas articulações em gínglimo. Uma cápsula articular acompanhada pelos ligamentos palmar e colateral envolve cada articulação IF. Essas articulações são mais estáveis na posição de travamento em extensão total.

Movimentos da mão

A articulação carpometacarpal (CM) do polegar permite grande amplitude de movimento, semelhante à de uma articulação esferóidea (Figura 7.32). O movimento nas articulações CM do segundo ao quarto dedo é discreto por causa dos ligamentos limitantes, com algum movimento adicional permitido na quinta articulação CM.

As articulações metacarpofalângicas (MF) dos dedos permitem flexão, extensão, abdução, adução e circundução para os dedos 2 a 5, sendo a abdução definida como o movimento para longe do dedo médio, e a adução, o movimento na direção do dedo médio (Figura 7.33). Como as superfícies articulares dos ossos na articulação metacarpofalângica do polegar são relativamente planas, a articulação funciona mais como uma articulação em dobradiça, permitindo apenas flexão e extensão.

As articulações interfalângicas (IF) permitem flexão e extensão e, em alguns indivíduos, discreta hiperextensão. Essas são articulações em gínglimo clássicas. Por causa da tensão passiva nos músculos extrínsecos, quando a mão está relaxada e o punho se move da flexão completa para a extensão completa, as articulações interfalângicas distais vão de aproximadamente 12 a 31° de flexão e as articulações IF proximais vão de cerca de 19 a 70° de flexão.[27]

Capítulo 7 Biomecânica do Membro Superior | 165

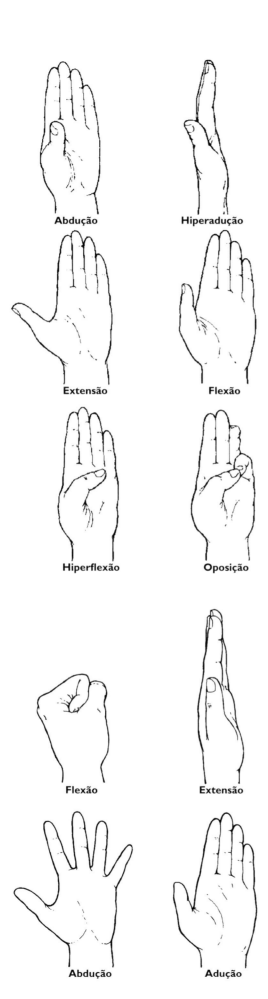

Figura 7.32
Movimentos do polegar.

Figura 7.33
Movimentos dos dedos.

Músculos extrínsecos
Músculos com origens proximais ao punho e inserções localizadas distalmente ao punho.

Músculos intrínsecos
Músculos com origem e inserção distais ao punho.

Um número relativamente grande de músculos é responsável pelos movimentos precisos realizados pela mão e pelos dedos (Tabela 7.3). Existem 9 **músculos extrínsecos** que cruzam o punho e 10 **músculos intrínsecos**, e ambos os grupos apresentam pontos de fixação distais ao punho.

Os músculos flexores extrínsecos da mão têm mais do que o dobro da força dos músculos extensores mais fortes. Esse fato não deve ser surpreendente, considerando que os músculos flexores da mão são mais utilizados nas atividades diárias que envolvem movimentos de preensão, garra ou pinça, enquanto os músculos extensores raramente exercem muita força. A mensuração da força multidirecional do dedo indicador mostra a maior produção de força em flexão, com forças geradas na extensão, abdução e adução de 38%, 98% e 79% da força de flexão, respectivamente.[15] Os mais fortes dos músculos flexores extrínsecos são o flexor profundo dos dedos e o flexor superficial dos dedos, que contribuem coletivamente com cerca de 80% de toda a força de flexão.[16]

Tabela 7.3

Os principais músculos da mão e dos dedos.

Músculo	Fixação proximal	Fixação distal	Ação(ões) principal(ais)	Inervação
Músculos extrínsecos				
Extensor longo do polegar	Face dorsal média da ulna	Dorso da falange distal do polegar	Extensão nas articulações MF e IF do polegar, adução na articulação MF do polegar	Radial (C_7, C_8)
Extensor curto do polegar	Face dorsal média do rádio	Dorso da falange proximal do polegar	Extensão nas articulações MF e CM do polegar	Radial (C_7, C_8)
Flexor longo do polegar	Face palmar média do rádio	Face palmar da falange distal do polegar	Flexão nas articulações IF e MF do polegar	Mediano (C_8, T_1)
Abdutor longo do polegar	Face dorsal média da ulna e do rádio	Base radial do 1º metacarpo	Abdução na articulação CM do polegar	Radial (C_7, C_8)
Extensor do dedo indicador	Face dorsal distal da ulna	Face ulnar do tendão do extensor digital	Extensão na articulação MF do 2° dígito	Radial (C_7, C_8)
Extensor dos dedos	Epicôndilo lateral do úmero	Base da segunda e da terceira falange, dígitos 2 a 5	Extensão nas articulações MF e IF proximal e distal, dígitos 2 a 5	Radial (C_7, C_8)
Extensor do dedo mínimo	Tendão proximal do extensor dos dedos	Tensão do extensor dos dedos distal à 5ª articulação MF	Extensão na 5ª articulação MF	Radial (C_7, C_8)
Flexor profundo dos dedos	Três quatros proximais da ulna	Base da falange distal, dígitos 2 a 5	Flexão nas articulações IF proximal e distal, e MF, dígitos 2 a 5	Ulnar e mediano (C_8, T_1)
Flexor superficial dos dedos	Epicôndilo medial do úmero	Base da falange média, dígitos 2 a 5	Flexão nas articulações IF e MF proximais, dígitos 2 a 5	Mediano (C_7, C_8, T_1)
Músculos intrínsecos				
Flexor curto do polegar	Face ulnar do 1º metacarpo	Base palmar ulnar da falange proximal do polegar	Flexão e adução na articulação MF do polegar	Mediano (C_8, T_1)
Abdutor curto do polegar	Ossos trapézio e escafoide	Base radial da 1ª falange do polegar	Abdução na 1ª articulação CM do polegar	Mediano (C_8, T_1)
Oponente do polegar	Osso escafoide	Face radial do 1º metacarpo	Flexão e adução na articulação CM do polegar	Mediano (C_8, T_1)
Adutor do polegar	Capitato, 2º e 3º metacarpos, extremidade distal	Lado ulnar da base da falange proximal, 5º dígito	Adução e flexão na articulação CM do polegar	Ulnar (C_8, T_1)
Abdutor do dedo mínimo	Osso pisiforme	Lado ulnar da base da falange proximal, 5º dígito	Abdução e flexão na 5ª articulação MF	Ulnar (C_8, T_1)

Tabela 7.3		Os principais músculos da mão e dos dedos. (*Continuação*)		
Músculo	**Fixação proximal**	**Fixação distal**	**Ação(ões) principal(ais)**	**Inervação**
Flexor curto do dedo mínimo	Osso hamato	Lado ulnar da base da falange proximal, 5º dígito	Flexão na 5ª articulação MF	Ulnar (C_8, T_1)
Oponente do dedo mínimo	Osso hamato	Lado ulnar do 5º metacarpo	Oposição na 5ª articulação CM	Ulnar (C_8, T_1)
Interósseos dorsais (quatro músculos)	Lados dos metacarpos, todos os dedos	Base da falange proximal, todos os dedos	Abdução na 2ª e na 4ª articulação MF, desvio ulnar e radial na 3ª articulação MF e flexão nas articulações MF 2 a 4	Ulnar (C_8, T_1)
Interósseos palmares (três músculos)	2º, 4º e 5º metacarpos	Base da falange proximal, dígitos 2, 4 e 5	Adução e flexão nas articulações MF, dígitos 2, 4 e 5	Ulnar (C_8, T_1)
Lumbricais (quatro músculos)	Tendões do flexor profundo dos dedos, dígitos 2 a 5	Tendões do extensor dos dedos, dígitos 2 a 5	Flexão nas articulações MF dos dígitos 2 a 5	Mediano e ulnar (C_8, T_1)

Lesões comuns do punho e da mão

As mãos são utilizadas quase continuamente durante as atividades diárias e em muitos esportes. Entorses e luxações do punho são bastante comuns e ocasionalmente acompanhadas por deslocamento de um osso carpal ou da extremidade distal do rádio. Esses tipos de lesão normalmente são resultado da tendência natural de apoiar a força de uma queda com o punho em hiperextensão. A fratura do rádio é o tipo mais comum de fratura na população com menos de 75 anos de idade. As fraturas dos ossos semilunar e escafoide são relativamente comuns pelo mesmo motivo.

Certas lesões de mão/punho são características da participação em um determinado esporte. Os exemplos são as fraturas de metacarpo (de boxeador) e a deformidade de dedo em martelo resultante de lesão nas articulações interfalângicas distais entre os receptores do futebol americano e do beisebol.

O punho é a articulação mais frequentemente lesionada entre golfistas, com os golfistas destros tendendo a lesionar o punho esquerdo. As lesões por uso repetitivo, como a doença de De Quervain (tendinite do extensor curto do polegar e do abdutor longo do polegar) e relacionadas com impacto são comuns.

A síndrome do túnel do carpo é a síndrome de compressão do nervo mais comum em todo o mundo.[21] O túnel do carpo é uma passagem entre os ossos carpais e o retináculo flexor na face palmar do punho. Embora a causa dessa alteração em um indivíduo frequentemente seja desconhecida, qualquer edema causado por traumatismo agudo ou crônico na região pode comprimir o nervo mediano, que passa através do túnel do carpo, causando a síndrome. O deslizamento do tendão e do nervo durante movimentação prolongada e repetitiva da mão e incursão dos músculos flexores no túnel do carpo durante a extensão do punho foram propostos como causas para a síndrome do túnel do carpo. Os sintomas incluem dor e dormência ao longo do nervo mediano, fraqueza funcional dos dedos e, eventualmente, fraqueza e atrofia dos músculos inervados pelo nervo mediano. Trabalhadores que executam tarefas que requerem grande força de preensão manual, movimentos repetitivos ou uso de ferramentas vibratórias estão particularmente suscetíveis à síndrome do túnel do carpo. Do mesmo modo, trabalhadores de escritório que apoiam repetidamente seus membros superiores sobre a superfície palmar dos punhos estão vulneráveis. O objetivo das modificações nas estações de trabalho para prevenção da síndrome do túnel do carpo é permitir o trabalho na posição neutra do punho. A síndrome do túnel do carpo foi relatada entre atletas de badminton, beisebol, ciclismo, ginástica, hóquei no campo, raquetebol, esqui, *squash*, tênis e escalada.[7]

168 BIOMECÂNICA BÁSICA

RESUMO

O ombro é a articulação mais complexa do corpo humano, com quatro articulações diferentes contribuindo para o movimento. A articulação glenoumeral é uma articulação esferóidea frouxamente estruturada em que a amplitude de movimento é substancial e a estabilidade é mínima. A articulação esternoclavicular permite algum movimento dos ossos da cintura escapular, clavícula e escápula. Os movimentos da cintura escapular contribuem para o posicionamento ótimo da articulação glenoumeral em diferentes movimentos umerais. Pequenos movimentos também são permitidos nas articulações acromioclavicular e coracoclavicular.

A articulação umeroulnar controla a flexão e a extensão do cotovelo. A pronação e a supinação do antebraço ocorrem nas articulações radiulnares proximal e distal.

A estrutura da articulação condiloide entre o rádio e os três ossos carpais controla o movimento do punho. São permitidas flexão, extensão, flexão radial e flexão ulnar. As articulações da mão em que a maioria dos movimentos ocorre são a articulação carpometacarpal do polegar, as articulações metacarpofalângicas e os gínglimos nas articulações interfalângicas.

AUTOAVALIAÇÃO

1. Elabore uma lista de todos os músculos que cruzam a articulação glenoumeral classificando-os como superiores, anteriores ou posteriores ao centro da articulação. Observe que alguns músculos podem constar em mais de uma categoria. Identifique a ação ou ações realizada(s) pelos músculos em cada uma das quatro categorias.

2. Elabore uma lista de todos os músculos que cruzam a articulação do cotovelo classificando-os como mediais, anteriores ou posteriores ao centro da articulação, considerando o membro superior na posição anatômica. Observe que alguns músculos podem constar em mais de uma categoria. Identifique a ação ou ações realizada(s) pelos músculos em cada uma das quatro categorias.

3. Elabore uma lista de todos os músculos que cruzam a articulação do punho classificando os como mediais, laterais, anteriores ou posteriores ao centro da articulação considerando o membro superior na posição anatômica. Observe que alguns músculos podem constar em mais de uma categoria. Identifique a ação ou ações realizada(s) pelos músculos em cada uma das quatro categorias.

4. Liste os músculos que contraem para estabilizar a escápula durante cada uma das seguintes atividades:
   a. Carregar uma pasta
   b. Esqui aquático
   c. Realizar uma flexão no chão
   d. Realizar uma flexão na barra

5. Liste os músculos utilizados como agonistas, antagonistas, estabilizadores e neutralizadores durante a realização de uma flexão no chão.

6. Explique como o uso de pegada em pronação em comparação com uma pegada em supinação afeta a habilidade de um indivíduo de realizar um exercício na barra fixa.

7. Selecione uma atividade familiar e identifique os músculos do membro superior que são utilizados como agonistas durante essa atividade.

8. Utilizando o diagrama do Exemplo de Problema 7.1 como modelo, calcule a tensão necessária no deltoide com braço de momento de 3 cm do ombro, dados os seguintes pesos e braços de momento para os segmentos do braço (u), antebraço (a) e mão (m): $ps_u = 19$ N, $ps_a = 11$ N, $ps_m = 4$ N, $d_u = 12$ cm, $d_a = 40$ cm, $d_m = 64$ cm. (Resposta = 308 N.)

9. Qual dos três segmentos do Problema 8 gera o maior torque sobre o ombro quando o braço está estendido horizontalmente? Explique sua resposta e discuta as implicações para o posicionamento do braço para as tarefas no nível do ombro.

10. Resolva o Exemplo de Problema 7.2 com a adição de uma bola de boliche de 10 kg segura na mão a uma distância de 35 cm do cotovelo. (Lembre-se de que kg é uma unidade de massa, não de peso!) (Resposta: $F_m = 732$ N, R = 5619 N.)

AVALIAÇÃO ADICIONAL

1. Identifique a sequência de movimento que ocorre nas articulações escapulotorácica, do ombro, do cotovelo e do punho durante a realização de um arremesso acima do ombro.

2. Quais músculos são mais passíveis de servir como agonistas para produzir os movimentos identificados em sua resposta para o Problema 1?

3. Selecione um esporte familiar com raquete e identifique a sequência de movimentos que ocorre nas articulações do ombro, do cotovelo e do punho durante a execução de rebatidas com o dorso da mão voltado para a frente ou com a palma da mão voltada para a frente.

4. Quais músculos são mais passíveis de servir como agonistas para produzir os movimentos identificados em sua resposta para o Problema 3?
5. Selecione os cinco exercícios de resistência para o membro superior e identifique quais músculos são os motores principais e quais músculos auxiliam a realização de cada exercício.
6. Discuta a importância dos músculos do manguito rotador como estabilizadores da articulação glenoumeral e motores do úmero.
7. Discuta possíveis mecanismos para a lesão do manguito rotador. Inclua em suas discussões as implicações da relação força-comprimento muscular (descrita no Capítulo 6).
8. Qual a proporção de tensão (F_m) que precisa ser fornecida pelo músculo tríceps braquial para estabilizar o braço contra uma força externa (F_e) de 200 N, dado que $d_m = 2$ cm e $d_e = 25$ cm? Qual é a magnitude da força de reação da articulação (R)? (Uma vez que o antebraço está vertical, seu peso não produz torque no cotovelo.) (Resposta: $F_m = 2.500$ N, $R = 2.700$ N.)

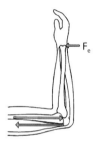

9. Qual é o comprimento do braço de momento entre o haltere e o ombro quando um braço de 50 cm estendido está posicionado a um ângulo de 60°? (Resposta: 43,3 cm.)

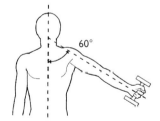

10. A parte média do músculo deltoide se fixa ao úmero em um ângulo de 15°. Quais são os tamanhos dos componentes rotatório e estabilizador da força muscular quando a força muscular total é de 500 N? (Resposta: componente rotatório = 129 N, componente estabilizador = 483 N.)

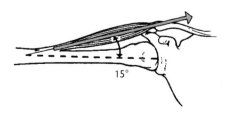

LABORATÓRIO

NOME _____
DATA _____

1. Estude modelos anatômicos do ombro, do cotovelo e do punho. Localize e identifique os principais ossos, as origens e inserções musculares e os ligamentos.

Ossos que se articulam na articulação glenoumeral:
_____
_____
_____

Ossos que se articulam na articulação esternoclavicular: _____
_____
_____

Ossos que se articulam na articulação acromioclavicular: _____
_____
_____

Ossos que se articulam na articulação coracoclavicular: _____
_____
_____

Ligamentos que cruzam a articulação glenoumeral:
_____
_____
_____

Ligamentos que cruzam a articulação esternoclavicular: _____
_____
_____

Ligamentos que cruzam a articulação acromioclavicular: _____
_____
_____

Ligamentos que cruzam a articulação coracoclavicular: _____
_____
_____

Músculos que cruzam a articulaçao glenoumeral: __
_____
_____
_____
_____

2. Com um parceiro, utilize um goniômetro para medir a amplitude de movimento (ADM) do punho em flexão e em hiperextensão, com os dedos tanto completamente flexionados quanto completamente estendidos. Explique seus resultados.

ADM da flexão com os dedos em flexão total:_____
_____
_____

ADM da hiperextensão com os dedos em flexão total:
_____
_____
_____
_____

ADM da flexão com os dedos em extensão total: ____
_____
_____
_____
_____

ADM da hiperextensão com os dedos em extensão total:_____
_____
_____
_____

Explicação: _____
_____
_____
_____
_____
_____

3. Realize exercícios na barra fixa com pegada em pronação e em supinação. Explique qual é a mais fácil em termos de função muscular.

Qual é a mais fácil? _____
_____

Explicação: _____
_____
_____
_____
_____
_____

4. Realize flexões de braço no chão utilizando a base das mãos larga, média e estreita. Explique qual é a mais fácil e qual é a mais difícil em termos de função muscular.

Qual é a mais fácil? _____
_____

Qual é a mais difícil? _____
_____

Explicação: _____
_____
_____
_____
_____

5. Com um parceiro, utilize um goniômetro para medir a ADM ativa e passiva dos ombros dos membros superiores dominante e não dominante em flexão, hiperextensão, abdução e abdução horizontal. Explique seus resultados.

ADM ativa do membro dominante em flexão: _____
_____

ADM ativa do membro dominante em hiperextensão:
_____
_____
_____

ADM ativa do membro dominante em abdução: ____
_____
_____

ADM ativa do membro dominante em abdução horizontal: _____
_____

ADM passiva do membro dominante em flexão: ____
_____
_____

ADM passiva do membro dominante em hiperextensão: _____
_____
_____

ADM passiva do membro dominante em abdução: __
_____
_____

ADM passiva do membro dominante em abdução horizontal:_____
_____
_____

ADM ativa do membro não dominante em flexão: __
_____
_____

ADM ativa do membro não dominante em hiperextensão: _____
_____

ADM ativa do membro não dominante em abdução:
_____
_____

ADM ativa do membro não dominante em abdução horizontal:_____
_____
_____

ADM passiva do membro não dominante em flexão:
_____
_____

ADM passiva do membro não dominante em hiperextensão:_____
_____
_____

ADM passiva do membro não dominante em abdução:

_____

_____

_____

ADM passiva do membro não dominante em abdução horizontal:_____

_____

_____

_____

Explicação: _____

_____

_____

_____

_____

_____

REFERÊNCIAS BIBLIOGRÁFICAS

1. Aguinaldo AL and Chambers H: Correlation of throwing mechanics with elbow valgus load in adult baseball pitchers, *Am J Sports Med* 37:2043, 2009.
2. Amin NH, Kumar NS, and Schickendantz MS: Medial epicondylitis: evaluation and management, *J Am Acad Orthop Surg* 23:348, 2015.
3. Chiu J and Robinovitvh SN: Prediction of upper extremity impact forces during falls on the outstretched hand, *J Biomech* 31:1169, 1998.
4. Davis JT, Limpisvasti O, Fluhme D, Mohr KJ, Yocum LA, Elattrache NS, and Jobe FW: The effect of pitching biomechanics on the upper extremity in youth and adolescent baseball pitchers, *Am J Sports Med* 37:1484, 2009.
5. Dayanidhi S, Orlin M, Kozin S, Duff S, and Karduna A: Scapular kinematics during humeral elevation in adults and children, *Clin Biomech* 20:600, 2005.
6. De Coninck T, Ngai SS, Tafur M, and Chung CB: Imaging the glenoid labrum and labral tears, *Radiographics* 36:1628, 2016.
7. Dimeff RJ: Entrapment neuropathies of the upper extremity, *Curr Sports Med Rep* 2: 255, 2003.
8. Endo K, Hamada J, Suzuki K, Hagiwara Y, Muraki T, and Karasuno H: Does Scapular Motion Regress with Aging and Is It Restricted in Patients with Idiopathic Frozen Shoulder? *Open Orthop J* 10:80, 2016.
9. Fessa CK, Peduto A, Linklater J, and Tirman P: Posterosuperior glenoid internal impingement of the shoulder in the overhead athlete: Pathogenesis, clinical features and MR imaging findings, *J Med Imaging Radiat Oncol* 59:182, 2015.
10. Fleisig GS, Bolt B, Fortenbaugh D, Wilk KE, and Andrews JR: Biomechanical comparison of baseball pitching and long-toss: Implications for training and rehabilitation, *J Orthop Sports Phys Ther* 41:296, 2011.
11. Giphart JE, Brunkhorst JP, Horn NH, et al.: Effect of plane of arm elevation on glenohumeral kinematics: A normative biplane fluoroscopy study, *J Bone Joint Surg Am* 95:238, 2013.
12. Jazrawi LM, Rokito AS, Birdzell G, and Zuckerman JD: Biomechanics of the elbow. In Nordin M and Frankel VH, Eds: *Basic biomechanics of the musculoskeletal system* (4th ed), Philadelphia, 2012, Lippincott Williams & Wilkins.
13. Kai Y, Gotoh M, Takei K, Madokoro K, Imura T, Murata S, Morihara T, and Shiba N: Analysis of scapular kinematics during active and passive arm elevation, *J Phys Ther Sci* 28:1876, 2016.
14. Kon Y, Nishinaka N, Gamada K, Tsutsui H, and Banks SA: The influence of handheld weight on the scapulohumeral rhythm, *J Shoulder Elbow Surg* 943:17, 2008.
15. Li Z-M, Pfaeffle HJ, Sotereanos DG, Goitz RJ, and Woo S L-Y: Multi-directional strength and force envelope of the index finger, *Clin Biomech* 18:908, 2003.
16. Li Z-M, Zatsiorsky VM, and Latash ML: The effect of finger extensor mechanism on the flexor force during isometric tasks, *J Biomech* 34:1097, 2001.
17. Loftis J, Fleisig GS, Zheng N, and Andrews JR: Biomechanics of the elbow in sports, *Clin Sports Med* 23: 519, 2004.
18. Mohandhas BR, Makaram N, Drew TS, Wang W, Arnold GP, and Abboud RJ: Racquet string tension directly affects force experienced at the elbow: Implications for the development of lateral epicondylitis in tennis players, *Shoulder Elbow* 8:184, 2016.
19. Morell DJ and Thyagarajan DS: Sternoclavicular joint dislocation and its management: A review of the literature, *World J Orthop* 7:244, 2016.
20. Nakazawa M, Nimura A, Mochizuki T, Koizumi M, Sato T, and Akita K: The orientation and variation of the acromioclavicular ligament: an anatomic study, *Am J Sports Med* 44:2690, 2016.
21. Padua L, Coraci D, Erra C, Pazzaglia C, Paolasso I, Loreti C, Caliandro P, and Hobson-Webb LD: Carpal tunnel syndrome: Clinical features, diagnosis, and management, *Lancet Neurol* 15:1273, 2016.
22. Paraskevas G, Papadopoulos A, Papaziogas B, Spanidou S, Argiriadou H, and Gigis J: Study of the carrying angle of the human elbow joint in full extension: A morphometric analysis, *Surg Radiol Anat* 26:19, 2004.
23. Poncelet E, Demondion X, Lapegue F, Drizenko A, Cotton A, and Francke JP: Anatomic and biometric study of the acromioclavicular joint by ultrasound, *Surg Radiol Anat* 25: 439, 2003.
24. Sabick MB, Torry MR, Lawton RL, and Hawkins RJ: Valgus torque in youth baseball pitchers: A biomechanical study, *J Shoulder Elbow Surg* 13:349, 2004.
25. Sarmento M: Long head of biceps: from anatomy to treatment, *Acta Reumatol Port* 40:26, 2015.
26. Stoneback JW, Owens BD, Sykes J, Athwal GS, Pointer L, and Wolf JM: Incidence of elbow dislocations in the United States population, *J Bone Joint Surg Am* 94:240, 2012.
27. Su F-C, Chou YL, Yang CS, Lin GT, and An KN: Movement of finger joints induced by synergistic wrist motion, *Clin Biomech* 5:491, 2005.
28. Thomas J and Lawron J: Biceps and triceps ruptures in athletes, *Hand Clin* 33:35, 2017.
29. Titchener AG, Fakis A, Tambe AA, Smith C, Hubbard RB, and Clark DI: Risk factors in lateral epicondylitis (tennis elbow): A case-control study, *J Hand Surg Eur Vol* 38:159, 2013.
30. van Tongel A, MacDonald P, Leiter J, Pouliart N, and Peeler J: A cadaveric study of the structural anatomy of the sternoclavicular joint, *Clin Anat* 25:903, 2012.
31. Vosloo M, Keough N, and De Beer MA: The clinical anatomy of the insertion of the rotator cuff tendons, *Eur J Orthop Surg Traumatol* 2017 Feb 16. doi: 10.1007/s00590-017-1922-z. [Epub ahead of print].

32. Willimon SC, Gaskill TR, and Millett PJ: Acromiocla-vicular joint injuries: Anatomy, diagnosis, and treat-ment, *Phys Sportsmed* 39:116, 2011.
33. Yani T and Hay JG: Shoulder impingement in front-crawl swimming, II: Analysis of stroking technique, *Med Sci Sports Exerc* 32:30, 2000.
34. Yani T, Hay JG, and Miller GF: Shoulder impingement in front-crawl swimming, I: A method to identify im-pingement, *Med Sci Sports Exerc* 32:21, 2000.

LEITURA SUGERIDA

Bozkurt M and Acar H: *Clinical anatomy of the shoulder: An atlas,* New York, 2017, Springer.
Fornece informações detalhadas sobre anatomia funcio-nal, exame físico e radiologia clínica do ombro.
Graham T: *Athletic hand and wrist injuries*, Philadelphia, 2017, Lippincott Williams & Wilkins.
Abrange anatomia, juntamente com lesões atléticas co-muns e seus tratamentos, da mão e do punho.
Morrey B, Sotelo J, and Morrey M: *Morrey's the elbow and its disorders,* New York, 2017, Elsevier.
Descreve as técnicas cirúrgicas atuais e os desfechos de lesões e distúrbios do cotovelo.
Rockwood C, Matsen F, Wirth M, Lippitt S, Fehringer E, and Sperling J: *Rockwood and Matsen's The Shoulder, 5th Edition*, London, 2016, Elsevier.
Descreve as técnicas cirúrgicas e os protocolos de manejo mais recentes para lesões e distúrbios do ombro.

SITES RELACIONADOS

E-hand.com: The Electronic Handbook of Hand Surgery
http://www.eatonhand.com
Apresenta uma lista abrangente de links relacionados com anatomia, lesão, tratamento e pesquisa da mão.
Rothman Institute
http://www.rothmaninstitute.com
Inclui informação sobre lesões esportivas e tratamentos cirúrgicos do ombro e do cotovelo.
Southern California Orthopaedic Institute
http://www.scoi.com
Inclui links para diagramas e descrições anatômicas de lesões e tratamentos cirúrgicos do ombro, do cotovelo, do punho e da mão.
University of Washington Orthopaedic Physicians
http://www.orthop.washington.edu
Fornece fotografias e informações sobre lesões comuns, condições patológicas e tratamentos das articulações da mão e dos membros superiores.
The "Virtual" Medical Center: Anatomy & Histology Center
http://www.martindalecenter.com/MedicalAnatomy.html
Contém várias imagens, filmes e links de cursos de anatomia humana.
Wheeless' Textbook of Orthopaedics
http://www.wheelessonline.com
Fornece informação, gráficos e literatura afim detalhados e abrangentes para todas as articulações.

PALAVRAS-CHAVE

Articulação acromioclavicular	Articulação irregular entre o acrômio da escápula e a parte distal da clavícula.
Articulação coracoclavicular	Sindesmose entre o processo coracoide da escápula e a superfície inferior da clavícula unida pelo ligamento coracoclavicular.
Articulação esternoclavicular	Articulação esferóidea modificada entre a extremidade proximal da clavícula e o manúbrio do esterno.
Articulação glenoumeral	Articulação esferóidea em que a cabeça do úmero se articula com a cavidade glenoidal da escápula.
Articulação radiulnar	As articulações radiulnares proximal e distal são articulações em pivô; a articulação radiulnar média é uma sindesmose.
Articulação umerorradial	Articulação plana em que o capítulo do úmero se articula com a extremidade proximal do rádio.
Articulação umeroulnar	Articulação em dobradiça em que a tróclea do úmero se articula com a fossa troclear da ulna.
Articulações radiocarpais	Articulações condiloides entre o rádio e os três ossos carpais.
Bursas ou bolsas	Sacos que secretam líquido sinovial internamente para diminuir o atrito entre os tecidos moles ao redor das articulações.
Epicondilite	Inflamação e, algumas vezes, microrruptura dos tecidos colagenosos tanto na face lateral quanto na medial da extremidade distal do úmero; acredita-se que seja uma lesão causada por uso excessivo.
Lábio glenoidal	Anel de tecido mole localizado na periferia da cavidade glenoidal que adiciona estabilidade à arti-culação glenoumeral.
Manguito rotador	Feixe de tendões dos músculos subescapular, supraespinal, infraespinal e redondo menor, que se fixam à cabeça do úmero.
Músculos extrínsecos	Músculos com origens proximais ao punho e inserções localizadas distalmente ao punho.
Músculos intrínsecos	Músculos com origem e inserção distais ao punho.
Retináculos	Feixes fibrosos da fáscia.
Ritmo escapuloumeral	Padrão regular de rotação escapular que acompanha e facilita a abdução do úmero.

C A P I T U L O

Biomecânica do Membro Inferior

8

Ao término deste capítulo, você será capaz de:

Explicar como a estrutura anatômica afeta a capacidade de movimento das articulações do membro inferior

Identificar os fatores que influenciam a mobilidade e a estabilidade relativas das articulações do membro inferior

Explicar como o membro inferior está adaptado à sua função de sustentação de peso

Identificar os músculos ativos durante movimentos específicos do membro inferior

Descrever as contribuições biomecânicas às lesões comuns do membro inferior.

©Vaara/iStock/Getty Images RF

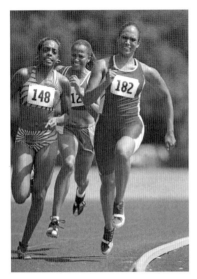

O membro inferior é bem estruturado para suas funções de sustentação de peso e locomoção. ©JUPITER IMAGES/Brand X/Alamy Stock Photo.

▼
O quadril é inerentemente mais estável do que o ombro por causa da estrutura óssea e do número e da força dos músculos e ligamentos que cruzam a articulação.

Embora haja algumas semelhanças entre as articulações dos membros superior e inferior, o membro superior é especializado em atividades que requeiram amplitudes maiores de movimento. Em contraste, o membro inferior é mais bem equipado para suas funções de sustentação de peso e locomoção. Além dessas funções básicas, atividades como chutar a gol em um campo de futebol, realizar um salto em distância ou um salto em altura, e manter o equilíbrio na ponta dos pés no balé revelam algumas das capacidades mais especializadas do membro inferior. Este capítulo examina as funções das articulações e da musculatura que permitem os movimentos do membro inferior.

Estrutura do quadril

O quadril é uma articulação do tipo bola e soquete (esferóidea) (Figura 8.1). A bola é a cabeça do fêmur, que forma cerca de dois terços de uma esfera. O soquete é o acetábulo côncavo, que está em ângulo obliquamente nas direções anterior, lateral e inferior. A cartilagem articular recobre ambas as superfícies articulares. A cartilagem do acetábulo é mais espessa em sua borda, onde ela se funde com um anel, ou lábio, de fibrocartilagem que contribui para a estabilidade da articulação. A pressão hidrostática é maior dentro do lábio do que fora dele, o que contribui para a lubrificação da articulação. O acetábulo permite um encaixe muito mais profundo do que a cavidade glenoidal da articulação do ombro, e a estrutura óssea do quadril é, portanto, muito mais estável ou menos propensa a luxação do que a do ombro.

Vários ligamentos grandes e fortes também contribuem para a estabilidade do quadril (Figura 8.2). Os ligamentos extremamente fortes iliofemoral ou em Y e pubofemoral fortificam a cápsula articular anteriormente, com o reforço posterior vindo do ligamento isquiofemoral. A tensão nesses principais ligamentos atua girando a cabeça do fêmur no acetábulo durante a extensão do quadril, como ocorre quando uma pessoa passa da posição sentada para em pé. O ligamento iliofemoral é o estabilizador primário da cabeça femoral contra a translação anterior e a rotação externa.[37] Dentro da cavidade articular, o ligamento redondo faz a fixação direta do anel do acetábulo à cabeça do fêmur.

Como na articulação do ombro, várias bolsas estão presentes nos tecidos adjacentes para ajudar na lubrificação. As mais proeminentes são a bolsa do iliopsoas e a bolsa trocantérica profunda. A bolsa do iliopsoas está posicionada entre o músculo iliopsoas e a cápsula articular, servindo para reduzir

Figura 8.1

Estrutura óssea do quadril.

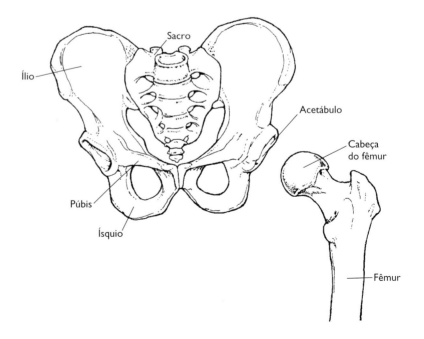

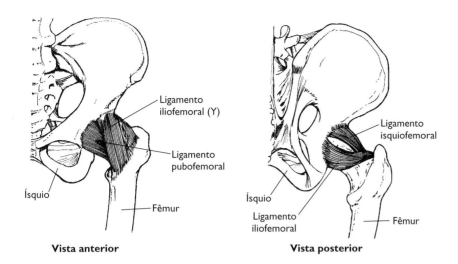

Figura 8.2
Ligamentos do quadril.

o atrito entre essas estruturas. A bolsa trocantérica profunda serve de amortecedor entre o trocanter maior do fêmur e o músculo glúteo máximo no ponto de sua inserção no trato iliotibial.

O fêmur é o principal osso de sustentação de carga e é também o mais largo, mais longo e mais forte osso do corpo. Seu componente mais fraco é o colo femoral, que tem diâmetro menor do que o restante do osso e é fraco internamente porque é composto principalmente por osso trabecular. O fêmur forma um ângulo medialmente para baixo a partir do quadril durante a fase de apoio da marcha e da corrida, permitindo o apoio único abaixo do centro de gravidade do corpo.

Movimentos do quadril

Embora os movimentos do fêmur sejam devidos principalmente à rotação que ocorre na articulação do quadril, a **cintura pélvica** (cíngulo do membro inferior) tem uma função semelhante à da cintura escapular no posicionamento da articulação do quadril para o movimento eficiente dos membros. Ao contrário da cintura escapular, a pelve é uma estrutura única não articulada, mas pode girar em todos os três planos de movimento. A pelve facilita o movimento do fêmur girando de modo que o acetábulo fique posicionado na direção do movimento femoral a ser realizado. Por exemplo, a inclinação pélvica posterior, com a espinha ilíaca anterossuperior inclinada para trás em relação ao acetábulo, posiciona a cabeça do fêmur na frente do osso do quadril para facilitar a flexão. Do mesmo modo, a inclinação pélvica anterior facilita a extensão femoral, e a inclinação pélvica lateral na direção do lado oposto facilita os movimentos laterais do fêmur. O movimento da cintura pélvica também é coordenado com certos movimentos da coluna vertebral (ver Capítulo 9).

Cintura pélvica
Conjunto dos dois ossos do quadril mais o sacro, que pode ser girado para a frente, para trás e lateralmente para aperfeiçoar o posicionamento da articulação do quadril.

Músculos do quadril

Músculos grandes cruzam o quadril, contribuindo ainda mais para a sua estabilidade. As localizações e as funções dos músculos do quadril estão resumidas na Tabela 8.1.

Flexão

Os seis músculos principais responsáveis pela flexão do quadril são aqueles que cruzam anteriormente a articulação: destes, o grande ilíaco e o psoas maior – também chamados conjuntamente de **iliopsoas** devido à sua inserção comum no fêmur – são os principais flexores do quadril (Figura 8.3).

Iliopsoas
Os músculos psoas maior e ilíaco com uma inserção comum no trocanter menor do fêmur.

176   BIOMECÂNICA BÁSICA

Tabela 8.1   Músculos do quadril.

Músculo	Fixação proximal	Fixação distal	Ação(ões) principal(ais) sobre o quadril	Inervação
Reto femoral	Espinha ilíaca anteroinferior (EIAI)	Patela	Flexão	Femoral (L_2-L_4)
Iliopsoas		Trocanter menor	Flexão	L_1 e femoral
(Ilíaco)	Fossa ilíaca e sacro adjacente			(L_2-L_4)
(Psoas)	12ª vértebra torácica e todas as vértebras e discos lombares			(L_1-L_3)
Sartório	Espinha ilíaca anterossuperior	Tíbia, parte medial superior	Ajuda na flexão, abdução, rotação lateral	Femoral (L_2, L_3)
Pectíneo	Crista pectínea do ramo púbico	Porção proximal medial do fêmur	Flexão, adução, rotação medial	Femoral (L_2, L_3)
Tensor da fáscia lata	Crista anterior do ílio e EIAI	Trato iliotibial	Ajuda na flexão, abdução, rotação medial	Glúteo superior (L_4-S_1)
Glúteo máximo	Face ilíaca posterior, crista ilíaca, sacro e cóccix	Tuberosidade glútea do fêmur e trato iliotibial	Extensão, rotação lateral	Glúteo inferior (L_5-S_2)
Glúteo médio	Entre as linhas glúteas posterior e anterior da face posterior do ílio	Trocanter maior, faces superior e lateral	Abdução, rotação medial	Glúteo superior (L_4-S_1)
Glúteo mínimo	Entre as linhas glúteas anterior e inferior da face posterior do ílio	Face anterior do trocanter maior	Abdução, rotação medial	Glúteo superior (L_4-S_1)
Grácil	Porção anteroinferior da sínfise púbica	Porção proximal medial da tíbia	Adução	Obturatório (L_3, L_4)
Adutor magno	Ramo inferior do púbis e do ísquio	Toda a linha áspera	Adução, rotação lateral	Obturatório (L_3, L_4)
Adutor longo	Púbis, face anterior	Linha áspera média	Adução assiste na flexão	Obturatório (L_3, L_4)
Adutor breve	Ramo inferior do púbis	Linha áspera superior	Adução, rotação lateral	Obturatório (L_3, L_4)
Semitendíneo	Tuberosidade isquiática, parte medial	Porção proximal medial da tíbia	Extensão	Tibial (L_5-S_1)
Semimembranáceo	Tuberosidade isquiática, parte lateral	Porção proximal medial da tíbia	Extensão	Tibial (L_5-S_1)
Bíceps femoral (cabeça longa)	Tuberosidade isquiática, parte lateral	Côndilo lateral da tíbia, face posterior, cabeça da fíbula	Extensão	Tibial (L_5-S_2)
Seis rotadores laterais	Sacro, ílio e ísquio	Trocanter maior, face posterior	Rotação lateral	(L_5-S_2)

O músculo iliopsoas sofre hipertrofia tanto no lado dominante quanto no lado não dominante em tenistas e jogadores de futebol profissionais, com hipertrofia maior no lado não dominante em tenistas e hipertrofia igual nos dois lados em jogadores de futebol.[47] Outros flexores do quadril são mostrados na Figura 8.4. Como o reto femoral é um músculo biarticular ativo tanto durante a flexão do quadril quanto durante a extensão do joelho, ele funciona mais efetivamente como flexor do quadril quando o joelho está em flexão, como quando uma pessoa chuta uma bola. O músculo sartório delgado com formato de fita, chamado músculo do costureiro, é também um músculo biarticular. Estendendo-se desde a espinha ilíaca anterossuperior até a parte medial da tíbia logo abaixo da tuberosidade, o sartório é o músculo mais longo do corpo.

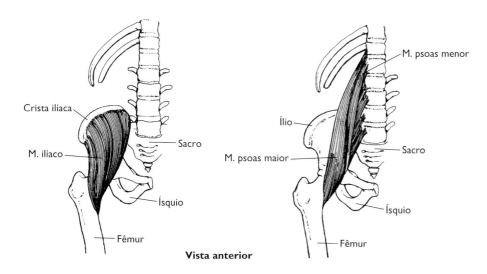

Figura 8.3

O complexo iliopsoas é o principal flexor do quadril.

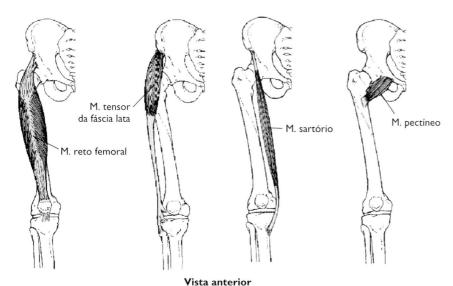

Figura 8.4

Músculos flexores acessórios do quadril.

Extensão

Os extensores do quadril são o músculo glúteo máximo e os três **isquiotibiais** – o bíceps femoral, o semitendíneo e o semimembranáceo (Figura 8.5). O glúteo máximo é um músculo carnoso, potente, que em geral está ativo apenas quando o quadril está em flexão, como durante a subida em uma escada ou na pedalagem, ou na extensão do quadril contra uma resistência (Figura 8.6). Os isquiotibiais apresentam tendões proeminentes, que podem ser palpados facilmente na face posterior do joelho. Esses músculos biarticulares contribuem tanto para a extensão do quadril quanto para a flexão do joelho e estão ativos na posição em pé, na caminhada e na corrida.

Isquiotibiais

Os músculos bíceps femoral, semimembranáceo e semitendíneo.

▼

Os músculos biarticulares funcionam mais efetivamente em uma articulação quando a posição da outra articulação estende o músculo ligeiramente.

Abdução

O músculo glúteo médio é o principal abdutor do quadril, com a ajuda do glúteo mínimo. Esses músculos estabilizam a pelve durante a fase de apoio da marcha e da corrida e quando um indivíduo se apoia sobre uma perna. Por exemplo, quando o peso corporal (PC) é sustentado pelo pé direito durante uma caminhada, os abdutores do quadril direito contraem isométrica e excentricamente para evitar que o lado esquerdo da pelve seja puxado para baixo pelo peso do membro inferior esquerdo, que balança. Isso permite que o membro esquerdo se mova livremente durante a fase de balanço.

▼

A contração dos abdutores do quadril é necessária durante a fase de balanço da marcha para evitar o arrastar do pé que balança.

Figura 8.5
Os isquiotibiais são os principais extensores do quadril e flexores do joelho.

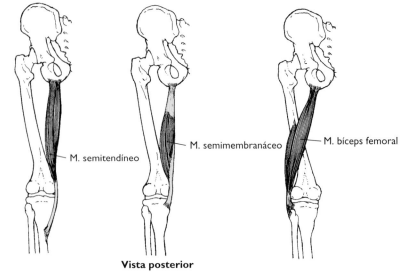

Figura 8.6
Os três músculos glúteos.

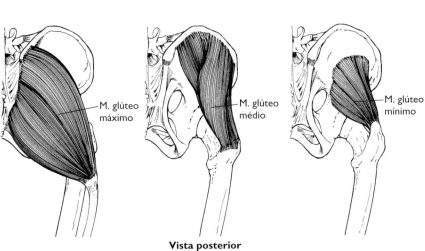

Se os abdutores do quadril forem muito fracos para realizar essa função, ocorre inclinação lateral da pelve e o pé arrasta durante o balanço em cada passo durante a marcha. Os abdutores do quadril também estão ativos durante a realização de *movimentos de balé clássico* a partir da abdução do quadril.

Adução

Adutores do quadril são os músculos que cruzam a articulação medialmente e incluem os músculos adutor longo, adutor curto, adutor magno e grácil (Figura 8.7). Os adutores do quadril estão ativos durante a fase de balanço do ciclo da marcha para trazer o pé abaixo do centro de gravidade do corpo para o posicionamento durante a fase de apoio. Durante a subida de escadas e ladeiras, os adutores estão ainda mais ativos. O grácil é uma fita muscular longa, relativamente delgada, que também contribui para a flexão da perna no joelho. Os outros três músculos adutores também contribuem para a flexão e a rotação lateral do quadril, particularmente quando o fêmur está girado medialmente.

Rotação medial e lateral do fêmur

Embora vários músculos contribuam para a rotação lateral do fêmur, seis músculos funcionam exclusivamente como rotadores laterais. Eles são o piriforme, gêmeo superior, gêmeo inferior, obturador interno, obturador externo e quadrado femoral (Figura 8.8). Conquanto tendamos a considerar que a

---
Durante o ciclo da marcha, as rotações lateral e medial do fêmur ocorrem em coordenação com a rotação pélvica.

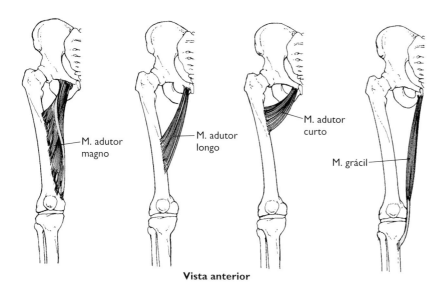

Figura 8.7
Músculos adutores do quadril.

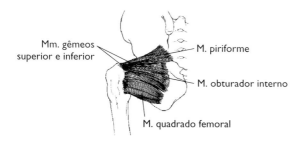

Figura 8.8
Músculos rotadores laterais do fêmur.

marcha e a corrida ocorrem estritamente no plano sagital nas articulações do membro inferior, também ocorre a rotação lateral do fêmur a cada passo para acomodar a rotação da pelve.

O principal rotador medial do fêmur é o glúteo mínimo, com ajuda dos músculos tensor da fáscia lata, semitendíneo, semimembranáceo e glúteo médio. A rotação medial do fêmur em geral não é um movimento resistido que requeira uma quantidade substancial de força muscular. Tanto os rotadores mediais quanto os laterais exercem mais tensão quando o quadril está em flexão de 90° do que quando o quadril está total ou parcialmente estendido.[1] Entretanto, em qualquer posição, os rotadores mediais são fracos em comparação com os rotadores laterais.

Abdução e adução horizontais

A abdução e a adução horizontais do fêmur ocorrem quando o quadril está em flexão de 90°, com o fêmur em abdução ou em adução. Esses movimentos requerem as ações simultâneas e coordenadas de vários músculos. É preciso tensão nos flexores do quadril para a elevação do fêmur. Os abdutores do quadril, então, podem produzir a abdução horizontal e, a partir de uma posição abduzida horizontalmente, os adutores do quadril podem produzir a adução horizontal. Os músculos localizados na face posterior do quadril são mais eficientes como adutores e abdutores horizontais do que os músculos da face anterior porque se alongam quando o fêmur está em flexão de 90°, enquanto a tensão nos músculos anteriores normalmente está reduzida com o fêmur nessa posição.

Cargas sobre o quadril

O quadril é uma importante articulação de sustentação de carga que nunca está completamente sem carga durante as atividades diárias. Quando o peso corporal é distribuído igualmente sobre ambos os membros inferiores durante

Durante a fase de apoio da marcha, a força de compressão no quadril alcança magnitude de três a quatro vezes o peso corporal.

a posição em pé, o peso sustentado por cada quadril corresponde à metade do peso dos segmentos corporais acima do quadril, ou a cerca de um terço do peso corporal total. Entretanto, a carga total em cada quadril nessa situação é maior do que o peso sustentado porque a tensão nos músculos grandes e fortes do quadril adiciona ainda mais compressão sobre a articulação (Figura 8.9).

Por causa da tensão muscular, a compressão no quadril é aproximadamente a mesma do peso corporal durante a fase de balanço da marcha.[40] As forças de contato máximas do quadril foram calculadas para variar de 4,37 a 5,74 vezes o PC com velocidades de caminhada de 3 a 6 km/h e de 7,49 a 10,01 PC com velocidades de corrida de 6 a 12 km/h.[17]

Conforme a velocidade da marcha aumenta, a carga no quadril aumenta durante ambas as fases de balanço e de apoio. Em resumo, o peso corporal, as forças de impacto transmitidas para cima para o esqueleto a partir do pé e a tensão muscular contribuem para essa grande força compressiva sobre o quadril, como demonstrado no Exemplo de Problema 8.1.

Figura 8.9

As principais forças no quadril durante a posição estática são o peso dos segmentos corporais acima do quadril (com metade do peso em cada quadril), a tensão nos músculos abdutores do quadril (F_m) e a força de reação da articulação (R).

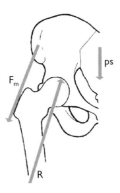

EXEMPLO DE PROBLEMA 8.1

Qual o potencial de compressão que atua no quadril durante o apoio duplo, dado que a articulação sustenta 250 N de peso corporal e que os músculos abdutores estão produzindo 600 N de tensão?

Conhecido

$$ps = 250 \text{ N}$$
$$F_m = 600 \text{ N}$$

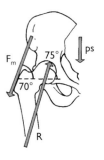

Solução gráfica

Como o corpo está imóvel, todos os componentes da força vertical precisam somar zero. Graficamente, isso significa que todas as forças atuantes podem ser transportadas para formar um polígono de força fechado (neste caso, um triângulo). As forças do diagrama do quadril podem ser reconfiguradas para formar um triângulo.

Caso o triângulo seja desenhado em escala (talvez 1 cm = 100 N), o potencial de compressão na articulação pode ser aproximado pela medida do comprimento da força de reação da articulação (R).

$$R \approx 840 \text{ N}$$

Solução matemática

A lei dos cossenos pode ser utilizada com o mesmo triângulo para calcular o comprimento de R.

$$R^2 = F_m^2 + ps^2 - 2(F_m)(ps) \cos 160°$$
$$R^2 = 600 \text{ N}^2 + 250 \text{ N}^2 - 2(600 \text{ N})(250 \text{ N}) \cos 160°$$
$$R = 839,3 \text{ N}$$

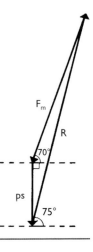

Felizmente, a articulação do quadril é bem desenhada para suportar as grandes cargas que sustenta habitualmente. Como o diâmetro da cabeça do fêmur é um tanto maior do que a superfície articular do acetábulo, o contato entre os dois ossos durante o início da sustentação de carga começa pela periferia. Conforme a carga aumenta, a área de contato da articulação também aumenta, de modo que os níveis de estresse permanecem praticamente constantes.[39]

O uso de uma muleta ou de uma bengala no lado oposto a um quadril lesionado ou com dor é benéfico, já que esses dispositivos servem para distribuir mais igualmente a carga sobre os membros durante todo o ciclo da marcha. Na posição em pé, o apoio sobre o lado oposto ao quadril dolorido reduz a quantidade de tensão necessária aos poderosos músculos abdutores, reduzindo assim a carga sobre o quadril dolorido. Entretanto, essa redução na carga sobre o quadril dolorido aumenta o estresse sobre o quadril oposto.

Lesões comuns do quadril

Fraturas

Embora a pelve e o fêmur sejam ossos grandes e fortes, o quadril está sujeito a cargas grandes e repetidas durante a locomoção. As fraturas do colo femoral ocorrem frequentemente durante a fase de apoio da marcha entre indivíduos idosos com osteoporose, uma condição que reduz a mineralização e a força óssea (ver Capítulo 4). As fraturas de colo de fêmur são associadas, com frequência, à perda de equilíbrio e queda. Um conceito bastante comum, mas equivocado, é que a queda sempre causa a fratura e não o inverso, que também pode ser verdade. Os fatores de risco para fraturas de colo de fêmur relacionadas com episódios de queda incluem risco de queda, força de impacto suportada, qualidade óssea e geometria óssea.[29] Pesquisadores estimam que aproximadamente metade de todas as fraturas do colo femoral pode ser atribuída à osteoporose.[38] As fraturas de bacia em idosos são um problema de saúde grave, e uma das principais causas de mortalidade em idosos.[49] A alta porcentagem de osso cortical na porção proximal do fêmur protege contra as fraturas de quadril.[43] Quando são saudáveis e de boa mineralização, os ossos do quadril podem suportar grandes cargas, como se vê em muitos eventos de halterofilismo. A atividade física regular ajuda a proteger contra o risco de fratura de quadril.

▼

A fratura da cabeça do fêmur (bacia quebrada) é uma lesão grave e debilitante que ocorre frequentemente entre indivíduos idosos com osteoporose.

Contusões

Os músculos da face anterior da coxa estão localizados em uma região que favorece a recepção de pancadas durante a participação em esportes de contato. A hemorragia interna resultante e o aparecimento de hematomas variam de moderados a graves. Uma complicação relativamente incomum, mas potencialmente séria, secundária às contusões da coxa, é a síndrome compartimental aguda, em que o sangramento interno causa pressão no compartimento muscular, levando à compressão de nervos, vasos sanguíneos e músculos.[19] Se não for tratada, pode levar à morte do tecido por falta de oxigenação, já que os vasos sanguíneos estão comprimidos pela pressão aumentada no compartimento.

Distensão

Uma vez que a maioria das atividades diárias não requer flexão do quadril e extensão do joelho, os músculos isquiotibiais são raramente alongados a menos que sejam realizados exercícios específicos com esse propósito. A perda resultante de extensibilidade faz com que os isquiotibiais sejam particularmente suscetíveis à distensão. As distensões desses músculos ocorrem mais comumente durante as arrancadas, em especial se o indivíduo estiver fadigado e a coordenação neuromuscular estiver prejudicada. Pesquisadores acreditam que as distensões isquiotibiais ocorram tipicamente durante as últimas fases do apoio ou do balanço da marcha como resultado de uma contração excêntrica.[48] Essas lesões são problemáticas para atletas, dadas a sua alta taxa de incidência e a demora para a recuperação, com recorrência de quase um terço durante o primeiro ano após o retorno à atividade esportiva.[4] As distensões na região da virilha também são relativamente comuns entre atletas de esportes em que os movimentos forçados de abdução da coxa podem superestirar os músculos adutores.

Estrutura do joelho

A estrutura do joelho permite a sustentação de grandes cargas e a mobilidade necessária para as atividades locomotoras. O joelho é uma grande articulação sinovial, que inclui três articulações na cápsula articular. As articulações de sustentação de carga são as duas articulações elipsóideas da **articulação tibiofemoral**, sendo a terceira, a **articulação patelofemoral**. Embora não seja parte do joelho, a articulação tibiofibular tem conexões de tecido mole que também influenciam discretamente o movimento do joelho.

Articulação tibiofemoral

Os côndilos medial e lateral da tíbia e do fêmur se articulam para formar duas articulações elipsóideas lado a lado (Figura 8.10). Essas articulações funcionam juntas principalmente como uma articulação em gínglimo modificada por causa dos ligamentos restritores, sendo permitidos alguns movimentos laterais e rotacionais. Os côndilos da tíbia, conhecidos como *platôs tibiais*, formam discretas depressões separadas por uma região conhecida como *eminência intercondilar*. Como os côndilos medial e lateral do fêmur diferem de certo modo em tamanho, formato e orientação, a tíbia gira lateralmente sobre o fêmur durante os últimos graus de extensão para produzir o "bloqueio" do joelho. Esse fenômeno, conhecido como mecanismo de pivô, traz o joelho para a posição de travamento de extensão completa. Como as curvaturas do platô tibial são complexas, assimétricas e variam significativamente de um indivíduo para outro, alguns joelhos são muito mais estáveis e resistentes à lesão do que outros.

Articulação tibiofemoral
Articulações elipsóideas duplas entre os côndilos medial e lateral da tíbia e do fêmur que compõem a principal articulação do joelho em gínglimo.

Articulação patelofemoral
Articulação entre a patela e o fêmur.

▼
A anatomia óssea do joelho requer uma pequena quantidade de rotação lateral da tíbia para acompanhar a extensão completa.

Figura 8.10

Estrutura óssea da articulação tibiofemoral.

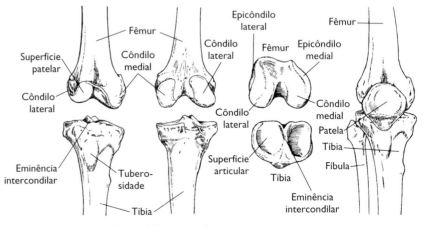

Vista anterior   Vista posterior

Meniscos

Os **meniscos**, também conhecidos como cartilagens semilunares, por causa de seu formato em meia-lua, são discos de fibrocartilagem firmemente fixados aos platôs tibiais pelos ligamentos coronários e pela cápsula articular (Figura 8.11). Eles também estão ligados um ao outro pelo ligamento transverso. Os meniscos são mais espessos em suas bordas periféricas, nas quais as fibras da cápsula articular os ancoram solidamente à tíbia. O disco semilunar medial também está fixado diretamente ao ligamento colateral medial. Medialmente, ambos os meniscos se afinam até a espessura de uma folha de papel, com as extremidades internas não fixadas ao osso.

Os meniscos recebem um rico suprimento de vasos sanguíneos e nervos. O suprimento sanguíneo permite a inflamação, o reparo e o remodelamento. A parte externa de cada menisco é inervada, fornecendo informação proprioceptiva sobre a posição do joelho, bem como velocidade e aceleração dos movimentos do joelho.

Os meniscos aprofundam as faces articulares dos platôs tibiais e ajudam na transmissão de carga e absorção de impacto no joelho. Durante as atividades da vida diária, os meniscos passam por padrões de carga altamente complexos.[32] A estrutura interna dos dois terços mediais de cada menisco é particularmente adequada para resistir à compressão.[15] O estresse sobre a articulação tibiofemoral pode ser muito maior durante a sustentação de cargas se os meniscos tiverem sido removidos. Os joelhos lesionados, com parte do ou todo o menisco removido, ainda podem funcionar adequadamente, mas sofrem maior desgaste das superfícies articulares, aumentando significativamente a probabilidade de desenvolvimento de doenças degenerativas na articulação. A osteoartrite do joelho é frequentemente acompanhada por rupturas do menisco. Enquanto uma ruptura do menisco pode levar ao desenvolvimento de osteoartrite ao longo do tempo, ter osteoartrite também pode causar ruptura espontânea do menisco.

Meniscos
Discos cartilaginosos localizados entre os côndilos tibiais e femorais.

▼
Os meniscos distribuem a carga do joelho por uma grande área de superfície e também ajudam a absorver impactos.

Ligamentos

Muitos ligamentos cruzam o joelho, aumentando significativamente sua estabilidade (Figura 8.12). A localização de cada ligamento determina a direção em que ele é capaz de resistir ao deslocamento do joelho.

Os **ligamentos colaterais** medial e lateral evitam os movimentos laterais do joelho, do mesmo modo que os ligamentos colaterais do cotovelo. Eles também são chamados respectivamente de *ligamentos colaterais tibial* e *fibular*, por causa de suas fixações distais. As fibras do complexo do ligamento colateral medial se fundem à cápsula articular e ao menisco medial para conectar o epicôndilo medial do fêmur à face medial da tíbia. A inserção do ligamento ocorre logo abaixo da pata de ganso (*pes anserinus*), a inserção comum dos

Ligamentos colaterais
Grandes ligamentos que cruzam as faces medial e lateral do joelho.

Figura 8.11

Os meniscos do joelho.

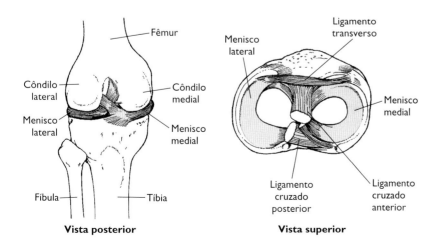

Figura 8.12

Ligamentos do joelho.

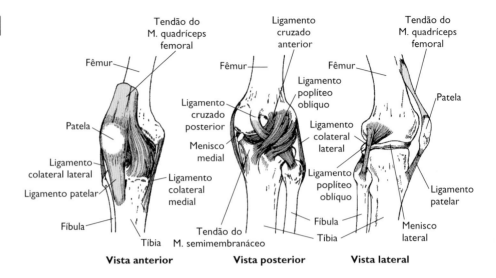

músculos semitendíneo, semimembranáceo e grácil à tíbia, posicionando assim o ligamento para resistir ao cisalhamento direcionado medialmente (valgo) e às forças rotacionais que atuam sobre o joelho. O ligamento colateral lateral segue de alguns milímetros posteriores à crista do epicôndilo lateral do fêmur até a cabeça da fíbula, contribuindo para a estabilidade lateral do joelho. O ligamento colateral medial em forma de leque é consideravelmente mais longo, mais largo e mais fino do que o ligamento colateral lateral em forma de corda.

Os **ligamentos cruzados** anterior e posterior limitam o deslizamento para a frente e para trás do fêmur sobre o platô tibial durante a flexão e a extensão do joelho e também limitam a hiperextensão do joelho. O nome *cruzado* deriva do fato de que esses ligamentos se cruzam um sobre o outro; *anterior* e *posterior* se referem às suas respectivas inserções na tíbia. O ligamento cruzado anterior se estende a partir da região anterior da fossa intercondilar da tíbia, em uma direção superior, posterior até a superfície posteromedial do côndilo lateral do fêmur. O ligamento cruzado posterior, o ligamento mais forte do joelho, se estende da região posterior da fossa intercondilar tibial em uma direção anterossuperior até a superfície anterolateral do côndilo medial do fêmur.[36] Esses ligamentos limitam o deslizamento anterior e posterior do fêmur sobre o platô tibial durante a flexão e a extensão do joelho e limitam a hiperextensão do joelho.

Vários outros ligamentos contribuem para a integridade do joelho. Os ligamentos poplíteos oblíquo e arqueado cruzam posteriormente o joelho, e o ligamento transverso conecta os dois discos semilunares internamente. Outra estrutura restritiva é o feixe ou **trato iliotibial**, um feixe largo e espesso da fáscia lata com inserções nos côndilos laterais do fêmur e da tíbia.

Articulação patelofemoral

A articulação patelofemoral consiste na articulação entre a patela com formato triangular, incrustada no tendão patelar com o sulco troclear entre os côndilos femorais. A superfície posterior da patela é coberta por cartilagem articular, que reduz o atrito entre a patela e o fêmur.

A patela desempenha várias funções biomecânicas. Mais notadamente, ela aumenta o ângulo de tração do tendão do músculo quadríceps femoral, melhorando a vantagem mecânica dos músculos que formam o quadríceps femoral em produzir a extensão do joelho. Ela também centraliza a tensão divergente dos músculos extensores do joelho que é transmitida ao tendão patelar. A patela também aumenta a área de contato entre o tendão patelar e o fêmur, diminuindo o estresse por contato da articulação patelofemoral. Finalmente, ela também ajuda a proteger a face anterior do joelho e o tendão do quadríceps femoral contra os ossos adjacentes.

Ligamentos cruzados
Grandes ligamentos que se cruzam conectando as regiões anterior e posterior do joelho.

Trato iliotibial
Feixe espesso e forte de tecido que conecta o músculo tensor da fáscia lata aos côndilos laterais do fêmur e da tíbia.

▼
A patela aumenta a vantagem mecânica dos extensores do joelho em até 50%.

Cápsula e bolsas articulares

A cápsula articular fina do joelho é grande, frouxa, e envolve as articulações tibiofemoral e patelofemoral. Várias bolsas estão localizadas dentro e ao redor da cápsula para reduzir o atrito durante os movimentos do joelho. A bolsa suprapatelar, posicionada entre o fêmur e o tendão do quadríceps femoral, é a maior bolsa sinovial do corpo. Outras bolsas importantes são a bolsa subpoplítea, localizada entre o côndilo lateral do fêmur e o músculo poplíteo, e a bolsa semimembranosa, situada entre a cabeça medial do músculo gastrocnêmio e os tendões semitendíneos.

Outras três bolsas importantes associadas ao joelho, mas não contidas na cápsula articular, são as bolsas pré-patelar, infrapatelar superficial e infrapatelar profunda. A bolsa pré-patelar está localizada entre a pele e a superfície anterior da patela, permitindo a liberdade de movimento da pele sobre a patela durante a flexão e a extensão. A bolsa infrapatelar superficial amortece a região entre a pele e o tendão patelar, e a bolsa infrapatelar profunda reduz o atrito entre a tuberosidade tibial e o tendão patelar.

Movimentos do joelho

Músculos que cruzam o joelho

Do mesmo modo que o cotovelo, o joelho é cruzado por uma série de músculos biarticulares. As principais ações dos músculos que cruzam o joelho estão resumidas na Tabela 8.2.

Tabela 8.2 — Músculos do joelho.

Músculo	Fixação proximal	Fixação distal	Ação(ões) principal(ais) sobre o joelho	Inervação
Reto femoral	Espinha ilíaca anteroinferior (EIAI)	Patela	Extensão	Femoral (L_2-L_4)
Vasto lateral	Trocanter maior e linha áspera lateral	Patela	Extensão	Femoral (L_2-L_4)
Vasto intermédio	Fêmur, face anterior	Patela	Extensão	Femoral (L_2-L_4)
Vasto medial	Linha áspera medial	Patela	Extensão	Femoral (L_2-L_4)
Semitendíneo	Tuberosidade isquiática, parte medial	Porção proximal medial da tíbia na pata de ganso	Flexão, rotação medial	Isquiático (L_5-S_2)
Semimembranáceo	Tuberosidade isquiática, parte lateral	Porção proximal medial da tíbia	Flexão, rotação medial	Isquiático (L_5-S_2)
Bíceps femoral		Côndilo lateral da tíbia, face posterior, cabeça da fíbula	Flexão, rotação lateral	Isquiático (L_5-S_2)
(Cabeça longa)	Tuberosidade isquiática			
(Cabeça curta)	Linha áspera lateral			
Sartório	Espinha ilíaca anterossuperior	Porção proximal medial da tíbia na pata de ganso	Ajuda na flexão e na rotação lateral da coxa	Femoral (L_2, L_3)
Grácil	Porção anteroinferior da sínfise púbica	Porção proximal medial da tíbia na pata de ganso	Adução da coxa, flexão da perna	Obturatório (L_2, L_3)
Poplíteo	Côndilo lateral do fêmur	Porção posteromedial da tíbia	Rotação medial, flexão	Tibial (L_4, L_5)
Gastrocnêmio	Côndilos femorais medial e lateral, parte posterior	Tuberosidade do calcâneo pelo tendão do calcâneo	Flexão	Tibial (S_1, S_2)
Plantar	Porção distal posterior do fêmur	Tuberosidade do calcâneo	Flexão	Tibial (S_1, S_2)

Poplíteo
Músculo conhecido como liberador da trava do joelho porque sua ação é a rotação lateral do fêmur em relação à tíbia.

Flexão e extensão

A flexão e a extensão são os principais movimentos permitidos na articulação tibiofemoral. Entretanto, para que a flexão seja iniciada a partir de uma extensão completa, o joelho precisa estar "destravado". Na extensão completa, a superfície articular do côndilo medial do fêmur é mais longa do que a do côndilo lateral, fazendo com que o movimento seja quase impossível. A função de destravamento é realizada pelo músculo **poplíteo**, que atua rodando medialmente a tíbia em relação ao fêmur, permitindo a flexão (Figura 8.13). Conforme a flexão ocorre, o fêmur precisa deslizar para a frente sobre a tíbia para evitar a perda de contato com o platô tibial. Do mesmo modo, o fêmur precisa deslizar para trás durante a extensão. A rotação medial da tíbia e a translação anterior do fêmur sobre o platô tibial estão associadas à flexão do joelho, mesmo quando a flexão é passiva.[24] A natureza exata dessa relação pode variar entre os joelhos de um indivíduo e também é influenciada pela carga sobre o joelho.[56] Tanto os ligamentos do joelho quanto os formatos das superfícies articulares influenciam os padrões desses movimentos associados no joelho.[56]

Os três músculos isquiotibiais são os flexores primários que atuam sobre o joelho. Os músculos acessórios da flexão do joelho são o grácil, o sartório, o poplíteo e o gastrocnêmio.

O **quadríceps femoral**, formado pelos músculos reto femoral, vasto lateral, vasto medial e vasto intermédio, é o extensor do joelho (Figura 8.14). O reto femoral é o único desses músculos que também cruza a articulação do quadril. Todos os quatro músculos se fixam distalmente ao tendão patelar, que se insere na tíbia.

Quadríceps femoral
Músculos reto femoral, vasto lateral, vasto medial e vasto intermédio.

Figura 8.13
O músculo poplíteo é o liberador da trava do joelho.

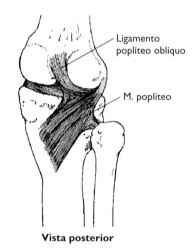

Figura 8.14
Os músculos quadríceps estendem o joelho.

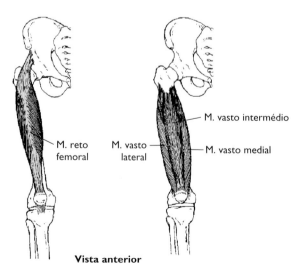

Rotação e abdução e adução passivas

A rotação da tíbia em relação ao fêmur é possível quando o joelho está em flexão e não está sustentando carga, com a maior capacidade rotacional em aproximadamente 90° de flexão. A contração dos músculos semimembranáceo, semitendíneo e poplíteo produz a rotação medial da tíbia, com a assistência do grácil e do sartório. O bíceps femoral é responsável apenas pela rotação lateral da tíbia.

São permitidos alguns poucos graus de abdução e adução passivas no joelho. Os momentos de abdução e de adução no joelho também podem ser produzidos ativamente pela cocontração dos músculos que cruzam as faces medial e lateral do joelho para resistir aos momentos de adução e de abdução aplicados externamente. A principal contribuição desses momentos resistivos vem da cocontração dos isquiotibiais e do quadríceps femoral, com contribuições secundárias do grácil e do tensor da fáscia lata.

Movimento da articulação patelofemoral

Durante a flexão e a extensão na articulação tibiofemoral, a patela desliza inferior e superiormente contra a extremidade distal do fêmur com excursão de aproximadamente 7 cm. A trajetória do centro da patela é circular e uniplanar.[23] O deslizamento da patela contra o fêmur depende da direção da força líquida produzida pelo quadríceps femoral. O músculo vasto lateral (VL) tende a puxar a patela lateralmente, enquanto o vasto medial oblíquo (VMO) se opõe à tração lateral do vasto lateral, mantendo a patela centralizada no sulco patelofemoral. Os componentes de força medial e lateral do quadríceps femoral também giram a patela nos planos sagital e transversal. O feixe iliotibial também influencia a mecânica do joelho e sua compressão excessiva pode prejudicar o deslizamento patelar.

Cargas sobre o joelho

Como o joelho está posicionado entre as duas alavancas ósseas mais longas do corpo (o fêmur e a tíbia), o potencial de produção de torque na articulação é grande. O joelho também é uma importante articulação de sustentação de carga.

Forças sobre a articulação tibiofemoral

A articulação tibiofemoral sofre cargas tanto de compressão quanto de cisalhamento nas atividades diárias. A sustentação de peso e a contração dos músculos que cruzam o joelho contribuem para essas forças, predominando a compressão quando o joelho está completamente estendido.

A força compressiva na articulação tibiofemoral é discretamente maior do que três vezes o peso corporal durante a fase de apoio da marcha, aumentando para até quatro vezes o peso corporal durante a subida de uma escada. O platô tibial medial suporta a maior parte dessa carga durante o apoio quando o joelho está estendido, e o platô tibial lateral sustenta a maior parte das cargas menores durante a fase de balanço. Uma vez que o platô tibial medial apresenta uma área de superfície cerca de 60% maior do que o platô tibial lateral, o estresse que atua sobre essa articulação é menor do que seria se o pico da carga fosse distribuído medialmente. O fato de que a cartilagem articular no platô medial é três vezes mais espessa do que no platô lateral também ajuda a proteger a articulação do desgaste.

Os meniscos atuam distribuindo as cargas sobre a articulação tibiofemoral por uma área maior, reduzindo a magnitude do estresse da articulação, e também auxiliam diretamente a absorção de força no joelho, suportando uma

O platô tibial medial é bem adaptado para sua função de sustentação de peso durante o apoio, com área de superfície maior e cartilagem articular mais espessa do que o platô lateral.

estimativa de 45% da carga total.[20] Uma vez que o menisco ajuda a proteger as superfícies articulares do desgaste, os joelhos que sofreram meniscectomias totais ou parciais são mais propensos a desenvolver condições degenerativas.

As medidas da deformação da cartilagem articular no platô tibial durante o levantamento de peso mostram que o estresse na articulação é máximo de 180 a 120° de flexão, com estresse mínimo a aproximadamente 30° de flexão.[2] A comparação entre os exercícios de agachamento com o peso atrás ou à frente dos ombros não demonstra diferenças no recrutamento muscular geral, mas significativamente menos força compressiva atua sobre o joelho durante o agachamento com o peso à frente dos ombros.[18] Durante a corrida, embora o joelho suporte altas cargas máximas, a carga cumulativa nele é baixa. Em vez de contribuir para o desgaste da cartilagem articular, parece que a corrida pode condicionar a cartilagem a resistir a danos.[33] Os fatores de risco gerais para o desenvolvimento de osteoartrite do joelho incluem grandes índices de massa corporal e danos ao menisco.

Forças sobre a articulação patelofemoral

Foi observado que a força compressiva sobre a articulação patelofemoral corresponde à metade do peso corporal durante a marcha normal, aumentando para até três vezes o peso corporal durante a subida de uma escada.[41] Como mostrado na Figura 8.15, a compressão patelofemoral aumenta com a flexão do joelho durante o levantamento de peso. Existem duas razões para isso. A primeira é que o aumento da flexão do joelho aumenta o componente compressivo da força que atua sobre a articulação. A segunda é que, conforme a flexão aumenta, uma quantidade maior de tensão no quadríceps femoral é necessária para evitar que o joelho se curve contra a gravidade.

O exercício de agachamento é conhecido por ser particularmente estressante para a articulação patelofemoral, e as forças de reação na articulação patelofemoral aumentam com a profundidade do agachamento, assim como com carga.[8] Entretanto, o treinamento na faixa de flexão de joelho de 0 a 50° é recomendado para aqueles que desejem minimizar as forças no joelho.[13] O Exemplo de Problema 8.2 ilustra a relação entre a força do quadríceps e a compressão da articulação patelofemoral.

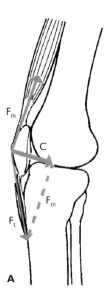 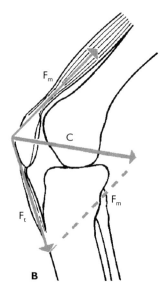

Figura 8.15 A compressão sobre a articulação patelofemoral é a soma vetorial da tensão no quadríceps femoral e o tendão patelar. **A.** Em extensão, a força compressiva é pequena porque a tensão sobre o grupo muscular e o tendão atua quase perpendicularmente à articulação. **B.** Conforme a flexão aumenta, a compressão aumenta por causa da mudança de orientação dos vetores de força e do aumento da necessidade de tensão no quadríceps femoral para manter a posição do corpo.

EXEMPLO DE PROBLEMA 8.2

Que potencial de compressão atua sobre a articulação patelofemoral quando o quadríceps femoral exerce 300 N de tensão e o ângulo entre o quadríceps femoral e o tendão patelar é (a) 160° e (b) 90°?

Conhecido

$$F_m = 300 \text{ N}$$

Ângulo entre F_m e F_t:

1. 160°
2. 90°

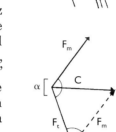

Solução gráfica

Os vetores de F_m e F_t são desenhados em escala (talvez 1 cm = 100 N), com o ângulo entre eles primeiramente de 160° e depois de 90°. O método de composição vetorial "ponta até a cauda" é utilizado, então (ver Capítulo 3), para traduzir um dos vetores de maneira que sua "cauda" esteja posicionada na ponta de outro vetor. A força de compressão é a resultante de F_m e F_t e é construída com sua cauda na cauda do vetor original e sua ponta na ponta do vetor transposto.

A quantidade de compressão articular pode ser aproximada medindo-se o comprimento do vetor C.

1. $C \approx 100$ N
2. $C \approx 420$ N

Solução matemática

O ângulo entre F_t e o vetor transposto de F_m é de 180° menos o tamanho do ângulo entre os dois vetores originais, ou (a) 20° e (b) 90°. A lei dos cossenos pode ser utilizada para calcular o comprimento de C.

1. $C^2 = F_m^2 + F_t^2 + 2(F_m)(F_t)\cos 20$
   $C^2 = 300 \text{ N}^2 + 300 \text{ N}^2 - 2(300 \text{ N})(300 \text{ N})\cos 20$
   $C = 104$ N

2. $C^2 = F_m^2 + F_t^2 - 2(F_m)(F_t)\cos 90$
   $C^2 = 300 \text{ N}^2 + 300 \text{ N}^2 - 2(300 \text{ N})(300 \text{ N})\cos 90$
   $C = 424$ N

Nota: este problema ilustra quanto a compressão patelofemoral pode aumentar apenas devido a mudanças na flexão do joelho.

Normalmente, também existe aumento na força do quadríceps femoral com aumento da flexão do joelho.

Lesões comuns do joelho e da perna

A localização do joelho entre os ossos longos do membro inferior, combinada com suas funções de sustentação de peso e de locomoção, faz com que ele seja suscetível a lesões, particularmente durante a participação em esportes de contato. Um mecanismo comum de lesão envolve o alongamento ou a ruptura de tecidos moles em um lado da articulação quando uma pancada é aplicada do lado oposto durante a sustentação de peso.

Vista posterior do joelho de um cadáver. ©McGraw-Hill Companies, Inc.

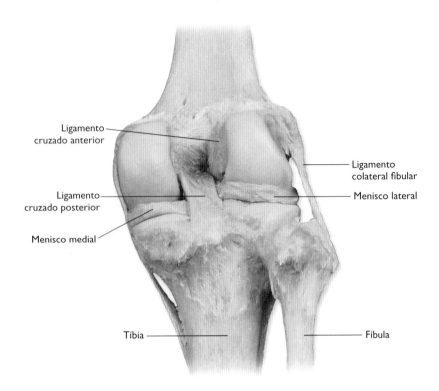

Lesões do ligamento cruzado anterior

As lesões ao ligamento cruzado anterior (LCA) são comuns em esportes como basquetebol e handebol, que envolvem giros e cortadas, bem como no esqui alpino, em que um mecanismo comum envolve apoiar a ponta do esqui na neve, com o esquiador girando e caindo simultaneamente. Aproximadamente 70% das lesões do LCA não são por contato, e a maioria delas ocorre quando o fêmur é rodado sobre a perna fixada com o joelho perto da extensão completa durante a cortada, a aterrissagem ou a parada.[26] Esses tipos de atividade envolvem mudanças súbitas de direção combinadas com aceleração ou desaceleração do corpo produzindo grandes momentos rotacionais e forças em varo/valgo no joelho, particularmente quando esses movimentos são planejados de modo inadequado. O LCA é carregado quando a força líquida de cisalhamento no joelho é direcionada anteriormente. Assim, para que uma ruptura de LCA ocorra, precisa haver excesso de translação ou rotação anterior do fêmur em relação à tíbia.

Existe uma grande disparidade de gênero nas incidências de lesão no LCA, e as mulheres são 3,5 vezes mais suscetíveis a sofrer lesões do LCA sem contato do que os homens.[55] Não foi encontrada relação entre as medidas da força dos membros inferiores e a probabilidade de ruptura do LCA, mas uma série de outras hipóteses relacionadas com fatores anatômicos e neuromusculares foi desenvolvida. As pesquisas mostraram que, durante a corrida, a cortada ou a aterrissagem, as mulheres, em comparação com os homens, tendem a apresentar menos flexão do joelho, maiores ângulos valgos do joelho, maior abdução do quadril, maior ativação do femoral, menor ativação dos isquiotibiais e, geralmente, menor variabilidade dos padrões de coordenação do membro inferior.[21,22] Pesquisadores demonstraram que uma combinação de valgo e rotação medial no joelho provoca mais distensão no LCA do que qualquer outra forma de carga sozinha.[50]

Ligamento cruzado posterior

As lesões do ligamento cruzado posterior (LCP) são comumente o resultado de atividade esportiva ou de acidentes com veículos motores. Quando o LCP se rompe isoladamente, sem danos a outros ligamentos ou ao menisco, o mecanismo que ocorre normalmente é a hiperflexão do joelho com o pé em flexão plantar.[6] Por outro lado, o impacto contra o painel durante acidentes automotivos com força direta sobre a região anteroproximal da tíbia resulta, na maioria dos casos, em danos ligamentares combinados. Lesões do LCP isoladas são habitualmente tratadas de forma não cirúrgica.

Lesões do ligamento colateral medial

Pancadas na porção lateral do joelho são muito mais comuns do que na porção medial, porque a perna oposta normalmente protege a porção medial da articulação. Quando o pé está fixado ao solo e uma pancada lateral de força suficiente é aplicada, o resultado é estiramento ou ruptura do ligamento colateral medial (LCM). Estudos com modelos sugerem que os músculos que cruzam o joelho são capazes de resistir a aproximadamente 17% das cargas externas medial e lateral no joelho, sendo os 83% restantes suportados pelos ligamentos e outros tecidos moles.[28] Em esportes de contato, como o futebol americano, o LCM é o ligamento mais frequentemente lesionado.[45]

> Em esportes de contato, pancadas no joelho acontecem mais comumente na porção lateral, ocorrendo a lesão nos tecidos estirados da porção medial.

Lesões do menisco

Como o ligamento colateral medial se une ao menisco medial, o alongamento ou a ruptura do ligamento também pode resultar em dano ao menisco. Um menisco roto é a lesão de joelho mais comum, com dano ao menisco medial ocorrendo com frequência aproximadamente 10 vezes maior do que o dano ao menisco lateral. Esse é o caso parcialmente porque o menisco medial está fixado com mais firmeza à tíbia e, portanto, é menos móvel do que o menisco lateral. Em joelhos que sofreram ruptura de LCA, a distribuição normal de estresse é alterada de modo que a força sobre o menisco medial aumenta. Um menisco roto é problemático porque o fragmento de cartilagem livre frequentemente desliza de sua posição normal, interferindo com a mecânica normal da articulação. Os sintomas incluem dor acompanhada, algumas vezes, por séries intermitentes de travamento da articulação.

Síndrome do atrito do trato iliotibial

O músculo tensor da fáscia lata se contrai para auxiliar a estabilização da pelve quando o joelho está flexionado durante a sustentação de peso. Isso pode produzir atrito da margem posterior do trato iliotibial (TIT) contra o côndilo lateral do fêmur durante a fase de contato, principalmente durante o contato do pé com o chão. O resultado é a inflamação da porção distal do TIT, bem como da cápsula sob o TIT, com sintomas de dor e sensibilidade na face lateral do joelho. Essa condição é uma síndrome por uso excessivo que pode afetar corredores e ciclistas, em particular. Tanto os erros de treinamento quanto os desalinhamentos anatômicos no membro inferior aumentam o risco de síndrome do TIT. Os fatores do treinamento de corrida incluem correr excessivamente na mesma direção em uma pista, quilometragem semanal acima do habitual e corrida em declive.[16] Os corredores que já apresentaram síndrome do trato iliotibial exibem alterações características de marcha, características de fraqueza na abdução do quadril.[34] Ambas as diferenças cinemáticas aplicam um estresse adicional sobre o trato iliotibial. A altura inadequada do assento, bem como a quilometragem semanal acima do habitual, predispõem os ciclistas a essa síndrome.[14]

Síndrome da dor patelofemoral

O movimento doloroso na articulação patelofemoral envolve dor na face anterior do joelho durante e após a atividade física, particularmente em atividades que requeiram flexão repetitiva do joelho, como corrida, subir e

> O desvio lateral doloroso da trajetória patelar pode ser causado por fraqueza do músculo vasto medial oblíquo.

descer escadas e agachamento. Ela é mais comum em mulheres do que em homens. Essa síndrome, que envolve deslizamento patelar inadequado, é atribuída a várias possíveis causas, que incluem anormalidades articulares locais, biomecânica alterada dos membros inferiores e erros de treinamento[11] (Figura 8.16).

Como as causas desse distúrbio não são claras, a pesquisa enfocou mais a relação entre o VMO e o VL. Foi mostrado que a fraqueza do VMO em relação ao VL está associada ao desvio lateral da patela, particularmente precoce na amplitude da flexão do joelho. A pesquisa também documentou que indivíduos com dor patelofemoral apresentam redução da carga sobre a articulação patelofemoral com o fortalecimento do VMO.[58]

Canelite

> Canelite é um termo genérico atribuído frequentemente a qualquer dor que emane da face anterior da perna.

A dor generalizada na face anterolateral ou posteromedial da perna é conhecida comumente como *canelite*. Essa é uma lesão por uso excessivo pouco definida, frequentemente associada à corrida ou à dança, que pode envolver microlesões nas inserções musculares sobre a tíbia e/ou inflamação do periósteo. As causas comuns dessa condição incluem corrida ou dança sobre uma superfície dura e corrida em aclive. Uma mudança nas condições do exercício ou do repouso normalmente alivia as canelites.

Estrutura do tornozelo

A região do tornozelo inclui as articulações tibiofibular, tibiotalar e talofibular (Figura 8.17). A articulação tibiofibular é uma sindesmose em que o tecido fibroso denso une os ossos. A articulação é sustentada pelos ligamentos tibiofibulares anterior e posterior, bem como pelo ligamento tibiofibular interósseo. A maior parte do movimento no tornozelo ocorre na articulação em gínglimo tibiotalar, na qual a superfície superior convexa do tálus se articula com a superfície distal côncava da tíbia. As três articulações são envoltas por uma cápsula articular espessa na porção medial e extremamente fina na porção posterior. Três ligamentos – talofibular anterior e posterior e calcaneofibular – reforçam a cápsula articular lateralmente. Os quatro feixes do ligamento deltoide contribuem para a estabilidade articular na porção medial. A estrutura ligamentar do tornozelo é mostrada na Figura 8.18.

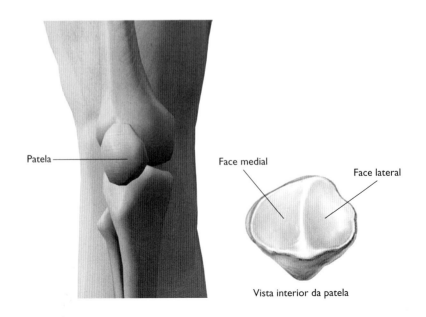

Figura 8.16

A síndrome da dor patelofemoral pode ocorrer quando o deslizamento patelar durante a flexão do joelho é lateral ou medial, em vez de central. (*à esquerda*) ©Purestock/SuperStock; (*à direita*) ©The McGraw-Hill Companies.

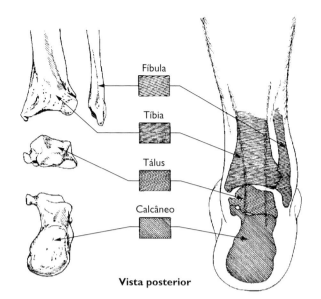

Figura 8.17
Estrutura óssea do tornozelo.

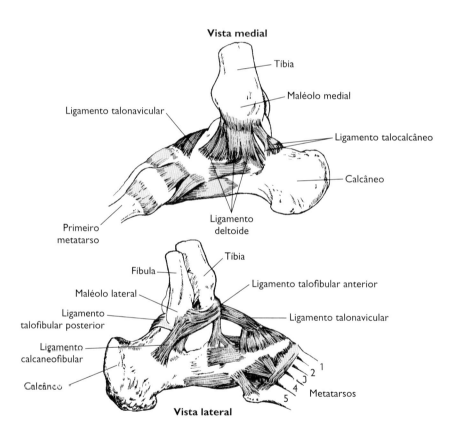

Figura 8.18
Ligamentos do tornozelo.

Movimentos do tornozelo

O eixo de rotação do tornozelo é essencialmente frontal, embora levemente oblíquo, e sua orientação muda um pouco conforme a rotação na articulação. O movimento no tornozelo ocorre principalmente no plano sagital, com o tornozelo funcionando como uma articulação em gínglimo que move o eixo de rotação durante a fase de apoio da marcha. A flexão e a extensão do tornozelo são chamadas de *dorsiflexão* e *flexão plantar*, respectivamente (ver Capítulo 2). Durante o movimento passivo, as superfícies articulares e os ligamentos orientam a cinemática da articulação, com as superfícies articulares deslizando uma sobre a outra sem deformação apreciável de tecido.

▼

Os maléolos funcionam como polias que direcionam os tendões musculares anteriores e posteriores ao eixo de rotação do tornozelo; os anteriores ao maléolo são os dorsiflexores e os posteriores ao maléolo funcionam como flexores plantares.

Os maléolos medial e lateral funcionam como polias direcionando os tendões dos músculos que cruzam o tornozelo posterior ou anteriormente ao eixo de rotação, favorecendo suas contribuições para a dorsiflexão ou para a flexão plantar.

Os músculos tibial anterior, extensor longo dos dedos e fibular terceiro são os principais dorsiflexores do pé. O músculo extensor longo do hálux ajuda a dorsiflexão (Figura 8.19).

Os principais flexores plantares são as duas cabeças do potente músculo gastrocnêmio biarticular e o sóleo, que fica abaixo do gastrocnêmio (Figura 8.20). Os músculos flexores plantares acessórios incluem o tibial posterior, o fibular longo, o fibular curto, o plantar, o flexor longo do hálux e o flexor longo dos dedos (Figura 8.21).

Estrutura do pé

Assim como a mão, o pé é uma estrutura multióssea; contém 26 ossos com numerosas articulações (Figura 8.22), entre as quais as subtalares e intertársicas, além das tarsometatarsais, intermetatarsais, metatarsofalângicas e interfalângicas. Juntos, os ossos e as articulações do pé formam a base de sustentação do corpo ereto e ajudam-no a se adaptar a terrenos desnivelados e a absorver impactos.

Figura 8.19

Os dorsiflexores do tornozelo.

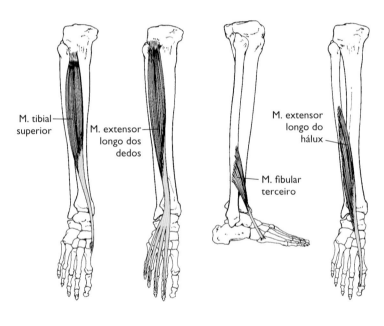

Figura 8.20

Principais flexores plantares do tornozelo.

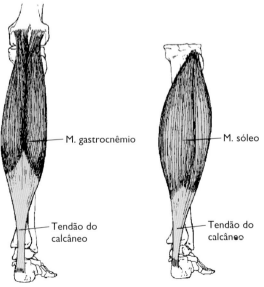

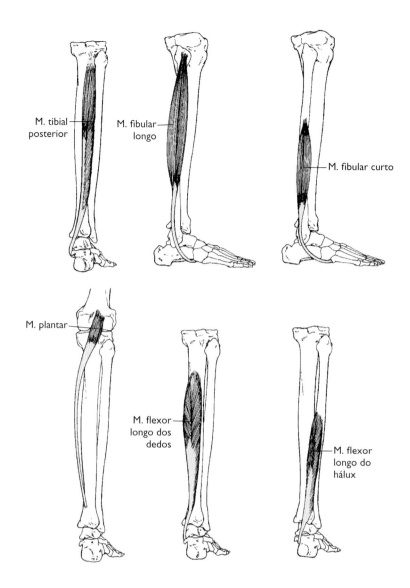

Figura 8.21
Músculos com tendões que passam posteriormente ao maléolo ajudam a flexão plantar do tornozelo.

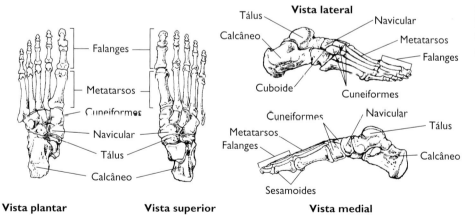

Figura 8.22
O pé é composto por vários ossos articulados.

Articulação subtalar

Como o nome sugere, a articulação subtalar se encontra abaixo do tálus, onde as faces anterior e posterior do tálus se articulam com o sustentáculo do tálus na parte superior do calcâneo. Quatro ligamentos talocalcâneos unem o tálus ao calcâneo. A articulação é essencialmente uniaxial, com um alinhamento discretamente oblíquo aos planos de movimento convencionais.

Articulações tarsometatarsais e intermetatarsais

As articulações tarsometatarsais e intermetatarsais são anaxiais, os formatos dos seus ossos e os ligamentos permitem apenas movimentos de deslizamento. Essas articulações permitem que o pé funcione como uma unidade semirrígida ou que se adapte flexivelmente a superfícies irregulares durante a sustentação de carga.

Articulações metatarsofalângicas e interfalângicas

As articulações metatarsofalângicas e interfalângicas são semelhantes às suas correspondentes na mão, sendo as primeiras articulações elipsóideas e as últimas, em gínglimo. Numerosos ligamentos reforçam essas articulações. Os dedos do pé suavizam a transferência do peso para o pé oposto durante a marcha e ajudam a manter a estabilidade durante a sustentação de peso ao serem pressionados contra o chão, quando necessário. O primeiro dedo é chamado de hálux ou "dedo grande".

Arcos plantares

Os ossos do tarso e os metatarsos do pé formam três arcos. Os arcos longitudinais medial e lateral vão do calcâneo até os metatarsos e os ossos do tarso. O arco transverso é formado pela base dos metatarsos.

Vários ligamentos e a fáscia plantar sustentam os arcos plantares. O ligamento plantar é o principal meio de sustentação do arco longitudinal medial, indo do sustentáculo do tálus, no calcâneo, até a face inferior do navicular. O ligamento plantar longo fornece o principal suporte para o arco longitudinal lateral, com a ajuda do ligamento plantar curto. Feixes interconectados grossos e fibrosos de tecido conectivo, conhecidos como **fáscia plantar**, se estendem pela superfície plantar, ajudando na sustentação do arco longitudinal (Figura 8.23). Quando há tensão, os músculos do pé, particularmente o tibial posterior, também fornecem apoio aos arcos e às articulações conforme eles os cruzam.

À medida que os arcos se deformam durante a sustentação do peso, a energia mecânica vai sendo armazenada nos ligamentos, tendões e fáscia plantar alongados. Energia adicional é armazenada nos músculos gastrocnêmio e sóleo conforme desenvolvem tensão excêntrica. Durante a fase de elevação do pé, a energia armazenada em todas essas estruturas elásticas é liberada, o que contribui para a força da propulsão do pé e, de fato, reduz o custo energético metabólico da caminhada e da corrida.

Fáscia plantar
Feixes grossos de fáscia que cobrem a face plantar do pé.

▼

Durante a sustentação de peso, a energia mecânica é armazenada nos ligamentos, tendões e fáscia plantar alongados do pé, bem como nos músculos que contraem excentricamente. A energia armazenada é liberada para auxiliar a elevar o pé da superfície.

Figura 8.23
A fáscia plantar.

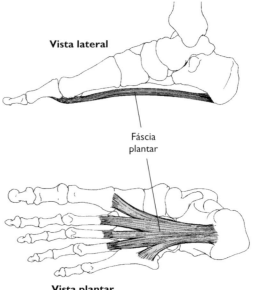

Vista lateral

Fáscia plantar

Vista plantar

Movimentos do pé

Músculos do pé

As localizações e as ações primárias dos principais músculos do tornozelo e do pé estão resumidas na Tabela 8.3. Assim como os músculos da mão, os músculos extrínsecos são aqueles que cruzam o tornozelo, e os músculos intrínsecos apresentam origem e inserção no pé.

Flexão e extensão dos dedos do pé

A flexão envolve a curvatura dos dedos para baixo. Os flexores dos dedos do pé são os músculos flexor longo dos dedos, flexor curto dos dedos, flexor acessório, lumbricais e interósseos. Os flexores longo e curto do hálux produzem a flexão do hálux. Do mesmo modo, os músculos extensor longo do hálux, extensor longo dos dedos e extensor curto dos dedos são responsáveis pela extensão dos dedos do pé.

Tabela 8.3 — Músculos do tornozelo e do pé.

Músculo	Fixação proximal	Fixação distal	Ação(ões) principal(ais)	Inervação
Tibial anterior	Dois terços anteriores da face lateral da tíbia	Superfície medial do primeiro cuneiforme e do primeiro metatarso	Dorsiflexão, inversão	Fibular profundo $(L_4\text{-}S_1)$
Extensor longo dos dedos	Côndilo lateral da fíbula, cabeça da fíbula, dois terços superiores da face anterior da fíbula	Segunda e terceira falanges dos quatro dedos menores do pé	Extensão dos dedos do pé, dorsiflexão, eversão	Fibular profundo $(L_4\text{-}S_1)$
Fibular terceiro	Terço anteroinferior da fíbula	Superfície dorsal do quinto metatarso	Dorsiflexão, eversão	Fibular profundo $(L_4\text{-}S_1)$
Extensor longo do hálux	Dois terços médios da porção anteromedial da fíbula	Superfície dorsal da falange distal do hálux	Dorsiflexão, inversão, extensão do hálux	Fibular profundo $(L_4\text{-}S_1)$
Gastrocnêmio	Côndilos medial e lateral do fêmur, face posterior	Tuberosidade do calcâneo pelo tendão do calcâneo	Flexão plantar	Tibial (S_1, S_2)
Plantar	Porção posterior da extremidade distal do fêmur	Tuberosidade do calcâneo pelo tendão do calcâneo	Ajuda a flexão plantar	Tibial (S_1, S_2)
Sóleo	Fíbula, face posterior, terço proximal e dois terços proximais da tíbia, face posterior	Tuberosidade do calcâneo pelo tendão do calcâneo	Flexão plantar	Tibial (S_1, S_2)
Fibular longo	Cabeça e dois terços superiores da fíbula, face lateral	Superfície lateral do primeiro cuneiforme e do primeiro metatarso	Flexão plantar, eversão	Fibular superficial $(L_4\text{-}S_1)$
Fibular curto	Dois terços laterais, face distal	Tuberosidade do quinto metatarso	Flexão plantar, eversão	Fibular superficial $(L_4\text{-}S_1)$
Flexor longo dos dedos	Terço médio da face posterior da tíbia	Falange distal dos quatro dedos menores do pé	Flexão plantar, inversão, flexão dos dedos	Tibial $(L_5\text{-}S_1)$
Flexor longo do hálux	Dois terços mediais da porção posterior da fíbula	Falange distal do hálux	Flexão plantar, inversão, flexão dos dedos	Tibial $(L_4\text{-}S_2)$
Tibial posterior	Dois terços posterossuperiores da tíbia e da fíbula e membrana interóssea	Cuboide, navicular e segundo a quinto metatarsos	Flexão plantar, inversão	Tibial $(L_5\text{-}S_1)$

Inversão e eversão

Os movimentos rotacionais do pé nas direções medial e lateral são chamados de *inversão* e de *eversão*, respectivamente (ver Capítulo 2). Esses movimentos ocorrem principalmente na articulação subtalar, embora também contribuam as ações de deslizamento entre as articulações intertarsais e tarsometatarsais. A inversão resulta em rotação medial da região plantar, na direção da linha média do corpo. O tibial posterior e o tibial anterior são os principais músculos envolvidos. O movimento de levar a planta do pé lateralmente é chamado de eversão. Os principais músculos responsáveis pela eversão são os fibulares longo e curto, ambos com tendões longos que contornam o maléolo lateral; e o fibular terceiro auxilia.

Pronação e supinação

Supinação
Condições combinadas de flexão plantar, inversão e adução.

Pronação
Condições combinadas de dorsiflexão, eversão e abdução.

Durante a caminhada ou a corrida, o pé e o calcanhar sofrem sequências cíclicas de movimentos (Figura 8.24). Conforme o calcanhar entra em contato com o solo, a porção posterior do pé tipicamente se inverte em algum grau. Quando o pé se inclina para a frente e o antepé entra em contato com o solo, ocorre a flexão plantar. A combinação de inversão, flexão plantar e adução do pé é conhecida como **supinação** (ver o Capítulo 2). Enquanto o pé sustenta o peso do corpo durante o apoio médio, há tendência a ocorrer eversão e abdução conforme o pé se movimenta em dorsiflexão. Esses movimentos são conhecidos coletivamente como **pronação**. A pronação serve para reduzir a magnitude da força de reação do chão durante a marcha por aumentar o intervalo de tempo durante o qual a força é sustentada.

Cargas sobre o pé

As forças de impacto suportadas durante a marcha aumentam com o peso corporal e com a velocidade da marcha, de acordo com a terceira lei do movimento de Newton (ver Capítulo 3). A força de reação vertical do solo aplicada sobre o pé durante a corrida é bimodal, com um pico de impacto inicial seguido quase imediatamente por um pico propulsivo, de acordo com a propulsão do pé contra o solo (Figura 8.25). Conforme a velocidade da corrida aumenta de 3,0 m/s para 5,0 m/s, as forças de impacto variam de 2,5 a 2,8 vezes o peso corporal.[35]

As estruturas do pé estão anatomicamente conectadas de modo que a carga é distribuída igualmente pelo pé durante a sustentação de peso. Aproximadamente 50% do peso corporal são distribuídos através da articulação subtalar para o calcâneo, com os 50% restantes transmitidos através das cabeças dos metatarsos.[46] A cabeça do primeiro metatarso suporta o dobro da carga sustentada por cada uma das outras cabeças metatársicas.[46] Entretanto, um fator que influencia esse padrão de cargas é a arquitetura do pé. Uma condição de pé plano (arco relativamente chato) tende a reduzir a carga

Figura 8.24

Movimentos do retropé durante a corrida. Fonte: Adaptada de Nigg, B.M. et al., "Factors influencing kinetic and kinematic variables in running," in B.M. Nigg (ed) *Biomechanics of running shoes*, Champaign, IL: Human Kinetics Publishers, 1986.

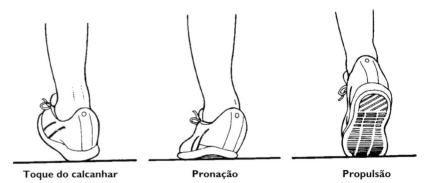

Toque do calcanhar   Pronação   Propulsão

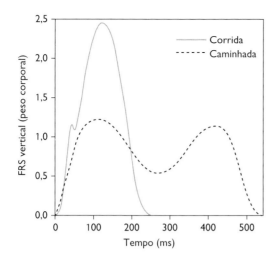

Figura 8.25

Durante a corrida, a força de reação vertical do solo (FRS vertical) é caracterizada por um pico de impacto inicial seguido por um grande pico propulsivo. A FRS máxima tem normalmente duas a três vezes a magnitude de dois pesos corporais durante a corrida; durante a caminhada, a FRS vertical atinge cerca de 1,2 peso corporal. O gráfico é cortesia do Dr. Todd Royer, University of Delaware.

na porção anterior do pé, ao contrário do que ocorre na situação de pé côncavo (arco relativamente grande), que aumenta significativamente a carga na porção anterior do pé.[56,57]

Lesões comuns do tornozelo e do pé

Em razão dos papéis cruciais desempenhados pelo tornozelo e pelo pé durante a locomoção, lesões nessa região podem limitar enormemente a mobilidade. As lesões do membro inferior, especialmente as do pé e do tornozelo, podem resultar em semanas ou mesmo meses de tempo de treinamento perdido para atletas, particularmente os corredores. Entre os dançarinos, o pé e o tornozelo são os locais mais comuns de lesões, tanto agudas quanto crônicas.

Lesões do tornozelo

As entorses são as lesões mais comuns relacionadas com o esporte e a dança. Como a cápsula articular e os ligamentos são mais fortes na face medial do tornozelo, as entorses por inversão envolvendo a distensão ou a ruptura dos ligamentos laterais são muito mais comuns do que as entorses por eversão nos ligamentos mediais. De fato, os feixes do ligamento deltoide são tão fortes que é mais provável que a eversão excessiva resulte em fratura distal da fíbula do que em ruptura do ligamento deltoide. Os ligamentos mais comumente lesionados são o talofibular anterior e posterior e o calcaneofibular. Por causa da proteção da porção medial pelo membro oposto, as fraturas na região do tornozelo também ocorrem mais frequentemente na face lateral do que na medial. Entorses repetitivas no tornozelo podem resultar em instabilidade funcional do tornozelo, que é caracterizada por padrões de movimento significativamente alterados no tornozelo e no joelho.

▼
As entorses de tornozelo ocorrem na face lateral porque o suporte ligamentar é mais fraco do que o que está presente no lado medial.

Lesões por uso excessivo

A tendinite do tendão do calcâneo envolve a inflamação e, algumas vezes, microrrupturas do tecido do tendão do calcâneo, acompanhada tipicamente por edema. Dois mecanismos possíveis para a tendinite foram propostos. O primeiro é que a produção repetitiva de tensão resulta em fadiga e redução da flexibilidade do músculo, aumentando a carga de tensão sobre o tendão mesmo durante o relaxamento do músculo. A segunda teoria é que a carga repetitiva leva, de fato, à insuficiência ou à ruptura das fibras colágenas do tendão. Em geral, a tendinite do tendão do calcâneo está associada a atividades de corrida e de salto e é extremamente comum entre dançarinos cênicos.

Ela também foi relatada em esquiadores. O tendão do calcâneo é o tendão do corpo mais frequentemente rompido.[54] Esquiadores do gênero masculino são o grupo mais afetado.

O alongamento repetitivo da fáscia plantar pode resultar em fasciite plantar, uma condição caracterizada por microrrupturas e inflamação na fáscia plantar próximo de sua inserção no calcâneo. Os sintomas são dor no calcanhar e/ou no arco do pé. A condição é a causa mais comum de dor plantar em corredores e também ocorre com alguma frequência em jogadores de basquete, tenistas, ginastas e dançarinos.[53] Os possíveis fatores anatômicos contribuintes para o desenvolvimento da fasciite plantar incluem pé plano, pé côncavo rígido e tensão nos músculos posteriores do membro inferior, e todos atuam reduzindo a capacidade de absorção de impacto do pé.[3] Um programa de alongamento da fáscia plantar e dos músculos posteriores da perna pode aliviar a fasciite plantar caso essa condição não tenha atingido um estado crônico.[10]

As fraturas por estresse (ver Capítulo 4) ocorrem com relativa frequência nos ossos do membro inferior. Entre os corredores, os fatores associados às fraturas por estresse incluem erros de treinamento, impacto da porção anterior do pé (marcha dedos-calcanhar), corrida sobre superfícies rígidas como concreto, calçados inadequados e alterações do alinhamento do tronco e/ou do membro inferior. As fraturas por estresse entre mulheres corredoras, dançarinas e ginastas podem estar relacionadas com a diminuição da densidade mineral óssea secundária à oligomenorreia (ver Capítulo 4). Baixo índice de massa corporal (IMC), menarca tardia e prática anterior de ginástica e dança são fatores de risco para fraturas por estresse em garotas.[52]

Alterações do alinhamento do pé

Varo
Condição de desvio medial no alinhamento das porções proximal e distal de um segmento corporal.

Valgo
Condição de desvio lateral no alinhamento das porções proximal e distal de um segmento corporal.

As condições de **varo** e **valgo** (desvios lateral e medial, respectivamente, de um segmento corporal) podem ocorrer em todas as três principais ligações do membro inferior. Elas podem ser congênitas ou surgir de um desequilíbrio de força muscular.

As condições de varo e de valgo podem afetar a porção anterior do pé, a porção posterior do pé e os dedos do pé. O varo da porção anterior do pé se refere a desalinhamentos em inversão ou em eversão dos metatarsos, e o varo e o valgo da porção posterior do pé envolvem desalinhamentos em inversão ou em eversão da articulação subtalar (Figura 8.26). O valgo do hálux é um desvio lateral do dedo grande causado frequentemente pelo uso de calçados com bico fino (Figura 8.27).

As condições de varo e de valgo na tíbia e no fêmur podem alterar a cinemática e a cinética do movimento da articulação, porque causam estresse tênsil adicional no lado alongado da articulação afetada. Por exemplo, uma combinação entre varo femoral e valgo tibial (condição de joelho em tesoura)

Figura 8.26

Condições de varo e valgo da porção anterior do pé.

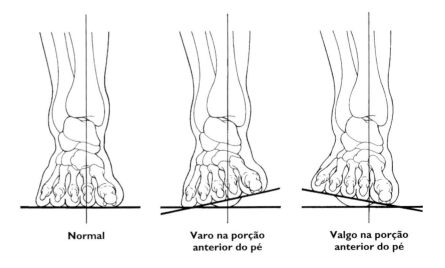

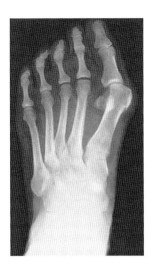

Figura 8.27
Utilizar calçados de bico fino pode causar valgo do hálux. ©Science Photo Library/Alamy Stock Photo RF.

fornece tensão adicional no lado medial do joelho (Figura 8.28). Em contraste, a condição de pernas arqueadas em valgo femoral e de varo tibial estressa o lado lateral do joelho e é, portanto, um fator que predispõe à síndrome de atrito do trato iliotibial. Infelizmente, os desalinhamentos laterais em uma articulação do membro inferior são acompanhados tipicamente por desalinhamentos compensatórios nas articulações do outro membro inferior em razão da natureza da carga articular durante a sustentação de peso.

Dependendo da causa do desalinhamento, os procedimentos de correção podem envolver exercícios para fortalecer ou alongar músculos e ligamentos específicos do membro inferior, bem como o uso de órteses, insertos customizados utilizados dentro dos sapatos para dar suporte adicional a uma porção do pé.

▼
O desalinhamento em uma articulação do membro inferior resulta tipicamente em desalinhamentos compensatórios em uma ou mais articulações por causa da função de sustentação de peso do membro inferior.

Lesões relacionadas com estruturas de arco alto e baixo

Foi observado que arcos maiores ou menores do que a faixa normal influenciam a cinemática e a cinética do membro inferior, com implicações para a lesão. Especificamente, em comparação com corredores que têm arcos normais, corredores com arco alto exibem aumento da taxa de carga vertical, com incidências maiores de entorses no tornozelo, fasciite plantar, síndrome do atrito do trato iliotibial e fraturas por estresse no quinto metacarpo.[5] Observou-se que corredores com arco baixo, comparados àqueles com arcos normais, exibem aumento da amplitude de movimento e de velocidade na eversão da porção posterior do pé, bem como aumento na taxa de eversão na rotação medial da tíbia.[42] Chegou-se à conclusão de que essas alterações cinemáticas resultam em aumento da incidência de dor generalizada no joelho, tendinite patelar e fasciite patelar.

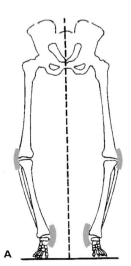
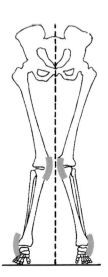

Figura 8.28
As áreas de deformidade estão destacadas. **A.** Valgo femoral e varo tibial. **B.** Varo femoral e valgo tibial.

O QUE AS PESQUISAS NOS DIZEM SOBRE A CORRIDA COM OS PÉS DESCALÇOS

Por milhares de anos, povos antigos correram descalços ou minimamente calçados com sandálias ou sapatos de couro. Mesmo em pleno século XX, competidores correram descalços ou com calçados leves até o advento do moderno tênis de corrida, nos anos 1970.

Os calçados de corrida atuais são desenvolvidos para minimizar os impactos e controlar o movimento da porção posterior do pé, visando prevenir lesões. No entanto, como fica evidente nas seções de lesão deste capítulo, corredores são um grupo que continua apresentando constantes lesões nos ossos, ligamentos e músculos do membro inferior, e não há evidências que sugiram que a incidência de lesões relacionadas com a corrida estejam diminuindo.[30]

Recentemente, tem havido um movimento voltado à revitalização da corrida com os pés descalços. Seus defensores acreditam que correr descalço muda a cinemática da corrida, o que, por sua vez, modifica os padrões de geração de força durante as pisadas e, provavelmente, reduz a incidência de lesões.

A natureza da pisada é um fator de diferenciação entre correr descalço ou calçado. Enquanto os tênis de corrida tornam confortável a pisada sobre o calcanhar, é notoriamente desconfortável fazer o mesmo movimento ao correr descalço. Corredores descalços, consequentemente, tendem a pisar sobre o meio ou sobre a porção anterior do pé, apoiando-se simultaneamente no calcanhar e na planta do pé ou apenas na planta do pé. Tanto aqueles que pisam sobre o meio como os que pisam sobre a porção anterior do pé tendem a eliminar o pico de força de impacto inicial típico dos que pisam sobre a porção posterior do pé, mostrado na Figura 8.25. Embora isso seja verdade tanto para a corrida calçado ou descalço, a taxa de carga no pé também é reduzida no caso de pessoas que usam calçados minimalistas ou que apoiam a pisada no centro do pé ou na porção anterior, em comparação com os tênis de corrida comuns.[44] Após 6 semanas de treino usando calçados minimalistas, os corredores apresentaram reduções nas forças de impacto e nas taxas de carga.[25] Pesquisas mostraram que, entre corredores de média e longa distância de uma equipe universitária de *cross-country*, aqueles com pisada sobre a porção posterior do pé tiveram taxas significativamente maiores de lesões por estresse.[9]

Outra diferença entre correr calçado ou descalço parece ser o comprimento da passada. A velocidade da corrida é o produto do comprimento e da velocidade da passada. A desvantagem de uma passada mais longa pode ser o fato de que ela incorre em impacto sobre a porção posterior do pé, consequentemente aumentando a propensão a lesões. Apesar de esse tópico não ter recebido muita atenção de pesquisadores, alguns estudos mostraram que, quando corredores que habitualmente correm descalços são solicitados a correr calçados, mantendo sua velocidade padrão, eles aumentam o comprimento e reduzem a velocidade da passada.[25,31] Tal fato é mais um indicativo de que correr descalço leva a passadas mais curtas, o que tenderia a reduzir o potencial de lesões.

E quanto à influência de correr constantemente descalço, em comparação à corrida com calçado, quando falamos da anatomia do corredor? Uma desvantagem de começar um programa de corridas descalço é certamente a possibilidade de arranhar e cortar a sola dos pés. O hábito de correr descalço, no entanto, resulta no desenvolvimento de calosidades na sola dos pés, o que provê alguma proteção. O estilo de corrida descalço, tanto para aqueles que apoiam a pisada no centro do pé como para os que apoiam na porção anterior, também envolve a contração excêntrica dos flexores plantares, o que causa hipertrofia e fortalecimento desses músculos.[7,12] Hipoteticamente, correr descalço também pode fortalecer os músculos do pé, embora isso ainda não tenha sido alvo de estudo específico.

Consulte Lieberman[27] para uma revisão abrangente da pesquisa sobre a corrida sem calçados.

RESUMO

O membro inferior é bem adaptado às suas funções de sustentação de peso e de locomoção. Esse fato é particularmente evidente no quadril, cuja estrutura óssea e vários ligamentos grandes e fortes fornecem considerável estabilidade articular. O quadril é uma articulação esferóidea típica, com flexão, extensão, abdução, adução, abdução horizontal, adução horizontal, rotação medial e lateral e circundução permitidas.

O joelho é uma articulação grande e complexa composta por duas articulações elipsóideas lado a lado. Os meniscos medial e lateral aumentam o encaixe entre as superfícies articulares dos ossos e ajudam a absorver as forças transmitidas através da articulação. Em razão das diferenças nos tamanhos, formatos e orientações entre as articulações mediais e laterais, a rotação medial da tíbia acompanha a extensão total do joelho. Uma série de ligamentos cruza o joelho e limita sua mobilidade. Os principais movimentos permitidos no joelho são a flexão e a extensão, embora seja possível alguma rotação da tíbia quando o joelho está em flexão e não está sustentando peso.

O tornozelo inclui as articulações da tíbia e da fíbula com o tálus. Essa é uma articulação em gínglimo que é reforçada tanto lateral quanto medialmente por ligamentos. Os movimentos na articulação do tornozelo são a dorsiflexão e a flexão plantar.

Assim como a mão, o pé é composto por vários ossos pequenos e suas articulações. Os movimentos do pé incluem inversão e eversão, abdução e adução e flexão e extensão dos dedos do pé.

AUTOAVALIAÇÃO

1. Construa um quadro listando todos os músculos que cruzam a articulação do quadril, classificando-os como anteriores, posteriores, mediais ou laterais ao centro da articulação. Observe que alguns músculos podem constar em mais de uma categoria. Identifique a ação ou as ações realizada(s) pelos músculos listados nas duas categorias.

2. Construa um quadro listando todos os músculos que cruzam a articulação do joelho, classificando-os como anteriores, posteriores, mediais ou laterais ao centro da articulação. Observe que alguns músculos podem constar em mais de uma categoria. Identifique a ação ou as ações realizada(s) pelos músculos listados nas duas categorias.

3. Construa um quadro listando todos os músculos que cruzam a articulação do tornozelo, classificando-os como anteriores ou posteriores ao centro da articulação. Observe que alguns músculos podem constar em mais de uma categoria. Identifique a ação ou as ações realizada(s) pelos músculos listados nas duas categorias.

4. Compare a estrutura do quadril (incluindo os ossos, os ligamentos e os músculos) com a estrutura do ombro. Quais são as vantagens e desvantagens relativas das duas estruturas articulares?

5. Compare a estrutura do joelho (incluindo os ossos, os ligamentos e os músculos) com a estrutura do cotovelo. Quais são as vantagens e desvantagens relativas das duas estruturas articulares?

6. Descreva sequencialmente os movimentos do membro inferior que ocorrem durante a atividade de chutar uma bola. Identifique os grupos musculares agonistas para cada um desses movimentos.

7. Descreva sequencialmente os movimentos do membro inferior que ocorrem durante a realização de um salto vertical. Identifique os grupos musculares agonistas para cada um desses movimentos.

8. Descreva sequencialmente os movimentos do membro inferior que ocorrem durante a atividade de levantar de uma posição sentada. Identifique os grupos musculares agonistas para cada um desses movimentos.

9. Utilize o diagrama do Exemplo de Problema 8.1 como um modelo para determinar a magnitude da força de reação do quadril quando a tensão dos abdutores do quadril é de 750 N e são sustentados 300 N de peso corporal. (Resposta: 1.037 N.)

10. Utilize o diagrama do Exemplo de Problema 8.2 como um modelo para determinar quanta compressão age na articulação patelofemoral quando o quadríceps exerce 400 N de tensão e o ângulo entre o quadríceps e o tendão patelar é (a) 140° e (b) 100°. (Resposta: (a) 273,6 N, (b) 514,2 N.)

AVALIAÇÃO ADICIONAL

1. Explique os papéis dos músculos biarticulares no membro inferior, utilizando os músculos reto femoral e gastrocnêmio como exemplos. Como a orientação dos membros que fazem parte de uma articulação influencia a ação de um músculo biarticular em outra articulação?

2. Explique a sequência de ações articulares no tornozelo e no pé durante a fase de apoio da marcha.

3. Identifique a sequência de contração dos principais grupos musculares do membro inferior durante o ciclo da marcha, indicando quando as contrações são concêntricas e excêntricas.

4. Quais músculos do membro inferior são mais recrutados em uma corrida em aclive do que em uma corrida em superfície plana? E em uma corrida em declive em relação a uma corrida em superfície plana? Explique o porquê.

5. O exercício de agachamento com o uso de um haltere é realizado algumas vezes com os calcanhares elevados por um bloco de madeira. Explique o efeito deste bloco sobre a função dos principais grupos musculares envolvidos.

6. Explique por que a compressão no quadril é maior do que a compressão no joelho embora o joelho sustente mais peso corporal durante a postura em pé do que o quadril.

7. Construa um diagrama de corpo livre que demonstre como o uso de uma bengala pode aliviar a compressão do quadril.

8. Explique por que é perigoso levantar uma carga grande com um ou ambos os joelhos em flexão extrema. Qual(is) estrutura(s) é(são) colocada(s) em risco?

BIOMECÂNICA BÁSICA

9. Explique como a pronação excessiva predispõe o indivíduo a lesões relacionadas com o estresse do tendão do calcâneo e da fáscia plantar.

10. Quais compensações durante a marcha são passíveis de serem feitas por indivíduos com joelho valgo e joelho varo?

LABORATÓRIO

NOME _____

DATA _____

1. Estude modelos anatômicos do quadril, joelho e tornozelo para localizar e identificar os principais ossos e fixações musculares.

Ossos que se articulam no quadril

Osso	Fixações musculares

Ossos que se articulam no joelho

Osso	Fixações musculares

Ossos que se articulam no tornozelo

Osso	Fixações musculares

2. Estude modelos anatômicos do quadril, joelho e tornozelo para localizar e identificar os principais músculos e seus pontos de fixação.

Músculos da coxa

Músculo	Locais de fixação

Músculos da perna

Músculo	Locais de fixação

3. Revise o material relevante no capítulo e escreva um parágrafo explicando quais tipos de atividades e lesões podem levar à osteoartrite do joelho.

_____

_____

_____

_____

_____

_____

_____

_____

_____

_____

4. A partir da vista lateral, filme um voluntário caminhando em ritmo lento, ritmo normal e ritmo rápido. Revise os vídeos várias vezes e construa um quadro que caracterize as diferenças na cinemática do membro inferior entre os três ensaios. Explique quais diferenças na atividade muscular estão associadas às maiores diferenças cinemáticas.

Ritmo lento	Ritmo normal	Ritmo rápido

5. A partir da vista lateral, filme um voluntário se levantando de uma posição sentada. Revise o vídeo várias vezes e construa uma lista indicando a sequência e o tempo das principais ações articulares e a atividade associada dos principais grupos musculares.

Ações das articulações musculares	Principal(ais) grupo(s)

REFERÊNCIAS BIBLIOGRÁFICAS

1. Baldon R de M, Furlan L, Serrão FV: Influence of the hip flexion angle on isokinetic hip rotator torque and acceleration time of the hip rotator muscles, *J Appl Biomech* 2012 Dec 27. [Epub ahead of print].

2. Bingham JT, Papannagari R, Van de Velde SK, Gross C, Gill TJ, Felson DT, Rubash HE, and Li G: In vivo cartilage contact deformation in the healthy human tibiofemoral joint, *Rheumatology* (Oxford) 47:1622, 2008.

3. Bolívar YA, Munuera PV, and Padillo JP: Relationship between tightness of the posterior muscles of the lower limb and plantar fasciitis, *Foot Ankle Int* 34:42, 2013.

4. Brukner P and Connell D: "Serious thigh muscle strains": Beware the intramuscular tendon which plays an important role in difficult hamstring and quadriceps muscle strains, *Br J Sports Med* 50:205, 2016.

5. Carson DW, Myer GD, Hewett TE, Heidt RS Jr, and Ford KR: Increased plantar force and impulse in American football players with high arch compared to normal arch, *Foot (Edinb)* 22:310, 2012.

6. Chandrasekaran S, Ma D, Scarvell JM, Woods KR, and Smith PN: A review of the anatomical, biomechanical and kinematic findings of posterior cruciate ligament injury with respect to non-operative management, *Knee* 19:738, 2012.

7. Cooper DM, Leissring SK, and Kernozek TW: Plantar loading and foot-strike pattern changes with speed during barefoot running in those with a natural rear-foot strike pattern while shod, *Foot (Edinb)* 25:89. 2015.

8. Cotter JA, Chaudhari AM, Jamison ST, and Devor ST: Knee joint kinetics in relation to commonly prescribed squat loads and depths, *J Strength Cond Res* 2012 Oct 18. [Epub ahead of print].

9. Daoud AI, Geissler GJ, Wang F, Saretsky J, Daoud YA, and Lieberman DE: Foot strike and injury rates in endurance runners: A retrospective study, *Med Sci Sports Exerc* 44:1325, 2012.

10. DiGiovanni BF, Moore AM, Zlotnicki JP, and Pinney SJ: Preferred management of recalcitrant plantar fasciitis among orthopaedic foot and ankle surgeons, *Foot Ankle Int* 33:507, 2012.

11. Dutton RA, Khadavi MJ, and Fredericson M: Patellofemoral pain, *Phys Med Rehabil Clin N Am* 27:31, 2015.

12. Ervilha UF, Mochizuki L, Figueira A Jr, and Hamill J: Are muscle activation patterns altered during shod and barefoot running with a forefoot footfall pattern? *J Sports Sci* 14:1, 2016.

13. Escamilla RF et al.: Effects of technique variations on knee biomechanics during the squat and leg press, *Med Sci Sports Exerc* 33:1552, 2001.

14. Farrell KC, Reisinger KD, and Tillman MD: Force and repetition in cycling: Possible implications for iliotibial band friction syndrome, *Knee* 10:103, 2003.

15. Fox AJ, Bedi A, and Rodeo SA: The basic science of human knee menisci: Structure, composition, and function, *Sports Health* 4:340, 2012.

16. Fredrickson M and Wolf C: Iliotibial band syndrome in runners. Innovations in treatment, *Sports Med* 35:451, 2005.

17. Giarmatzis G, Jonkers I, Wesseling M, Van Rossom S, and Verschueren S: Loading of hip measured by hip contact forces at different speeds of walking and running, *J Bone Miner Res* 30:1431, 2015.

18. Gullett JC, Tillman MD, Gutierrez GM, and Chow JW: A biomechanical comparison of back and front squats in healthy trained individuals, *J Strength Cond Res* 23:284, 2009.

19. Gutfraynd A and Philpott S: A case of acute atraumatic compartment syndrome of the thigh, *J Emerg Med* 51:e45, 2016.

20. Hansen R, Choi G, Bryk E, and Vigorita V: The human knee meniscus: A review with special focus on the collagen meniscal implant, *J Long Term Eff Med Implants* 21:321, 2011.

21. Havens K and Sigward S: Cutting mechanics: Relation to performance and anterior cruciate ligament risk, *Med Sci Sports Exerc* 47:818, 2015.

22. Hurd WJ, Chmielewski TL, Axe MJ, Davis I, and Snyder-Mackler L: Differences in normal and perturbed walking kinematics between male and female athletes, *ClinBiomech* 19:465, 2004.

23. Iranpour F, Merican AM, Baena FR, Cobb JP, and Amis AA: Patellofemoral joint kinematics: The circular path of the patella around the trochlear axis, *J Orthop Res* 28:589, 2010.

24. Johal P, Williams A, Wragg P, Hunt D, and Gedroyc W: Tibio-femoral movement in the living knee: A study of weight bearing and non-weight bearing knee kinematics using "interventional" MRI, *J Biomech* 38:269, 2005.

25. Khowailed IA, Petrofsky J, Lohman E, and Daher N: Six weeks habituation of simulated barefoot running induces neuromuscular adaptations and changes in foot strike patterns in female runners, *Med Sci Monit* 21:2021, 2015.

26. Kirkendall DT and Garrett WE Jr: The anterior cruciate ligament enigma: Injury mechanisms and prevention, *Clin Orthop* 372:64, 2000.

27. Lieberman DE: What we can learn about running from barefoot running: An evolutionary medical perspective, *Exerc Sport Sci Rev* 40:63, 2012.

28. Lloyd DG and Buchanan TS: A model of load sharing between muscles and soft tissues at the human knee during static tasks, *J Biomech Eng* 118:367, 1996.

29. Luo Y: A biomechanical sorting of clinical risk factors affecting osteoporotic hip fracture, *Osteoporos Int* 27:423, 2016.

30. Mann R, Urhausen A, Meijer K, and Theisen D: Plantar pressure measurements and running-related injury: A systematic review of methods and possible associations, *Gait Posture* 47:1, 2016.

31. McCarthy C, Fleming N, Donne B, and Blanksby B: Barefoot running and hip kinematics: Good news for the knee? *Med Sci Sports Exerc* 47:1009, 2015.

32. McNulty AL and Guilak F: Mechanobiology of the meniscus, *J Biomech* 48:1469, 2015.

33. Miller RH: Joint Loading in Runners Does Not Initiate Knee Osteoarthritis, *Exerc Sport Sci* 2017 Jan 31. doi: 10.1249/JES.0000000000000105. [Epub ahead of print].

34. Mucha MD, Caldwell W, Schlueter EL, Walters C, and Hassen A: Hip abductor strength and lower extremity running related injury in distance runners: A systematic review, *J Sci Med Sport* 2016 Sep 20. pii: S1440-2440(16)30202-X. doi: 10.1016/j.jsams.2016.09.002. [Epub ahead of print].

35. Munro CF, Miller DI, and Fuglevand AJ: Ground reaction forces in running: A reexamination, *J Biomech* 20:147, 1987.

36. Hosseini-Nasab SH, List R, Oberhofer K, Fucentese SF, Snedeker JG, and Taylor WR: Loading patterns of the posterior cruciate ligament in the healthy knee: a systematic review, *PLoS One* 23:11, 2016.

37. Nepple JJ and Smith MV: Biomechanics of the hip capsule and capsule management strategies in hip arthroscopy, *Sports Med Arthrosc* 23:164, 2015.

38. Odén A, McCloskey EV, Johansson H, and Kanis JA: Assessing the impact of osteoporosis on the burden of hip fractures, *Calcif Tissue Int* 92:42, 2013.

39. Panjabi MM and White AA: *Biomechanics in the musculoskeletal system*, New York, 2001, Churchill Livingstone.
40. Paul JP and McGrouther DA: Forces transmitted at the hip and knee joint of normal and disabled persons during a range of activities, *Acta Orthop Belg*, Suppl. 41:78, 1975.
41. Reilly DT and Martens M: Experimental analysis of the quadriceps muscle force and patello-femoral joint reaction force for various activities, *Acta Orthop Scand* 43:126, 1972.
42. Rao S, Song J, Kraszewski A, Backus S, Ellis SJ, Deland JT, and Hillstrom HJ: The effect of foot structure on 1st metatarsophalangeal joint flexibility and hallucal loading, *Gait Posture* 34:131, 2011.
43. Reeve J: Role of cortical bone in hip fracture, *Bonekey Rep* 6:867. 2017.
44. Rice H, Jamison S, and Davis IS: Footwear matters: Influence of footwear and foot strike on load rates during running, *Med Sci Sports Exerc* 48:2462, 2016.
45. Rothenberg P, Grau L, Kaplan L, and Baraga MG: Knee Injuries in American Football: An Epidemiological Review, *Am J Orthop* 45:368, 2016.
46. Sammarco GJ and Hockenbury RT: Biomechanics of the foot. In Nordin M and Frankel VH, Eds: *Basic biomechanics of the musculoskeletal system* (4th ed),Philadelphia, 2012, Lippincott Williams & Wilkins.
47. Sanchis-Moysi J, Idoate F, Izquierdo M, Calbet JA, and Dorado C: Iliopsoas and gluteal muscles are asymmetric in tennis players but not in soccer players, *PLoS One* 6:e22858. doi: 10.1371/journal.pone.0022858. Epub 2011 Jul 29.
48. Schache AG, Wrigley TV, Baker R, and Pandy MG: Biomechanical response to hamstring muscle strain injury, *Gait Posture* 29:332, 2009.
49. Sheehan K, Sobolev B, Chudyk A, Stephens T, and Guy P: Patient and system factors of mortality after hip fracture: a scoping review, *BMC Musculoskelet Disord* 17:166, 2016.
50. Shin CS, Chaudhari AM, and Andriacchi TP: Valgus plus internal rotation moments increase anterior cruciate ligament strain more than either alone, *Med Sci Sports Exerc* 43:1484, 2011.
51. Steffen K, Nilstad A, Kristianslund E, Myklebust G, Bahr R, and Krosshaug T: Association between lower extremity muscle strength and non-contact ACL injuries, *Med Sci Sports Exerc* 48: 2082, 2016.
52. Tenforde AS, Sayres LC, McCurdy L, Sainani KL, and Fredericson M: Identifying sex-specific risk factors for stress fractures in adolescent runners, *Med Sci Sports Exerc* 2013 Apr 11. [Epub ahead of print].
53. Tenforde AS, Yin A, and Hunt K: Foot and ankle injuries in runners, *Phys Med Rehabil Clin N Am* 27:121, 2016.
54. Thevendran G, Sarraf KM, Patel NK, Sadri A, and Rosenfeld P: The ruptured Achilles tendon: A current overview from biology of rupture to treatment, *Musculoskelet Surg* 97:9, 2013.
55. Voskanian N: ACL Injury prevention in female athletes: Review of the literature and practical considerations in implementing an ACL prevention program, *Curr Rev Musculoskelet Med* 2013 Feb 15. [Epub ahead of print].
56. Williams DS III, McClay IA, and Hamill J: Arch structure and injury patterns in runners, *Clin Biomech* 16:341, 2001.
57. Williams DS III, McClay IA, Hamill J, and Buchanan TS: Lower extremity kinematic and kinetic differences in runners with high and low arches, *J Appl Biomech* 17:153, 2001.
58. Wünschel M, Leichtle U, Obloh C, Wülker N, and Müller O: The effect of different quadriceps loading patterns on tibiofemoral joint kinematics and patellofemoral contact pressure during simulated partial weight-bearing knee flexion, *Knee Surg Sports Traumatol Arthrosc* 19:1099, 2011.

LEITURA SUGERIDA

Franklin S, Grey MJ, Heneghan N, Bowen L, and Li FX: Barefoot vs common footwear: A systematic review of the kinematic, kinetic and muscle activity differences during walking, *Gait Posture* 42:230, 2015.
Revisa a literatura científica sobre cinemática, cinética e atividade muscular nas condições de andar calçado ou descalço (efeitos agudos e crônicos).

Krabak B, Lipman G, and Waite B (Eds): *The long distance runner's guide to injury prevention and treatment: How to avoid common problems and deal with them when they happen*, New York, 2017, Skyhorse Publishing.
Inclui orientação sobre prevenção e manejo de lesões relacionadas com a corrida de profissionais médicos que tratam esses problemas e também são corredores.

Nakamura N, Zaffagnini S, Marx R, and Musahl V (Eds): *Controversies in the technical aspects of ACL reconstruction: An evidence-based medicine approach*, New York, 2017, Springer.
Apresenta informações baseadas em evidências sobre tópicos relacionados com desfechos bem-sucedidos para cirurgia de substituição do LCA, incluindo seleção de material e fonte de enxerto, uso de diferentes técnicas cirúrgicas, ruptura do enxerto em relação à técnica cirúrgica e progressão para osteoartrite.

Valderrabano V and Easley M (Eds): *Foot and ankle sports orthopaedics*, New York, 2017, Springer.
Inclui contribuições de importantes cirurgiões ortopédicos, discutindo manejo clínico, tratamento e cirurgia para as lesões esportivas mais comuns e altamente debilitantes no pé e no tornozelo.

SITES RELACIONADOS

Center for Orthopedics and Sports Medicine
http://www.arthroscopy.com
Inclui informações e gráficos anatômicos coloridos e descrições de lesões, patologias e tratamentos cirúrgicos para o pé, o tornozelo e o joelho.

Biomechanics Laboratory University of Essen
http://www.uni-essen.de/cerca de qpd800/research.html
Inclui links *para animações de um isobarográfico de pressão do pé descalço, do pé descalço durante a caminhada, pressões em sapatos de corrida e outras aplicações no local.*

Northern Rockies Orthopaedics Specialists
http://www.orthopaedic.com
Fornece links *para páginas com descrições de lesões, testes diagnósticos e procedimentos cirúrgicos do membro inferior, incluindo animações.*

Rothman Institute
http://www.rothmaninstitute.com
Inclui informação sobre lesões esportivas comuns e tratamentos do quadril, joelho, pé e tornozelo.
Southern California Orthopaedic Institute
http://www.scoi.com
Inclui links *para descrições anatômicas e fotografias classificadas do quadril, joelho, tornozelo e dedos do pé, juntamente com condições patológicas selecionadas e seus tratamentos.*
University of Washington Orthopaedic Physicians
http://www.orthop.washington.edu

Fornece informações e animações cirúrgicas de lesões comuns e condições patológicas do quadril, joelho, tornozelo e pé.
University of Washington Orthopaedic Physicians
http://www.orthop.washington.edu
Fornece radiografias e informações sobre lesões comuns e condições patológicas do quadril, joelho, tornozelo e pé.
Wheeless' Textbook of Orthopaedics
http://www.wheelessonline.com
Fornece informação, gráficos e literatura afim detalhados e abrangentes para todas as articulações.

PALAVRAS-CHAVE

Articulação patelofemoral	Articulação entre a patela e o fêmur.
Articulação tibiofemoral	Articulações elipsóideas duplas entre os côndilos medial e lateral da tíbia e do fêmur que compõem a principal articulação do joelho em gínglimo.
Cintura pélvica	Conjunto dos dois ossos do quadril mais o sacro, que pode ser girado para a frente, para trás e lateralmente para aperfeiçoar o posicionamento da articulação do quadril.
Fáscia plantar	Feixes grossos de fáscia que cobrem a face plantar do pé.
Iliopsoas	Os músculos psoas maior e ilíaco com uma inserção comum no trocanter menor do fêmur.
Isquiotibiais	Os músculos bíceps femoral, semimembranáceo e semitendíneo.
Ligamentos colaterais	Grandes ligamentos que cruzam as faces medial e lateral do joelho.
Ligamentos cruzados	Grandes ligamentos que se cruzam conectando as regiões anterior e posterior do joelho.
Meniscos	Discos cartilaginosos localizados entre os côndilos tibiais e femorais.
Poplíteo	Músculo conhecido como liberador da trava do joelho porque sua ação é a rotação lateral do fêmur em relação à tíbia.
Pronação	Condições combinadas de dorsiflexão, eversão e abdução.
Quadríceps femoral	Músculos reto femoral, vasto lateral, vasto medial e vasto intermédio.
Supinação	Condições combinadas de flexão plantar, inversão e adução.
Trato iliotibial	Feixe espesso e forte de tecido que conecta o músculo tensor da fáscia lata aos côndilos laterais do fêmur e da tíbia.
Valgo	Condição de desvio lateral no alinhamento das porções proximal e distal de um segmento corporal.
Varo	Condição de desvio medial no alinhamento das porções proximal e distal de um segmento corporal.

CAPÍTULO 9

Biomecânica da Coluna Vertebral

Ao término deste capítulo, você será capaz de:

Explicar como a estrutura anatômica afeta a capacidade de movimento da coluna vertebral

Identificar os fatores que influenciam a mobilidade e a estabilidade relativas das diferentes regiões da coluna vertebral

Explicar de que modo a coluna vertebral está adaptada para realizar suas funções biomecânicas

Explicar a relação entre a localização muscular e a natureza e efetividade da ação muscular sobre o tronco

Descrever as contribuições biomecânicas às lesões comuns da coluna vertebral.

©Vaara/iStock/Getty Images RF

A coluna vertebral é um segmento complexo e funcionalmente significativo do corpo humano. Fornecendo a ligação mecânica entre os membros superior e inferior, a coluna vertebral permite o movimento em todos os três planos e ainda funciona como um protetor ósseo da delicada medula espinal. Para muitos pesquisadores e médicos, a região lombar da coluna vertebral é de interesse particular porque a lombalgia é um grande problema clínico e socioeconômico nos tempos modernos.

Estrutura da coluna vertebral

Coluna vertebral

A coluna vertebral consiste em uma pilha sinuosa de 33 vértebras divididas estruturalmente em 5 regiões (Figura 9.1). Da porção superior para a inferior, existem 7 vértebras cervicais, 12 vértebras torácicas, 5 vértebras lombares, 5 vértebras sacrais fundidas e 4 pequenas vértebras coccígeas fundidas. Pode haver 1 vértebra extra ou 1 a menos, particularmente na região lombar.

Como há diferenças estruturais e das costelas, são permitidas amplitudes variáveis de movimento entre as vértebras adjacentes nas regiões cervical, torácica e lombar da coluna vertebral. Nessas regiões, 2 vértebras adjacentes e os tecidos moles entre elas são conhecidos como **segmento móvel**. O segmento móvel é considerado a unidade funcional da coluna vertebral (Figura 9.2).

Segmento móvel
Duas vértebras adjacentes e os tecidos moles associados; a unidade funcional da coluna vertebral.

Figura 9.1

Vistas lateral esquerda (**A**) e posterior (**B**) das regiões da coluna vertebral. De Hole, John W., Shier, David; Butler, Jackie, & Lewis, Ricki, *Human Anatomy and Physiology* New York: McGraw-Hill Education, 1996. Copyright ©1996 by McGraw-Hill Education. Todos os direitos reservados. Utilizada com permissão.

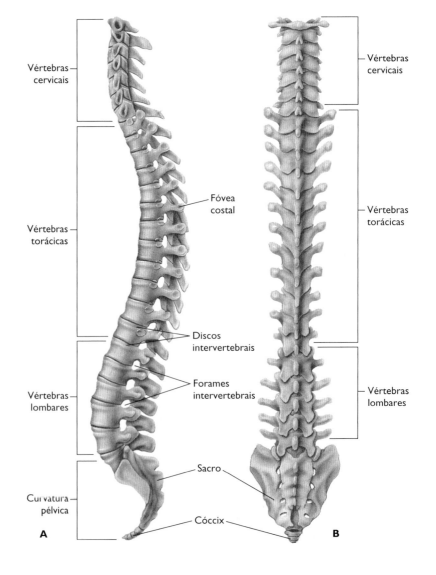

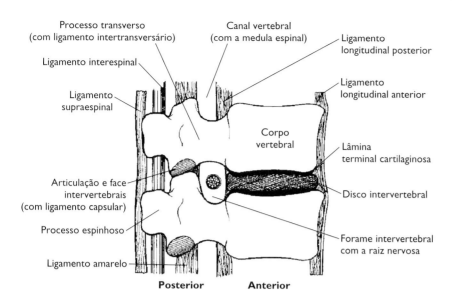

Figura 9.2

O segmento móvel, composto por duas vértebras adjacentes e os tecidos moles associados, é a unidade funcional da coluna vertebral.

Cada segmento móvel contém 3 articulações. Os corpos vertebrais separados pelos discos intervertebrais formam uma anfiartrose do tipo sínfise. As articulações facetárias direita e esquerda entre os processos articulares superior e inferior são diartroses do tipo deslizante que estão alinhadas com a cartilagem articular.

▼

A coluna vertebral pode ser vista como uma pilha triangular de articulações, com as articulações em sínfises entre os corpos vertebrais na região anterior e duas articulações sinoviais zigapofisárias deslizantes na região posterior.

Vértebras

Uma vértebra típica consiste em um corpo, um anel oco conhecido como *arco neural* e vários processos ósseos (Figura 9.3). Os corpos vertebrais funcionam como os principais componentes de sustentação de carga da coluna vertebral. Os arcos neurais, as porções posteriores dos corpos e os discos intervertebrais formam um canal protetor para a medula espinal e os vasos sanguíneos associados, conhecido como canal vertebral. A partir da superfície externa de cada arco neural se projetam diferentes processos ósseos. Os processos espinhoso e transverso servem como estabilizadores para aumentar a vantagem mecânica dos músculos ali fixados.

As duas primeiras vértebras têm formato e função especializados. A primeira vértebra cervical, conhecida como *atlas*, serve como um receptáculo com formato recíproco para os côndilos do occipício do crânio. A articulação atlantoccipital é bastante estável, com flexão de cerca de 14 a 15°, mas virtualmente nenhum movimento ocorre em qualquer outro plano.[4] Uma grande amplitude de rotação axial é fornecida pela articulação seguinte, entre o atlas e a segunda vértebra cervical, o *áxis*. O movimento na articulação atlantoaxial varia em torno de 75° de rotação, 14° de extensão e 24° de flexão lateral.[4]

Existe um aumento progressivo no tamanho vertebral da região cervical até a região lombar (ver Figura 9.3). As vértebras lombares, em especial, são maiores e mais espessas do que as vértebras na região superior da coluna vertebral. Isso serve a um propósito funcional, uma vez que, quando o corpo está na posição ereta, cada vértebra precisa sustentar não só o peso dos braços e da cabeça, mas de todo o tronco acima dela. O aumento da área de superfície das vértebras lombares reduz a quantidade de estresse a que essas vértebras estariam sujeitas de outra forma. A área da superfície de sustentação de carga do disco intervertebral também aumenta com o peso sustentado em todos os mamíferos.

O tamanho e a angulação dos processos vertebrais variam ao longo da coluna vertebral (Figura 9.4). Isso modifica a orientação das articulações zigapofisárias, que limitam a amplitude de movimento nas diferentes regiões da coluna vertebral. Além de permitir o movimento no segmento móvel, as articulações

▼

Embora todas as vértebras tenham o mesmo formato básico, existe um aumento craniocaudal progressivo dos corpos vertebrais e progressão no tamanho e na orientação dos processos articulares.

▼

A orientação das articulações zigapofisárias determina a capacidade de movimento do segmento móvel.

Figura 9.3

Vistas superiores da vértebra típica. De Hole, John W., Shier, David; Butler, Jackie, & Lewis, Ricki, *Human Anatomy and Physiology*, New York: McGraw-Hill Education, 1996. Copyright ©1996 by McGraw-Hill Education. Todos os direitos reservados. Utilizada com permissão.

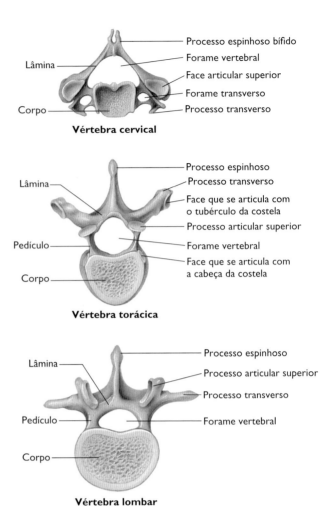

Figura 9.4

Orientações aproximadas das articulações zigapofisárias. **A.** Coluna cervical inferior, com as facetas orientadas a 45° do plano transversal e paralelas ao plano frontal. **B.** Coluna torácica, com as facetas orientadas a 60° do plano transverso e a 20° do plano frontal. **C.** Coluna lombar, com as facetas orientadas a 90° do plano transverso e a 45° do plano frontal.

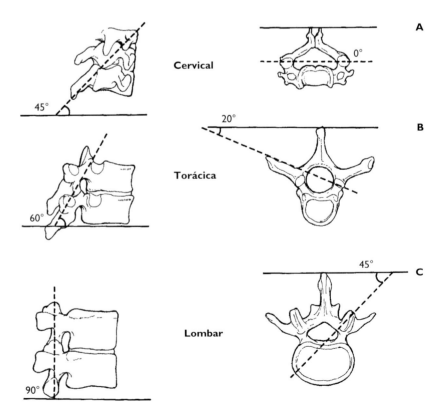

zigapofisárias auxiliam a sustentação de carga. As articulações zigapofisárias e os discos fornecem cerca de 80% da capacidade da coluna vertebral de resistir à torção e ao cisalhamento rotacional, sendo mais da metade dessa contribuição feita pelas articulações zigapofisárias.[22,46] As articulações zigapofisárias também sustentam até aproximadamente 30% das cargas compressivas na coluna vertebral, especialmente quando a coluna vertebral está em superextensão (Figura 9.5).[27] As forças de contato são maiores nas articulações zigapofisárias L5-S1.[22] Estudos recentes sugerem que 15 a 40% da dor crônica nas costas emanem das articulações facetárias.[28]

Discos intervertebrais

As articulações entre os corpos vertebrais adjacentes são articulações em sínfise com discos fibrocartilaginosos intermediários que atuam como amortecedores. Discos intervertebrais saudáveis em um adulto contribuem para cerca de um quarto da altura da coluna vertebral. Quando o tronco está ereto, as diferenças nas espessuras anterior e posterior dos discos produzem as curvaturas lombar, torácica e cervical da coluna vertebral.

O disco intervertebral incorpora duas estruturas funcionais: um anel externo espesso composto por cartilagem fibrosa chamado **anel fibroso** ou ânulo, que circunda um material gelatinoso central conhecido como **núcleo pulposo**, ou núcleo (Figura 9.6). O anel fibroso consiste em cerca de 15 a 25 camadas

Anel fibroso
Anel fibrocartilaginoso espesso que forma a porção externa do disco intervertebral.

Núcleo pulposo
Gel coloidal com alto teor de fluido, localizado no anel fibroso do disco intervertebral.

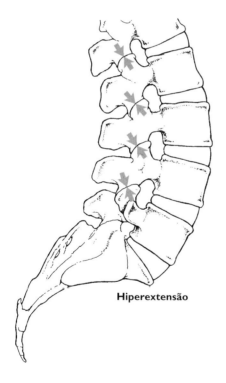

Figura 9.5

A hiperextensão da coluna lombar gera compressão nas articulações zigapofisárias.

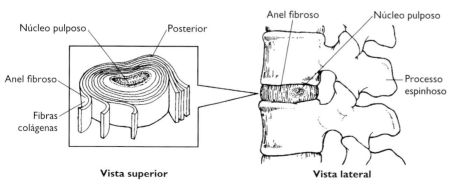

Figura 9.6

No disco intervertebral, os anéis fibrosos, compostos por camadas laminares de fibras colágenas cruzadas, circundam o núcleo pulposo.

concêntricas de tecido colagenoso denso que são mantidas unidas. As fibras colágenas do anel se cruzam verticalmente em ângulos de cerca de 30° um em relação ao outro, fazendo com que a estrutura seja mais sensível à força rotacional do que à compressão, à tensão e ao cisalhamento.[8] O núcleo pulposo é uma estrutura gelatinosa que compõe 40 a 50% do volume dos discos intervertebrais de humanos adultos saudáveis.[37] O núcleo de um disco jovem e saudável apresenta aproximadamente 90% de água, consistindo o restante em colágeno e proteoglicanos, materiais especializados que atraem quimicamente a água. O conteúdo bastante grande de fluido do núcleo faz com que ele seja resistente à compressão.

Mecanicamente, o anel fibroso atua como uma mola contraída cuja tensão mantém os corpos vertebrais unidos contra a resistência do núcleo pulposo, que, por sua vez, atua como um rolamento de esfera composto por um gel não compressível (Figura 9.7).[30] Durante a flexão e a extensão, os corpos vertebrais rolam sobre o núcleo enquanto as articulações zigapofisárias orientam os movimentos. Como mostrado na Figura 9.8, a flexão, a extensão e a flexão lateral vertebrais produzem estresse compressivo em um lado dos discos e tensão de tração no outro, enquanto a rotação vertebral gera um estresse de cisalhamento sobre os discos (Figura 9.9).[27] O estresse sobre os discos é

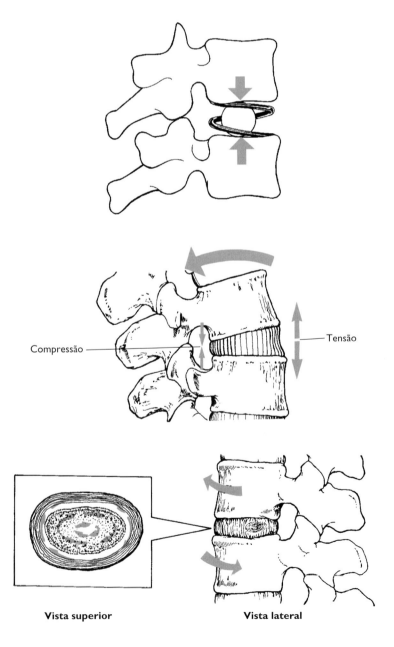

Figura 9.7

Mecanicamente, o anel fibroso se comporta como uma mola contraída, mantendo os corpos vertebrais unidos, enquanto o núcleo pulposo atua como um rolamento de esfera sobre o qual a vértebra rola durante a flexão/extensão e a flexão lateral.

Figura 9.8

Quando a coluna vertebral flexiona, uma carga de tração é gerada em um lado dos discos e uma carga compressiva é gerada no lado oposto.

Figura 9.9

A rotação vertebral gera um estresse de cisalhamento sobre os discos.

significativamente maior na flexão em relação à rotação, sendo o estresse de flexão 450 vezes maior do que o estresse de rotação no mesmo ângulo de curvatura ou de rotação nos anéis fibrosos.[9] Durante as atividades diárias, a compressão é a forma mais comum de carga sobre a coluna vertebral.

Quando um disco está carregado em compressão, ele tende simultaneamente a perder água e a absorver sódio e potássio até que sua concentração interna de eletrólitos seja suficiente para evitar perda adicional de água. Quando esse equilíbrio químico é alcançado, a pressão interna do disco é igual à pressão externa. Por esse motivo, a coluna vertebral sofre uma diminuição de altura de até 2 cm ao longo do dia, ocorrendo aproximadamente 54% dessa perda durante os primeiros 30 min após o indivíduo levantar pela manhã.[42]

Assim que a pressão sobre os discos é aliviada, eles rapidamente reabsorvem água e seus volumes e alturas aumentam de tal forma que a hidratação noturna – adotando a posição horizontal – equilibra a desidratação diurna.[52] Os astronautas experimentam um aumento temporário da altura vertebral de aproximadamente 5 cm enquanto estão livres da influência da gravidade.[38] Na Terra, a altura e o volume do disco são tipicamente maiores quando a pessoa levanta pela manhã. Como o aumento de volume do disco também se traduz em aumento da rigidez vertebral, parece haver um risco elevado de lesão aos discos no início da manhã. Uma pesquisa sobre o encolhimento vertebral após corridas de intensidade moderada registrou uma diminuição de 6,3% na altura dos discos nas regiões torácica e lombar.[25]

Os discos intervertebrais apresentam suprimento sanguíneo até por volta dos 8 anos, mas após essa idade os discos são avasculares e passam a depender de meios fundamentados na mecânica para manter um estado nutricional saudável. Mudanças intermitentes na postura e na posição corporal alteram a pressão interna do disco, causando uma *ação de bombeamento* sobre ele. A entrada e a saída de água transportam nutrientes para dentro e levam os restos metabólicos para fora, basicamente desempenhando a mesma função que o sistema circulatório realiza nas estruturas vascularizadas do corpo. A manutenção de uma mesma posição corporal, ainda que confortável, por um período longo, interrompe essa ação de bombeamento e pode afetar negativamente a saúde do disco. Pesquisas mostraram que existe uma zona de frequência e intensidade ótimas de carga que promove a saúde do disco. Acredita-se que atividades como caminhada e corrida, que criam carga axial intermitente a uma taxa relativamente lenta e de magnitude moderada, sejam provavelmente benéficas para a saúde dos discos intervertebrais.[3]

Lesão e envelhecimento reduzem irreversivelmente a capacidade de absorção de água dos discos, com uma diminuição concomitante da capacidade de absorção de impacto. Mudanças degenerativas são mais comuns em L5-S1, o disco sujeito ao maior estresse mecânico em virtude de sua posição. Entretanto, o teor de fluido de todos os discos começa a diminuir por volta da segunda década de vida. Um disco geriátrico típico tem um teor de fluido reduzido em aproximadamente 35%.[32] Conforme essa mudança degenerativa normal ocorre, acontecem movimentos anormais entre os corpos vertebrais adjacentes e mais carga compressiva, de tração e de cisalhamento sobre a coluna vertebral precisa ser assumida por outras estruturas – especialmente as facetas e cápsulas articulares. Os resultados incluem redução da altura da coluna vertebral, acompanhada frequentemente por mudanças degenerativas nas estruturas vertebrais que são forçadas a assumir as cargas dos discos. Alterações de postura também podem ocorrer. A lordose normal da região lombar pode ser reduzida conforme um indivíduo tenta aliviar a compressão nas articulações facetárias mantendo uma postura de flexão vertebral. Fatores como lesão aguda do disco, sobrecarga mecânica excessiva, diabetes melito, tabagismo habitual e exposição à vibração afetam negativamente a nutrição do disco, enquanto o exercício regular consegue melhorá-la.[54]

É importante não manter qualquer posição corporal por muito tempo, uma vez que os discos intervertebrais dependem do movimento corporal para bombear os nutrientes e remover os produtos finais do metabolismo.

Embora a maior parte da carga suportada pela coluna vertebral seja sustentada pelas articulações em sínfises, as articulações zigapofisárias podem desempenhar um papel, particularmente quando a coluna vertebral está em hiperextensão e quando tenha ocorrido a degeneração do disco.

A região cervical alargada do ligamento supraespinal é o ligamento nucal ou ligamento do pescoço.

Ligamento amarelo
Ligamento que conecta as lâminas de vértebras adjacentes, caracterizado por sua elasticidade.

Ligamentos

Uma série de ligamentos sustenta a coluna vertebral, contribuindo para a estabilidade dos segmentos móveis (Figura 9.10). O potente ligamento longitudinal anterior e o ligamento longitudinal posterior mais fraco conectam os corpos vertebrais nas regiões cervical, torácica e lombar. O ligamento supraespinal une os processos espinhosos por todo o comprimento da coluna vertebral. O ligamento é predominantemente alargado na região cervical, onde é chamado de *ligamento nucal* ou *ligamento do pescoço* (Figura 9.11). As vértebras adjacentes têm conexões adicionais entre os processos espinhosos, processos transversos e as lâminas, fornecidas, respectivamente, pelos ligamentos interespinais, intertransversários e amarelos.

Outro importante ligamento, o **ligamento amarelo**, conecta as lâminas das vértebras adjacentes. Embora a maior parte dos ligamentos vertebrais seja composta principalmente por fibras colágenas que se alongam apenas

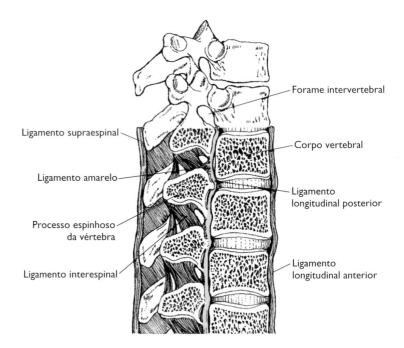

Figura 9.10
Principais ligamentos da coluna vertebral. (O ligamento intertransversário não é visível neste corte medial da coluna vertebral.)

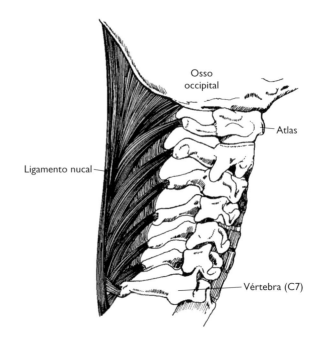

Figura 9.11
O ligamento supraespinal é bem desenvolvido na região cervical, na qual é chamado de *ligamento nucal*.

minimamente, o ligamento amarelo contém uma grande proporção de fibras elásticas, que aumentam de comprimento quando alongadas durante a flexão vertebral e se retraem durante a extensão vertebral. O ligamento amarelo está tensionado mesmo quando a coluna vertebral está na posição anatômica, o que aumenta a sua estabilidade. Essa tensão gera uma compressão discreta e constante nos discos intervertebrais, chamada **pré-estresse**. Na coluna cervical, o ligamento amarelo é mecanicamente importante na resistência à flexão.[18] Todos os ligamentos vertebrais se comportam com viscoelasticidade, alongando-se após distensões de maneira não linear e tempo-dependente.

Pré-estresse
Estresse sobre a coluna vertebral produzido pela tensão nos ligamentos em repouso.

Curvaturas vertebrais

Como observado no plano sagital, a coluna vertebral apresenta 4 curvaturas normais. As curvaturas torácica e sacral, que são côncavas anteriormente, estão presentes no nascimento e são chamadas de **curvaturas primárias** da coluna vertebral. As curvaturas lombar e cervical, que são côncavas posteriormente, se desenvolvem pela sustentação do corpo na posição ereta após a criança começar a se sentar e a levantar. Como essas curvaturas não estão presentes ao nascimento, elas são conhecidas como **curvaturas secundárias** da coluna vertebral. Embora as curvaturas cervical e torácica variem pouco durante os anos de crescimento, a curvatura da coluna lombar aumenta dos 7 aos 17 anos de idade. A curvatura vertebral (postural) é influenciada por hereditariedade, condições patológicas, estado mental do indivíduo e forças a que a coluna vertebral está submetida habitualmente. Mecanicamente, as curvaturas permitem que a coluna vertebral absorva mais impacto sem lesão do que se ela fosse reta.

Como discutido no Capítulo 4, os ossos são constantemente modelados ou formados em resposta às magnitudes e direções das forças que atuam sobre eles. Do mesmo modo, as quatro curvaturas vertebrais podem ser afetadas quando a coluna vertebral é submetida habitualmente a forças assimétricas.

O exagero da curvatura lombar, ou **hiperlordose**, é frequentemente associado ao enfraquecimento dos músculos abdominais e à inclinação pélvica anterior (Figura 9.12). As causas da hiperlordose incluem deformidade congênita na coluna vertebral, fraqueza dos músculos abdominais, hábitos posturais ruins e supertreinamento em esportes que requerem hiperextensão lombar repetitiva, como ginástica, patinação artística, arremesso de peso e natação na modalidade borboleta. Como a hiperlordose adiciona estresse compressivo sobre os elementos posteriores da coluna vertebral, alguns autores propuseram que a lordose excessiva é um fator de risco para o desenvolvimento de lombalgia. A obesidade causa redução na amplitude de movimento em toda a coluna vertebral e a pelve, e indivíduos obesos apresentam inclinação pélvica anterior e hiperlordose lombar associada.[53] A inclinação pélvica anterior (báscula) e a lordose também aumentam durante a corrida em comparação com a caminhada.

Outra alteração na curvatura vertebral é a **hipercifose** (curvatura torácica exagerada) (Figura 9.12). A hipercifose pode resultar de uma anomalia congênita, uma patologia como a osteoporose ou a doença de Scheuermann, em que uma ou mais vértebras em cunha se desenvolvem por causa do comportamento anormal da lâmina epifisial. A doença de Scheuermann se desenvolve tipicamente em indivíduos de 10 a 16 anos de idade, que é o período de crescimento mais rápido da coluna torácica. Acredita-se que tanto os fatores genéticos quanto os biomecânicos desempenhem um papel. A condição foi chamada de *costas de nadador* porque é frequentemente vista em adolescentes que treinaram pesadamente o nado borboleta. O tratamento para os casos leves pode consistir em exercícios para fortalecer os músculos torácicos posteriores, embora órteses e correção cirúrgica sejam utilizadas em casos mais graves. A cifose torácica também tende a aumentar em homens e mulheres com a idade, em decorrência de alterações degenerativas, fraturas de compressão vertebrais, fraqueza muscular e biomecânica alterada.[1]

Curvaturas primárias da coluna vertebral
Curvaturas que estão presentes ao nascimento.

Curvaturas secundárias da coluna vertebral
Curvaturas que não se desenvolvem até que o peso do corpo comece a ser sustentado nas posições sentada e ereta.

Hiperlordose
Curvatura extrema na região lombar da coluna vertebral.

Hipercifose
Curvatura extrema na região torácica da coluna vertebral.

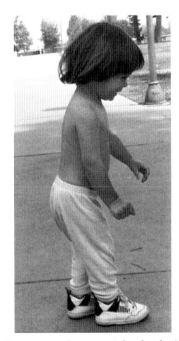

Repare a coluna vertebral relativamente reta desta criança de 3 anos de idade. A curvatura lombar não alcança seu desenvolvimento completo até aproximadamente os 17 anos de idade. ©Susan Hall.

Escoliose
Curvatura vertebral lateral.

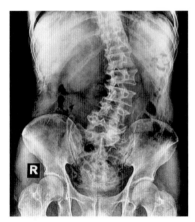

Radiografia mostrando escoliose da parte inferior da coluna vertebral. ©Tewan Banditrukkanka/Shutterstock.com.

▼

A capacidade de movimento da coluna vertebral como uma unidade é igual à de uma articulação esferóidea, que permite o movimento nos três planos, bem como a circundução.

Figura 9.12

Curvaturas anormais da coluna vertebral.

O desvio ou os desvios laterais da curvatura vertebral são chamados de **escoliose** (Figura 9.12). A deformidade lateral está associada à deformidade em rotação da vértebra envolvida, variando de leve a grave. A escoliose pode surgir tanto como uma curva em C quanto em S, e envolve a coluna torácica, a coluna lombar ou ambas.

Uma distinção é feita entre a escoliose estrutural e a não estrutural. A escoliose estrutural envolve a curvatura não flexível que persiste mesmo com a flexão lateral da coluna vertebral. As curvaturas escolióticas não estruturais são flexíveis e corrigidas com a flexão lateral.

A escoliose pode resultar de uma variedade de causas. Alterações congênitas e alguns tipos de câncer podem contribuir para o desenvolvimento da escoliose estrutural. A escoliose não estrutural pode ocorrer secundariamente à discrepância do comprimento do membro inferior ou à inflamação local. Pequenos desvios laterais na curvatura vertebral são relativamente comuns e podem resultar de hábitos como carregar livros ou bolsas pesadas de um lado do corpo todos os dias. A maioria das escolioses são *idiopáticas*, o que significa que a causa é desconhecida. A escoliose idiopática é diagnosticada mais comumente em crianças de 10 a 13 anos, mas pode ser observada em qualquer idade. Afetando aproximadamente 4% da população, é mais comum em mulheres.[5]

Os sintomas associados à escoliose podem variar com a gravidade da condição. Os casos leves podem ser assintomáticos e se corrigir por si sós com o passar do tempo. Tem aumentado o número de evidências que sustentam a eficiência do alongamento adequado e de exercícios de fortalecimento para melhorar os sintomas e a aparência da escoliose leve a moderada. Entretanto, a escoliose grave, que é caracterizada pelo desvio lateral extremo e pela rotação localizada da coluna vertebral, pode ser dolorosa e deformante e é tratada com órteses e/ou cirurgia. Assim como ocorre nos casos de hipercifose, tanto as vértebras quanto os discos intervertebrais na(s) região(ões) afetada(s) assumem um formato de cunha.

Movimentos da coluna vertebral

Como uma unidade, a coluna vertebral permite movimentos em todos os três planos, bem como a circundução. Como o movimento permitido entre quaisquer duas vértebras adjacentes é pequeno, os movimentos vertebrais sempre envolvem uma série de segmentos móveis. A amplitude de movimento (ADM) permitida para cada segmento móvel é determinada por restrições anatômicas que variam ao longo das regiões cervical, torácica e lombar da coluna vertebral.

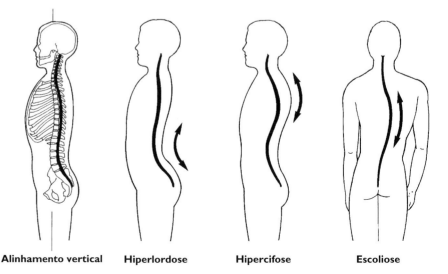

Alinhamento vertical   **Hiperlordose**   **Hipercifose**   **Escoliose**

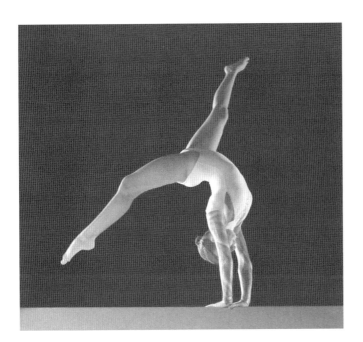

Ginastas mulheres sofrem hiperextensão lombar extrema durante muitas habilidades desempenhadas normalmente. ©Juice Images Ltd/Getty Images RF.

Flexão, extensão e hiperextensão

A ADM da flexão/extensão nos segmentos móveis é considerável nas regiões cervical e lombar, com valores representativos de até 17° na articulação vertebral no segmento C5-C6 e 20° em L5-S1. Entretanto, na coluna torácica, devido à orientação das superfícies articulares, a ADM aumenta de apenas 4° em T1-T2 para aproximadamente 10° em T11-T12.[56]

É importante não confundir a flexão vertebral com a flexão do quadril ou a inclinação pélvica anterior, embora os três movimentos ocorram durante uma atividade como tocar os dedos do pé (Figura 9.13). A flexão do quadril consiste em rotação do fêmur orientada no plano sagital em relação à cintura pélvica (ou vice-versa), e a inclinação pélvica anterior é o movimento direcionado anteriormente da espinha ilíaca anterossuperior em relação à sínfise púbica, conforme discutido no Capítulo 8. Assim como a inclinação pélvica anterior facilita a flexão do quadril, ela também promove a flexão vertebral.

A extensão da coluna vertebral para além da posição anatômica é chamada de *hiperextensão*. A ADM da hiperextensão vertebral é considerável nas regiões cervical e lombar. A hiperextensão lombar é necessária na execução de muitas habilidades esportivas, incluindo vários estilos de natação, salto em altura e com vara e várias habilidades da ginástica.

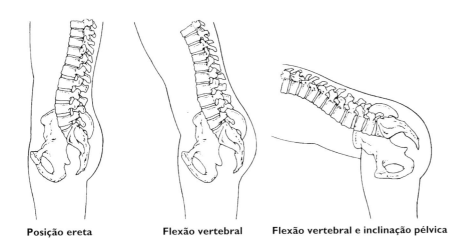

Figura 9.13

Quando o tronco é flexionado, os primeiros 50 a 60° de movimento ocorrem na região lombar, e a inclinação pélvica anterior resulta em movimento adicional.

Posição ereta — Flexão vertebral — Flexão vertebral e inclinação pélvica

Flexão lateral e rotação

Os movimentos da coluna vertebral no plano frontal para fora da posição anatômica são chamados de *flexão lateral*. A maior ADM para a flexão lateral ocorre na região cervical, com aproximadamente 9 a 10° de movimentos permitidos em C4-C5. A amplitude um pouco menor de flexão lateral é permitida na região torácica, na qual a ADM entre as vértebras adjacentes é de cerca de 6°, exceto nos segmentos mais baixos, nos quais a capacidade de flexão lateral pode ser de aproximadamente 8 a 9°. A flexão lateral na coluna vertebral também é da ordem de 6°, exceto em L5-S1, onde ela é reduzida para apenas 3°.[56]

A rotação vertebral no plano transverso é novamente mais livre na região cervical da coluna vertebral, com até 12° de movimentos permitidos em C1-C2. Ela é de novo mais livre na região torácica, na qual são permitidos cerca de 9° de rotação entre os segmentos móveis superiores. De T7-T8 para baixo, a amplitude de rotação diminui progressivamente, e apenas cerca de 2° de movimentos são permitidos na região lombar devido aos processos articulares interligados existentes nessa região. Entretanto, na articulação lombossacral, é permitida rotação da ordem de 5°.[56] Como a estrutura da coluna vertebral faz com que a flexão lateral e a rotação estejam associadas, a rotação é acompanhada por discreta flexão lateral para o mesmo lado, embora esse movimento não seja visível a olho nu.

Foi observado que a ADM da coluna cervical diminui linearmente com o avançar da idade, com perda da amplitude passiva de movimento de cerca de 0,5° por ano.[43]

Músculos da coluna vertebral

Os músculos do pescoço e do tronco são nomeados em pares, um de cada lado do corpo. Esses músculos podem promover a flexão e/ou rotação lateral do tronco quando atuam unilateralmente, e a flexão ou extensão do tronco quando atuam bilateralmente. As funções primárias dos principais músculos da coluna vertebral estão resumidas na Tabela 9.1.

Tabela 9.1 — Músculos da coluna vertebral.

Músculo	Fixação proximal	Fixação distal	Principal(ais) ação(ões)	Inervação
Músculos pré-vertebrais (reto anterior da cabeça, reto lateral da cabeça, longo da cabeça, longo do pescoço)	Região anterior do osso occipital e vértebras cervicais	Superfícies anteriores das vértebras cervicais e das primeiras três vértebras torácicas	Flexão, flexão lateral e rotação para o lado oposto	Nervos cervicais (C_1-C_6)
Reto do abdome	Cartilagem costal das costelas 5 a 7	Crista púbica	Flexão, flexão lateral	Nervos intercostais (T_6-T_{12})
Oblíquo externo	Superfície externa das oito últimas costelas	Linha alba e crista ilíaca anterior	Flexão, flexão lateral e rotação para o lado oposto	Nervos intercostais (T_7-T_{12})
Oblíquo interno	Linha branca e quatro últimas costelas	Ligamento inguinal, crista ilíaca, fáscia toracolombar	Flexão, flexão lateral e rotação para o mesmo lado	Nervos intercostais (T_7-T_{12}, L_1)
Esplênios (da cabeça e do pescoço)	Processo mastoide do osso temporal, processos transversos das três primeiras vértebras cervicais	Metade inferior do ligamento nucal, processos espinhosos da sétima vértebra cervical e das seis vértebras torácicas superiores	Extensão, flexão lateral e rotação para o mesmo lado	Nervos cervicais médios e inferiores (C_4-C_8)
Suboccipitais (oblíquo superior e inferior da cabeça, reto posterior maior e menor da cabeça)	Osso occipital, processo transverso da primeira vértebra cervical	Superfícies posteriores das duas primeiras vértebras cervicais	Extensão, flexão lateral e rotação para o mesmo lado	Nervo suboccipital (C_1)

Tabela 9.1   Músculos da coluna vertebral. *(Continuação)*

Músculo	Fixação proximal	Fixação distal	Principal(ais) ação(ões)	Inervação
Eretores da espinha (espinal, longuíssimo e iliocostal)	Parte inferior do ligamento nucal, parte posterior das vértebras cervicais, torácicas e lombares, nove últimas costelas, crista ilíaca, parte posterior do sacro	Processo mastoide do osso temporal, parte posterior das vértebras cervicais, torácicas e lombares, 12 costelas	Extensão, flexão lateral e rotação para o lado oposto	Nervos espinais (T_1-T_{12})
Semiespinais (da cabeça, do pescoço e do tórax)	Osso occipital, processos espinhosos das vértebras torácicas 2 a 4	Processos transversos das vértebras torácicas e sétima vértebra cervical	Extensão, flexão lateral e rotação para o lado oposto	Nervos espinais cervicais e torácicos (C_1-T_{12})
Músculos espinais profundos (multífido, rotadores, interespinais, intertransversários, levantadores das costelas)	Processos espinhoso e transverso de todas as vértebras, parte posterior do sacro	Processos espinhosos e transversos e lâminas das vértebras abaixo daquelas do ligamento proximal	Extensão, flexão lateral e rotação para o lado oposto	Nervos espinais e intercostais (T_1-T_{12})
Esternocleidomastóideo	Processo mastoide do osso temporal	Parte superior do esterno, terço medial da clavícula	Flexão do pescoço, extensão da cabeça, flexão lateral e rotação para o lado oposto	Nervo acessório e nervo espinal C_2
Levantador da escápula	Processos transversos das quatro primeiras vértebras cervicais	Borda vertebral da escápula	Flexão lateral	Nervos espinais (C_3-C_4), nervo dorsal escapular (C_3-C_5)
Escalenos (escaleno anterior, médio e posterior)	Processos transversos das vértebras cervicais	Duas costelas superiores	Flexão, flexão lateral	Nervos cervicais (C_3-C_7)
Quadrado do lombo	Última costela, processos transversos das quatro primeiras vértebras lombares	Ligamento iliolombar, crista ilíaca adjacente	Flexão lateral	Nervos espinais (T_{12}-L_4)
Psoas maior	Região da 12ª vértebra torácica e de todas as lombares	Trocanter menor do fêmur	Flexão	Nervo femoral (L_1-L_3)

Região anterior

Os maiores grupos musculares anteriores da região cervical são os músculos pré-vertebrais, incluindo o reto anterior da cabeça, o reto lateral da cabeça, o longo da cabeça, o longo do pescoço e os 8 pares de músculos hióideos (Figuras 9.14 e 9.15). O desenvolvimento bilateral de tensão por esses músculos resulta em flexão da cabeça, embora a principal função dos músculos hióideos pareça ser movimentar o osso hioide durante o ato de deglutição. O desenvolvimento unilateral de tensão nos pré-vertebrais contribui para a flexão lateral da cabeça na direção dos músculos em contração ou para a rotação da cabeça em sentido oposto ao dos músculos em contração, dependendo de quais músculos estejam funcionando como neutralizadores.

Os principais músculos abdominais são o reto do abdome, e os músculos oblíquos externos e internos (Figuras 9.16 a 9.18). Funcionando bilateralmente, esses músculos são os principais flexores da coluna vertebral e também reduzem a inclinação pélvica anterior. A contração unilateral dos músculos produz flexão lateral da coluna vertebral na direção dos músculos contraídos. A contração dos oblíquos internos causa a rotação da coluna vertebral para o mesmo lado. O desenvolvimento de tensão pelos músculos oblíquos externos resulta na rotação para o lado oposto. Se a coluna vertebral estiver fixa, os músculos oblíquos internos produzem rotação pélvica para o lado oposto, com

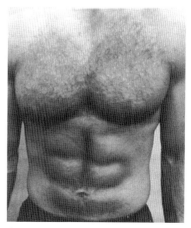

O reto do abdome é um músculo abdominal proeminente. ©Susan Hall.

Figura 9.14

Músculos anteriores da região cervical.

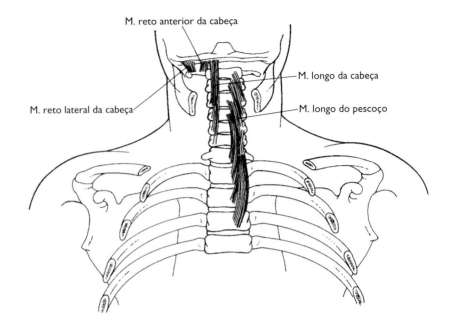

Figura 9.15

Músculos hióideos.

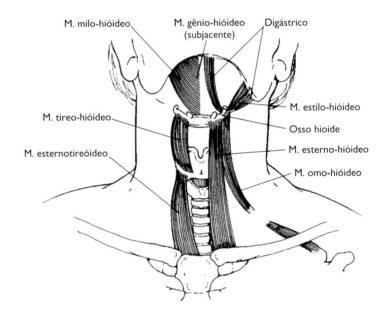

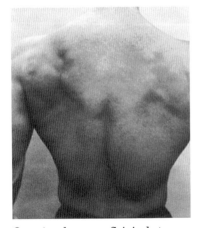

Os músculos superficiais do tronco posterior. ©Susan Hall.

os músculos oblíquos externos produzindo rotação da pelve para o mesmo lado. Esses músculos também formam a maior parte da parede abdominal, que protege os órgãos internos do abdome.

Região posterior

Os músculos esplênio da cabeça e esplênio do pescoço são os principais extensores cervicais (Figura 9.19). A contração bilateral dos 4 suboccipitais – os músculos retos posteriores maior e menor da cabeça e os oblíquos superior e inferior da cabeça – ajuda (Figura 9.20). Quando contraem apenas de um lado, esses músculos cervicais posteriores flexionam ou giram lateralmente a cabeça na direção dos músculos em contração.

Os grupos musculares das regiões torácica e lombar posterior formam o grande músculo eretor da espinha (sacroespinais), os músculos semiespinais e os espinais profundos. Como mostrado na Figura 9.21, o grupo eretor da espinha inclui os músculos espinal, longuíssimo e iliocostais. O músculo semiespinal, com seus ramos para a cabeça, o pescoço e o tórax, é mostrado

Capítulo 9 Biomecânica da Coluna Vertebral 223

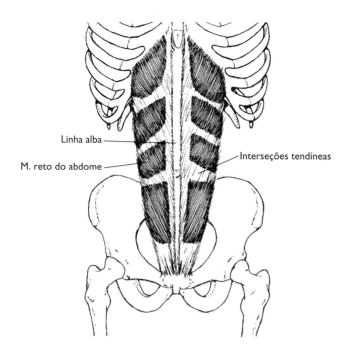

Figura 9.16
Músculo reto do abdome.

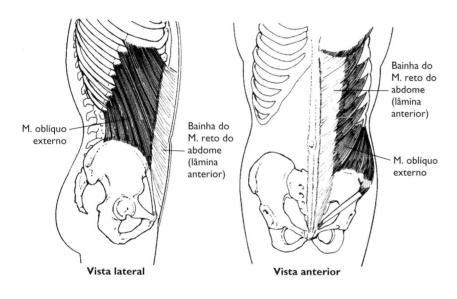

Figura 9.17
Músculos oblíquos externos.

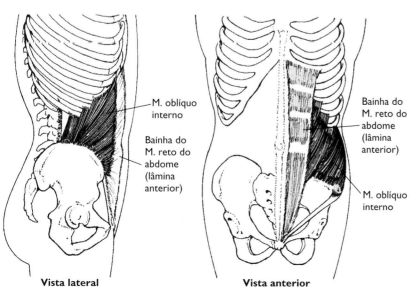

Figura 9.18
Músculos oblíquos internos.

Figura 9.19
Principais extensores cervicais.

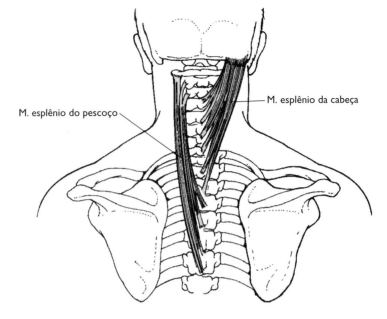

Figura 9.20
Músculos suboccipitais.

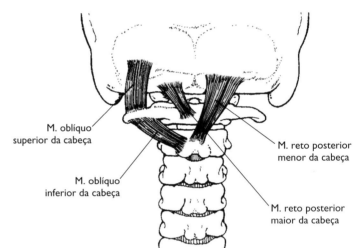

Figura 9.21
Grupo eretor da espinha.

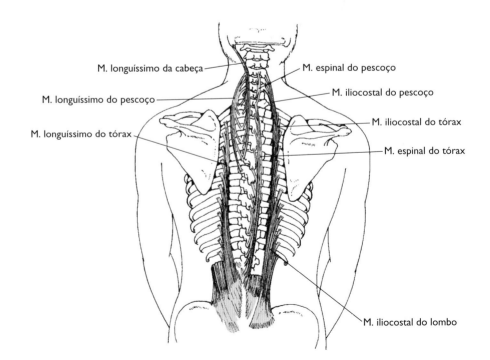

na Figura 9.22. Os músculos espinais profundos, incluindo o multífido, os rotadores, os interespinais, os intertransversários e os levantadores das costelas, estão representados na Figura 9.23. Os músculos do grupo eretor da espinha são os principais extensores e hiperextensores do tronco. Todos os músculos posteriores do tronco contribuem para a extensão e a hiperextensão quando contraem bilateralmente e para a flexão lateral quando contraem unilateralmente.

▼
O proeminente grupo muscular eretor da espinha – o principal extensor e hiperextensor do tronco – é o grupo muscular do tronco mais frequentemente distendido.

Região lateral

Os músculos da região lateral do pescoço incluem o proeminente esternocleidomastóideo, o levantador da escápula e os escalenos anterior, posterior e médio (Figuras 9.24 a 9.26). A contração bilateral do esternocleidomastóideo pode resultar em flexão do pescoço ou extensão da cabeça, e a contração

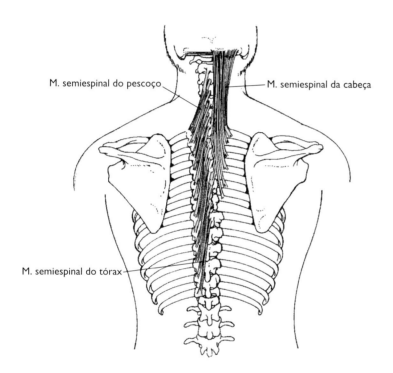

Figura 9.22
Grupo semiespinal.

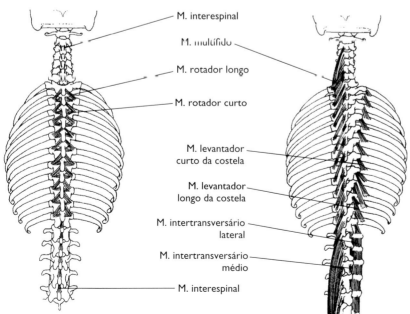

Figura 9.23
Músculos espinais profundos.

Figura 9.24

Músculo esternocleidomastóideo.

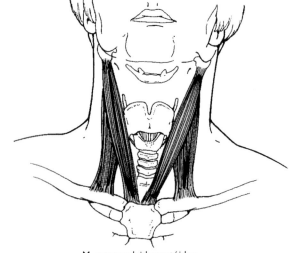

M. esternocleidomastóideo

Figura 9.25

Músculo levantador da escápula.

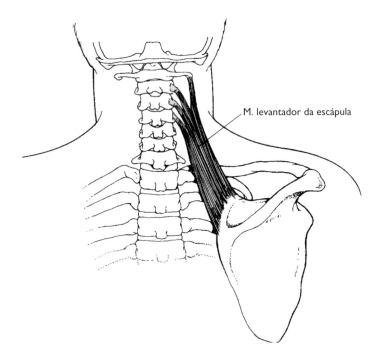

M. levantador da escápula

Figura 9.26

Músculos escalenos.

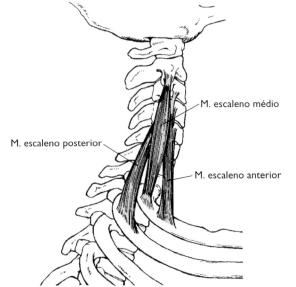

M. escaleno posterior
M. escaleno médio
M. escaleno anterior

unilateral produz flexão lateral para o mesmo lado ou rotação para o lado oposto. O músculo levantador da escápula também pode contribuir para a flexão lateral do pescoço quando contrai unilateralmente com a escápula estabilizada. Os três músculos escalenos ajudam na flexão e na flexão lateral do pescoço, de acordo com o tipo de contração: bilateral ou unilateral.

Na região lombar, o quadrado do lombo e o psoas maior são músculos grandes, orientados lateralmente (Figuras 9.27 e 9.28). Esses músculos funcionam bilateralmente flexionando, e unilateralmente flexionando lateralmente a coluna lombar.

> Muitos músculos do pescoço e do tronco produzem flexão lateral quando contraem unilateralmente, mas produzem flexão ou extensão quando contraem bilateralmente.

Cargas sobre a coluna vertebral

As forças que atuam sobre a coluna vertebral incluem o peso corporal, a tensão nos ligamentos vertebrais e nos músculos circundantes, a pressão intra-abdominal e qualquer carga aplicada externamente. Quando o corpo está em

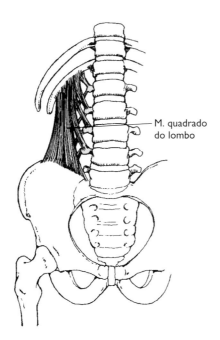

Figura 9.27
Músculo quadrado do lombo.

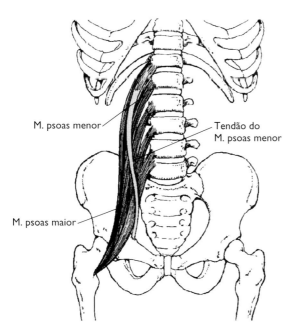

Figura 9.28
Músculo psoas.

Como os músculos espinais apresentam braços de momento pequenos, eles precisam desenvolver grandes forças para contrabalançar os torques de flexão produzidos pelo peso dos segmentos corporais e as cargas externas.

posição ereta, a principal forma de carga sobre a coluna vertebral é axial. Nessa posição, o peso corporal, qualquer carga mantida nas mãos e a tensão nos ligamentos e músculos circunjacentes contribuem para a compressão vertebral.

Durante a posição de pé, o centro de gravidade total do corpo está posicionado anteriormente à coluna vertebral, colocando-a sob um constante momento de curvatura para a frente (Figura 9.29). Para manter a posição corporal, esse torque precisa ser contrabalançado pela tensão nos músculos extensores da coluna vertebral. Conforme o tronco ou os braços são flexionados, os braços de momento crescentes desses segmentos corporais contribuem para o aumento do torque flexor e da tensão compensatória dos músculos extensores do tronco (Figura 9.30). Como os músculos apresentam braços de momento extremamente pequenos em relação às articulações vertebrais, eles precisam gerar

Figura 9.29

Como a linha da gravidade da cabeça, do tronco e dos membros superiores passa à frente da coluna vertebral, um torque anterior atua sobre a coluna vertebral.

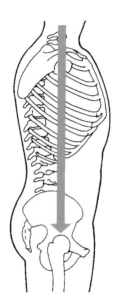

Figura 9.30

Os músculos das costas, com um braço de momento de aproximadamente 6 cm, precisam contrabalançar o torque produzido pelos pesos dos segmentos corporais mais a carga externa. Isso ilustra por que é aconselhável levantar e carregar objetos pesados próximo ao tronco.

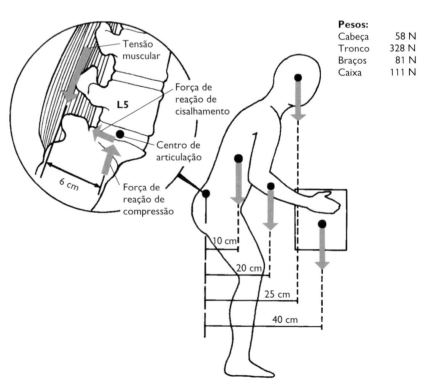

Torque na articulação vertebral L5-S1 criado pelos segmentos corporais e pela carga:
T = (328 N) (10 cm) + (81 N) (20 cm) + (58 N) (25 cm) + (111 N) (40 cm) = 10.790 N-cm.

grandes forças para contrabalançar os torques produzidos sobre a coluna vertebral pelo peso dos segmentos corporais e das cargas externas (Exemplo de Problema 9.1). Consequentemente, a principal força que atua sobre a coluna vertebral é, em geral, proveniente da atividade muscular. Em comparação à carga presente na posição ereta, a compressão da coluna lombar aumenta na posição sentada, aumenta ainda mais com a flexão vertebral e ainda mais ao sentar com má postura (Figura 9.31). Durante a posição sentada, a pelve é girada para trás e a lordose lombar normal tende a retificar, resultando em aumento da carga sobre os discos intervertebrais. Uma posição sentada relaxada aumenta ainda mais a carga sobre os discos. Foi mostrado que cadeiras projetadas ergonomicamente para fornecer apoio lombar e permitir uma inclinação discreta do assento para a frente, de modo que os quadris consigam sustentar mais peso, ajudam a reduzir a carga sobre a coluna vertebral.[31]

EXEMPLO DE PROBLEMA 9.1

Qual o montante de tensão que precisa ser produzido pelo eretor da espinha com um braço de momento de 6 cm a partir do centro da articulação L5-S1 para manter o corpo em uma posição de levantamento com os braços de momento dos segmentos especificados? (Os pesos dos segmentos são aproximados para uma pessoa de 600 N.)

Conhecido

Segmento	Peso	Braço de momento
Cabeça	50 N	22 m
Tronco	280 N	12 cm
Braços	65 N	25 cm
Caixa	100 N	42 cm
F_m		6 cm

Solução

Quando o corpo está em uma posição estática, a soma dos torques que atuam sobre qualquer ponto é zero. Em L5-S1:

$$\Sigma T_{L5\text{-}S1} = 0$$

$$0 = (F_m)(6 \text{ cm}) - [(50 \text{ N})(22 \text{ cm}) + (280 \text{ N})(12 \text{ cm}) + (65 \text{ N})(25 \text{ cm}) + (100 \text{ N})(42 \text{ cm})]$$

$$0 = (F_m)(6 \text{ cm}) - 10.285 \text{ Ncm}$$

$$F_m = 1.714 \text{ N}$$

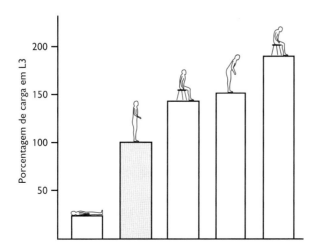

Figura 9.31

A carga sobre o terceiro disco lombar durante a posição ereta (100%) é marcadamente reduzida em uma posição de supinação, mas aumenta em cada uma das outras posições mostradas. Fonte: Nachemson, A. "Towards a better understanding of back pain: A review of the mechanics of the lumbar disc," *Rheumatology and Rehabil* 14:129, 1975.

> O peso corporal produz cisalhamento e compressão sobre a coluna lombar.

A pressão nos discos lombares muda significativamente com a posição e a carga corporal, mas é relativamente constante ao longo das diferentes regiões da coluna vertebral.[41] Durante a carga estática, os discos se deformam com o passar do tempo, transferindo uma parte maior da carga para as articulações zigapofisárias. Em condições dinâmicas, as articulações zigapofisárias e os ligamentos compartilham as cargas exercidas na coluna vertebral, com trocas de carga ocorrendo entre essas estruturas.[36] Após 30 min de flexão vertebral repetitiva, como pode ocorrer em uma tarefa de levantamento, a rigidez geral da coluna vertebral é diminuída e a deformação dos discos em combinação com o alongamento dos ligamentos vertebrais resulta em padrões alterados de carga que podem predispor o indivíduo à lombalgia.[40]

Durante a posição ereta, o peso corporal também carrega a coluna vertebral com cisalhamento. Isso é particularmente verdadeiro na coluna lombar, em que o cisalhamento faz com que a vértebra tenda a se deslocar anteriormente em relação à vértebra adjacente inferior (Figura 9.32). Como poucas fibras dos principais extensores espinais são paralelas à coluna vertebral, conforme a tensão nesses músculos aumenta, tanto a compressão quanto o cisalhamento nas articulações vertebrais e nas articulações zigapofisárias aumentam. Entretanto, felizmente, o componente de cisalhamento produzido pela contração muscular na região lombar é direcionado para trás, de forma que ele contrabalança o cisalhamento direcionado para a frente produzido pelo peso corporal. O cisalhamento é uma força dominante sobre a coluna vertebral durante a flexão e também durante atividades que requeiram inclinação do tronco para trás, como nos movimentos de escora do iatismo. Embora o significado relativo da compressão e do cisalhamento sobre a coluna vertebral seja pouco compreendido, acredita-se que o estresse de cisalhamento excessivo contribua para a formação de hérnias de disco.

A tensão nos extensores do tronco aumenta com a flexão até que a coluna vertebral se aproxime da flexão completa, quando então esta desaparece abruptamente. Foi demonstrado que isso ocorre em 57% da flexão máxima do quadril e em 84% da flexão vertebral máxima.[16] Nesse ponto, os ligamentos vertebrais posteriores sustentam completamente o torque de flexão. A inatividade dos extensores vertebrais em flexão total é chamada de **fenômeno de relaxamento em flexão**. Infelizmente, quando a coluna vertebral está em flexão total, a tensão nos ligamentos interespinais contribui significativamente para a força de cisalhamento anterior e aumenta a carga sobre as articulações zigapofisárias.

Quando a coluna vertebral sofre flexão lateral e giro axial, é necessário um padrão muito mais complexo de ativação dos músculos do tronco do que para a flexão e a extensão. Pesquisadores estimam que, enquanto 50 Nm de torque

Fenômeno de relaxamento em flexão
Condição na qual, quando a coluna está em flexão total, os músculos extensores da coluna vertebral relaxam e o torque de flexão é sustentado pelos ligamentos vertebrais.

Figura 9.32

O peso corporal durante a posição de pé produz componentes de cisalhamento (Fs) e de compressão (Fc) sobre a coluna lombar. (Observe que a soma dos vetores Fs e Fc é peso.)

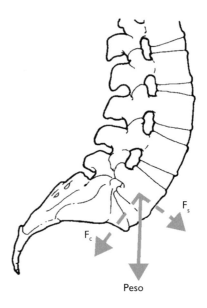

de extensão geram 800 N de compressão sobre a articulação vertebral L4-L5, 50 Nm de torque de flexão lateral e de giro axial geram, respectivamente, 1.400 N e 2.500 N de compressão sobre a articulação.[34] A tensão nos músculos antagonistas do tronco produz uma parte significativa dessas cargas maiores. Carga assimétrica no plano frontal sobre o tronco também aumenta as cargas compressiva e de cisalhamento sobre a coluna vertebral por causa do momento de inclinação lateral adicional.

Outro fator que afeta a carga vertebral é a velocidade do movimento corporal. Foi demonstrado que a execução de um levantamento de peso de forma rápida e descuidada aumenta drasticamente as forças de compressão e de cisalhamento sobre a coluna vertebral, bem como a tensão nos músculos paravertebrais. Essa é uma das razões por que os exercícios de treinamento de resistência precisam ser sempre realizados de maneira lenta e controlada. A maximização da suavidade do padrão de movimentos da carga externa atua minimizando os picos de força compressiva sobre a articulação lombossacral. Entretanto, quando levantam cargas moderadas que estão posicionadas de modo inadequado, os trabalhadores habilidosos podem ser capazes de reduzir a carga sobre a coluna vertebral trazendo o peso para perto do corpo e, então, transferindo o momento do giro do tronco para a carga (ver Capítulo 14).[34]

A velha máxima de levantar com as pernas e não com as costas se refere ao conselho para minimizar a flexão do tronco e diminuir, assim, o torque gerado pelo peso corporal sobre a coluna vertebral. Entretanto, os limites físicos da tarefa de levantar peso e o custo fisiológico adicional do levantamento com o uso da perna em relação ao levantamento com o uso das costas fazem com que esse conselho seja pouco prático. Um foco de atenção mais importante para as pessoas que realizam levantamentos de peso pode ser a manutenção da curvatura lombar normal em vez do aumento da lordose lombar ou permitir que a coluna lombar se flexione (Figura 9.33). A manutenção de uma curvatura normal ou discretamente retificada permite que os músculos extensores lombares ativos compensem parcialmente o cisalhamento anterior produzido pelo peso corporal (como foi discutido) e carreguem uniformemente os discos lombares em vez de aplicarem uma carga tênsil sobre a parte posterior do anel fibroso desses discos.[44] Alternativamente, uma postura lombar lordótica aumenta a carga sobre a parte posterior dos anéis fibrosos e sobre as articulações zigapofisárias, enquanto a flexão lombar completa modifica a linha de ação dos músculos extensores lombares, de modo que eles não conseguem contrabalançar efetivamente o cisalhamento anterior.[13] A carga de cisalhamento anterior sobre a coluna lombar foi associada ao aumento do risco de lombalgia.[45]

Quando é necessário pegar algo do chão, os pacientes com lombalgia, com frequência, colocam instintivamente uma mão na coxa para apoiar parte do peso do tronco enquanto se inclinam para frente. Um estudo recente mostrou que essa prática reduz significativamente a carga na região lombar durante o levantamento em várias técnicas diferentes de elevação.[24]

▼

A flexão e a rotação laterais geram cargas muito maiores sobre a coluna vertebral do que a flexão e a extensão.

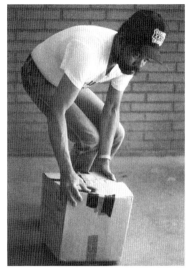

O levantamento de peso com torção precisa ser evitado porque ele impõe cerca de três vezes mais estresse sobre as costas do que o levantamento no plano sagital. ©Susan Hall.

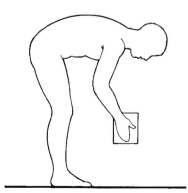
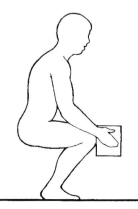

Figura 9.33

É aconselhável manter a curvatura lombar normal em vez de permitir que a coluna lombar flexione durante um levantamento de peso, como discutido no texto.

Pressão intra-abdominal
Acredita-se que a pressão na cavidade abdominal ajude a enrijecer a coluna lombar contra a deformação.

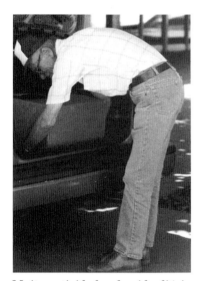

Muitas atividades da vida diária são estressantes para a região inferior das costas. As restrições do porta-malas fazem com que seja difícil levantar seu conteúdo com a coluna vertebral ereta. ©Susan Hall.

Um fator que já foi considerado aliviador da compressão sobre a coluna lombar é a **pressão intra-abdominal**. Pesquisadores sugeriram que a pressão intra-abdominal talvez funcionasse como um balão na cavidade abdominal para sustentar a coluna lombar por gerar uma força de tensão que compensaria parcialmente a carga compressiva (Figura 9.34). Esse pensamento foi corroborado pela observação de que a pressão intra-abdominal aumenta imediatamente antes do levantamento de uma carga pesada. Entretanto, cientistas descobriram que a pressão nos discos lombares de fato aumenta quando a pressão intra-abdominal aumenta. Agora parece que o aumento da pressão intra-abdominal pode ajudar a enrijecer o tronco para evitar que a coluna vertebral se deforme sob cargas compressivas.[11] Quando se sustenta uma carga instável, há aumento da coativação dos músculos antagonistas do tronco para contribuir para o enrijecimento vertebral.[51] Uma pesquisa mostrou que aumentos na pressão intra-abdominal produzem aumentos proporcionais no momento extensor do tronco.[21] Isso é valioso para a realização de uma tarefa como o levantamento de carga, porque os músculos extensores vertebrais precisam produzir momento extensor suficiente para superar o momento de flexão produzido pela inclinação do tronco para a frente, bem como pela carga que está sendo levantada à frente do corpo.

Carregar uma mochila ou bolsa pesada sobrecarrega a coluna vertebral, pois cargas mais pesadas requerem ajustes de postura que incluem a inclinação para a frente do tronco e da cabeça e a diminuição da lordose lombar. Uma pesquisa mostra que colocar a carga na parte de baixo da mochila e limitar essa carga a não mais do que 15% do peso corporal minimizam essas adaptações posturais.[6,12]

Lesões comuns das costas e do pescoço

Lombalgia

A lombalgia é um problema bastante prevalente; até 85% das pessoas experimentam lombalgia em algum momento durante suas vidas. A lombalgia só perde para o resfriado como causa de falta ao trabalho, e as lesões na coluna lombar são os motivos mais frequentes e mais caros de pedidos de indenização a trabalhadores dos EUA. Além disso, a incidência de lombalgia nos EUA tem aumentado acentuadamente há mais de uma década.[46] Isso possivelmente é resultado direto do aumento da incidência de sobrepeso e obesidade, que está significativamente associado à lombalgia tanto em homens quanto em mulheres de todas as idades.[19] A maior parte das lesões das costas também envolve a região lombar (Figura 9.35).

Figura 9.34

A pressão intra-abdominal, que aumenta frequentemente durante o levantamento, contribui para o enrijecimento da coluna lombar para ajudar a evitar a deformação.

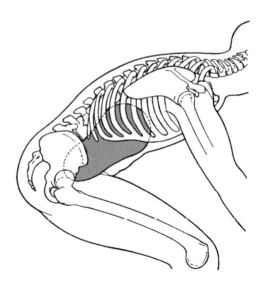

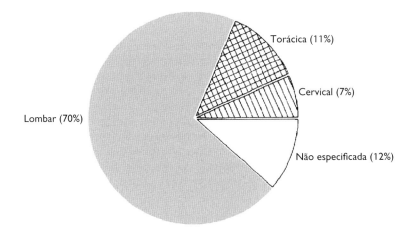

Figura 9.35

A maior parte das lesões nas costas que resultam em perda de dias de trabalho envolve a região lombar.

Embora os componentes psicológicos e sociais sejam um fator em alguns casos de lombalgia, tipicamente o estresse mecânico desempenha um papel desencadeante significativo no desenvolvimento da lombalgia. Talvez por causa de sua predominância em ocupações que envolvam o trabalho com materiais pesados, os homens com idade abaixo de 50 anos experimentam lombalgia com frequência quatro vezes maior do que as mulheres.[55]

A lombalgia é relativamente comum em crianças. Essa incidência aumenta com a idade, com aproximadamente 18% das crianças com lombalgia entre 14 e 16 anos de idade.[35] Tanto as crianças que são extremamente ativas (prática de esportes) quanto as que não são têm maior probabilidade de sentir lombalgia. A maioria dos casos é de origem musculoesquelética e autolimitada.[29] A lombalgia na adolescência está associada à recorrência da lombalgia na idade adulta.[20]

Não é surpreendente que atletas apresentem incidência muito maior de lombalgia do que não atletas, com mais de 9% dos atletas universitários de diferentes esportes recebendo tratamento para lombalgia.[17] A prática de futebol, basquete, lacrosse, beisebol, tênis e futebol americano tem sido associada ao aumento de risco de lombalgia em crianças e adolescentes.[26]

Como discutido no Capítulo 3, os padrões de carga que lesionam os tecidos podem envolver uma ou algumas repetições com grande carga ou numerosas repetições com pequena carga. A carga repetitiva, como a que ocorre no trabalho industrial, no desempenho esportivo e em trabalhos como dirigir caminhões, que envolvem vibração, pode produzir lombalgia.

Embora a estrutura óssea, os discos intervertebrais e os ligamentos contribuam para a estabilidade vertebral, foi demonstrado que os músculos circundantes são os principais contribuintes para a estabilidade espinal. Em especial, a coativação dos agonistas e dos antagonistas vertebrais funciona aumentando a rigidez dos segmentos móveis e aumentando a estabilidade vertebral.[15] McGill defende o treinamento de resistência para os músculos do tronco em vez do fortalecimento como uma medida profilática para a lesão lombar.[33]

Embora as lesões e algumas patologias conhecidas possam causar lombalgia, 60% das lombalgias são idiopáticas, de origem desconhecida. Os fatores de risco para a deficiência crônica por causa de lombalgia incluem comprometimento das raízes nervosas espinais, deficiência funcional substancial, dor generalizada e lesão prévia, com ausência prolongada no trabalho.[50] Entretanto, a maior parte das lombalgias é autolimitante, com 75% dos casos se resolvendo dentro de 3 semanas e taxa de recuperação de mais de 90% em 2 meses, com ou sem tratamento.

Os clínicos às vezes recomendam exercícios abdominais tanto como profilaxia quanto como tratamento da lombalgia. O raciocínio geral para essas prescrições é que músculos abdominais fracos podem não contribuir suficientemente para a estabilidade vertebral. Entretanto, os exercícios abdominais, mesmo quando realizados com os joelhos em flexão, geram cargas compressivas sobre a coluna lombar bem acima de 3.000 N.[33] Os exercícios abdominais parciais são a melhor alternativa quando promovem um grande desafio muscular abdominal, com compressão vertebral mínima.

Lesões nos tecidos moles

As contusões, as distensões musculares e os estiramentos de ligamentos compõem coletivamente as lesões mais comuns das costas, que contribuem para até 97% de toda a dor muscular na população em geral.[2] Esses tipos de lesão resultam tipicamente de uma pancada ou de sobrecarga sobre os músculos, particularmente os da região lombar. Os espasmos dolorosos e as contrações nodosas dos músculos das costas também podem se desenvolver como uma resposta simpática a lesões vertebrais e podem ser, na realidade, os sintomas de um problema oculto. Acredita-se que um mecanismo biomecânico seja responsável por esses espasmos musculares simpáticos, que atuam como um mecanismo protetor para imobilizar a área lesionada.

Fraturas agudas

As diferenças entre as forças desencadeantes determinam o tipo de fratura vertebral. As fraturas de processos transversos ou espinhosos podem resultar de uma contração extremamente potente dos músculos inseridos ou de uma forte pancada nas costas, que pode ocorrer durante a participação em esportes de contato, como futebol americano, rúgbi, futebol, basquete, hóquei e lacrosse. A causa mais comum de fraturas cervicais é o traumatismo indireto que envolve uma força aplicada na cabeça e no tronco em vez de na própria região cervical. O mecanismo mais comum de lesões cervicais é uma força axial no alto da cabeça com o pescoço em discreta flexão.[49] As fraturas nas vértebras cervicais resultam frequentemente de impactos na cabeça quando as pessoas mergulham em águas rasas ou realizam atividades de ginástica e de trampolim sem a supervisão adequada.

Grandes cargas compressivas (como as encontradas no halterofilismo ou no carregamento de materiais pesados) podem causar fraturas nas lâminas terminais vertebrais. Forças de impacto de grande intensidade podem resultar em fraturas por compressão anterior nos corpos vertebrais. Esse tipo de lesão geralmente está associado a acidentes automotivos, embora também possa resultar de impacto contra as laterais da pista de hóquei no gelo, bloqueios com a cabeça no futebol americano, colisões entre jogadores de beisebol ou impactos em tobogãs, moto de neve e balões de ar quente.

Como uma das funções da coluna vertebral é proteger a medula espinal, as fraturas vertebrais agudas são extremamente graves, com resultados possíveis incluindo a paralisia e a morte. Infelizmente, o aumento da participação em atividades de lazer está associado ao aumento da prevalência de lesões vertebrais. Sempre que uma fratura vertebral for uma possibilidade, apenas pessoas treinadas devem movimentar a vítima. As lesões vertebrais por estresse também podem resultar da aplicação repetitiva de forças relativamente modestas, como cabecear no futebol. Foi demonstrado que as alterações degenerativas na coluna cervical de jogadores de futebol ocorrem 10 a 20 anos antes daquelas na população em geral, com mudanças mais pronunciadas entre aqueles com mais anos de prática do jogo.[57]

As fraturas de costelas geralmente são causadas por pancadas recebidas durante acidentes ou durante a participação em esportes de contato. As fraturas de costela são extremamente dolorosas porque é exercida pressão sobre as costelas a cada inspiração. O dano aos tecidos moles subjacentes é uma complicação potencialmente grave nesse tipo de lesão.

Fraturas por estresse

O tipo mais comum de fratura vertebral é a fratura por estresse da parte interarticular, a região entre as faces articulares superior e inferior, que é a parte mais fraca do arco neural (Figura 9.36). Uma fratura da parte interarticular é chamada de **espondilólise**, variando a gravidade de fraturas com a espessura de um fio de cabelo até a separação completa do osso. Embora alguns defeitos da parte interarticular sejam congênitos, eles também são conhecidos por serem causados por estresse mecânico. Um mecanismo de lesão parece

Espondilólise

Presença de fratura na parte interarticular do arco vertebral.

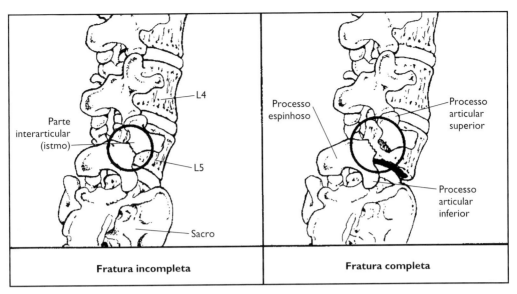

Figura 9.36 As fraturas por estresse na parte interarticular podem ocorrer unilateral ou bilateralmente e podem ou não resultar em separação completa.

envolver a carga axial repetitiva da coluna lombar quando ela está hiperestendida. A prevalência de espondilólise na população em geral é de 11,5%, e os homens são cerca de três vezes mais afetados do que as mulheres.[23]

Uma separação bilateral da parte interarticular, chamada **espondilolistese**, resulta no deslocamento anterior de uma vértebra em relação à vértebra abaixo dela (ver Figura 9.36). O local mais comum dessa lesão é a articulação lombossacral, e 90% dos deslocamentos ocorrem nesse nível. A espondilolistese com frequência é diagnosticada inicialmente em crianças de 10 a 15 anos de idade e é observada mais comumente entre meninos. A prevalência de espondilolistese aumenta da quinta até a oitava década de vida e afeta aproximadamente três vezes mais mulheres do que homens.[23]

Ao contrário do que ocorre com a maior parte das fraturas por estresse, a espondilólise e a espondilolistese tipicamente não se curam com o tempo, e tendem a persistir, especialmente quando não há interrupção da atividade esportiva. Indivíduos cujo esporte ou postura exijam hiperextensão contínua da coluna lombar são os principais candidatos para a espondilólise relacionada com o exercício. Aqueles particularmente suscetíveis a essa patologia incluem ginastas femininas, atacantes do futebol americano e halterofilistas, sendo altas as incidências também em jogadores de vôlei, atletas de salto com vara, lutadores, patinadores artísticos, dançarinos e remadores.[39] A espondilolistese degenerativa também é uma condição comum da coluna vertebral envelhecida, embora seus fatores causadores não sejam conhecidos.

Hérnias de disco

A origem de aproximadamente 1 a 5% da dor nas costas é a hérnia de disco, que consiste na protrusão de parte do núcleo pulposo a partir do anel fibroso. As hérnias de disco podem ser traumáticas ou relacionadas com o estresse. Os locais mais comuns de protrusão estão entre a quinta e a sexta e a sexta e a sétima vértebra cervical, entre a quarta e a quinta vértebra lombar, e entre a quinta vértebra lombar e a primeira vértebra sacral. A maior parte ocorre na região posterior ou posterolateral do disco.

Embora o próprio disco não seja inervado e, portanto, não seja capaz de produzir a sensação de dor, nervos sensitivos suprem os ligamentos longitudinais anterior e posterior, os corpos vertebrais e a cartilagem articular das articulações zigapofisárias. Se a hérnia pressiona uma ou mais dessas estruturas, na medula espinal ou em um nervo espinal, pode ocorrer dor ou dormência.

Espondilolistese
Fratura bilateral completa da parte interarticular, resultando em deslocamento anterior da vértebra.

▼
As fraturas relacionadas com o estresse da parte interarticular, a seção mais fraca do arco neural, são excepcionalmente comuns entre praticantes de esportes que envolvem hiperextensão repetitiva da coluna lombar.

▼
O termo deslocamento de disco é frequentemente utilizado para fazer referência ao disco com hérnia ou prolapso. Esse nome não é correto, pois os discos, como unidades intactas, não se deslocam.

As hérnias de disco não causam diminuição significativa na altura do espaço intervertebral, por isso não podem ser identificadas efetivamente por exames radiográficos. Em sua maior parte, as hérnias de disco lombares são tratadas de maneira conservadora, ou seja, sem cirurgia. Muitos indivíduos têm hérnias de disco sem estarem cientes, uma vez que não há sintomas. Para aqueles que apresentam sintomas de dor ou de déficits neurais menores, o tratamento inclui medicação, fisioterapia e, algumas vezes, infiltração lombar. Os casos mais graves que não respondem às opções de tratamento conservador são tratados com intervenções cirúrgicas, frequentemente discectomia lombar.

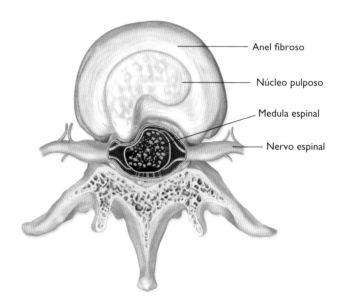

Vista superior de uma hérnia de disco, na qual se vê o material nuclear pressionando a medula espinal. ©McGraw-Hill Companies, Inc.

Lesões em chicote

Lesões em chicote da região cervical são relativamente comuns, com incidência de 4 para cada 1.000 indivíduos.[14] Tais lesões ocorrem tipicamente em colisões automobilísticas, quando o pescoço sofre aceleração e desaceleração bruscas. A força de cisalhamento e o momento de extensão na junção entre as regiões cervical e torácica são os mecanismos subjacentes que causam o movimento do pescoço e a lesão potencial.[47] Uma pesquisa sugere que as vértebras cervicais sofrem uma sequência de movimento anormal, embora existam variações diferentes no padrão, dependendo da direção e da velocidade do impacto, bem como, possivelmente, do gênero do indivíduo.[7] Entretanto, geralmente a coluna cervical apresenta uma forma de S, com os segmentos superiores em flexão e os inferiores em extensão.[10] Os músculos cervicais contraem rapidamente nessas situações, com potencial para a produção de contração excêntrica forçada.[7] É possível que ocorram lesões cervicais tanto altas quanto baixas. Os sintomas da lesão em chicote incluem dor no pescoço, dor muscular, dor ou dormência que irradiam do pescoço para os ombros, braços ou mãos e, em 50 a 60% dos casos, dor de cabeça.[48] As mulheres parecem estar em risco maior de lesão em chicote do que os homens por causa da menor rigidez de suas estruturas cervicais.

RESUMO

A coluna vertebral é composta por 33 vértebras que são divididas estruturalmente em 5 regiões: cervical, torácica, lombar, sacral e coccígea. Embora a maior parte das vértebras tenha um formato característico, existe uma progressão no tamanho vertebral e na orientação das articulações zigapofisárias ao longo da coluna vertebral.

Nas regiões cervical, torácica e lombar, cada par de vértebras adjacentes, incluindo os tecidos moles interpostos, é chamado de segmento móvel. Três articulações interligam as vértebras de cada segmento móvel. Os discos intervertebrais funcionam como amortecedores de impacto nas articulações vertebrais que sustentam cargas. Os pares direito e esquerdo das articulações zigapofisárias superior e inferior influenciam significativamente as capacidades de movimento dos segmentos móveis nos diferentes níveis da coluna vertebral.

Os músculos do pescoço e do tronco são nomeados em pares, um de cada lado do corpo. Esses músculos podem promover a flexão e/ou rotação lateral do tronco quando atuam unilateralmente, e a flexão ou extensão do tronco quando atuam bilateralmente.

As forças que atuam sobre a coluna vertebral incluem o peso corporal, a tensão nos ligamentos vertebrais e nos músculos circundantes, a pressão intra-abdominal, e qualquer carga aplicada externamente. Como apresentam braços de momento bastante pequenos em relação às articulações vertebrais, os músculos vertebrais precisam produzir grandes forças para contrabalançar os torques produzidos sobre a coluna vertebral pelo peso dos segmentos corporais e pelas cargas externas.

Como a coluna vertebral funciona como caixa protetora da medula espinal, as lesões vertebrais são graves. A lombalgia é o principal problema de saúde dos dias atuais e a principal causa de perda de dias de trabalho.

AUTOAVALIAÇÃO

1. Quais regiões da coluna vertebral contribuem mais para a flexão? Hiperextensão? Flexão lateral? Rotação?
2. Elabore um quadro listando os músculos da região cervical e classificando-os como anteriores, posteriores, mediais ou laterais ao centro da articulação. Observe que alguns músculos podem constar em mais de uma categoria. Identifique a ação ou as ações realizada(s) pelos músculos de cada categoria.
3. Elabore um quadro listando os músculos da região torácica e classificando-os como anteriores, posteriores, mediais ou laterais ao centro da articulação. Observe que alguns músculos podem constar em mais de uma categoria. Identifique a ação ou as ações realizada(s) pelos músculos de cada categoria.
4. Elabore um quadro listando os músculos da região lombar e classificando-os como anteriores, posteriores, mediais ou laterais ao centro da articulação. Observe que alguns músculos podem constar em mais de uma categoria. Identifique a ação ou as ações realizada(s) pelos músculos de cada categoria.
5. Como a capacidade de movimento do tronco poderia ser afetada se a região lombar fosse imóvel?
6. Quais são as consequências posturais de ter músculos abdominais extremamente fracos?
7. O fortalecimento é utilizado em conjunto com o condicionamento em vários esportes. O que você aconselharia em relação à postura da coluna vertebral durante o treinamento com peso?
8. Quais exercícios fortalecem os músculos das regiões anterior, lateral e posterior do tronco?

9. Por que o giro precisa ser evitado quando se realiza um levantamento de peso?
10. Resolva o Exemplo de Problema 9.1 utilizando os seguintes dados:

Segmento	Peso	Braço de momento
Cabeça	50 N	22 cm
Tronco	280 N	12 cm
Braços	65 N	25 cm
Caixa	100 N	42 cm

AVALIAÇÃO ADICIONAL

1. Explique como os movimentos pélvicos facilitam os movimentos vertebrais.
2. Quais exercícios devem ser prescritos para indivíduos com escoliose? Hiperlordose? Hipercifose?
3. Compare e diferencie os principais músculos que funcionam como agonistas durante a realização de exercícios abdominais com as pernas estendidas e com os joelhos flexionados. Os exercícios abdominais devem ser prescritos para um paciente com lombalgia? Explique por que sim ou por que não.
4. Por que os indivíduos que trabalham em uma mesa durante todo o dia desenvolvem lombalgia?
5. Explique por que a manutenção da curvatura lombar normal é vantajosa durante um levantamento de peso.
6. Formule uma teoria que explique por que a osteoporose está associada frequentemente ao aumento da cifose torácica.

BIOMECÂNICA BÁSICA

7. Formule uma teoria que explique por que a perda da flexibilidade vertebral de aproximadamente 50% é um resultado do processo de envelhecimento.
8. Quais são as consequências da perda de hidratação do disco intervertebral que acompanha o processo de envelhecimento?
9. Quais exercícios vertebrais são adequados para indivíduos idosos? Forneça uma explicação para suas escolhas.
10. Elabore um problema semelhante (mas não igual) ao Exemplo de Problema 9.1. Apresente um diagrama de corpo livre e uma solução para o seu problema.

LABORATÓRIO

NOME _____

DATA _____

1. Estude um modelo anatômico da coluna vertebral para localizar e identificar os principais ossos e fixações musculares.

Ossos da coluna vertebral

_____	_____
_____	_____
_____	_____
_____	_____
_____	_____

Ossos e ligamentos musculares da caixa torácica

Osso	Fixações musculares
_____	_____
_____	_____
_____	_____
_____	_____

Ossos e ligamentos musculares da cintura pélvica

Osso	Fixações musculares
_____	_____
_____	_____
_____	_____
_____	_____
_____	_____

2. Estude modelos anatômicos do tronco, joelho e tornozelo para localizar e identificar os principais músculos do tronco e seus pontos de fixação.

Músculos da região anterior do tronco

Músculo	Locais de fixação
_____	_____
_____	_____
_____	_____

Músculos da região posterior do tronco

Músculo	Locais de fixação
_____	_____
_____	_____
_____	_____
_____	_____

3. Utilizando um esqueleto ou um modelo anatômico da coluna vertebral, estude cuidadosamente as diferenças de tamanho e formato vertebrais entre as regiões cervical, torácica e lombar. Elabore um quadro que caracterize as diferenças entre as regiões e escreva um parágrafo explicando como a forma das vértebras em cada região está relacionada com suas funções.

Cervical	Torácica	Lombar
_____	_____	_____
_____	_____	_____
_____	_____	_____
_____	_____	_____
_____	_____	_____
_____	_____	_____

Explicação: _____
_____
_____
_____
_____

4. Após revisar o material no capítulo, explique quais tipos de atividades são mais passíveis de contribuir para a hérnia de disco.

Explicação: _____
_____
_____
_____
_____

5. A partir da vista lateral, filme um voluntário levantando objetos com peso leve, com peso médio e um objeto pesado. Que diferenças você observa na cinemática do levantamento? Escreva uma breve explicação sobre os seus achados.

Explicação: _____
_____
_____
_____
_____

REFERÊNCIAS BIBLIOGRÁFICAS

1. Ailon T, Shaffrey CI, Lenke LG, Harrop JS, and Smith JS: Progressive spinal kyphosis in the aging population, *Neurosurgery* 77:S164, 2015.
2. An HS, Jenis LG, and Vaccaro AR: Adult spine trauma. In Beaty JH and Rosemont IL (Eds): Orthopaedic knowledge update six. *American Academy of Orthopaedic Surgeons* 1999:653.
3. Belavý DL, Albracht K, Bruggemann GP, Vergroesen PP, and van Dieën JH: Can exercise positively influence the intervertebral disc? *Sports Med* 46:473, 2016.
4. Bogduk N and Mercer S: Biomechanics of the cervical spine, I: Normal kinematics, *Clin Biomech* 15:633, 2000.
5. Boswell CW and Ciruna B: Understanding idiopathic scoliosis: a new zebrafish school of thought, *Trends Genet* 33:183, 2017.
6. Brackley HM, Stevenson JM, and Selinger JC: Effect of backpack load placement on posture and spinal curvature in prepubescent children, *Work* 32:351, 2009.
7. Brault JR, Siegmund GP, and Wheeler JB: Cervical muscle response during whiplash: Evidence of a lengthening muscle contraction, *Clin Biomech* 15:426, 2000.
8. Chan WC, Sze KL, Samartzis D, Leung VY, and Chan D: Structure and biology of the intervertebral disk in health and disease, *Orthop Clin North Am* 42:447, 2011.
9. Chaudhry H, Ji Z, Shenoy N, and Findley T: Viscoelastic stresses on anisotropic annulus fibrosus of lumbar disk under compression, rotation and flexion in manual treatment, *J Bodyw Mov Ther* 13:182, 2009.
10. Chen HB, Yang KH, and Wang ZG: Biomechanics of whiplash injury, *Chin J Traumatol* 12:305, 2009.
11. Cholewicki J, Juluru K, and McGill SM: Intra-abdominal pressure mechanism for stabilizing the lumbar spine, *J Biomech* 32:13, 1999.
12. Connolly BH, Cook B, Hunter S, Laughter M, Mills A, Nordtvedt N, and Bush A: Effects of backpack carriage on gait parameters in children, *Pediatr Phys Ther* 20: 347, 2008.
13. Dolan P and Adams MA: Recent advances in lumbar spinal mechanics and their significance for modelling, *Clin Biomech* 16:S8, 2001.
14. Eck JC, Hodges SD, and Humphreys SC: Whiplash: A review of a commonly misunderstood injury, *Am J Med* 110:651, 2001.
15. Granata KP and Orishimo KF: Response of trunk muscle coactivation to changes in spinal stability, *J Biomech* 34:1117, 2001.
16. Gupta A: Analyses of myoelectrical silence of erectors spinae, *J Biomech* 34:491, 2001.
17. Hangai M, Kaneoka K, Okubo Y, Miyakawa S, Hinotsu S, Mukai N, Sakane M, and Ochiai N: Relationship between low back pain and competitive sports activities during youth, *Am J Sports Med* 38:791, 2010.
18. Hartman RA, Tisherman RE, Wang C, Bell KM, Lee JY, Sowa GA, and Kang JD: Mechanical role of the posterior column components in the cervical spine, *Eur Spine J* 25:2129, 2016.
19. Heuch I, Hagen K, Heuch I, Nygaard Ø, and Zwart JA: The impact of body mass index on the prevalence of low back pain: The HUNT study, *Spine* (Philadelphia, PA, 1976), 35:764, 2010.
20. Hill J and Keating J: Encouraging healthy spine habits to prevent low back pain in children: an observational study of adherence to exercise, *Physiotherapy* 102:229, 2016.
21. Hodges PW, Cresswell AG, Daggfeldt K, and Thorstensson A: In vivo measurement of the effect of intra-abdominal pressure on the human spine, *J Biomech* 34:347, 2001.
22. Jaumard NV, Welch WC, and Winkelstein BA: Spinal facet joint biomechanics and mechanotransduction in normal, injury and degenerative conditions, *J Biomech Eng* 133:071010, 2011.
23. Kalichman L, Kim DH, Li L, Guermazi A, Berkin V, and Hunter DJ: Spondylolysis and spondylolisthesis: Prevalence and association with low back pain in the adult community-based population, *Spine* (Philadelphia, PA, 1976), 34:199, 2009.
24. Kingma I, Faber G, and vanDieën J: Supporting the upper body with the hand on the thigh reduces back loading during lifting, *J Biomech* 49:881, 2016.
25. Kingsley MI, D'Silva LA, Jennings C, Humphries B, Dalbo VJ, and Scanlan AT: Moderate-intensity running causes intervertebral disc compression in young adults, *Med Sci Sports Exerc* 44:2199, 2012.
26. Ladenhauf HN, Fabricant PD, Grossman E, Widmann RF, and Green DW: Athletic participation in children with symptomatic spondylolysis in the New York area, *Med Sci Sports Exerc* 2013 Apr 3. [Epub ahead of print].
27. Lindh M: Biomechanics of the lumbar spine. In Nordin M and Frankel VH: *Basic biomechanics of the musculoskeletal system,* Philadelphia, 2012, Lippincott Williams and Wilkins.
28. Maas ET, Juch JN, Ostelo RW, Groeneweg JG, Kallewaard JW, Koes BW, Verhagen AP, Huygen FJ, and van Tulder MW: Systematic review of patient history and physical examination to diagnose chronic low back pain originating from the facet joints, *Eur J Pain* 21:403, 2017.
29. MacDonald J, Stuart E, and Rodenberg R: Musculoskeletal low back pain in school-aged children: a review, *JANA Pediatr* 171:280, 2017.
30. Macnab I and McCulloch J: *Backache* (2nd ed), Baltimore, 1990, Williams & Wilkins.
31. Makhsous M, Lin F, Bankard J, Hendrix RW, Hepler M, and Press J: Biomechanical effects of sitting with adjustable ischial and lumbar support on occupational low back pain: Evaluation of sitting load and back muscle activity, *BMC Musculoskelet Disord* 5:10, 2009.
32. Massey CJ, van Donkelaar CC, Vresilovic E, Zavaliangos A, and Marcolongo M: Effects of aging and degeneration on the human intervertebral disc during the diurnal cycle: A finite element study, *J Orthop Res* 30:122, 2012.
33. McGill SM: Low back stability: From formal description to issues for performance and rehabilitation, *Exerc Sport Sciences Rev* 29:26, 2001.
34. McGill SM and Norman RW: Low back biomechanics in industry: The prevention of injury through safer lifting. In Grabiner MD: *Current issues in biomechanics,* Champaign, IL, 1993, Human Kinetics.
35. Moreno M: Low back pain in children and adolescents, *JAMA Pediatr* 171:312, 2017.

36. Naserkhaki S, Jaremko J, Adeeb S, and El-Rich M: On the load-sharing along the ligamentous lumbosacral spine in flexed and extended postures: Finite element study, *J Biomech* 49:974, 2016.
37. Newell N, Little JP, Christou A, Adams MA, Adam CJ, and Masouros SD: Biomechanics of the human intervertebral disc: A review of testing techniques and results, *J Mech Biomed Mater* 69:420, 2017.
38. Nixon J: Intervertebral disc mechanics: A review, *J World Soc Med* 79:100, 1986.
39. Omey ML, Micheli LJ, and Gerbino PG 2nd: Idiopathic scoliosis and spondylolysis in the female athlete: Tips for treatment, *Clin Orthop* 372:74, 2000.
40. Parkinson RJ, Beach TAC, and Callaghan JP: The time-varying response of the in vivo lumbar spine to dynamic repetitive flexion, *Clin Biomech* 19:330, 2004.
41. Polga DJ, Beaubien BP, Kallemeier PM, Schellhas KP, Lew WD, Buttermann GR, and Wood KB: Measurement of in vivo intradiscal pressure in healthy thoracic intervertebral discs, *Spine* 29:1320, 2004.
42. Reilly T, Tynell A, and Troup JDG: Circadian variation in human stature, *Chronobiology Int* 1:121, 1984.
43. Salo PK, Häkkinen AH, Kautiainen H, and Ylinen JJ: Quantifying the effect of age on passive range of motion of the cervical spine in healthy working age women, *J Orthop Sports Phys Ther* 39:478, 2009.
44. Shirazi-Adl A and Parnianpour M: Effect of changes in lordosis on mechanics of the lumbar spine-lumbar curve fitting, *J Spinal Disord* 12:436, 1999.
45. Shojaei I, Vazirian M, Croft E, Nussbaum M, and Bazrgari B: Age related differences in mechanical demands imposed on the lower back by manual material handling tasks, *J Biomech* 49:896, 2016.
46. Skrzypiec DM, Bishop NE, Klein A, Püschel K, Morlock MM, and Huber G: Estimation of shear load sharing in moderately degenerated human lumbar spine, *J Biomech* 46:651, 2013.
47. Stemper BD, Yoganandan N, and Pintar FA: Kinetics of the head-neck complex in low-speed rear impact, *Biomed SciInstrum* 39:245, 2003.
48. Suissa S, Harder S, and Veilleux M: The relation between initial symptoms and signs and the prognosis of whiplash, *Eur Spine J* 10:44, 2001.
49. Torg JS, Guille JT, and Jaffe S: Current concepts review: Injuries to the cervical spine in American football players, *J Bone Joint Surg Am* 84:112, 2002.
50. Turner JA, Franklin G, Fulton-Kehoe D, Sheppard L, Stover B, Wu R, Gluck JV, and Wickizer TM: ISSLS prize winner: Early predictors of chronic work disability: A prospective, population-based study of workers with back injuries, *Spine* (Philadelphia, PA, 1976), 33:2809, 2008.
51. van Dieën JH, Kingma I, and van der Bug JCE: Evidence for a role of antagonistic cocontraction in controlling trunk stiffness during lifting, *J Biomech* 36: 1829, 2003.
52. Vergroesen P, van der Veen A, Emanuel K, van Dieën J, and Smit T: The poro-elastic behavior of the intervertebral disc: A new perspective on diurnal fluid flow, *J Biomech* 49:857, 2016.
53. Vismara L, Menegoni F, Zaina F, Galli M, Negrini S, and Capodaglio P: Effect of obesity and low back pain on spinal mobility: A cross sectional study in women, *J Neuroeng Rehabil* 18:7, 2010.
54. Wang F, Cai F, Shi R, Wang XH, and Wu XT: Aging and age related stresses: a senescence mechanism of intervertebral disc degeneration, *Osteoarthritis Cartilage* 24:398, 2016.
55. Waterman BR, Belmont PJ Jr, and Schoenfeld AJ: Low back pain in the United States: Incidence and risk factors for presentation in the emergency setting, *Spine J* 12:63, 2012.
56. White AA and Panjabi MM: *Clinical biomechanics of the spine,* Philadelphia, 1978, JB Lippincott.
57. Yildiran KA, Senkoylu A, and Korkusuz F: Soccer causes degenerative changes in the cervical spine, *Eur Spine J* 13:76, 2004.

LEITURA SUGERIDA

Gibbons J: *Functional anatomy of the pelvis and the sacroiliac joint: A practical guide*, Berkeley, 2017, North Atlantic Books.
Inclui informações detalhadas sobre como reconhecer a dor e os padrões disfuncionais que surgem da cintura pélvica, juntamente com técnicas para identificar e corrigir vários padrões prejudicados, além de exercícios funcionais que promovem a recuperação.

Klineberg E: *Adult lumbar scoliosis: A clinical guide to diagnosis and management,* New York, 2017, Springer.
Descreve estratégias não operatórias e operatórias, incluindo técnicas minimamente invasivas, descompressão, liberação anterior, osteotomia espinal, produtos biológicos e fixação proximal e distal, com ênfase nas diretrizes clínicas e nos desfechos do tratamento.

Taylor J: *The cervical spine: An atlas of normal anatomy and the morbid anatomy of ageing and injuries,* Philadelphia, 2017, Elsevier.
Fornece fotografias anatômicas e descrições detalhadas da coluna cervical, incluindo anatomia normal e variações anatômicas que acompanham o envelhecimento e diferentes lesões.

Wolfa C and Resnick D (Eds): *Neurosurgical operative atlas: spine and peripheral nerves,* New York, 2017, Thieme/AANS.
Apresenta um tutorial detalhado sobre os procedimentos cirúrgicos mais recentes realizados pelos principais cirurgiões de coluna vertebral.

SITES RELACIONADOS

Rothman Institute Orthopedics
http://www.rothmaninstitute.com
Inclui informação sobre a anatomia da coluna vertebral e problemas como escoliose, estenose espinal e doença degenerativa dos discos.

Southern California Orthopaedic Institute
http://www.scoi.com
Inclui links para descrições anatômicas e fotografias classificadas da coluna vertebral, bem como de laminectomia, microdiscectomia e escoliose.

The Mount Sinai Medical Center
http://www.mountsinai.org
Fornece links para informação sobre anatomia cervical, torácica e lombar, bem como para doenças e condições patológicas da coluna vertebral.

University of Washington Orthopaedic Physicians
http://www.orthop.washington.edu
Fornece radiografias e informações sobre lesões e condições patológicas comuns da coluna vertebral.

Wheeless' Textbook of Orthopaedics
http://www.wheelessonline.com
Fornece informações detalhadas, gráficos e literatura relacionada para todas as articulações.

PALAVRAS-CHAVE

Anel fibroso	Anel fibrocartilaginoso espesso que forma a porção externa do disco intervertebral.
Curvaturas primárias da coluna vertebral	Curvaturas que estão presentes ao nascimento.
Curvaturas secundárias da coluna vertebral	Curvaturas que não se desenvolvem até que o peso do corpo comece a ser sustentado nas posições sentada e ereta.
Escoliose	Curvatura vertebral lateral.
Espondilólise	Presença de fratura na parte interarticular do arco vertebral.
Espondilolistese	Fratura bilateral completa da parte interarticular, resultando em deslocamento anterior da vértebra.
Fenômeno de relaxamento em flexão	Condição na qual, quando a coluna está em flexão total, os músculos extensores da coluna vertebral relaxam e o torque de flexão é sustentado pelos ligamentos vertebrais.
Hipercifose	Curvatura extrema na região torácica da coluna vertebral.
Hiperlordose	Curvatura extrema na região lombar da coluna vertebral.
Ligamento amarelo	Ligamento que conecta as lâminas de vértebras adjacentes, caracterizado por sua elasticidade.
Núcleo pulposo	Gel coloidal com alto teor de fluido, localizado no anel fibroso do disco intervertebral.
Pré-estresse	Estresse sobre a coluna vertebral produzido pela tensão nos ligamentos em repouso.
Pressão intra-abdominal	Acredita-se que a pressão na cavidade abdominal ajude a enrijecer a coluna lombar contra a deformação.
Segmento móvel	Duas vértebras adjacentes e os tecidos moles associados; a unidade funcional da coluna vertebral.

CAPÍTULO

Cinemática Linear do Movimento

10

Ao término deste capítulo, você será capaz de:

Discutir as relações entre as variáveis cinemáticas

Associar corretamente as grandezas cinemáticas lineares às suas unidades de medida

Identificar e descrever os efeitos dos fatores que regem a trajetória de um projétil

Explicar por que os componentes horizontais e verticais do movimento de projétil são analisados separadamente

Distinguir entre as grandezas médias e instantâneas e identificar as circunstâncias sob as quais cada uma é uma grandeza de interesse

Selecionar e utilizar equações adequadas para resolver problemas relacionados com a cinemática linear.

©Vaara/iStock/Getty Images RF

Por que a aceleração de um velocista é próxima de zero no meio de uma corrida? Como o tamanho do pé de um dançarino afeta o tempo que um coreógrafo precisa alocar para um salto? A que ângulo um peso ou um dardo precisa ser arremessado para alcançar a distância máxima? Por que uma bola arremessada horizontalmente alcança o chão ao mesmo tempo que uma bola que cai da mesma altura? Todas essas questões estão relacionadas com as características cinemáticas de uma forma pura de movimento: o movimento linear. Este capítulo introduz o estudo da mecânica do movimento humano por meio de uma discussão sobre as grandezas cinemáticas lineares e do movimento de projétil.

Grandezas cinemáticas lineares

Cinemática
A forma, o padrão ou a sequência do movimento em relação ao tempo.

A **cinemática** é a geometria, o padrão ou a forma do movimento em relação ao tempo. A cinemática, que descreve a aparência do movimento, é diferente da cinética, as forças associadas ao movimento. A cinemática linear envolve o formato, o tipo, o padrão e a sequência do movimento linear ao longo do tempo, sem referência particular às forças que causam ou resultam do movimento.

Análises cinemáticas cuidadosas do desempenho são valiosas para médicos, professores de educação física e treinadores. Quando as pessoas aprendem uma nova habilidade motora, o processo de aprendizagem é refletido por uma modificação progressiva na cinemática do movimento. Isso é particularmente verdadeiro para crianças pequenas, cuja cinemática de movimento se modifica com as mudanças normais na antropometria e na coordenação neuromuscular que acompanham o crescimento. Do mesmo modo, quando um paciente se reabilita de uma articulação lesionada, o fisioterapeuta ou o médico buscam o retorno gradual da cinemática normal da articulação.

A cinemática abrange ambas as formas de análise, quantitativa e qualitativa. Por exemplo, a descrição qualitativa da cinemática de um chute de futebol implica a identificação das principais ações articulares, incluindo a flexão do quadril, a extensão do joelho e, possivelmente, a flexão plantar no tornozelo. Uma análise cinemática qualitativa mais detalhada também pode descrever a sequência precisa e a sequência de movimento dos segmentos corporais, que traduz o grau de habilidade evidente por parte do jogador. Embora a maioria das avaliações do movimento humano seja realizada qualitativamente por meio de observações, algumas vezes a análise quantitativa é adequada. Os fisioterapeutas, por exemplo, frequentemente mensuram a amplitude de movimento de uma articulação lesionada para determinar a amplitude de movimento necessária aos exercícios. Quando um treinador mensura o desempenho de um atleta no arremesso de peso ou no salto em distância, esta também é uma medida quantitativa.

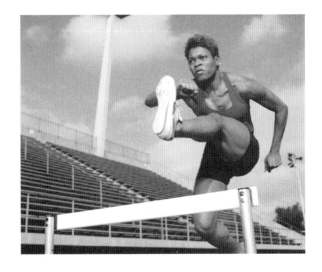

A cinemática do movimento também é chamada de forma ou técnica. ©Chad Baker/Jason Reed/Ryan McVay/Photodisc/Getty Images RF.

Os biomecânicos do esporte com frequência estudam quantitativamente os fatores cinemáticos que caracterizam um desempenho de elite ou os fatores biomecânicos que podem limitar o desempenho de um atleta. Os pesquisadores descobriram que, por exemplo, velocistas de elite desenvolvem maiores velocidades vertical e horizontal a partir do bloco de partida em relação a velocistas bem treinados, mas não de elite.[3] Tanto durante a abordagem para uma cortada no vôlei quanto na partida para o salto de esqui são as sutilezas na abordagem cinemática que influenciam a altura do salto para a cortada e o comprimento do salto de esqui.[11,24] A análise cinemática das técnicas de tacada alta, lateral e baixa entre jogadores de elite de lacrosse masculino mostrou que é a técnica de tacada lateral que gera a maior velocidade da bola, não havendo diferença na precisão entre as técnicas.[15]

Entretanto, a maior parte dos estudos biomecânicos sobre a cinemática humana é realizada em atletas que não são de elite. Uma pesquisa cinemática mostrou que as crianças exibem estratégias para caminhar diferentes daquelas dos adultos, apresentando maior variabilidade cinemática e comportamento exploratório do que os adultos.[4] Em colaboração com especialistas de educação física adaptada, os biomecânicos documentaram os padrões cinemáticos característicos associados a condições relativamente comuns de deficiência, como a paralisia cerebral, a síndrome de Down e o acidente vascular. Os biomecânicos que estudam a propulsão da cadeira de rodas mostraram que os paraplégicos aumentam a inclinação do tronco para a frente e aumentam a frequência de impulsos com diminuição da velocidade de impulso ao propelir uma cadeira de rodas de forma rápida ou em uma subida.[7]

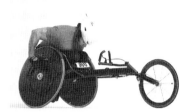

Os atletas em cadeira de rodas exibem uma característica inclinação do tronco para a frente ao correr ou subir um nível. ©Image Source RF.

Distância e deslocamento

Unidades de distância e de deslocamento são unidades de comprimento. No sistema métrico, a unidade de distância e de deslocamento mais comumente empregada é o **metro** (m). Um quilômetro corresponde a 1.000 m, um centímetro (cm) corresponde a 1/100 m e um milímetro (mm) corresponde a 1/1.000 m. No sistema inglês, as unidades comuns de comprimento são a polegada, o pé (0,30 m), a jarda (0,90 m) e a milha (1,61 km).

A distância e o deslocamento são medidos de maneira diferente. A distância é medida ao longo da trajetória do movimento. Quando um corredor completa uma volta e meia ao longo de uma pista de 400 m, a distância que ele percorreu é igual a 600 m (400 + 200) m. O **deslocamento linear** é medido em linha reta a partir da posição 1 para a posição 2, ou de uma posição inicial até uma posição final. Ao fim de uma volta e meia ao longo da pista, o deslocamento do corredor equivale ao comprimento da linha reta imaginária que atravessa a pista, conectando a posição inicial do corredor até a posição final do corredor na metade da pista (ver Autoavaliação 1). Ao completar duas voltas na pista, a distância percorrida é de 800 m. Entretanto, como as posições inicial e final são a mesma, o deslocamento do corredor equivale a zero. Quando um patinador se move em uma pista, a distância que ele percorre pode ser medida ao longo das marcas deixadas pelos patins. O deslocamento dos patins é medido ao longo da linha reta da posição inicial para a final no gelo (Figura 10.1).

Metro
Unidade internacional de comprimento mais comum, na qual o sistema métrico é fundamentado.

Deslocamento linear
Mudança na localização ou distância orientada entre as localizações inicial e final.

▼
O sistema métrico é o padrão de medida predominante nos principais países do mundo, com exceção dos EUA.

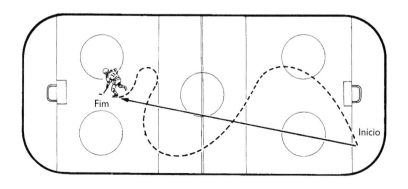

Figura 10.1

A distância que um patinador percorre pode ser medida a partir das marcas sobre o gelo. O deslocamento do patinador é mensurado em linha reta da posição inicial para a posição final.

Outra diferença é que a distância é uma grandeza escalar, enquanto o deslocamento é uma grandeza vetorial. Consequentemente, o deslocamento inclui mais do que apenas o comprimento da linha entre as duas posições. Igualmente importante é a *direção* em que ocorre o deslocamento. A direção de um deslocamento relaciona a posição final e a posição inicial. Por exemplo, o deslocamento de um iate que navegou 900 m em zigue-zague para o sul seria identificado como 900 m para o sul.

A direção de um deslocamento poderia ser indicada de diferentes maneiras, igualmente aceitáveis. As direções da bússola, como sul e nordeste, e os termos *esquerda/direita*, *para cima/para baixo* e *positivo/negativo* são todas classificações adequadas. A direção positiva é definida tipicamente como para cima e/ou para a direita, sendo a negativa considerada para baixo e/ou para a esquerda. Isso permite a indicação da direção utilizando os sinais de mais e menos. O mais importante é manter a coerência no uso do sistema ou da convenção adotados para a indicação de direção em determinado contexto. Seria confuso descrever um deslocamento como 500 m para o norte, seguido por 300 m para a direita.

Dependendo da situação, tanto a distância quanto o deslocamento podem ser a grandeza de interesse mais importante. Muitas corridas de 5 km e de 10 km são planejadas de modo que a linha de chegada esteja a apenas um ou dois quarteirões de distância da linha de partida. Os participantes dessas corridas em geral estão interessados no número de quilômetros de distância percorrida ou no número de quilômetros que falta percorrer conforme eles avançam na corrida. O conhecimento do deslocamento não é particularmente interessante durante esse tipo de evento. Entretanto, em outras situações o deslocamento é mais importante. Por exemplo, competições de triátlon podem envolver natação cruzando um lago. Como a natação em linha perfeitamente reta através do lago é virtualmente impossível, a distância real que o nadador percorre é, de certo modo, maior do que a largura do lago (Exemplo de Problema 10.1). Entretanto, o percurso é planejado de maneira que o comprimento do percurso de natação identificado equivalha ao comprimento do deslocamento entre os pontos de entrada e de saída do lago.

As magnitudes de deslocamento e de distância percorridas podem ser idênticas. Quando um esquiador de *cross-country* percorre uma trilha reta entre as árvores, a distância e o deslocamento percorridos são iguais. Entretanto, toda vez que o percurso do movimento não for retilíneo, a distância percorrida e o tamanho do deslocamento serão diferentes.

> ▼
>
> A distância percorrida e o deslocamento podem ser iguais para um determinado movimento. Ou a distância pode ser maior do que o deslocamento, mas o inverso nunca é verdade.

Rapidez e velocidade

Duas grandezas que comparam distância e deslocamento linear são rapidez e **velocidade linear**. Esses termos são frequentemente utilizados como sinônimos na linguagem comum, mas, em mecânica, têm significados precisos e diferentes. A *rapidez*, uma grandeza escalar, é definida como a distância percorrida dividida pelo tempo gasto no percurso:

$$\text{velocidade} = \frac{\text{Comprimento (ou distância)}}{\text{Mudança no tempo}}$$

A *velocidade* (v) é a variação de posição, ou deslocamento, que ocorre durante um intervalo de tempo:

$$v = \frac{\text{Mudança na posição (ou deslocamento)}}{\text{Mudança no tempo}}$$

Velocidade linear
Taxa de mudança na localização.

Como a letra grega maiúscula delta (Δ) é comumente utilizada em expressões matemáticas com o significado de "variação", segue uma versão curta das relações, com t representando o tempo que se passou durante a medida da velocidade:

$$v = \frac{\Delta \text{ posição}}{\Delta \text{ tempo}} = \frac{d}{\Delta t}$$

> ▼
>
> Deslocamento e velocidade são equivalentes vetoriais das grandezas vetoriais de distância e rapidez.

EXEMPLO DE PROBLEMA 10.1

Um nadador atravessa um lago com 0,9 km de largura em 30 min. Qual foi sua velocidade média? Sua rapidez média pode ser calculada?

Conhecido

Após ler o problema cuidadosamente, o próximo passo é esboçar a situação do problema, mostrando todas as quantidades conhecidas ou que podem ser deduzidas a partir do enunciado do problema.

$$t = 30 \text{ min } (0,5 \text{ h})$$

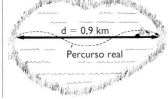

Solução

Nessa situação, sabemos que o deslocamento do nadador é de 0,9 km. Entretanto, nada sabemos sobre o percurso exato que pode ter sido seguido. O próximo passo é identificar a fórmula adequada a ser utilizada para descobrir a grandeza desconhecida, que é a velocidade:

$$v = \frac{d}{t}$$

As grandezas conhecidas podem ser preenchidas para resolvermos a velocidade:

$$v = \frac{0,9 \text{ km}}{0,5 \text{ h}}$$
$$= 1,8 \text{ km/h}$$

A rapidez é calculada como a distância dividida pelo tempo. Embora saibamos o tempo levado para atravessar o lago, não sabemos nem podemos deduzir, a partir da informação dada, a distância exata percorrida pelo nadador. Assim, sua rapidez não pode ser medida.

Outra maneira de expressar a mudança na posição é posição$_2$ − posição$_1$, em que posição$_1$ representa a posição do corpo em um ponto temporal e posição$_2$ representa a posição corporal em um ponto posterior:

$$\text{Velocidade} = \frac{\text{posição}_2 - \text{posição}_1}{\text{tempo}_2 - \text{tempo}_1}$$

Como a velocidade baseia-se no deslocamento, ela também é uma grandeza vetorial. Consequentemente, a descrição da velocidade precisa incluir uma indicação tanto de direção quanto de magnitude do movimento. Se a direção do movimento for positiva, a velocidade será positiva; se a direção for negativa, a velocidade será negativa. Uma mudança na velocidade de um corpo pode representar uma mudança na sua rapidez, na direção do movimento, ou em ambas.

Sempre que duas ou mais velocidades atuam, as leis vetoriais algébricas regem a velocidade e a direção finais do movimento resultante. Por exemplo, o percurso feito de fato por um nadador que atravessa um rio é determinado pela soma vetorial da rapidez do nadador na direção desejada e da velocidade da corrente do rio (Figura 10.2). O Exemplo de Problema 10.2 ilustra essa situação.

As unidades de rapidez e de velocidade são unidades de comprimento divididas por unidades de tempo. No sistema métrico, as unidades comuns para rapidez e velocidade são metros por segundo (m/s) e quilômetros por hora (km/h).

▼
Unidades de rapidez e de velocidade são sempre unidades de comprimento divididas por unidades de tempo.

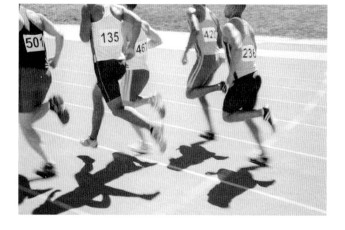

A velocidade da corrida é o produto do comprimento da passada e da frequência das passadas. ©Tom Merton/Caiaimage/Getty Images RF.

Figura 10.2

A velocidade de um nadador em um rio é a soma vetorial da velocidade do nadador e da velocidade da corrente.

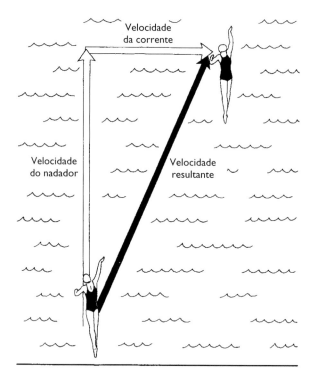

Entretanto, qualquer unidade de comprimento dividida por qualquer unidade de tempo fornece uma unidade aceitável de rapidez e de velocidade. Por exemplo, uma rapidez de 5 m/s pode ser expressa como 5.000 mm/s ou 18.000 m/h. Em geral, é mais prático selecionar unidades que resultarão na expressão da grandeza na menor forma, mais manejável.

Na marcha humana, a velocidade é o produto do comprimento das passadas pela frequência das passadas. Adultos com pressa tendem a caminhar com passadas de comprimento e frequência maiores do que os das passadas que eles utilizam em circunstâncias de lazer.

Durante a corrida, uma variável cinemática como o comprimento da passada não é simplesmente uma função da altura do corpo do corredor, mas também é influenciada por composição das fibras musculares, calçado, nível de fadiga, histórico de lesões, e inclinação (grau) e rigidez da superfície de corrida. Corredores que competem em ritmo lento tendem a aumentar a velocidade principalmente aumentando o comprimento da passada, e comprovou-se que, entre corredores de longa distância, o aumento do comprimento da passada pode promover mais economia de corrida.[21] Em velocidades de corrida maiores, os corredores amadores contam mais com o aumento da frequência das passadas para o aumento da velocidade (Figura 10.3). Correr sobre superfícies em aclive

EXEMPLO DE PROBLEMA 10.2

Uma nadadora se orienta perpendicularmente às margens paralelas de um rio. Se a velocidade assumida por ela for de 2 m/s e a velocidade da corrente for de 0,5 m/s, qual será a velocidade resultante? Quão longe ela precisa ir de fato para chegar à outra margem do rio, que está a 50 m de distância?

Solução

Um diagrama é desenhado mostrando representações vetoriais das velocidades da nadadora e da corrente:

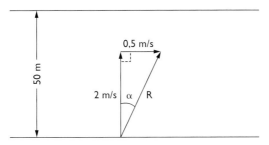

A velocidade resultante pode ser encontrada graficamente pela medida do comprimento e da orientação da resultante vetorial das duas velocidades dadas:

$$R \approx 2{,}1 \text{ m/s}$$
$$\alpha \approx 15°$$

A velocidade resultante também pode ser encontrada utilizando-se relações trigonométricas. A magnitude da velocidade resultante pode ser calculada utilizando-se o teorema de Pitágoras:

$$R^2 = (2 \text{ m/s})^2 + (0{,}5 \text{ m/s})^2$$
$$R^2 = \sqrt{(2 \text{ m/s})^2} + \sqrt{(0{,}5 \text{ m/s})^2}$$
$$= 2{,}06 \text{ m/s}$$

A direção da velocidade resultante pode ser calculada utilizando-se a lei dos cossenos:

$$R \cos \alpha = 2 \text{ m/s}$$
$$(2{,}06 \text{ m/s}) \cos \alpha = 2 \text{ m/s}$$
$$\alpha = \arccos\left(\frac{2 \text{ m/s}}{2{,}06 \text{ m/s}}\right)$$
$$= 14°$$

Se a nadadora atravessa em linha reta na direção de sua velocidade resultante, a lei dos cossenos pode ser utilizada para calcular seu deslocamento resultante:

$$D \cos \alpha = 50 \text{ m}$$
$$D \cos 14 = 50 \text{ m}$$
$$D = 51{,}5 \text{ m}$$

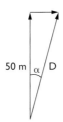

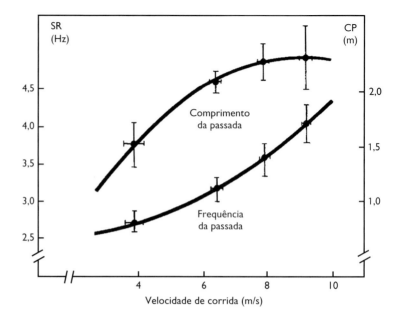

Figura 10.3
Mudanças no comprimento e na frequência das passadas com a velocidade da corrida. Fonte: Luhtanen, P., and Komi, P.V. "Mechanical factors influencing running speed." In Asmussen, E., and Jorgensen, K., eds, *Biomechanics VI-B*, Baltimore, University Park Press, 1978.

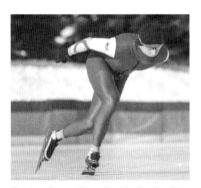

Patinadores de velocidade de elite variam estrategicamente a velocidade durante uma corrida. ©JMichl/Getty Images RF.

Aceleração linear
Taxa de mudança na velocidade linear.

ou declive tende a aumentar ou diminuir, respectivamente, a rapidez da corrida, sendo essas diferenças uma função principalmente do aumento ou da diminuição do comprimento das passadas.[17] A presença de fadiga tende a resultar em aumento da frequência de passadas e em diminuição do comprimento das passadas.[8]

Como a maximização da rapidez é o objetivo de todas as competições de corrida, os biomecânicos do esporte têm focado nas características cinemáticas que parecem acompanhar os melhores desempenhos em competições de corrida, esqui, patinação, ciclismo, natação e remo. Uma pesquisa mostra que corredores de elite são diferenciados de outros participantes habilidosos por manterem uma posição mais ereta do tronco, o que sugere um uso mais eficiente dos quadris durante a corrida.[18] No esqui *cross-country*, o uso da técnica de esqui em pistas internacionais produz tempos aproximadamente 10% mais rápidos que com as técnicas clássicas.[5] Esquiadores de longas distâncias de elite adotam a estratégia de iniciar as corridas mais rapidamente e esquiar progressivamente mais devagar, embora completem todas as voltas mais rápido do que os esquiadores de velocidade que não são de elite; geralmente optam por um início rápido em corridas de 500 m e um ritmo acelerado a partir dos 650 m até o final nas competições de 1.000 m como uma estratégia ótima para corridas com diferentes distâncias.[16] Uma pesquisa adicional mostra que nadadores de peito de elite deslizam por períodos mais longos do que nadadores menos habilidosos.[19]

Quando os desempenhos de corrida são analisados, as comparações em geral baseiam-se no ritmo em vez de na rapidez ou velocidade. O *ritmo* é o inverso da rapidez. Em vez de unidades de distância divididas por unidades de tempo, o ritmo é apresentado como unidades de tempo divididas por unidades de distância. O ritmo é o tempo necessário para percorrer determinada distância e é quantificado comumente como minutos por quilômetro ou minutos por milha.

Aceleração

Todos estão cientes de que a consequência de pisar ou soltar o pedal do acelerador de um automóvel normalmente resulta em mudança na rapidez do automóvel (e na velocidade). A **aceleração linear** (a) é definida como a taxa de mudança na velocidade ou a mudança na velocidade durante determinado intervalo de tempo (t):

$$a = \frac{\text{Mudança na velocidade}}{\text{Mudança de tempo}} = \frac{\Delta v}{\Delta t}$$

Outra maneira de expressar a mudança na velocidade é $v_2 - v_1$, em que v_1 representa a velocidade em um ponto do tempo, e v_2 representa a velocidade em um ponto mais tardio:

$$a = \frac{v_2 - v_1}{\Delta t}$$

As unidades de aceleração são unidades de velocidade divididas por unidades de tempo. Se um carro aumenta sua velocidade em 1 km/h a cada segundo, sua aceleração é de 1 km/h/s. Se um esquiador aumenta sua velocidade em 1 m/s a cada segundo, sua aceleração é de 1 m/s/s. Em termos matemáticos, é mais simples expressar a aceleração do esquiador como 1 m/s ao quadrado (1 m/s²). Uma unidade comum de aceleração do sistema métrico é m/s².

A aceleração é a taxa de mudança na velocidade ou o grau com que a velocidade se modifica em relação ao tempo. Por exemplo, um corpo que acelera em uma direção positiva a uma taxa constante de 2 m/s² está aumentando sua velocidade a 2 m/s a cada segundo. Se a velocidade inicial do corpo fosse zero, um segundo depois ela seria de 2 m/s, um segundo depois seria de 4 m/s, e um segundo depois seria de 6 m/s.

No uso geral, o termo *acelerando* significa aumentando a velocidade. Se v_2 for maior do que v_1, a aceleração é um número positivo e o corpo em movimento terá aumentado sua rapidez durante o período em questão. Entretanto, como algumas vezes é adequado qualificar a direção do movimento como positiva ou negativa, um valor positivo de aceleração pode não significar que o corpo está acelerando.

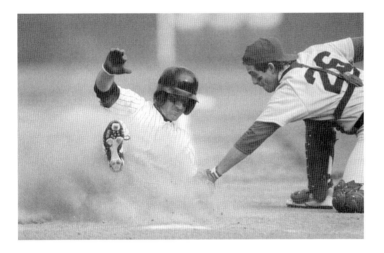

Deslizar até uma base envolve a aceleração negativa do corredor.
©David Madison/Getty Images RF.

Se a direção do movimento é descrita em outros termos que não positiva ou negativa, um valor de aceleração positivo indica que o corpo analisado está acelerando. Por exemplo, se a velocidade de um velocista é de 3 m/s quando ele deixa o bloco e é de 5 m/s um segundo mais tarde, o cálculo da aceleração gerará um número positivo. Como $v_1 = 3$ m/s, $v_2 = 5$ m/s e t = 1 s:

$$a = \frac{v_2 - v_1}{\Delta t}$$
$$= \frac{5 \text{ m/s} - 3 \text{ m/s}}{1 \text{ s}}$$
$$= 2 \text{ m/s}^2$$

Sempre que a direção do movimento for descrita em termos diferentes de positivo e negativo e v_2 for maior do que v_1, o valor da aceleração será um número positivo e o objeto em questão estará aumentando sua velocidade.

A aceleração também pode apresentar um valor negativo. Sempre que a direção do movimento for descrita em termos diferentes de positivo e negativo, a aceleração negativa indicará que o corpo em movimento está desacelerando ou sua velocidade está diminuindo. Por exemplo, quando um corredor desliza para parar sobre a base, a aceleração é negativa. Se a velocidade do corredor for de 4 m/s quando faz um deslizamento de 0,5 s que interrompe o movimento, $v_1 = 4$ m/s, $v_2 = 0$ e $t = 0,5$ s. A aceleração pode ser calculada da seguinte maneira:

$$a = \frac{v_2 - v_1}{t}$$
$$= \frac{0 - 4 \text{ m/s}}{0,5 \text{ s}}$$
$$= -8 \text{ m/s}^2$$

Sempre que v_1 for maior do que v_2 nesse tipo de situação, a aceleração será negativa. O Exemplo de Problema 10.3 fornece outra amostra de uma situação que envolve aceleração negativa.

EXEMPLO DE PROBLEMA 10.3

Uma bola de futebol está rolando pelo campo. Em $t = 0$, a bola tem uma velocidade instantânea de 4 m/s. Se a aceleração da bola for constante, a $-0,3$ m/s², quanto tempo a bola levará para parar completamente?

Conhecido

Após ler o problema cuidadosamente, o próximo passo é esboçar a situação problema, mostrando todas as grandezas conhecidas ou dadas pelo problema.

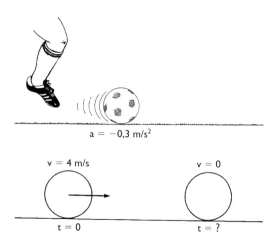

Solução

O próximo passo é identificar a fórmula adequada para encontrar a grandeza desconhecida:

$$a = \frac{v_2 - v_1}{t}$$

As grandezas conhecidas agora podem ser inseridas para resolver a variável desconhecida (tempo):

$$-0,3 \text{ m/s}^2 = \frac{0 - 4 \text{ m/s}}{t}$$

Reorganizando a equação, temos que:

$$t = \frac{0 - 4 \text{ m/s}}{-0,3 \text{ m/s}^2}$$

Simplificando a expressão do lado direito da equação, temos a solução:

$$t = 13,3 \text{ s}$$

Entender a aceleração é mais complicado quando uma direção é designada como positiva e a direção oposta é designada como negativa. Nessa situação, um valor positivo de aceleração pode indicar que um objeto está acelerando em uma direção positiva ou que ele está desacelerando em uma direção negativa (Figura 10.4).

Considere o caso de uma bola que cai da mão. Conforme a bola cai mais e mais rapidamente por causa da influência da gravidade, ela ganha rapidez – por exemplo, 0,3 m/s para 0,5 m/s para 0,8 m/s. Como a direção para baixo é considerada a direção negativa, a velocidade da bola é na realidade $-0,3$ m/s para $-0,5$ m/s para $-0,8$ m/s. Se $v_1 = -0,3$ m/s, $v_2 = -0,5$ m/s e $t = 0,02$ s, a aceleração é calculada da seguinte maneira:

$$a = \frac{v_2 - v_1}{t}$$
$$= \frac{-0,5 \text{ m/s} - (-0,3 \text{ m/s})}{0,02 \text{ s}}$$
$$= -10 \text{ m/s}^2$$

Nessa situação a bola está acelerando, ainda que sua aceleração seja negativa, porque ela está acelerando na direção negativa. Se a aceleração for negativa, a velocidade pode estar aumentando em uma direção negativa ou diminuindo em uma direção positiva. Alternativamente, se a aceleração for positiva, a velocidade poderá tanto aumentar na direção positiva quanto diminuir na direção negativa.

A terceira alternativa é que a aceleração é igual a zero. A aceleração será zero sempre que a velocidade for constante, ou seja, quando v_1 e v_2 forem iguais. No meio de uma corrida de 100 m, a aceleração de um competidor deve ser próxima de zero, porque nesse ponto o corredor deve estar correndo a uma velocidade constante, próxima do máximo.

▼

Quando a aceleração for zero, a velocidade será constante.

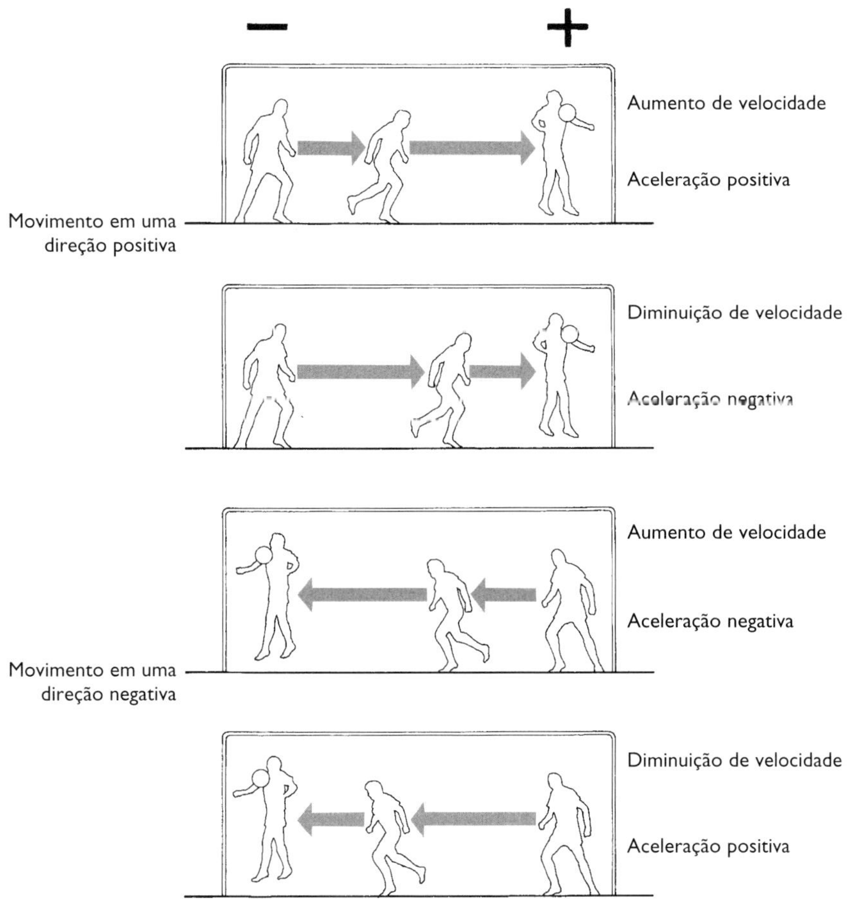

Figura 10.4

Direita é considerada a direção positiva, e *esquerda*, a direção negativa. A aceleração pode ser positiva, negativa ou igual a zero, com base na direção do movimento e na direção da mudança na rapidez.

A aceleração e a desaceleração (o termo leigo para aceleração negativa) têm implicações para lesões no corpo humano, uma vez que a mudança de velocidade é resultado de aplicação de força (ver Capítulo 12). O ligamento cruzado anterior, que restringe o deslizamento para a frente do fêmur sobre os platôs tibiais durante a flexão do joelho, com frequência é lesionado quando um atleta que está correndo desacelera ou muda de direção rapidamente.

É importante lembrar que, uma vez que a aceleração é uma grandeza vetorial, mudar de direção, mesmo mantendo uma rapidez constante, representa uma mudança na aceleração. O conceito de aceleração angular, em que a direção muda constantemente, é discutido no Capítulo 11. As forças associadas à mudança de aceleração com base em mudança de direção precisam ser compensadas particularmente por esquiadores e por ciclistas de velódromos. Esse tópico será discutido no Capítulo 14.

Grandezas médias e instantâneas

Com frequência, é interessante determinar a velocidade da aceleração de um objeto ou segmento corporal em um tempo em particular. Por exemplo, a velocidade **instantânea** de um peso ou de um disco no momento que o atleta o libera afeta a distância que o instrumento irá percorrer. Às vezes, é suficiente quantificar a rapidez ou a velocidade **média** do desempenho como um todo.

Quando é necessário calcular rapidez e velocidade, os procedimentos a serem adotados dependem da definição sobre qual é a grandeza de interesse: o valor médio ou o valor instantâneo. A velocidade média é calculada como o deslocamento final dividido pelo tempo total. A aceleração média é calculada como a diferença entre as velocidades final e inicial dividida pelo intervalo total de tempo. O cálculo dos valores instantâneos pode ser aproximado dividindo-se as diferenças nas velocidades durante um intervalo de tempo extremamente pequeno. Com cálculos, a velocidade pode ser computada como a derivada do deslocamento, e a aceleração como a derivada da velocidade.

A seleção do intervalo de tempo durante o qual a rapidez ou a velocidade são quantificadas é importante quando analisamos o desempenho de atletas em competições de corrida. Muitos atletas podem manter ritmos de recorde mundial durante a primeira metade ou os primeiros três quartos da corrida, mas diminuem no final por causa da fadiga. De outro modo, alguns atletas podem intencionalmente realizar um ritmo controlado durante os segmentos iniciais de uma corrida e, então, alcançar velocidade máxima no final. A análise dos melhores corredores de uma maratona indica que eles são capazes de manter um ritmo relativamente constante durante todo o evento.[2] Quanto mais longa for a competição, mais informação é potencialmente perdida ou ocultada quando apenas o tempo final ou a velocidade média são computados.

Cinemática do movimento de projétil

Os corpos lançados no ar são **projéteis**. Uma bola de basquete, um disco, um saltador em altura e um paraquedista são todos projéteis enquanto se deslocam no ar sem assistência. Dependendo do projétil, diferentes grandezas cinemáticas são de interesse. O deslocamento horizontal resultante do projétil determina o vencedor da competição em esportes como arremesso de martelo, lançamento de disco e lançamento de dardo. Saltadores em altura e saltadores com vara maximizam o deslocamento vertical final para vencer as competições. Paraquedistas manipulam os componentes horizontal e vertical da velocidade para aterrissar o mais próximo possível dos alvos no chão.

Entretanto, nem todos os objetos que trafegam no ar são projéteis. Um projétil é um corpo em queda livre que está sujeito apenas às forças da gravidade e da resistência do ar. Portanto, objetos como aviões e espaçonaves não se qualificam como projéteis porque são influenciados pelas forças produzidas por seus motores.

Instantânea
Que ocorre em um pequeno intervalo de tempo.

Média
Que ocorre em determinado intervalo de tempo.

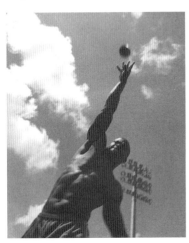

A velocidade instantânea de um peso no momento da liberação determina o deslocamento horizontal final do peso. ©Digital Vision/Getty Images RF.

Projétil
Corpo em queda livre que está sujeito apenas às forças da gravidade e da resistência do ar.

Componentes horizontal e vertical

Assim como é mais conveniente analisar o movimento geral em termos de seus componentes linear e angular, em geral é mais significativo analisar separadamente os componentes horizontal e vertical do movimento do projétil. Isso é verdadeiro por duas razões. Primeiramente, o componente vertical é influenciado pela gravidade, enquanto nenhuma força (negligenciando a resistência do ar) afeta o componente horizontal. Em segundo lugar, o componente horizontal do movimento está relacionado com a distância que o objeto percorre e o componente vertical está relacionado com a altura máxima alcançada pelo projétil. Uma vez que o corpo tenha sido lançado no ar, sua velocidade total (resultante) muda constantemente por causa das forças que atuam sobre ele. Entretanto, quando examinados separadamente, os componentes horizontal e vertical da velocidade do projétil se modificam de modo previsível.

Os componentes horizontal e vertical do movimento do projétil são independentes um do outro. No exemplo mostrado na Figura 10.5, uma bola de beisebol é largada de uma altura de 1 m ao mesmo tempo que uma bola é rebatida horizontalmente por um bastão na altura de 1 m, resultando em trajetória. Ambas as bolas alcançam o chão simultaneamente, porque os componentes verticais do movimento são idênticos. Entretanto, como a bola rebatida também apresenta um componente horizontal de movimento, ela também sofre um deslocamento horizontal.

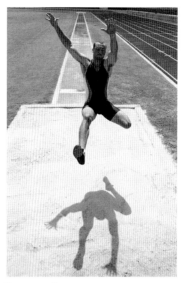

O corpo humano se torna um projétil durante a fase aérea de um salto em distância. ©Digital Vision/Getty Images RF.

▼

A força da gravidade produz uma aceleração constante sobre os corpos que estão próximos à superfície do planeta em aproximadamente $-9{,}81 \text{ m/s}^2$.

Influência da gravidade

Um dos principais fatores que influenciam o componente vertical, mas não o horizontal, do movimento do projétil é a força da gravidade, que acelera os corpos no sentido vertical na direção da superfície da Terra (Figura 10.6). Ao contrário dos fatores aerodinâmicos, que podem variar de acordo com a velocidade do vento, a força gravitacional é uma força constante, que não se altera e produz uma aceleração vertical constante para baixo. Utilizando a convenção de que para cima é positiva e para baixo é negativa, a aceleração da gravidade é tratada como uma grandeza negativa ($-9{,}81 \text{ m/s}^2$). Essa aceleração permanece constante independentemente do tamanho, do formato ou do peso do projétil. O componente vertical da velocidade inicial de projeção determina o deslocamento vertical máximo alcançado por um corpo projetado de uma determinada altura relativa de projeção.

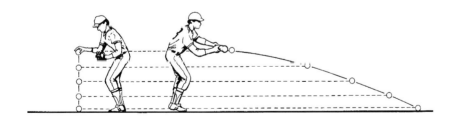

Figura 10.5

Os componentes vertical e horizontal do movimento do projétil são independentes. Uma bola rebatida horizontalmente tem o mesmo componente vertical de uma bola que cai sem velocidade horizontal.

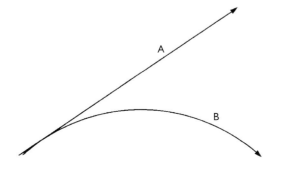

Figura 10.6

Trajetórias de projéteis sem (A) e com (B) a influência gravitacional.

Ápice
Ponto mais alto na trajetória de um projétil.

A Figura 10.7 ilustra a influência da gravidade sobre o voo de um projétil no caso de uma bola atirada no ar por um malabarista. A bola deixa a mão do malabarista com certa velocidade vertical. Conforme a bola viaja cada vez mais alto, a magnitude de sua velocidade diminui porque ela está sofrendo uma aceleração negativa (a aceleração da gravidade para baixo). No pico ou **ápice** do voo, que é o instante entre a subida e a descida, a velocidade vertical é zero. Conforme a bola cai, sua rapidez aumenta progressivamente, outra vez por causa da aceleração gravitacional. Como a direção do movimento é para baixo, a velocidade da bola está se tornando progressivamente mais negativa. Se a bola for apanhada na mesma altura de que foi lançada, sua rapidez será exatamente a mesma da rapidez inicial, embora sua direção agora seja inversa. Os gráficos de deslocamento vertical, velocidade e aceleração de uma bola lançada são mostrados na Figura 10.8.

Influência da resistência do ar

Se um objeto fosse projetado no vácuo (sem resistência do ar), o componente horizontal de sua velocidade permaneceria exatamente o mesmo ao longo de todo o voo. Entretanto, na maior parte das situações da vida real, a resistência do ar afeta o componente horizontal da velocidade de um projétil. Uma bola arremessada com determinada velocidade inicial em uma área externa viajará muito mais longe se for atirada com um vento de ré do que com o vento contrário. Entretanto, como os efeitos da resistência do ar são variáveis, é costume desprezar a resistência do ar quando se discutem e resolvem problemas relacionados com o movimento de projétil, já que isso permite o tratamento do componente horizontal do movimento de um projétil como uma grandeza inalterável (constante).

▼
Desprezando a resistência do ar, a velocidade horizontal de um projétil permanece constante ao longo de toda a trajetória.

Figura 10.7

O padrão de mudança na velocidade vertical de um projétil é simétrico no ápice da trajetória.

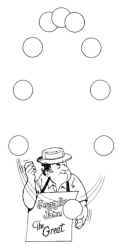

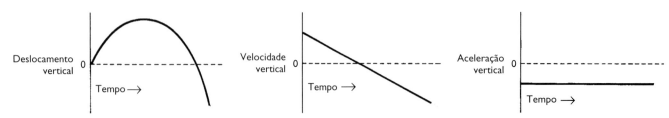

Figura 10.8

Gráficos de deslocamento vertical, velocidade e aceleração para uma bola arremessada no ar e que cai no chão. Repare que a velocidade ocorre em uma direção positiva (para cima), mas diminui conforme a bola sobe. No ápice da trajetória, entre a subida e a descida, a velocidade da bola é instantaneamente zero. Então, conforme a bola cai, a velocidade ocorre em uma direção negativa (para baixo), mas a velocidade está aumentando. A aceleração permanece constante a $-9,81$ m/s^2, uma vez que a gravidade é a única força que atua sobre a bola.

Quando um projétil cai verticalmente pelo ar em uma situação comum da vida real, sua velocidade em qualquer ponto também está relacionada com a resistência do ar. A velocidade de um paraquedista, por exemplo, é muito menor após a abertura do paraquedas do que antes da sua abertura.

Fatores que influenciam a trajetória do projétil

Três fatores influenciam a **trajetória** (percurso de voo) de um projétil: (a) o ângulo de projeção, (b) a velocidade de projeção e (c) a altura relativa de projeção (Figura 10.9) (Tabela 10.1). Entender como esses fatores interagem é útil no contexto esportivo tanto para determinar e projetar melhor as bolas e outros elementos, quanto para predizer como apanhar ou rebater melhor bolas atiradas.

Trajetória
Percurso de voo de um projétil.

▼

Os três fatores mecânicos que determinam o movimento de um projétil são o ângulo de projeção, a velocidade de projeção e a altura relativa de projeção.

Ângulo de projeção

O **ângulo de projeção** e os efeitos da resistência do ar regem o traçado da trajetória de um projétil. As mudanças na rapidez de projeção influenciam o tamanho da trajetória, mas o traçado da trajetória depende apenas do ângulo de projeção. Na ausência de resistência do ar, a trajetória de um projétil assume uma de três formas gerais, dependendo do ângulo de projeção. Se o ângulo de projeção for perfeitamente vertical, a trajetória também será perfeitamente

Ângulo de projeção
Direção na qual um corpo é projetado em relação ao horizonte.

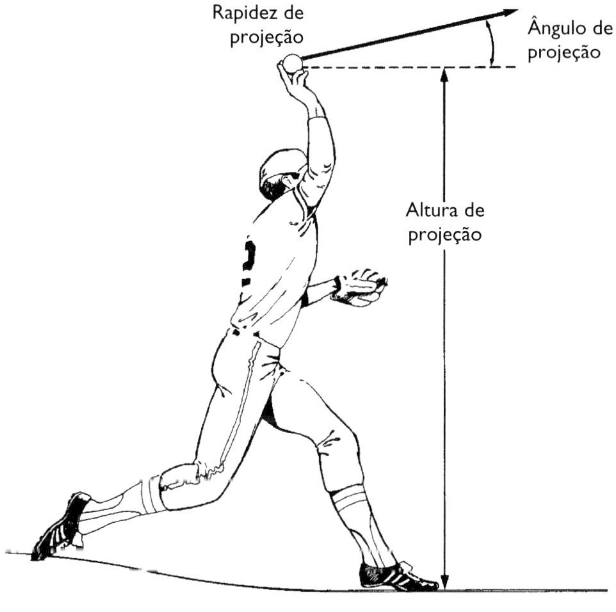

Figura 10.9

Os fatores que influenciam a trajetória de um projétil são o ângulo de projeção, a rapidez de projeção e a altura relativa de projeção.

Variável	Fatores de influência
Tempo de voo	Velocidade vertical inicial Altura relativa de projeção
Deslocamento horizontal	Velocidade horizontal Altura relativa de projeção
Deslocamento vertical	Velocidade vertical inicial Altura relativa de projeção
Trajetória	Velocidade inicial Ângulo de projeção Altura relativa de projeção

Tabela 10.1

Fatores que influenciam o movimento de um projétil (desprezando a resistência do ar).

vertical, com o projétil fazendo o mesmo percurso para cima e para baixo. Se o ângulo de projeção for oblíquo (algum ângulo entre 0° e 90°), a trajetória será *parabólica*, ou com formato de parábola. Uma parábola é simétrica, de modo que as metades direita e esquerda são imagens especulares uma da outra. Um corpo projetado perfeitamente na posição horizontal (a um ângulo de 0°) seguirá uma trajetória semelhante à metade de uma parábola (Figura 10.10). A Figura 10.11 mostra trajetórias teóricas, em escala, para um objeto lançado de diferentes ângulos a uma determinada rapidez. Uma bola arremessada para cima a um ângulo de projeção de 80° com o horizonte mostra uma trajetória relativamente alta e estreita, alcançando mais altura do que distância horizontal. Uma bola projetada para cima a um ângulo de 10° com o horizonte segue uma trajetória achatada e apresenta um traçado longo.

O ângulo de projeção tem implicações diretas sobre o sucesso no basquete, uma vez que um ângulo de lançamento para a cesta praticamente vertical permite uma margem de erro um tanto maior do que um ângulo de lançamento mais horizontal. Uma pesquisa sobre o arremesso no basquete, realizada entre meninos de 9 a 11 anos, mostrou taxas de sucesso maiores entre aqueles que arremessaram com um ângulo de projeção mais vertical.[1] Da mesma forma, tem-se observado que, quando os jogadores treinam o arremesso em direção a um aro com diâmetro ligeiramente reduzido, o arremesso tem uma trajetória mais vertical para aumentar a precisão.[12] Quando arremessam próximo de um defensor, os jogadores tendem a liberar a bola a um ângulo mais vertical e de uma altura maior do que quando estão livres. Embora a estratégia por trás disso seja tipicamente evitar que o arremesso seja bloqueado, ela também pode resultar em arremessos mais precisos.

Em ambientes abertos, a resistência do ar pode, realmente, criar irregularidades no traçado da trajetória de um projétil. Uma modificação típica de trajetória causada pela resistência do ar é apresentada na Figura 10.12. Para fins de simplificação, os efeitos de forças aerodinâmicas serão desconsiderados na discussão sobre o movimento do projétil.

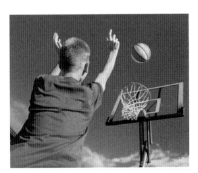

O ângulo de projeção é particularmente importante no basquete. Um erro comum entre jogadores iniciantes é arremessar a bola com uma trajetória muito plana. ©MaszaS/Shutterstock.

Figura 10.10

Efeito do ângulo de projeção sobre a trajetória do projétil.

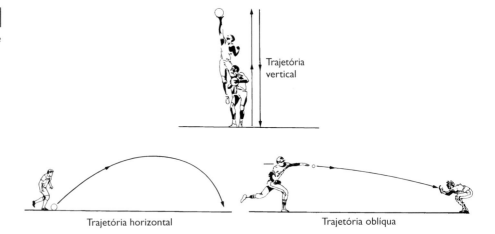

Figura 10.11

Este diagrama em escala mostra o tamanho e o traçado de trajetórias de um objeto projetado a 10 m/s.

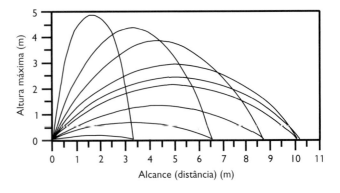

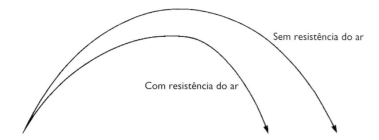

Figura 10.12
Em situações reais, a resistência do ar faz com que o projétil desvie de sua trajetória parabólica teórica.

Na maioria dos eventos competitivos de natação, os nadadores saltam de um bloco no final da raia de natação. O objetivo na largada é maximizar a velocidade horizontal e mergulhar na água em um ângulo que otimize a velocidade subaquática durante aproximadamente os primeiros 10 m do percurso.[23] Parece que uma trajetória relativamente plana na qual o nadador fica 1 m abaixo da superfície da água é vantajosa.[22]

Rapidez de projeção

Quando o ângulo de projeção e os outros fatores são constantes, a **rapidez de projeção** determina o comprimento ou o tamanho da trajetória de um projétil. Por exemplo, quando um corpo é projetado para cima verticalmente, a rapidez inicial do projétil determina a altura do ápice da trajetória. Para um corpo que é projetado a um ângulo oblíquo, a rapidez da projeção determina tanto a altura quanto o comprimento horizontal da trajetória (Figura 10.13). Os efeitos combinados da rapidez de projeção e do ângulo de projeção no deslocamento horizontal ou **alcance** de um projétil são mostrados na Tabela 10.2.

O desempenho na execução de um salto vertical sobre uma superfície plana é completamente dependente da velocidade de saída; ou seja, quanto maior a velocidade vertical na partida, mais alto é o salto e, quanto mais alto for o salto, maior o tempo em que o saltador ficará no ar (ver margem). Jogadores de vôlei de praia podem saltar mais alto e permanecer mais tempo no ar quando saltam de uma superfície sólida do que da areia porque a instabilidade da areia reduz a velocidade de partida.

O tempo necessário para o desempenho de um salto vertical pode ser uma questão importante para coreógrafos. A incorporação de saltos verticais em uma apresentação precisa ser planejada com cuidado.[20] Se o compasso da música requer que os saltos verticais sejam executados em um terço de 1 s, a altura dos saltos será restrita a aproximadamente 12 cm. O coreógrafo precisa estar ciente de que, sob essas circunstâncias, a maioria dos dançarinos não tem tempo no chão suficiente para fixar seus dedos dos pés durante a execução de um salto.

Rapidez de projeção
Magnitude da velocidade de projeção.

▼

O alcance de um projétil é o produto de sua rapidez horizontal por seu tempo de voo.

Alcance
Deslocamento horizontal de um projétil quando aterrissa.

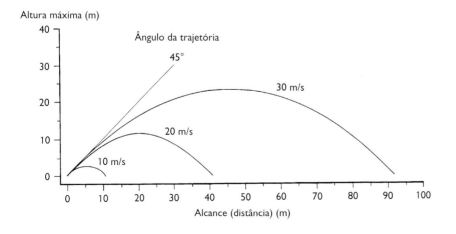

Figura 10.13
Efeito da rapidez de projeção sobre a trajetória de um projétil com o ângulo de projeção mantido constante.

Tabela 10.2

O efeito do ângulo de projeção no alcance (altura relativa de projeção = 0).

Rapidez de projeção (m/s)	Ângulo de projeção (°)	Alcance (m)
10	10	3,49
10	20	6,55
10	30	8,83
10	40	10,04
10	45	10,19
10	50	10,04
10	60	8,83
10	70	6,55
10	80	3,49
20	10	13,94
20	20	26,21
20	30	35,31
20	40	40,15
20	45	40,77
20	50	40,15
20	60	35,31
20	70	26,21
20	80	13,94
30	10	31,38
30	20	58,97
30	30	79,45
30	40	90,35
30	45	91,74
30	50	90,35
30	60	79,45
30	70	58,97
30	80	31,38

Altura relativa de projeção
Diferença entre a altura de projeção e a altura de aterrissagem.

▼

O tempo de voo de um projétil aumenta pelo incremento do componente vertical da velocidade de projeção ou pelo aumento da altura relativa de projeção.

Altura do salto vertical (cm)	Duração do salto (s)
5	0,2
11	0,3
20	0,4
31	0,5
44	0,6
60	0,7
78	0,8
99	0,9

Altura relativa de projeção

O terceiro principal fator que influencia a trajetória de um projétil é a **altura relativa de projeção** (Figura 10.14). Ela é a diferença entre a altura em que um corpo é projetado inicialmente e a altura em que ela aterrissa ou para. Quando um disco é arremessado por um lançador a partir de uma altura de 1,5 m acima do chão, a altura relativa de projeção é de 1,5 m porque a altura de projeção é 1,5 m maior do que a altura do solo sobre o qual o disco aterrissa. Se uma bola de golfe arremessada se aloja sobre uma árvore, a altura relativa de projeção é negativa porque a altura de aterrissagem é maior do que a altura de projeção. Quando a rapidez de projeção é constante, maior altura relativa de projeção se traduz em tempo de voo mais longo e em maior deslocamento horizontal do projétil.

No esporte saltos ornamentais, a altura relativa de projeção é a altura do trampolim ou da plataforma acima da água. Se o centro de gravidade do mergulhador for elevado 1,5 m acima do trampolim no ápice da trajetória, o tempo de voo é de cerca de 1,2 s de uma base de 1 m e de 1,4 s de uma base de 3 m. Isso fornece tempo suficiente para que um saltador habilidoso complete 3 saltos mortais de uma base de 1 m e 3,5 saltos mortais de um trampolim de 3 m.[25] A implicação é que um atleta que esteja tentando aprender um mergulho com 3,5 saltos mortais a partir de uma base de 3 m precisa primeiramente ser capaz de executar com facilidade um mergulho com 2,5 saltos mortais a partir de uma base de 1 m.

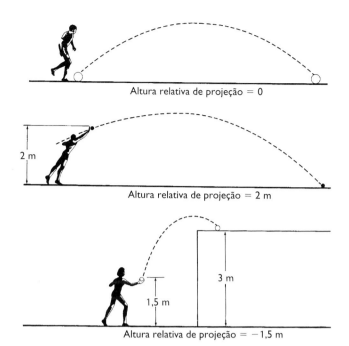

Figura 10.14

A altura relativa de projeção.

Condições ótimas de projeção

Em eventos esportivos com base no deslocamento horizontal máximo ou no deslocamento vertical máximo de um projétil, o principal objetivo do atleta é maximizar a rapidez da projeção. Nas competições de arremesso, outro objetivo é maximizar a altura de lançamento, porque uma altura relativa de projeção maior produz tempos de voo maiores e, consequentemente, maior deslocamento horizontal de um projétil. Entretanto, em geral não é prudente que um arremessador sacrifique rapidez de liberação em favor da altura da liberação.

O fator que mais varia, tanto no evento quanto no atleta, é o ângulo ótimo de projeção. Quando a altura relativa de projeção é zero, o ângulo de projeção que produz deslocamento horizontal máximo é de 45°. Conforme a altura relativa de projeção aumenta, o ângulo ótimo de projeção diminui e, conforme a altura relativa de projeção diminui, o ângulo ótimo aumenta (Figura 10.15).

É importante reconhecer que existem relações entre rapidez, altura e ângulo de projeção, de modo que, quando um se aproxima do que seria teoricamente ótimo, outro se afasta mais do ótimo. Isso ocorre porque seres

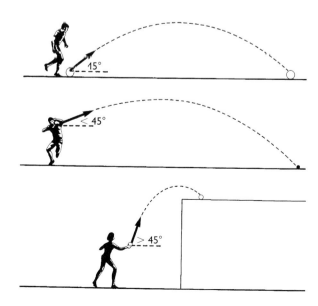

Figura 10.15

Quando a rapidez de projeção é constante e a aerodinâmica não é levada em consideração, o ângulo ótimo de projeção baseia-se na altura relativa de projeção. Quando a altura relativa de projeção for zero, um ângulo de 45° é ótimo. Conforme a altura relativa de projeção aumenta, o ângulo ótimo de projeção diminui. Conforme a altura relativa de projeção diminui, o ângulo ótimo de projeção aumenta.

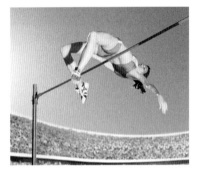

O ângulo de partida é importante para o sucesso no salto em altura.
©Robert Daly/age fotostock RF.

humanos não são máquinas, e a anatomia humana impõe certas restrições. Por exemplo, uma pesquisa mostrou que as relações entre velocidade, altura e ângulo de arremesso para o desempenho no arremesso de peso são tais que a rapidez de liberação alcançável diminui com o aumento do ângulo de liberação a 1,7 m/s/rad e diminui com o aumento da altura do arremesso a 0,8 m/s/m.[10] Entretanto, nos arremessos de peso e de disco, os biomecânicos observaram que o ângulo ótimo de arremesso é específico para cada atleta, variando entre 35 e 44° entre atletas de elite por causa das diferenças individuais na diminuição da rapidez de projeção com o aumento do ângulo de arremesso.[13,14]

Do mesmo modo, quando o corpo humano é o projétil durante um salto, uma alta velocidade de partida serve para limitar o ângulo de projeção que pode ser alcançado. Por exemplo, na realização de um salto em distância, como as alturas de partida e de aterrissagem são as mesmas, o ângulo de partida teoricamente ótimo é de 45° em relação ao horizonte. Entretanto, Hay[9] estimou que, para obter esse ângulo de partida teoricamente ótimo, os saltadores em distância diminuiriam sua velocidade horizontal que poderiam obter em aproximadamente 50%. A pesquisa mostrou que o sucesso no salto em distância, no salto em altura e no salto com vara está relacionado com a capacidade do atleta de maximizar a velocidade horizontal durante a partida. Os reais ângulos de partida empregados por saltadores em distância de elite variam de aproximadamente 18 a 27°.[9] Em um evento como o salto em altura, em que o objetivo é maximizar o deslocamento vertical, os ângulos de partida entre saltadores habilidosos do estilo Fosbury Flop variam entre 40 e 48°.[6]

Análise do movimento de um projétil

Velocidade inicial
Grandeza vetorial que incorpora tanto o ângulo quanto a velocidade de projeção.

▼

A rapidez vertical de um projétil muda constantemente por causa da aceleração gravitacional.

▼

A aceleração horizontal de um projétil é sempre zero.

Como a velocidade é uma grandeza vetorial, a **velocidade inicial** de um projétil incorpora a rapidez inicial (magnitude) e o ângulo de projeção (direção) em uma única grandeza. Quando a velocidade inicial de um projétil é dividida nos componentes horizontal e vertical, o componente horizontal tem certa rapidez ou magnitude em direção horizontal e o componente vertical tem uma rapidez ou magnitude em direção vertical (Figura 10.16). As magnitudes dos componentes horizontal e vertical são sempre quantificadas de maneira que, se fossem somadas por meio de um processo de composição vetorial, o vetor de velocidade resultante seria igual em magnitude e em direção ao vetor de velocidade original inicial. Os componentes horizontal e vertical da velocidade inicial podem ser quantificados tanto gráfica quanto trigonometricamente (Exemplo de Problema 10.4).

Para propósitos de análise do movimento de projéteis, será considerado que o componente horizontal da velocidade do projétil é constante ao longo de toda a trajetória e que o componente vertical da velocidade do projétil

Figura 10.16

Os componentes vertical e horizontal da velocidade de um projétil.

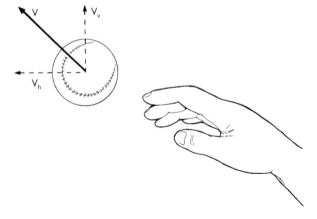

EXEMPLO DE PROBLEMA 10.4

Uma bola de basquete é arremessada com uma rapidez inicial de 8 m/s a um ângulo de 60°. Encontre os componentes horizontal e vertical da velocidade inicial da bola, tanto gráfica quanto trigonometricamente.

Conhecido

Um diagrama mostrando a representação vetorial da velocidade inicial é desenhado utilizando-se uma escala de 1 cm = 2 m/s:

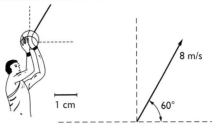

Solução

O componente horizontal é desenhado ao longo da linha horizontal com um comprimento igual ao comprimento do vetor original na mesma direção horizontal. O componente vertical é, então, desenhado do mesmo modo em direção perpendicular à linha horizontal:

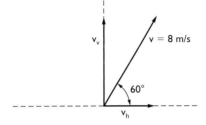

Os comprimentos dos componentes horizontal e vertical são, então, medidos:

Comprimento do componente horizontal = 2 cm
Comprimento do componente vertical = 3,5 cm

Para calcular as magnitudes dos componentes horizontal e vertical, utilize o fator de escala de 2 m/s/cm:

Magnitude do componente horizontal:

$$v_h = 2 \text{ cm} \times 2 \text{ m/s/cm}$$

$$v_h = 4 \text{ m/s}$$

Magnitude do componente vertical:

$$v_v = 3,5 \text{ cm} \times 2 \text{ m/s/cm}$$

$$v_v = 7 \text{ m/s}$$

Para deduzir v_h e v_v trigonometricamente, construa um triângulo retângulo cujos lados sejam os componentes horizontal e vertical da velocidade inicial e a velocidade inicial representada como a hipotenusa:

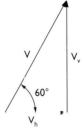

As regras de seno e de cosseno podem ser utilizadas para quantificar os componentes horizontal e vertical:

$$v_h = (8 \text{ m/s})(\cos 60)$$

$$v_h = 4 \text{ m/s}$$

$$v_v = (8 \text{ m/s})(\text{sen } 60)$$

$$v_v = 6,9 \text{ m/s}$$

Repare que a magnitude do componente horizontal é *sempre* igual à magnitude da velocidade inicial multiplicada pelo cosseno do ângulo de projeção. Do mesmo modo, a magnitude do componente vertical inicial é *sempre* igual à magnitude da velocidade inicial multiplicada pelo seno do ângulo de projeção.

muda constantemente por causa da influência da gravidade (Figura 10.17). Como a velocidade horizontal do projétil é constante, a aceleração horizontal é igual à constante zero ao longo de toda a trajetória. A aceleração vertical de um projétil é igual à constante $-9{,}81$ m/s^2.

Equações de aceleração constante

Quando um corpo se move com uma aceleração constante (positiva, negativa ou igual a zero), certas inter-relações estão presentes entre as grandezas cinemáticas associadas ao movimento do corpo. Essas inter-relações podem ser expressas utilizando-se três equações matemáticas desenvolvidas originalmente por Galileu, que são conhecidas como **leis da aceleração constante**, ou leis do movimento uniformemente acelerado. Utilizando os símbolos de grandeza d, v, a e t (representando deslocamento, velocidade, aceleração e tempo, respectivamente) e com os subscritos $_1$ e $_2$ (representando o primeiro ponto no tempo ou inicial e segundo ou final), as equações são as seguintes:

$$v_2 = v_1 + at \qquad (1)$$
$$d = v_1 t + 1/2\, at^2 \qquad (2)$$
$$v_2^2 = v_1^2 + 2ad \qquad (3)$$

Leis da aceleração constante
Fórmulas relacionadas com deslocamento, velocidade, aceleração e tempo quando a aceleração é constante.

Observe que cada uma das equações contém uma combinação característica de três das quatro grandezas cinemáticas: deslocamento, velocidade, aceleração e tempo. Isso fornece uma flexibilidade considerável para resolver problemas em que duas das grandezas são conhecidas e o objetivo é descobrir uma terceira. Os símbolos utilizados nessas equações estão listados na Tabela 10.3.

É instrutivo examinar essas relações quando aplicadas ao componente horizontal do movimento de um projétil em que a = 0. Nesse caso, cada termo que contenha aceleração poderia ser removido da equação. As equações ficam, então, da seguinte maneira:

$$v_2 = v_1 \qquad (1H)$$
$$d = v_1 t \qquad (2H)$$
$$v_2^2 = v_1^2 \qquad (3H)$$

As equações 1H e 3H reafirmam que o componente horizontal da velocidade de um projétil é constante. A equação 2H indica que o deslocamento horizontal é igual ao produto da velocidade horizontal pelo tempo (Exemplo de Problema 10.5).

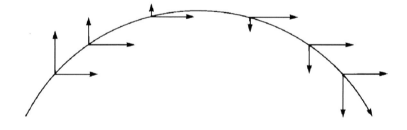

Figura 10.17
Os componentes vertical e horizontal da velocidade de um projétil. Observe que o componente horizontal é constante e o componente vertical muda constantemente.

Tabela 10.3
Grandezas cinemáticas.

Símbolo	Significado	Representa na equação
d	Deslocamento	Mudança na posição
v	Velocidade	Taxa de mudança na posição
a	Aceleração	Taxa de mudança na velocidade
t	Tempo	Intervalo de tempo
v_1	Velocidade inicial ou primeira	Velocidade no tempo 1
v_2	Velocidade final ou última	Velocidade no tempo 2
v_v	Velocidade vertical	Componente vertical da velocidade total
v_h	Velocidade horizontal	Componente horizontal da velocidade total

EXEMPLO DE PROBLEMA 10.5

O placar era de 20 a 20 no jogo de desempate da final de 1987 da Conferência Americana de Futebol entre Denver Broncos e Cleveland Browns. Durante o primeiro tempo adicional, o Denver teve a oportunidade de chutar a gol, com a bola localizada a uma distância de 29 m das traves do gol. Se a bola fosse chutada com o componente horizontal da velocidade inicial de 18 m/s e um tempo de voo de 2 s, o chute seria longo o bastante para acertar o gol?

Conhecido

$$v_h = 18 \text{ m/s}$$
$$t = 2 \text{ s}$$

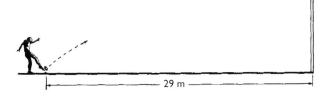

Solução

A equação 2H é selecionada para resolver o problema, já que duas das variáveis contidas na fórmula (v_h e t) são grandezas conhecidas e a variável desconhecida (d) é a grandeza que desejamos descobrir:

$$d_h = v_h t$$
$$d = (18 \text{ m/s})(2 \text{ s})$$
$$d = 36 \text{ m}$$

A bola viajou a distância suficiente para acertar o gol de campo e o Denver ganhou o jogo, alcançando o SuperBowl XXI.

Quando as relações de aceleração constante são aplicadas ao componente vertical do movimento do projétil, a aceleração é igual a $-9,81 \text{ m/s}^2$ e as equações não podem ser simplificadas pela deleção do termo de aceleração. Entretanto, na análise do componente vertical do movimento do projétil, em alguns casos, a velocidade inicial (v_1) é igual a zero. Por exemplo, quando um objeto é solto a partir de uma posição estacionária, a velocidade inicial do objeto é zero. Quando esse for o caso, as equações de aceleração constante podem ser expressas da seguinte maneira:

$$v_2 = at \qquad (1V)$$
$$d = 1/2 \, at^2 \qquad (2V)$$
$$v_2^2 = 2ad \qquad (3V)$$

Quando um objeto cai, a equação 1V diz que a velocidade do objeto em qualquer instante é o produto da aceleração gravitacional pelo tempo em que o objeto esteve em queda livre. A equação 2V indica que a distância vertical percorrida pelo objeto pode ser calculada a partir da aceleração gravitacional e o tempo durante o qual o objeto caiu. A equação 3V expressa a relação entre a velocidade do objeto e o deslocamento vertical a um certo tempo e a uma certa aceleração gravitacional.

É útil lembrar, quando se analisa o movimento de um projétil, que, no ápice da trajetória do projétil, o componente vertical da velocidade é zero. Se o objetivo é determinar a altura máxima alcançada por um projétil, v_2 na equação 3 pode ser igualada a zero.

$$0 = v_1^2 + 2ad \qquad (3A)$$

O Exemplo de Problema 10.6 apresenta uma amostra desse uso da equação 3A. Se o problema for determinar o tempo total de voo, uma estratégia é calcular o tempo necessário para alcançar o ápice, que será de metade do tempo total de voo se as alturas de projeção e de aterrissagem forem iguais. Nesse caso, v_2 na equação 1 para o componente vertical do movimento pode ser igualado a zero porque a velocidade vertical é zero no ápice:

$$0 = v_1 + at \qquad (1A)$$

O Exemplo de Problema 10.7 ilustra esse uso da equação 1A.

Quando se utilizam as equações de aceleração constante, é importante lembrar que elas podem ser aplicadas ao componente horizontal do movimento de um projétil ou ao componente vertical do movimento do projétil, mas não ao movimento resultante do projétil. Se o componente horizontal do movimento está sendo analisado, $a = 0$, mas, se o componente vertical está sendo analisado, $a = -9,81 \text{ m/s}^2$. As equações de aceleração constante e suas variações especiais estão resumidas na Tabela 10.4.

EXEMPLO DE PROBLEMA 10.6

Uma bola de vôlei é desviada verticalmente por uma jogadora em um jogo disputado em um ginásio de ensino médio em que a altura até o teto é de 10 m. Se a velocidade inicial da bola for de 15 m/s, a bola entrará em contato com o teto?

Conhecido

$$v_1 = 15 \text{ m/s}$$
$$a = -9,81 \text{ m/s}^2$$

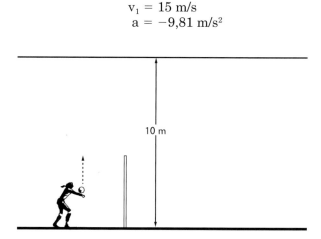

Solução

A equação selecionada para resolver esse problema precisa conter a variável d para deslocamento vertical. A equação 2 contém d, mas também contém a variável t, que é uma grandeza desconhecida nesse problema. A equação 3 contém a variável d e, lembrando que a velocidade vertical é zero no ápice da trajetória, a equação 3A pode ser utilizada para encontrá-la.

$$v_2^2 = v_1^2 + 2ad \qquad (3)$$

$$0 = v_1^2 + 2ad \qquad (3A)$$

$$0 = (15 \text{ m/s})^2 + (2)(-9,81 \text{ m/s}^2)d$$

$$(19,62 \text{ m/s}^2)d = 225 \text{ m}^2/\text{s}^2$$

$$\boxed{d = 11,47 \text{ m}}$$

Portanto, a bola tem velocidade suficiente para entrar em contato com o teto a 10 m.

EXEMPLO DE PROBLEMA 10.7

Uma bola é chutada a um ângulo de 35°, com uma velocidade inicial de 12 m/s. Quão alto e quão longe essa bola chega?

Solução

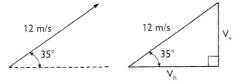

$$v_h = 12 \cos 35 \text{ m/s}$$
$$v_v = 12 \text{ sen } 35 \text{ m/s}$$

Quão alto essa bola chega?
A equação 1 não pode ser utilizada porque ela não contém d. A equação 2 não pode ser utilizada a menos que t seja conhecido. Uma vez que a velocidade vertical é zero no ápice da trajetória da bola, a equação 3A é selecionada:

$$0 = v_1^2 + 2ad \quad (3A)$$
$$0 = (12 \text{ sen } 35 \text{ m/s})^2 + (2)(-9,81 \text{ m/s}^2)d$$
$$(19,62 \text{ m/s}^2)d = 47,37 \text{ m}^2/\text{s}^2$$
$$d = 2,41 \text{ m}$$

Quão longe essa bola chega?
A equação 2H para movimento horizontal não pode ser utilizada porque o t durante o qual a bola esteve no ar não é conhecido. A equação 1A pode ser utilizada para descobrir o tempo que levou para que a bola atingisse seu ápice:

$$0 = v_1 + at \quad (1A)$$
$$0 = 12 \text{ sen } 35 \text{ m/s} + (-9,81 \text{ m/s}^2)t$$
$$t = \frac{6,88 \text{ m/s}}{9,81 \text{ m/s}^2}$$
$$t = 0,70 \text{ s}$$

Lembrando que o tempo para alcançar o ápice é metade do tempo total de voo, o tempo total é o seguinte:

$$t = (0,70 \text{ s}) \quad (2)$$
$$t = 1,40 \text{ s}$$

A equação 2H pode ser utilizada para descobrir a distância horizontal que a bola percorreu:

$$d_h = v_h t \quad (2H)$$
$$d_h = (12 \cos 35 \text{ m/s})(1,40 \text{ s})$$
$$d_h = 13,76 \text{ m}$$

Tabela 10.4 Fórmulas relacionadas com o movimento de um projétil.

Equações da aceleração constante
Essas equações podem ser utilizadas para relacionar as grandezas cinemáticas lineares sempre que a aceleração (a) for um valor constante, que não se altera:

$$v_2 = v_1 + at \quad (1)$$
$$d = v_1 t + 1/2 \, at^2 \quad (2)$$
$$v_2^2 = v_1^2 + 2ad \quad (3)$$

Casos especiais de aplicações das equações de aceleração constante
Para o componente horizontal do movimento de um projétil, com a = 0:

$$d_h = v_h t \quad (2H)$$

Para o componente vertical do movimento do projétil, com $v_1 = 0$, como quando um projétil é lançado de uma posição estática:

$$v_2 = at \quad (1V)$$
$$d = 1/2 \, at^2 \quad (2V)$$
$$v_2^2 = 2ad \quad (3V)$$

Para o componente vertical do movimento do projétil, quando $v_2 = 0$, como quando o projétil está em seu ápice:

$$0 = v_1 + at \quad (1A)$$
$$0 = v_1^2 + 2ad \quad (2A)$$

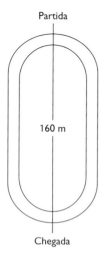

Partida
160 m
Chegada

RESUMO

Cinemática linear é o estudo da forma ou da sequência do movimento linear em relação ao tempo. As grandezas da cinemática linear incluem as grandezas escalares de distância e rapidez, e as grandezas vetoriais de deslocamento, velocidade e aceleração. Dependendo do movimento analisado, pode ser de interesse tanto uma grandeza vetorial ou seu equivalente escalar quanto uma grandeza instantânea ou média.

Projétil é um corpo em queda livre que é afetado apenas pela gravidade e pela resistência do ar. O movimento de um projétil é analisado em termos de seus componentes horizontal e vertical. Os dois componentes são independentes um do outro, e apenas o componente vertical é influenciado pela força gravitacional. Os fatores que determinam a altura e a distância alcançadas por um projétil são o ângulo de projeção, a rapidez de projeção e a altura relativa de projeção. As equações de aceleração constante podem ser utilizadas para analisar quantitativamente o movimento do projétil, sendo a aceleração vertical $-9,81$ m/s^2, e a aceleração horizontal, zero.

AUTOAVALIAÇÃO

Nota: alguns problemas requerem álgebra vetorial (ver Capítulo 3).

1. Um corredor completa 6,5 voltas em uma pista de 400 m durante um teste de corrida de 12 min (720 s). Calcule as seguintes grandezas:
   a. A distância que o corredor percorreu.
   b. O deslocamento do corredor ao fim dos 12 min.
   c. A rapidez média do corredor.
   d. A velocidade média do corredor.
   e. O ritmo médio do corredor.
   (Respostas: a. 2,6 km; b. 160 m; c. 3,6 m/s; d. 0,22 m/s; e. 4,6 min/km.)

2. Uma bola rola com aceleração de $-0,5$ m/s^2. Se ela para após 7 s, qual era sua rapidez inicial? (Resposta: > 3,5 m/s.)

3. Um maratonista em cadeira de rodas tem rapidez de 5 m/s após descer uma pequena ladeira em 1,5 s. Se a cadeira de rodas sofreu aceleração constante de 3 m/s^2 durante a descida, qual era a rapidez do maratonista no alto da ladeira? (Resposta: > 0,5 m/s.)

4. Um orientista corre 400 m em linha reta para o leste e, então, 500 m para o nordeste (a um ângulo de 45° do leste e do norte). Forneça uma solução gráfica para mostrar o deslocamento final em relação à posição inicial.

5. Um orientista corre para o norte a 5 m/s por 120 s e, então, para o oeste a 4 m/s por 180 s. Forneça uma solução gráfica para mostrar a resultante do deslocamento do orientista.

6. Por que os componentes horizontal e vertical no movimento de um projétil são analisados separadamente?

7. Uma bola de futebol é chutada com rapidez horizontal inicial de 5 m/s e rapidez vertical inicial de 3 m/s. Partindo do princípio de que as alturas de projeção e de aterrissagem são iguais e desprezando a resistência do ar, identifique as seguintes grandezas:
   a. A rapidez horizontal da bola após 0,5 s de seu voo.
   b. A rapidez horizontal da bola na metade de seu voo.
   c. A rapidez horizontal da bola imediatamente antes de entrar em contato com o solo.
   d. A rapidez vertical da bola no ápice de seu voo.
   e. A rapidez vertical da bola na metade de seu voo.
   f. A rapidez vertical da bola imediatamente antes de entrar em contato com o solo.

8. Se uma bola de beisebol, uma bola de basquete e um peso de 71,2 N fossem lançados simultaneamente do topo do Empire State Building (e a resistência do ar não fosse um fator), qual dos objetos chegaria primeiro ao solo? Por quê?

9. Uma bola de tênis deixa uma raquete durante a execução de uma batida horizontal perfeita a uma rapidez de 22 m/s. Se a bola ficar no ar por 0,7 s, qual distância horizontal ela terá percorrido? (Resposta: 15,4 m.)

10. Um saltador de trampolim salta verticalmente para cima com rapidez inicial de 9,2 m/s. Quão alto acima do trampolim o saltador vai? (Resposta: 4,31 m.)

AVALIAÇÃO ADICIONAL

1. Responda às seguintes questões a respeito dos tempos parciais (em segundos), apresentados a seguir, de Ben Johnson e de Carl Lewis na corrida de 100 m dos Jogos Olímpicos de 1988.

	Johnson	Lewis
10 m	1,86	1,88
20 m	2,87	2,96
30 m	3,80	3,88
40 m	4,66	4,77
50 m	5,55	5,61
60 m	6,38	6,45
70 m	7,21	7,29
80 m	8,11	8,12
90 m	8,98	8,99
100 m	9,83	9,86

   a. Desenhe as curvas de aceleração e de velocidade para ambos os atletas. Em que aspectos as curvas são semelhantes ou diferentes?
   b. Quais conclusões gerais você pode traçar sobre o desempenho de velocistas de elite?

2. Forneça uma solução trigonométrica para a Auto-avaliação 4. (Resposta: D = 832 m; $\angle$ = 25° ao norte do leste.)

3. Forneça uma solução trigonométrica para a Auto-avaliação 5. (Resposta: D = 937 m; $\angle$ = 50° ao leste do sul.)

4. Uma boia que marca o ponto de retorno na prova de natação no mar de um triátlon perde sua âncora. Se a corrente carrega a boia na direção sul a 0,5 m/s e o vento sopra a boia na direção oeste a 0,7 m/s, qual é a resultante do deslocamento da boia após 5 min? (Resposta: 258 m; $\angle$ = 54,5° ao leste do sul.)

5. Um barco a vela está sendo impulsionado para oeste pelo vento a uma velocidade de 4 m/s. Se a corrente está seguindo a 2 m/s para nordeste, onde o barco estará em relação à posição inicial após 10 min? (Resposta: D = 1,8 km; $\angle$ = 29° ao norte do leste.)

6. Um Dallas Cowboy carregando a bola ao longo da linha lateral mais próxima a uma velocidade de 8 m/s atravessa a linha de 50 jardas ao mesmo tempo que o último Buffalo Bill que possivelmente conseguirá pegá-lo começa a correr da linha de 50 jardas em um ponto que está a 13,7 m da linha lateral mais próxima. Qual deve ser a velocidade do Buffalo Bill se ele quiser pegar o Cowboy imediatamente antes da linha do gol? (Resposta: > 8,35 m/s.)

7. Uma bola de futebol é chutada do campo a um ângulo de 45°. Se a bola permaneceu no ar por 3 s, qual foi a altura máxima alcançada? (Resposta: 11,0 m.)

8. Uma bola é chutada a uma distância horizontal de 45,8 m. Se alcança uma altura máxima de 24,2 m com um tempo de voo de 4,4 s, a bola foi chutada a um ângulo de projeção menor, maior ou igual a 45°? Apresente o raciocínio para sua resposta com base em cálculos adequados. (Resposta: > 45°.)

9. Uma peteca de badminton é rebatida por uma raquete a um ângulo de 35°, ganhando rapidez inicial de 10 m/s. Quão alto ela chega? Quão longe ela viajará horizontalmente antes de ser rebatida pela raquete do adversário na mesma altura em que ela foi projetada? (Resposta: d_v = 1,68 m; d_h = 9,58 m.)

10. Uma flecha é lançada a uma velocidade de 45 m/s a um ângulo de 10°. Quão longe horizontalmente a flecha pode viajar antes de bater no alvo na mesma altura em que ela foi disparada? (Resposta: 70,6 m.)

REFERÊNCIAS BIBLIOGRÁFICAS

1. Arias JL: Performance as a function of shooting style in basketball players under 11 years of age, *Percept Mot Skills* 114:446, 2012.

2. Bertram JE, Prebeau-Menezes L, and Szarko MJ: Gait characteristics over the course of a race in recreational marathon competitors, *Res Q Exerc Sport* 84:6, 2013.

3. Bezodis NE, Salo A, and Trewartha G: Relationships between lower-limb kinematics and block phase performance in a cross section of sprinters, *Eur J Sport Sci* 15:118, 2015.

4. Bisi M and Stagni R: Evaluation of toddler different strategies during the first six-months of independent walking: A longitudinal study, *Gait Posture* 41:574, 2015.

5. Bolger CM, Kocbach J, Hegge AM, and Sandbakk Ø: Speed and heart-rate profiles in skating and classical cross-country skiing competitions, *Int J Sports Physiol Perform* 10:873, 2015.

6. Dapena J: Mechanics of translation in the Fosbury flop, *Med Sci Sports Exerc* 12:37, 1980.

7. Gagnon D, Babineau AC, Champagne A, Desroches G, and Aissaoui R: Trunk and shoulder kinematic and kinetic and electromyographic adaptations to slope increase during motorized treadmill propulsion among manual wheelchair users with a spinal cord injury, *Biomed Res Int* 2015;2015:636319. doi: 10.1155/2015/636319. Epub 2015 Feb 22.

8. Girard O, Millet GP, Slawinski J, Racinais S, and Micallef JP: Changes in running mechanics and spring-mass behaviour during a 5-km time trial, *Int J Sports Med* 34:832, 2013.

9. Hay JG: The biomechanics of the long jump, *Exerc Sport Sci Rev* 14:401, 1986.

10. Hubbard M, de Mestre NJ, and Scott J: Dependence of release variables in the shot put, *J Biomech* 34:449, 2001.

11. Janura M, Cabell L, Elfmark M, and Vaverka F: Kinematic characteristics of the ski jump in run: A 10-year longitudinal study, *J Appl Biomech* 26:196, 2010.

12. Khlifa R, Aouadi R, Shephard R, Chelly MS, Hermassi S, and Gabbett TJ: Effects of a shoot training programme with a reduced hoop diameter rim on free-throw performance and kinematics in young basketball players, *J Sports Sci* 31:497, 2013.

13. Leigh S, Liu H, Hubbard M, and Yu B: Individualized optimal release angles in discus throwing, *J Biomech* 10;43:540, 2010.

14. Linthorne NP: Optimum release angle in the shot put, *J Sports Sci* 19:359, 2001.

15. Macaulay CA, Katz L, Stergiou P, Stefanyshyn D, and Tomaghelli L: Kinematic and kinetic analysis of overhand, sidearm and underhand lacrosse shot techniques, *J Sports Sci* 16:1, 2016.

16. Noorbergen OS, Konings MJ, Micklewright D, Elferink-Gemser MT, and Hettinga FJ: Pacing behavior and tactical positioning in 500- and 1000-m short-track speed skating, *Int J Sports Physiol Perform* 11:742, 2016.

17. Padulo J, Annino G, Migliaccio GM, D'ottavio S, and Tihanyi J: Kinematics of running at different slopes and speeds, *J Strength Cond Res* 26:1331, 2012.

18. Preece SJ, Mason D, and Bramah C: How do elite endurance runners alter movements of the spine and pelvis as running speed increases? *Gait Posture* 46:132, 2016.

19. Seifert L, Leblanc H, Chollet D, and Delignieres D: Inter-limb coordination in swimming: Effect of speed and skill level, *Hum Mov Sci* 29:103, 2010.

20. Smith JA, Siemienski A, Popovich JM Jr, and Kulig K: Intra-task variability of trunk coordination during a rate-controlled bipedal dance jump, *J Sports Sci* 30:139, 2012.

21. Tartaruga MP, Brisswalter J, Peyre-Tartaruga LA, et al.: The relationship between running economy and biomechanical variables in distance runners, *Res Q Exerc Sport* 83:367, 2012.

22. Tor E, Pease DL, and Ball KA: Comparing three underwater trajectories of the swimming start, *J Sci Med Sport* 18:7265, 2015.

23. Tor E, Pease DL, and Ball KA: Key parameters of the swimming start and their relationship to start performance, *J Sports Sci* 33:1313, 2015.
24. Wagner H, Tilp M, von Duvillard SP, and Mueller E: Kinematic analysis of volleyball spike jump, *Int J Sports Med* 30(10):760, 2009.
25. Yeadon MR: Theoretical models and their application to aerial movement. In Van Gheluwe B and Atha J, Eds: *Current research in sports biomechanics*, Basel, 19 87, Karger.

LEITURA SUGERIDA

Amstutz LJ: *The science behind athletics (Edge Books: Science of the summer Olympics),* Oxford, 2017, Raintree Publisher.
Descreve os eventos olímpicos de atletismo em termos de princípios mecânicos subjacentes.
Huber J: *Springboard and platform diving,* Champaign, 2015, Human Kinetics.
Constitui um guia oficial para todos os aspectos do mergulho competitivo de um dos treinadores mais talentosos do esporte.
Jemni M (Ed.): *The science of gymnastics,* New York, 2017, Routledge.
Fornece informações abrangentes e acessíveis sobre os princípios fisiológicos, biomecânicos e psicológicos fundamentais que alicerçam o desempenho na ginástica artística.

Platt GK: *The science of sport,* Marlborough, UK, 2015, Crowood Press.
Examina os princípios científicos que sustentam a preparação e o desempenho nas arrancadas, com base na experiência dos principais treinadores e cientistas do esporte.

SITES RELACIONADOS

Programming Example: Projectile Motion
http://www.cs.mtu.edu/cerca de shene/COURSES/cs201/NOTES/chap02/projectile.html
Fornece um programa de computador documentado, com download disponível para o cálculo dos deslocamentos horizontal e vertical, a velocidade resultante e a direção de um projétil.
The Physics Classroom: Kinematics
http://www.physicsclassroom.com/Class/1DKin/1DKinTOC.html
Tutorial em nível de ensino médio sobre cinemática, incluindo texto e gráficos.
The Physics Classroom: Projectile Motion
http://www.physicsclassroom.com/Class/vectors/U3 L2a.html
Tutorial em nível de ensino médio sobre o movimento de um projétil, incluindo animações.
The Physics Hypertextbook: Projectiles
http://physics.info/projectiles/
Inclui discussão, resumo, prática, problemas e recursos relacionados com a compreensão do movimento de projéteis.

PALAVRAS-CHAVE

Aceleração linear	Taxa de mudança na velocidade linear.
Alcance	Deslocamento horizontal de um projétil quando aterrissa.
Altura relativa de projeção	Diferença entre a altura de projeção e a altura de aterrissagem.
Ângulo de projeção	Direção na qual um corpo é projetado em relação ao horizonte.
Ápice	Ponto mais alto na trajetória de um projétil.
Cinemática	A forma, o padrão ou a sequência do movimento em relação ao tempo.
Deslocamento linear	Mudança na localização ou distância orientada entre as localizações inicial e final.
Instantânea	Que ocorre em um pequeno intervalo de tempo.
Leis da aceleração constante	Fórmulas relacionadas com deslocamento, velocidade, aceleração e tempo quando a aceleração é constante.
Média	Que ocorre em determinado intervalo de tempo.
Metro	Unidade internacional de comprimento mais comum, na qual o sistema métrico é fundamentado.
Projétil	Corpo em queda livre que está sujeito apenas às forças da gravidade e da resistência do ar.
Rapidez de projeção	Magnitude da velocidade de projeção.
Trajetória	Percurso de voo de um projétil.
Velocidade inicial	Grandeza vetorial que incorpora tanto o ângulo quanto a velocidade de projeção.
Velocidade linear	Taxa de mudança na localização.

CAPÍTULO

11

Cinemática Angular do Movimento

Ao término deste capítulo, você será capaz de:

Distinguir o movimento angular dos movimentos retilíneo e curvilíneo

Discutir as relações entre as variáveis da cinemática angular

Associar corretamente as grandezas cinemáticas a suas unidades de medida

Explicar as relações entre deslocamento angular e linear, velocidade angular e linear e aceleração angular e linear

Resolver problemas quantitativos que envolvam grandezas cinemáticas e as relações entre as grandezas da cinemática angular e linear.

©Vaara/iStock/Getty Images RF

$\mathbf{N}$o golfe, por que um taco de madeira número 1 é mais longo do que um taco de ferro número 9? Por que os jogadores deslizam as mãos pelo cabo do taco para realizar um lançamento, mas não para conduzir a bola? Por que o movimento angular do disco ou do martelo durante a liberação está relacionado com o movimento linear do dispositivo após o lançamento?

Essas questões estão relacionadas com o movimento angular ou movimento rotacional ao redor de um eixo. O eixo de rotação é uma linha, real ou imaginária, orientada perpendicularmente ao plano em que ocorre a rotação, como a haste em relação às rodas de um carrinho. Neste capítulo discutimos o movimento angular, que, assim como o movimento linear, é um componente básico do movimento geral.

Observação da cinemática angular do movimento humano

Compreender o movimento angular é particularmente importante para quem estuda o movimento humano porque a maior parte do movimento humano voluntário envolve a rotação de um ou mais segmentos ao redor das articulações em que eles se movem. O deslocamento do corpo como um todo durante a marcha ocorre por meio de movimentos rotacionais realizados no quadril, no joelho e no tornozelo ao redor de eixos mediolaterais imaginários de rotação. Durante a realização de um polichinelo, por exemplo, os membros superiores e inferiores giram ao redor de um eixo anteroposterior imaginário que passa através das articulações do ombro e do quadril. O movimento angular de equipamentos esportivos, como tacos de golfe, de beisebol e de hóquei, bem como de utensílios domésticos e de jardinagem, também é frequentemente de interesse.

Como discutido no Capítulo 2, médicos, treinadores e professores de educação física analisam rotineiramente o movimento humano com base na observação visual. O que se observa, de fato, nessas situações é a cinemática angular do movimento humano. Com base na duração e na amplitude de movimento (ADM) das ações das articulações, o analista experiente pode realizar inferências sobre a coordenação da atividade muscular que produz as ações articulares e as forças que resultam dessas ações articulares.

Mensuração dos ângulos

Como mostrado no Apêndice A, um ângulo é composto por dois lados que se intersecionam em um vértice. A título de ilustração, uma análise cinemática quantitativa simples pode ser realizada com a projeção de imagens do corpo humano sobre um pedaço de papel, com os centros articulares marcados com pontos e os pontos conectados por linhas que representam os eixos longitudinais dos segmentos corporais (Figura 11.1). Um transferidor pode ser utilizado para mensurar manualmente os ângulos de interesse para essa representação, com os centros articulares formando os vértices dos ângulos entre os segmentos corporais adjacentes. (O procedimento para a medição de ângulos com um transferidor é apresentado no Apêndice A.) Vídeos e filmes do movimento humano também podem ser analisados por meio desse mesmo procedimento básico para avaliar os ângulos das articulações do corpo humano e as orientações angulares dos segmentos corporais. No entanto, hoje a análise cinemática científica é feita com várias câmeras conectadas a um computador, as quais rastreiam automaticamente os marcadores reflexivos, e um software gera os valores tridimensionais cinemáticos e cinéticos de interesse.

Ângulos articulares e orientação dos segmentos corporais

Ângulo articular
Ângulo entre a posição anatômica (0°) e a posição do segmento corporal que se moveu.

Para a medida de **ângulos articulares** está convencionado que, na posição anatômica de referência, todos os ângulos articulares são 0°. Como discutido no Capítulo 5, o movimento articular é medido direcionalmente (Figura 11.2).

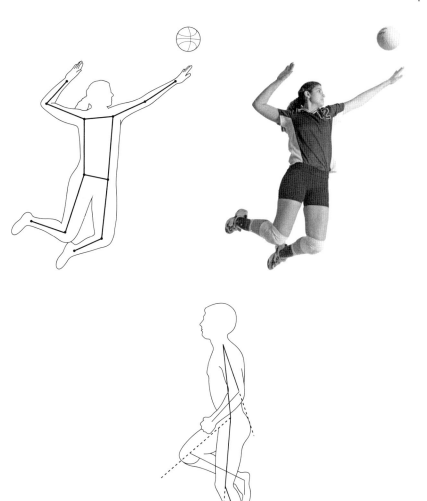

Figura 11.1
No corpo humano, os centros articulares formam os vértices dos ângulos dos segmentos corporais.
©Photodisc/Getty Images RF.

Figura 11.2
Os ângulos articulares são medidos conforme o segmento se afasta da posição anatômica.

Por exemplo, quando o braço estendido é elevado a 30° à frente do corpo no plano sagital, o braço está a 30° de flexão no ombro. Quando a perna está abduzida no quadril, a ADM na abdução é medida do mesmo modo a partir de 0° na posição anatômica.

Como discutido no Capítulo 9, quando o tronco está em flexão, o ângulo de inclinação do tronco afeta diretamente a proporção de força que precisa ser produzida pelos músculos extensores do tronco para manter o tronco na posição assumida. O ângulo de orientação de um segmento, chamado de **orientação do segmento corporal**, é medido em relação a uma linha de referência absoluta, que geralmente é horizontal ou vertical. A Figura 11.3 mostra a quantificação de ângulos de segmentos em relação à horizontal direita.

Outros ângulos de interesse frequentemente são as orientações dos próprios segmentos corporais.

Instrumentos para a medição dos ângulos corporais

Os goniômetros são utilizados comumente pelos clínicos para realizar a medição direta dos ângulos articulares relativos em um ser humano vivo. O goniômetro é essencialmente um transferidor fixado a dois braços longos. Um braço é fixo, de maneira que se estende do transferidor a um ângulo de 0°. O outro braço se estende do centro do transferidor e é livre para girar. O centro do transferidor é posicionado sobre o centro articular e os dois braços são

▼
A posição completamente estendida em uma articulação é considerada 0°.

Orientação do segmento corporal
Orientação angular de um segmento corporal em relação a uma linha fixa de referência.

▼
A orientação do segmento deve ser medida consistentemente na mesma direção de uma única referência – seja ela horizontal ou vertical.

Figura 11.3

Os ângulos de orientação dos segmentos corporais individuais são medidos em relação a uma linha de referência absoluta (fixa).

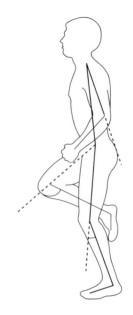

Ângulo de flexão do joelho (medido a partir da posição anatômica) e ângulo de orientação do tronco (medido em relação à horizontal direita). ©Susan Hall.

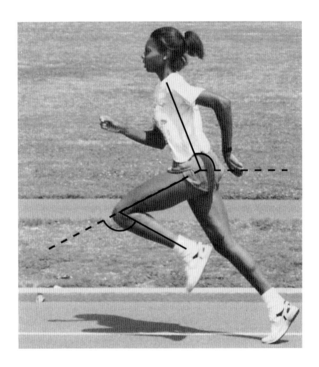

Um goniômetro é utilizado para medir os ângulos articulares. ©Susan Hall.

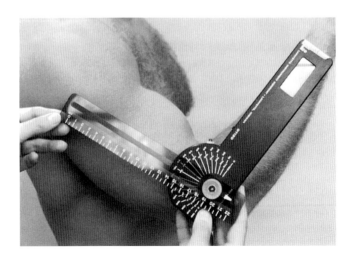

posicionados sobre os eixos longitudinais dos segmentos corporais que se articulam. O ângulo articular é lido, então, na interseção entre o braço que gira livremente e a escala do transferidor. A exatidão da leitura depende da exatidão do posicionamento do goniômetro. Conhecer a anatomia da articulação analisada é essencial para localizar adequadamente o centro de rotação da articulação. Algumas vezes, a colocação de marcas na pele ajuda a identificar a localização do centro de rotação da articulação e os eixos longitudinais dos segmentos corporais antes de posicionar o goniômetro, particularmente se estiverem sendo realizadas medidas repetidas na mesma articulação.

Centro instantâneo de rotação

A quantificação dos ângulos articulares é complicada porque o movimento articular é frequentemente acompanhado pelo deslocamento de um osso em relação ao osso com que se articula. Esse fenômeno é causado pelas assimetrias normais nos formatos das superfícies dos ossos articulares. Um exemplo é a articulação tibiofemoral, em que a rotação medial e o deslocamento anterior do fêmur acompanham a flexão (Figura 11.4). Como resultado, a localização exata do centro de rotação da articulação muda discretamente quando o ângulo da articulação se modifica. O centro de rotação em determinado ângulo de uma articulação, ou em determinado instante durante um movimento, é chamado de **centro instantâneo**. A localização exata do centro instantâneo para determinada articulação pode ser estabelecida por meio de medidas feitas a partir de radiografias, que são obtidas, em geral, a intervalos de 10° ao longo da ADM da articulação. O centro instantâneo na articulação tibiofemoral do joelho muda durante o movimento angular no joelho por causa do formato elipsoide dos côndilos femorais.

Centro instantâneo
Centro de rotação localizado precisamente em uma articulação em determinado instante no tempo.

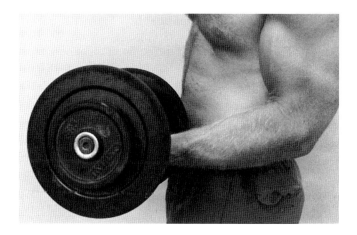

Quando o antebraço retorna à sua posição original após a conclusão de um exercício de flexão, o deslocamento angular do cotovelo corresponde a zero. ©Susan Hall.

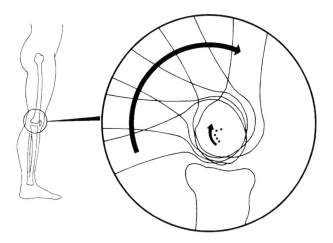

Figura 11.4
Percurso do centro instantâneo no joelho durante sua extensão.

Relações cinemáticas angulares

As inter-relações das grandezas cinemáticas angulares são semelhantes às que foram discutidas no Capítulo 10 quando se tratou das grandezas cinemáticas lineares. Embora as unidades de medida associadas às grandezas cinemáticas angulares sejam diferentes das utilizadas por seus equivalentes lineares, as relações entre as unidades angulares também são correspondentes às presentes entre as unidades lineares.

Distância e deslocamento angulares

Pense em um pêndulo balançando para a frente e para trás a partir de um ponto de apoio. O pêndulo está girando ao redor de um eixo que passa através de seu ponto de apoio perpendicular ao plano do movimento. Se o pêndulo balança ao longo de um arco de 60°, ele balança a uma distância angular de 60°. Se o pêndulo, então, gira de volta ao longo de 60° para sua posição original, ele percorreu uma distância angular que totaliza 120° (60° + 60°). A distância angular é medida como a soma de todas as mudanças angulares sofridas pelo corpo em rotação.

O mesmo procedimento pode ser utilizado para quantificar as distâncias angulares ao longo das quais os segmentos do corpo humano se movem. Se o ângulo da articulação do cotovelo muda de 90° para 160° durante a fase de extensão do antebraço em um exercício de flexão, a distância angular percorrida é de 70°. Se durante a fase de extensão do exercício de flexão o cotovelo retornar à sua posição original de 90°, os 70° adicionais terão sido percorridos, o que resulta em uma distância angular total de 140° para o exercício completo. Se forem realizadas 10 flexões, a distância angular percorrida pelo cotovelo terá sido de 1.400° (10 × 140°).

Assim como seu equivalente linear, o **deslocamento angular** é medido como a diferença entre as posições inicial e final do corpo em movimento. Se o ângulo do joelho da perna de apoio muda de 5° para 12° durante a fase de apoio inicial de uma corrida, a distância angular e o deslocamento angular no joelho são de 7°. Se a extensão ocorre no joelho, retornando para sua posição original de 5°, a distância angular totaliza 14° (7° + 7°), mas o deslocamento angular é de 0° porque a posição final da articulação é igual à sua posição original. A relação entre a distância angular e o deslocamento angular está representada na Figura 11.5.

Do mesmo modo que o deslocamento linear, o deslocamento angular é definido tanto pela magnitude quanto pela direção. Uma vez que a rotação observada a partir de uma vista lateral ocorre tanto em direção horária quanto anti-horária, a direção do deslocamento angular pode ser indicada utilizando-se esses termos. A direção anti-horária é designada por convenção como positiva (+) e a direção horária, como negativa (−) (Figura 11.6). Com o corpo humano também é adequado indicar a direção do deslocamento angular utilizando-se a terminologia relacionada com a articulação, como flexão ou abdução. Entretanto, não existe relação estabelecida entre a direção positiva (anti-horária)

Deslocamento angular
Variação na posição ou na orientação angulares de um segmento linear.

▼

A direção anti-horária é considerada positiva, e a direção horária, negativa.

Figura 11.5

A. Trajetória do movimento de um pêndulo balançando. **B.** A distância angular é a soma de todas as mudanças angulares que ocorreram; o deslocamento angular é o ângulo entre as posições inicial e final.

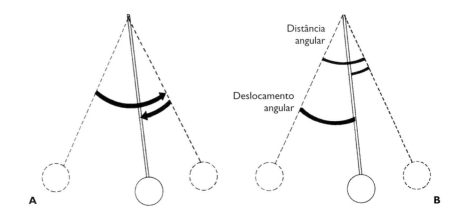

Horária   Anti-horária

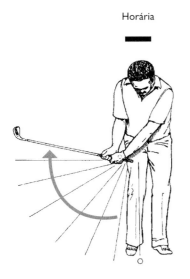 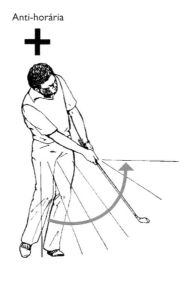

Figura 11.6
A direção do movimento rotacional é identificada comumente como anti-horária (positiva) ou horária (negativa).

e a flexão ou extensão ou qualquer outro movimento em uma articulação. Isso porque, quando vista de um lado, a flexão em uma articulação, como o quadril, é positiva, mas, quando vista do lado oposto, é negativa. Quando os biomecânicos realizam estudos de captura de movimento com câmeras conectadas a um computador, o software quantifica os movimentos da articulação registrando-os na direção positiva ou negativa. O pesquisador precisa, então, traduzir esses valores em flexão/extensão ou outros movimentos articulares, dependendo da vista da câmera. Pacotes de software mais sofisticados farão essa transformação com a informação adequada fornecida pelo pesquisador.

Três unidades de medida são comumente utilizadas para representar distância angular e deslocamento angular. A mais familiar dessas unidades é o grau. Um círculo completo de rotação descreve um arco de 360°, um arco de 180° subtende uma linha reta, e 90° forma um ângulo reto entre linhas perpendiculares (Figura 11.7).

Outra unidade de medida angular utilizada algumas vezes em análises biomecânicas é o **radiano**. Uma linha que conecta o centro de um círculo a qualquer ponto na circunferência do círculo é o raio. Um radiano é definido como o tamanho do ângulo subtendido no centro de um círculo por um arco igual em comprimento ao raio do círculo (Figura 11.8). Um círculo completo

Radiano
Unidade de medida angular utilizada em conversões de grandezas cinemáticas angular e linear; igual a 57,3°.

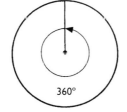

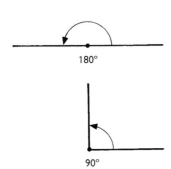

Figura 11.7
Ângulos medidos em graus.

Figura 11.8

Um radiano é definido como o tamanho do ângulo subtendido no centro de um círculo por um arco igual em comprimento ao raio do círculo.

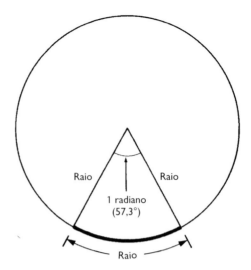

▼

Pi (π) é uma constante matemática que equivale a aproximadamente 3,14, que é a razão da circunferência para o diâmetro de um círculo.

é um arco de 2π radianos, ou 360°. Como 360° divididos por 2π correspondem a 57,3°, um radiano equivale a 57,3°. Como um radiano é muito maior do que um grau, essa é uma unidade mais conveniente para a representação de distâncias ou deslocamentos angulares extremamente grandes. Frequentemente, os radianos são quantificados em múltiplos de pi (π).

A terceira unidade ocasionalmente utilizada para quantificar distância ou deslocamento angular é a revolução. Uma revolução descreve um arco igual ao círculo. Com frequência, mergulhos e algumas habilidades de ginástica são descritos pelo número de revoluções que o corpo humano sofre durante a sua execução. O salto frontal com 1,5 salto mortal é um exemplo descritivo. A Figura 11.9 ilustra a maneira como graus, radianos e revoluções se comparam como unidades de medida angular.

Rapidez e velocidade angulares

A rapidez angular é uma grandeza escalar e é definida como a distância angular coberta dividida pelo intervalo de tempo durante o qual o movimento ocorreu:

$$\text{rapidez angular} = \frac{\text{distância angular}}{\text{mudança no tempo}}$$

$$\sigma = \frac{\phi}{\Delta t}$$

A letra grega minúscula sigma (σ) representa a rapidez angular, a letra grega minúscula fi (ϕ) representa a distância angular e t representa o tempo.

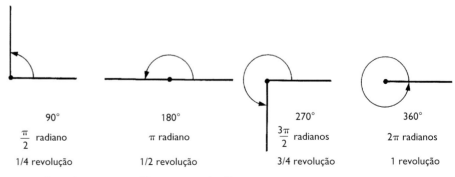

Figura 11.9

Comparação entre graus, radianos e revoluções.

A **velocidade angular** é calculada como a mudança na posição angular ou o deslocamento angular ocorrido durante um intervalo de tempo, conforme equação demonstrada a seguir.

Velocidade angular
Taxa de variação na posição ou orientação angular de um segmento linear.

$$\text{velocidade angular} = \frac{\text{mudança na posição angular}}{\text{mudança no tempo}}$$

$$\omega = \frac{\Delta \text{ posição angular}}{\Delta \text{ tempo}}$$

$$\text{velocidade angular} = \frac{\text{deslocamento angular}}{\text{intervalo de tempo}}$$

$$\omega = \frac{\theta}{\Delta t}$$

A letra grega minúscula ômega (ω) representa a velocidade angular, a letra grega maiúscula teta (θ) representa o deslocamento angular e t representa o tempo passado durante a avaliação da velocidade. Outra maneira de expressar mudança na posição angular é posição angular$_2$ − posição angular$_1$, em que a posição angular$_1$ representa a posição do corpo em determinado momento e a posição angular$_2$ representa o corpo em um ponto adiante:

$$\omega = \frac{\text{posição angular}_2 - \text{posição angular}_1}{\text{tempo}_2 - \text{tempo}_1}$$

Como a velocidade angular baseia-se no deslocamento angular, ela precisa incluir uma identificação da direção (horária ou anti-horária, negativa ou positiva) em que o deslocamento angular em que ela se fundamenta ocorreu.

As unidades de rapidez angular e de velocidade angular são as unidades de distância angular ou de deslocamento angular divididas por unidades de tempo. A unidade de tempo mais comumente utilizada é o segundo. As unidades de rapidez angular e de velocidade angular são graus por segundo (°/s), radianos por segundo (rad/s), revoluções por segundo (rev/s) e revoluções por minuto (rpm).

O movimento de segmentos corporais a uma alta taxa de velocidade angular caracteriza a realização habilidosa de muitos esportes. Foi relatado que as velocidades angulares nas articulações do braço utilizado por lançadores da Liga Principal de Beisebol alcançam 2.320°/s na extensão do cotovelo e 7.240°/s na rotação medial do ombro.[4] É interessante notar que esses valores também são altos nos braços de arremesso de lançadores jovens, com 2.230°/s documentados na extensão do cotovelo e 6.900°/s na rotação medial.[4] O que muda conforme os lançadores avançam para níveis cada vez mais altos de competição é que eles tendem a ter uma cinemática mais consistente de seus movimentos de arremesso.[5] Entretanto, isso não se traduz em coordenação melhor ou menor risco de lesão por uso excessivo.[5] As Figuras 11.10 a 11.13 mostram os padrões de ângulo articular e velocidade angular da articulação no cotovelo e no ombro durante arremessos com a mão acima e com a mão abaixo executados por jogadores de *softball* universitários. Perceba que há uma consistência considerável nos padrões cinemáticos desses lançadores na maioria das articulações durante arremessos com a mão acima e com a mão abaixo.

Certos padrões cinemáticos estão associados a um elevado nível de habilidade na execução de alguns movimentos esportivos. Na rebatida de beisebol, por exemplo, observaram-se diferenças entre os batedores altamente qualificados e os menos habilidosos. Batedores com mais habilidade atingem uma alta velocidade angular nos quadris quando iniciam o balanço, seguida de uma grande velocidade angular no cotovelo da frente, o que resulta em um balanço mais rápido.[2]

Um estudo com homens e mulheres tenistas de classe internacional documentou a rotação sequencial das rotações dos segmentos durante os serviços. A análise da posição de partida, preparatória, mostrou o cotovelo flexionado, em média, a 104° e o braço girado a 172° de rotação lateral no ombro. A partir dessa posição há uma sequência rápida de rotações segmentares, com inclinação média do tronco de 280°/s, rotação do torso superior de 870°/s, rotação da pelve de 440°/s, extensão do cotovelo de 1.510°/s, flexão do punho de 1.950°/s

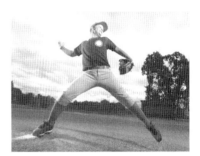

A tacada final (*pitching*) envolve rotação angular extremamente alta no ombro, no cotovelo e no punho.
©Erik Isakson/Tetra Images/Corbis/Getty Images RF.

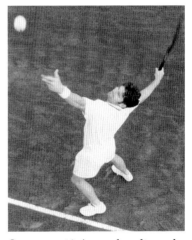

O saque no tênis envolve altas velocidades angulares dos segmentos do membro superior, culminando na alta velocidade angular da raquete no instante do impacto com a bola. ©Purestock/SuperStock RF.

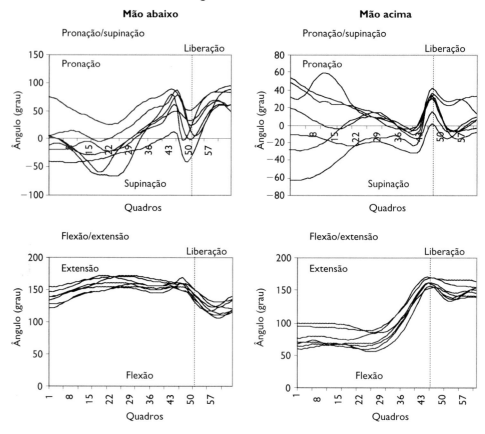

Figura 11.10

Ângulos do cotovelo exibidos por sete atletas universitários de *softball* durante rebatidas de arremessos rápidos. Os gráficos são cortesia de Kim Hudson e do Dr. James Richards, University of Delaware.

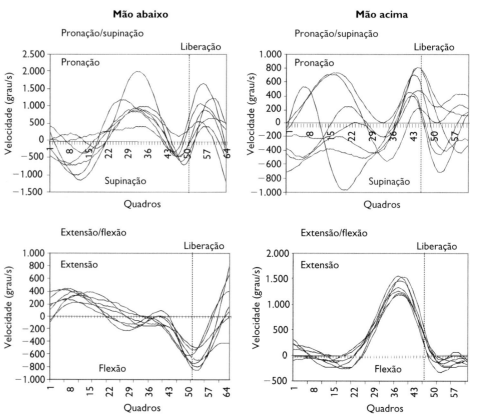

Figura 11.11

As velocidades do cotovelo exibidas por sete atletas universitários de *softball* durante rebatidas de arremessos rápidos. Os gráficos são cortesia de Kim Hudson e do Dr. James Richards, University of Delaware.

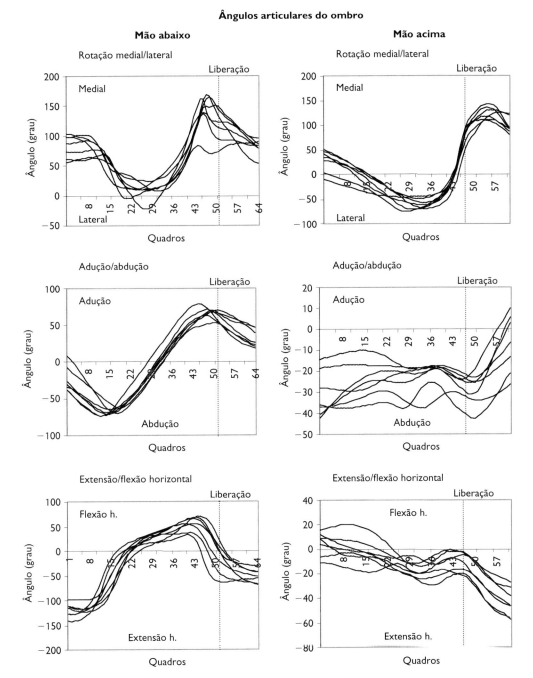

Figura 11.12 Ângulos do ombro exibidos por sete atletas universitários de *softball* durante rebatidas de arremessos rápidos. Os gráficos são cortesia de Kim Hudson e do Dr. James Richards, University of Delaware.

e rotação medial do ombro de 2.420°/s para homens e de 1.370°/s para mulheres.[6] Foi observado que a velocidade angular da raquete durante serviços realizados por tenistas profissionais homens varia de 1.900 a 2.200°/s (33,2 a 38,4 rad/s) imediatamente antes do impacto da bola.[3]

Como discutido no Capítulo 10, quando o corpo humano se torna um projétil durante a execução de um salto, a altura do salto determina o intervalo de tempo em que o corpo permanece no ar. Quando patinadores artísticos realizam um axel triplo ou quádruplo, em relação a um axel simples ou duplo, tanto a altura do salto quanto a velocidade rotacional do corpo devem ser maiores. As medidas dessas duas variáveis indicam que é a velocidade angular do patinador que aumenta, e patinadores habilidosos giram seus corpos a mais de 5 rev/s enquanto estão no ar durante um axel triplo.[11]

Figura 11.13

Velocidades do ombro exibidas por sete atletas universitários de *softball* durante rebatidas de arremessos rápidos. Os gráficos são cortesia de Kim Hudson e do Dr. James Richards, University of Delaware.

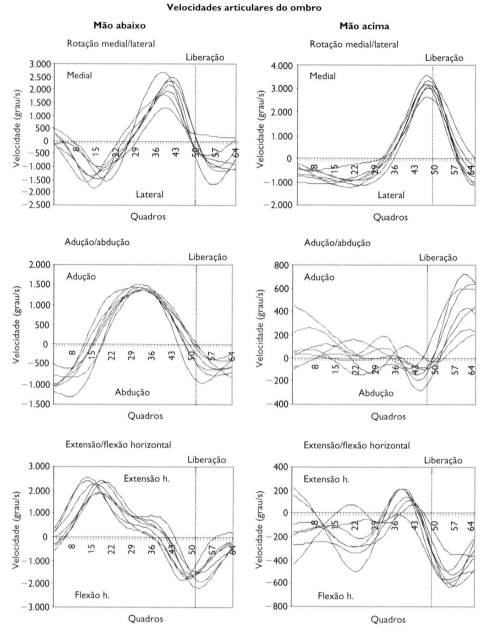

Aceleração angular

Aceleração angular
Taxa de variação na velocidade angular.

Aceleração angular é a taxa de variação na velocidade angular, ou a mudança na velocidade angular que ocorre durante um período de tempo. O símbolo convencional para aceleração angular é a letra grega minúscula alfa (α):

$$\text{aceleração angular} = \frac{\text{mudança na velocidade angular}}{\text{mudança no tempo}}$$

$$\alpha = \frac{\Delta \omega}{\Delta t}$$

O cálculo da fórmula para aceleração é, portanto, o seguinte:

$$\alpha = \frac{\omega_2 - \omega_1}{t_2 - t_1}$$

Na fórmula anterior, ω_1 representa a velocidade angular no ponto inicial no tempo, ω_2 representa a velocidade angular em um segundo ponto ou o ponto final no tempo, e t_1 e t_2 são os tempos em que a velocidade foi medida. O uso dessa fórmula é ilustrado no Exemplo de Problema 11.1.

EXEMPLO DE PROBLEMA 11.1

Um taco de golfe é balançado com uma aceleração angular média de 1,5 rad/s². Qual é a velocidade angular do taco quando ele bate na bola ao fim de um balanço de 0,8 s? (Forneça uma resposta em unidades de radianos e grau).

Conhecido

$$\alpha = 1{,}5 \text{ rad/s}^2$$
$$t = 0{,}8 \text{ s}$$

Solução

A fórmula a ser utilizada é a equação que relaciona aceleração angular, velocidade angular e tempo:

$$\alpha = \frac{\omega_2 - \omega_1}{t}$$

A substituição das grandezas conhecidas gera o seguinte:

$$1{,}5 \text{ rad/s}^2 = \frac{\omega_2 - \omega_1}{0{,}8 \text{ s}}$$

Também pode ser deduzido que a velocidade angular do taco no início do balanço era zero:

$$1{,}5 \text{ rad/s}^2 = \frac{\omega_2 - 0}{0{,}8 \text{ s}}$$

$$(1{,}5 \text{ rad/s}^2)(0{,}8 \text{ s}) = \omega_2 - 0$$

$$\omega_2 = 1{,}2 \text{ rad/s}$$

Em unidades de grau:

$$\omega_2 = (1{,}2 \text{ rad/s})(57{,}3°/\text{rad})$$

$$\omega_2 = 68{,}8°/\text{rad}$$

Assim como ocorre com a aceleração linear, a aceleração angular pode ser positiva, negativa ou zero. Quando a aceleração angular é zero, a velocidade angular é constante. Similarmente ao que ocorre com a aceleração linear, a aceleração angular positiva pode indicar tanto um aumento na velocidade angular em direção positiva quanto uma diminuição na velocidade angular em direção negativa. Do mesmo modo, um valor negativo de aceleração angular pode representar tanto diminuição da velocidade angular em direção positiva quanto aumento da velocidade angular em direção negativa.

As unidades de aceleração angular são unidades de velocidade angular divididas por unidades de tempo. Exemplos comuns são graus por segundo ao quadrado (°/s²), radianos por segundo ao quadrado (rad/s²) e revoluções por segundo ao quadrado (rev/s²). As unidades de grandezas cinemáticas angular e linear são comparadas na Tabela 11.1.

▼
O movimento humano raramente envolve velocidade constante ou aceleração constante.

Vetores de movimento angular

Como não seria prático representar grandezas angulares utilizando símbolos como setas curvas, elas são representadas por vetores retos convencionais utilizando-se o que é chamado de **regra da mão direita**. De acordo com essa

Regra da mão direita
Procedimento para identificar a direção de um vetor de movimento angular.

	Deslocamento	Velocidade	Aceleração
Linear	Metro	Metros/segundo	Metros/segundo²
Angular	Radianos	Radianos/segundo	Radianos/segundo²

Tabela 11.1

Unidades comuns de medida cinemática.

regra, quando os dedos da mão direita são flexionados na direção do movimento angular, o vetor utilizado para representar o movimento é orientado perpendicularmente ao plano de rotação na direção apontada pelo polegar estendido (Figura 11.14). A magnitude da grandeza pode ser indicada por meio da proporcionalidade do comprimento do vetor.

Figura 11.14
Um vetor de movimento angular é orientado perpendicularmente ao deslocamento linear (d) de um ponto sobre um corpo em rotação.

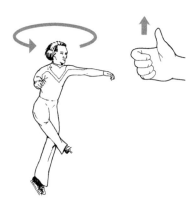

Grandezas angulares médias *versus* instantâneas

Rapidez, velocidade e aceleração angulares podem ser calculadas como valores instantâneos ou médios, dependendo da duração do intervalo de tempo selecionado. A velocidade angular instantânea de um bastão de beisebol no instante de contato com a bola é tipicamente de maior interesse do que a velocidade angular média do balanço porque a primeira afeta diretamente a velocidade resultante da bola.

Relações entre os movimentos linear e angular

Deslocamentos angular e linear

Quanto maior o raio entre um ponto de um corpo em rotação e o eixo de rotação, maior será a distância linear percorrida por esse ponto durante um movimento angular (Figura 11.15). Essa observação é expressa na forma de uma equação simples:

$$s = r\phi$$

Figura 11.15
Quanto maior o raio de rotação (r), maior será a distância linear (s) percorrida por um ponto em um corpo em rotação.

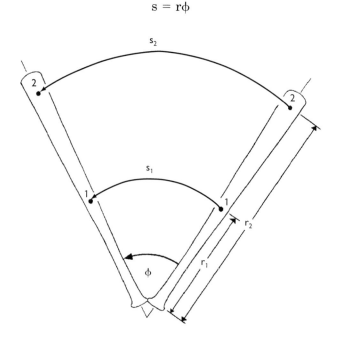

A distância curvilínea percorrida pelo ponto de interesse s é o produto de r, o **raio de rotação** do ponto, e ϕ, é a distância angular pela qual o corpo em rotação se move, que é quantificada em radianos.

Raio de rotação
Distância do eixo de rotação até um ponto de interesse em um corpo em rotação.

Para que essa relação seja válida, duas condições precisam ser atendidas: (a) a distância linear e o raio de rotação precisam ser quantificados na mesma unidade de comprimento e (b) a distância angular precisa ser expressa em radianos. Embora as unidades de medida estejam normalmente equilibradas em lados opostos de um sinal de igual quando uma relação válida é expressa, esse não é o caso aqui. Quando o raio de rotação (expresso em metros) é multiplicado pela distância angular em radianos, o resultado é a distância linear em metros. Nesse caso, os radianos desaparecem do lado direito da equação porque, como pode ser observado da definição de radiano, ele serve como um fator de conversão entre medidas lineares e angulares.

A mesma relação serve para a conversão entre deslocamento linear e angular. Lembrando, porém, que, diferentemente da distância, medida ao longo da trajetória, o deslocamento linear é medido em uma linha reta entre o ponto inicial e o ponto final. Quando o valor de φ é muito baixo, próximo de zero, o deslocamento linear tangencial é muito pequeno e se aproxima de uma linha reta. Usando a letra grega delta (Δ) para representar "mudança em", a fórmula que relaciona deslocamento linear e angular é a seguinte:

$$\Delta s = r \, \Delta \varphi$$

Essa fórmula pode ser resolvida com cálculo. A relação também pode ser aproximada usando-se a mesma fórmula para conversão de distância linear e angular.

Velocidades linear e angular

Há o mesmo tipo de relação entre a velocidade angular de um corpo em rotação e a velocidade linear de um ponto desse corpo em determinado instante no tempo. A relação é expressa da seguinte maneira:

$$v = r\omega$$

A velocidade linear (tangencial) do ponto de interesse é v, o raio de rotação para esse ponto é r e a velocidade angular do corpo em rotação é ω. Para que a equação seja válida, a velocidade angular precisa ser expressa em unidades de radianos (tipicamente rad/s) e a velocidade precisa ser expressa em unidades do raio de rotação dividido pelas unidades de tempo adequadas. Os radianos são novamente utilizados como um fator de conversão linear-angular e não estão equilibrados nos lados opostos do sinal de igual:

▼ Desempenhos habilidosos de movimentos de alta velocidade são caracterizados pelo tempo precisamente coordenado das rotações do segmento corporal.

$$m/s = (m)(rad/s)$$

O uso de unidades fundamentadas em radianos para conversões entre velocidades linear e angular é mostrado no Exemplo de Problema 11.2.

Durante várias atividades esportivas, um objetivo imediato de desempenho é direcionar um objeto como uma bola, peteca ou um disco de hóquei com precisão, enquanto se transmite um montante relativamente grande de velocidade com um bastão, um taco ou uma raquete. Na batida do beisebol, o início do balanço e a velocidade angular do balanço necessitam ser precisamente coordenados para fazer contato com a bola e direcioná-la para o local correto. Um arremesso de 40 m/s alcança o batedor 0,41 s após deixar a mão do lançador. Foi estimado que uma diferença de 0,001 s no tempo de início do balanço pode determinar se a bola será direcionada para o centro do campo ou para fora da linha de falta e que um balanço adiantado ou atrasado 0,003 s não resultará em contato com a bola.[7] Do mesmo modo, existe uma janela de tempo muito pequena durante a qual ginastas na barra fixa podem deixar a barra para executar uma saída habilidosa. Para os finalistas de barra fixa nos Jogos Olímpicos de Sydney de 2000, a janela de liberação teve média de 0,055 s.[8] Ginastas habilidosos na barra fixa demonstram um alto nível de consistência na cinemática de saída.[9]

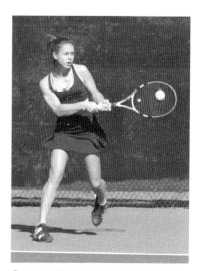

O tempo é importante na execução de uma batida baixa do tênis. Se a bola for batida muito antes ou muito tarde, ela pode sair dos limites da quadra. ©BluIz60/Shutterstock.

EXEMPLO DE PROBLEMA 11.2

Duas bolas de beisebol são batidas consecutivamente por um taco. A primeira bola é batida a 20 cm do eixo de rotação do taco e a segunda bola é batida a 40 cm do eixo de rotação do taco. Se a velocidade angular do taco era de 30 rad/s no instante em que as duas bolas foram tocadas, qual era a velocidade do taco nos dois pontos de contato?

Conhecido

$$r_1 = 20 \text{ cm}$$
$$r_2 = 40 \text{ cm}$$
$$\omega_1 = \omega_2 = 30 \text{ rad/s}$$

Solução

A fórmula a ser utilizada é a equação que relaciona velocidades lineares e angulares:

$$v = r\omega$$

Para a bola 1:

$$v_1 = (0{,}20 \text{ m})(30 \text{ rad/s})$$
$$v_1 = 6 \text{ m/s}$$

Para a bola 2:

$$v_2 = (0{,}40 \text{ m})(30 \text{ rad/s})$$
$$v_2 = 12 \text{ m/s}$$

Se todos os outros fatores forem mantidos constantes, quanto maior o raio de rotação em que um instrumento de batida alcança uma bola, maior será a velocidade linear transmitida para a bola. No golfe, tacos mais longos são selecionados para tacadas mais longas e tacos mais curtos são selecionados para tacadas mais curtas. Entretanto, a magnitude da velocidade angular se faz tão forte quanto o comprimento do raio de rotação na determinação da velocidade linear de um ponto em um equipamento de batida. Jogadores de ligas infantis, com frequência, selecionam tacos longos, o que aumenta o raio de rotação potencial se a bola for tocada, mas que são muito pesados para que os pequenos jogadores façam o balanço tão rapidamente quanto com bastões mais curtos e mais leves. Ao investigar os efeitos que o aumento de 5 e 10% no peso da raquete poderia ter sobre a velocidade da bola nos saques de tênis, pesquisadores descobriram que a velocidade da bola permaneceu praticamente

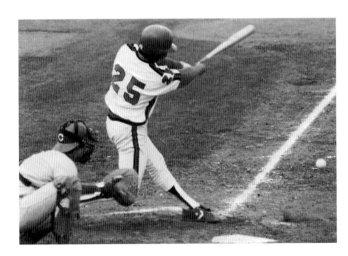

Quanto maior for a velocidade angular de um taco de beisebol, mais longe a bola rebatida viajará, mantidas todas as outras condições. ©Susan Hall.

a mesma graças à diminuição das velocidades angulares da rotação medial do ombro e da flexão do punho.[14] Estudos mostraram que crianças em idade escolar adquirem melhores técnicas de batida e conseguem jogar tênis de modo semelhante aos adultos quando a raquete, a altura da rede e o tamanho da quadra são menores.[1,13] A relação entre o raio de rotação do ponto de contato entre um equipamento de impacto e a bola e a velocidade subsequente da bola é mostrada na Figura 11.16.

É importante reconhecer que a velocidade linear de uma bola rebatida por um bastão, uma raquete ou um taco *não* é idêntica à velocidade linear do ponto de contato do equipamento de rebatida. Outros fatores, como a direção da rebatida e a elasticidade do impacto, também influenciam a velocidade da bola. No golfe, a rigidez do cabo do taco pode afetar tanto a velocidade da cabeça do taco quanto o ângulo da bola, embora nem todos os golfistas experimentem esses efeitos.[12]

Acelerações linear e angular

A aceleração de um corpo em movimento angular pode ser dividida em dois componentes lineares perpendiculares de aceleração. Esses componentes são posicionados ao longo da e perpendiculares à trajetória do movimento angular a qualquer ponto no tempo (Figura 11.17).

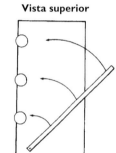

Figura 11.16

Um experimento simples em que um bastão girando atinge três bolas demonstra o significado do raio de rotação.

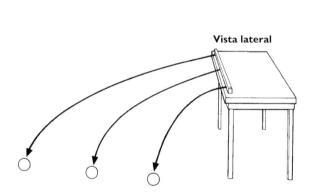

Figura 11.17

Vetores de aceleração tangencial e radial mostrados em relação a uma trajetória circular de movimento.

$$a_t = \frac{v_2 - v_1}{t}$$

$$a_r = \frac{v_2}{r}$$

Aceleração tangencial
Componente da aceleração de um corpo em movimento angular posicionado ao longo de uma tangente à trajetória do movimento; representa variação na rapidez linear.

O componente direcionado ao longo da trajetória do movimento angular recebe seu nome a partir do termo *tangente*. Uma tangente é uma linha que toca, mas não atravessa, uma curva em um único ponto. O componente tangencial, conhecido como **aceleração tangencial**, representa a variação na rapidez linear para um corpo que percorre uma trajetória curva. A fórmula da aceleração tangencial é a seguinte:

$$a_t = \frac{v_2 - v_1}{t}$$

A aceleração tangencial é a_t, a velocidade linear tangencial do corpo em movimento em qualquer tempo inicial é v_1, a velocidade linear tangencial do corpo em movimento no segundo tempo é v_2 e o intervalo de tempo durante o qual as velocidades foram medidas é t.

Quando a bola está na mão de um lançador, ela segue uma trajetória curvilínea conforme é acelerada pelos músculos do ombro, do cotovelo e do punho. O componente tangencial da aceleração da bola representa a taxa de mudança na rapidez linear da bola. Como a rapidez da projeção afeta fortemente o alcance de um projétil, a velocidade tangencial deve ser máxima logo antes do arremesso da bola se o objetivo for arremessar a bola rapidamente ou longe. Uma vez realizado o arremesso da bola, a aceleração tangencial é zero porque o lançador não está mais aplicando força.

A relação entre aceleração tangencial e aceleração angular é expressa da seguinte maneira:

$$a_t = r\alpha$$

A aceleração linear é a_t, o raio de rotação é r e a aceleração angular é α. É necessário que as unidades de aceleração linear e o raio de rotação sejam compatíveis e a aceleração angular seja expressa em unidades de radianos para que a relação seja precisa.

Embora a rapidez linear de um objeto que percorre uma trajetória curvilínea possa não se alterar, sua direção de movimento muda constantemente. O segundo componente da aceleração angular representa a taxa de mudança na direção de um corpo em movimento angular. Esse componente, chamado de **aceleração radial**, é sempre direcionado para o centro da curvatura. A aceleração radial pode ser quantificada por meio da seguinte fórmula:

Aceleração radial
Componente da aceleração de um corpo em movimento angular direcionado para o centro da curvatura; representa a mudança na direção.

$$a_r = \frac{v^2}{r}$$

A aceleração radial é a_r, a velocidade linear tangencial do corpo em movimento é v e o raio da rotação é r. O aumento na velocidade linear ou a diminuição no raio de curvatura aumentam a aceleração radial. Assim, quanto menor for o raio de curvatura (mais estreita for a curva), mais difícil será para um ciclista lidar com a curva em alta velocidade (ver o Capítulo 14).

No instante em que uma bola arremessada é liberada, suas acelerações tangencial e radial se tornam iguais a zero porque o arremessador não está mais aplicando força. ©Beto Chagas/123RF.

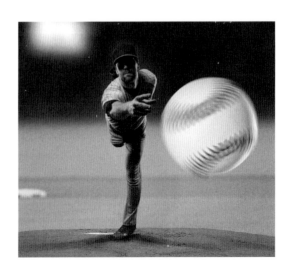

Durante a execução de um arremesso de bola, ela segue uma trajetória curvilínea porque o braço e a mão do arremessador a restringem. Essa força restritiva causa aceleração radial na direção do centro da curvatura ao longo de todo o movimento. Quando um jogador solta a bola, a aceleração radial não existe mais e o objeto segue a trajetória da tangente à curva naquele instante. O instante da liberação é, portanto, crítico: se a liberação ocorrer muito cedo ou muito tarde, a bola será direcionada para a esquerda ou para a direita, ou para cima ou para baixo, em vez de para a frente. O Exemplo de Problema 11.3 demonstra os efeitos dos componentes tangencial e radial da aceleração.

EXEMPLO DE PROBLEMA 11.3

Uma lançadora de *softball* realiza um arremesso em estilo cata-vento a 0,65 s. Se seu braço de arremesso tem 0,7 m de comprimento, quais são as magnitudes das acelerações tangencial e radial da bola logo antes da liberação, quando a rapidez tangencial da bola é de 20 m/s? Qual é a magnitude da aceleração total na bola nesse ponto?

Conhecido

$$t = 0,65 \text{ s}$$
$$r = 0,7 \text{ m}$$
$$v_2 = 20 \text{ m/s}$$

Solução

Para resolver a aceleração tangencial, utilize a seguinte fórmula:

$$a_t = \frac{v_2 - v_1}{t}$$

Substitua o que é conhecido e assuma que $v_1 = 0$:

$$a_t = \frac{20 \text{ m/s} - 0}{0,65 \text{ s}}$$

$$a_t = 30,8 \text{ m/s}^2$$

Para resolver a aceleração radial, utilize a seguinte fórmula:

$$a_r = \frac{v_2}{r}$$

Substitua o que é conhecido:

$$a_r = \frac{(20 \text{ m/s})^2}{0,7 \text{ m}}$$

$$a_r = 571,4 \text{ m/s}^2$$

Para resolver a aceleração total, construa uma composição vetorial da aceleração tangencial e radial. Uma vez que as acelerações tangencial e radial são orientadas perpendicularmente uma à outra, o teorema de Pitágoras pode ser utilizado para calcular a magnitude da aceleração total.

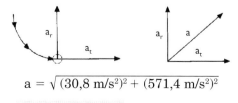

$$a = \sqrt{(30,8 \text{ m/s}^2)^2 + (571,4 \text{ m/s}^2)^2}$$

$$a = 572,2 \text{ m/s}^2$$

Tanto o componente tangencial do movimento quanto o radial podem contribuir para a velocidade linear resultante de um projétil liberado. Por exemplo, durante saídas com saltos mortais da barra fixa nas rotinas de ginástica, embora a principal contribuição para a velocidade linear do centro de gravidade do corpo geralmente seja proveniente da aceleração tangencial, o componente radial pode contribuir para até 50% da velocidade resultante.[10] O tamanho da contribuição do componente radial e o tipo de contribuição, positiva ou negativa, variam com a técnica do atleta.

RESUMO

Entender o movimento angular é um passo importante do estudo da biomecânica porque a maior parte dos movimentos voluntários do corpo humano envolve a rotação dos ossos ao redor de eixos de rotação imaginários que passam através dos centros articulares em que os ossos se articulam. As grandezas da cinemática angular – deslocamento angular, velocidade angular e aceleração angular – têm as mesmas inter-relações apresentadas por seus equivalentes lineares, com o deslocamento angular representando a mudança na posição angular e a aceleração angular indicando a taxa de variação na posição angular durante determinado tempo. De acordo com a seleção do intervalo de tempo, tanto os valores médios quanto os instantâneos da velocidade angular e da aceleração angular podem ser quantificados.

As grandezas da cinemática angular podem ser quantificadas a partir dos ângulos relativos formados pelos eixos longitudinais dos segmentos corporais que se articulam, ou a partir da orientação angular de um único segmento angular em relação a uma linha fixa de referência. Diferentes instrumentos estão disponíveis para a medida direta dos ângulos em um ser humano.

AUTOAVALIAÇÃO

1. O ângulo relativo no joelho varia de 0° a 85° durante a fase de flexão do joelho em um exercício de agachamento. Se forem realizados 10 agachamentos completos, qual é a distância angular total e o deslocamento angular total percorridos pelo joelho? (Forneça respostas tanto em graus quanto em radianos.) (Resposta: $\phi = 1.700°$, 29,7 rad; $\theta = 0$.)

2. Identifique o deslocamento angular, a velocidade angular e a aceleração angular do ponteiro menor de um relógio durante o intervalo de tempo em que ele se move do número 12 para o número 6. Forneça respostas em unidades de grau e de radianos. (Resposta: $\theta = -180°$, $-\pi$ rad; $\omega = -6$ deg/s, $-\pi/30$ rad/s; $\alpha = 0$.)

3. Quantas revoluções são completadas por um pião com velocidade angular constante de 3π rad/s durante um intervalo de tempo de 20 s? (Resposta: 30 rev.)

4. A perna estendida de uma pessoa que chuta é balançada por 0,4 s na direção anti-horária enquanto acelera a 200°/s². Qual é a velocidade angular da perna no instante de contato com a bola? (Resposta: 80°/s, 1,4 rad/s.)

5. A velocidade angular da coxa de um corredor varia de 3 rad/s para 2,7 rad/s durante um período de tempo de 0,5 s. Qual foi a aceleração angular média da coxa? (Resposta: $-0,6$ rad/s², $-34,4$ deg/s².)

6. Identifique três movimentos durante os quais a velocidade angular instantânea em um tempo particular seja a grandeza de interesse. Explique suas escolhas.

7. Preencha os valores correspondentes de grandeza angular que faltam na tabela a seguir.

Graus	Radianos	Revoluções
90	?	?
?	1	?
180	?	?
?	?	1

8. Mensure e registre os seguintes ângulos para o desenho a seguir:

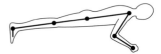

a. O ângulo relativo no ombro
b. O ângulo relativo no cotovelo
c. O ângulo absoluto do braço
d. O ângulo absoluto do antebraço

Utilize a horizontal direita como sua referência para os ângulos absolutos.

9. Calcule as seguintes grandezas para o diagrama mostrado a seguir:
   a. A velocidade angular no quadril em cada intervalo de tempo
   b. A velocidade angular no joelho em cada intervalo de tempo

   Calcular as velocidades angulares médias no quadril e no joelho para o movimento mostrado forneceria informação significativa? Forneça uma explicação para sua resposta.

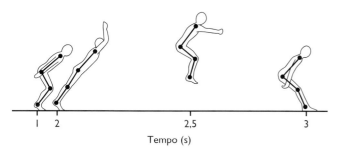

10. Uma raquete de tênis balançada com uma velocidade angular de 12 rad/s rebate uma bola parada a uma distância de 0,5 m do eixo de rotação. Qual é a velocidade linear da raquete no ponto de contato com a bola? (Resposta: 6 m/s.)

AVALIAÇÃO ADICIONAL

1. Um taco de golfe de 1,2 m é balançado em um movimento planar por um golfista destro com um comprimento de braço de 0,76 cm. Se a velocidade inicial da bola de golfe é de 35 m/s, qual foi a velocidade angular do ombro esquerdo no ponto de contato com a bola? (Considere que o braço esquerdo e o taco formam uma linha reta e que a velocidade inicial da bola é igual à velocidade linear da cabeça do taco no impacto.) (Resposta: 17,86 rad/s.)

2. Davi está lutando contra Golias. Se o estilingue de 0,75 m de David for acelerado por 1,5 s a 20 rad/s^2, qual será a velocidade inicial da pedra projetada? (Resposta: 22,5 m/s.)

3. Uma bola de beisebol é rebatida por um bastão a 46 cm do eixo de rotação quando a velocidade angular do bastão é de 70 rad/s. Se a bola é batida a uma altura de 1,2 m e a um ângulo de 45°, ela passará pela cerca de 1,2 m a 110 m de distância? (Considere que a velocidade linear inicial da bola é igual à velocidade linear do bastão no ponto em que ele é batido.) (Resposta: Não, a bola cairá de uma altura de 1,2 m a uma distância de 105,7 m.)

4. O braço e o taco de um jogador de polo formam um segmento rígido de 2,5 m. Se o braço e o taco são girados com uma rapidez angular de 1,0 rad/s conforme o cavalo galopa a 5 m/s, qual é a velocidade resultante da bola imóvel que é batida frontalmente? (Considere que a velocidade da bola é igual à velocidade linear na ponta do taco.) (Resposta: 7,5 m/s.)

5. Explique como a velocidade da bola no Problema 4 seria diferente se o taco fosse girado a um ângulo de 30° na direção do movimento do cavalo.

6. Liste três movimentos para os quais um ângulo relativo em uma articulação seja importante, e três movimentos para os quais o ângulo absoluto de um segmento corporal seja importante. Explique suas escolhas.

7. Uma batonista na Parada Rose Bowl arremessa um bastão no ar com uma velocidade angular inicial de 2,5 rev/s. Se o bastão, enquanto está no ar, sofre uma aceleração constante de −0,2 rev/s^2 e sua velocidade angular é de 0,8 rev/s quando a batonista o pega, quantas revoluções ele fez no ar? (Resposta: 14 rev.)

8. Um ciclista entra em uma curva com raio de 30 m a uma velocidade de 12 m/s. Conforme os freios são aplicados, a rapidez diminui a uma taxa constante de 0,5 m/s^2. Quais são as magnitudes das acelerações radial e tangencial do ciclista quando sua rapidez é de 10 m/s? (Resposta: a_r = 3,33 m/s^2; a_t = −0,5 m/s^2.)

9. Um martelo é acelerado a 15 rad/s^2. Apresentado um raio de rotação de 1,7 m, quais são as magnitudes dos componentes radial e tangencial da aceleração quando a rapidez tangencial do martelo é de 25 m/s? (Resposta: a_r = 367,6 m/s^2; a_t = 25,5 m/s^2.)

10. Uma patinadora de velocidade aumenta sua velocidade de 10 m/s para 12,5 m/s por um período de 3 s enquanto sai de uma curva com raio de 20 m. Quais são as magnitudes de suas acelerações radial, tangencial e total conforme ela sai da curva? (Lembre-se de que a_r e a_t são os componentes vetoriais da aceleração total.) (Resposta: a_r = 7,81 m/s^2; a_t = 0,83 m/s^2; a = 7,85 m/s^2.)

LABORATÓRIO

NOME _____
DATA _____

1. Realize o experimento apresentado no Exemplo de Problema 11.1. Registre as distâncias lineares percorridas pelas três bolas e escreva uma pequena explicação.

Distâncias: _____
_____
_____

Explicação: _____
_____
_____
_____
_____
_____
_____
_____

2. Com um parceiro, utilize um goniômetro para medir a amplitude de movimento para a flexão e a hiperextensão do punho, para a flexão plantar e dorsiflexão e para a flexão e hiperextensão do ombro. Forneça uma explicação para as diferenças nessas amplitudes de movimento entre você e seu parceiro.

	Você	**Seu parceiro**
Flexão do punho	_____	_____
Hiperextensão do punho	_____	_____
Flexão plantar	_____	_____
Dorsiflexão	_____	_____
Flexão do ombro	_____	_____
Hiperextensão do ombro	_____	_____

Explicação: _____
_____
_____
_____
_____
_____
_____
_____
_____

3. Observe uma criança pequena executando um chute ou um arremesso. Escreva uma breve descrição da cinemática angular das principais ações articulares. Quais características distinguem o desempenho dessa criança em relação ao de um adulto razoavelmente habilidoso?

Cinemática do quadril: _____
_____
_____
_____

Cinemática do joelho: _____
_____
_____
_____

Cinemática do pé/tornozelo: _____
_____
_____
_____

4. Trabalhando em um pequeno grupo, observe a partir de uma vista lateral dois voluntários realizando simultaneamente saltos verticais máximos. Registre (e reveja) os saltos ou faça com que os indivíduos repitam os saltos várias vezes. Escreva uma descrição comparativa da cinemática angular dos saltos, incluindo ambos os ângulos relativos e absolutos de importância. A sua descrição sugere um motivo para um salto ser maior do que o outro?

Realizador 1   Realizador 2
_____   _____
_____   _____
_____   _____
_____   _____
_____   _____
_____   _____
_____   _____
_____   _____
_____   _____
_____   _____
_____   _____
_____   _____
_____   _____

5. Fixe um pedaço de papel-manteiga sobre o monitor de um gravador de vídeo. Utilize o botão de avanço de um único quadro, desenhe pelo menos três representações de palito sequenciais de uma pessoa realizando um movimento de interesse. (Se o movimento for lento, você pode precisar avançar um número consistente de quadros entre os traçados.) Utilize um transferidor para medir o ângulo presente em uma articulação principal de interesse em cada figura. Considerando 1/30 s entre quadros adjacentes do vídeo, calcule a velocidade angular nas articulações entre a primeira e a segunda figuras, e, em seguida, entre a segunda e a terceira. Registre suas respostas em ambas as unidades de grau e radianos.

Articulação selecionada: _____
_____
_____
_____

Ângulo 1: _____ Ângulo 2: _____ Ângulo 3: _____

Número de quadros pulados entre os traçados: ____
_____
_____
_____

Cálculo:

REFERÊNCIAS BIBLIOGRÁFICAS

1. Buszard T, Reid M, Masters RS, and Farrow D: Scaling tennis racquets during PE in primary school to enhance motor skill acquisition, *Res Q Exerc Sport* 87:414, 2016.
2. Dowling B and Fleisig GS: Kinematic comparison of baseball batting off of a tee among various competition levels, *Sports Biomech* 15:255, 2016.
3. Elliott BC: Tennis strokes and equipment. In Vaughan CL, Ed: *Biomechanics of sport,* Boca Raton, FL, 1989, CRC Press.
4. Fleisig GS, Barrentine SW, Zheng N, Escamilla RF, and Andrews JR: Kinematic and kinetic comparison of baseball pitching among various levels of development, *J Biomech* 32:1371, 1999.

5. Fleisig G, Chu Y, Weber A, and Andrews J: Variability in baseball pitching biomechanics among various levels of competition, *Sports Biomech* 8:10, 2009.
6. Fleisig G, Nicholls R, Elliott B, and Escamilla R: Kinematics used by world class tennis players to produce high-velocity serves, *Sports Biomech* 2:51, 2003.
7. Gutman D: The physics of foul play, *Discover* 70, April 1988.
8. Hiley MJ and Yeadon MR: Maximal dismounts from high bar, *J Biomech* 38:2221, 2005.
9. Hiley MJ, Zuevsky VV, and Yeadon MR: Is skilled technique characterized by high or low variability? An analysis of high bar giant circles, *Hum Mov Sci* 32:171, 2013.
10. Kerwin DG, Yeadon MR, and Harwood MJ: High bar release in triple somersault dismounts, *J Appl Biomech* 9:279, 1993.
11. King DL, Smith SL, Brown MR, McCrory JL, Munkasy BA, and Scheirman GI: Comparison of split double and triple twists in pair figure skating, *Sports Biomech* 7:222, 2008.
12. Mackenzie SJ and Boucher DE: The influence of golf shaft stiffness on grip and clubhead kinematics, *J Sports Sci* 35:105, 2017.
13. Timmerman E, De Water J, Kachel K, Reid M, Farrow D, and Savelsbergh G: The effect of equipment scaling on children's sport performance: the case for tennis, *J Sports Sci* 33:1093, 2015.
14. Whiteside D, Elliott B, Lay B, and Reid M: The effect of racquet swing weight on serve kinematics in elite adolescent female tennis players, *J Sci Med Sport* 17:124, 2014.

LEITURA SUGERIDA

Dias G and Couceiro M: The science of golf putting: A complete guide for researchers, players and coaches, New York, 2015, Springer.
Explora o desempenho motor e a biomecânica da tacada final do golfe, fornecendo diretrizes baseadas em pesquisas e métodos matemáticos para avaliar a tacada final do golfe.

Fleisig G and Kwon Y (Eds): *The biomechanics of batting, swinging, and hitting,* London, 2017, Routledge.
Fornece a mais recente pesquisa biomecânica sobre as batidas de beisebol, críquete, hóquei, hurling, softball, tênis de mesa e tênis.

Giordano BD and Limpisvasti O: The biomechanics of throwing. In Dines JD, McGarry T, O'Donoghue P and Sampaio J (Eds.): *Routledge handbook of sports performance analysis,* New York, 2015, Routledge.
Inclui uma seção sobre a biomecânica esportiva, incluindo análises cinemáticas.

Jemni M (Ed.): *The science of gymnastics,* London, 2017, Routledge.
Apresenta uma visão global do conhecimento científico relacionado com a ginástica, incluindo a cinemática do desempenho.

SITES RELACIONADOS

Circular Motion and Rotational Kinematics
http://cnx.org/content/m14014/latest
Apresenta um tutorial online com fórmulas para relações entre grandezas cinemáticas angulares.
The Exploratorium: Science of Baseball
http://www.exploratorium.edu/baseball/index.html
Explica conceitos científicos relacionados com lançamentos e rebatimentos de bolas de beisebol.
The Exploratorium: Science of Cycling
http://www.exploratorium.edu/cycling/index.html
Explica conceitos científicos relacionados com ciclismo, incluindo rodas de bicicletas e relações de transmissão.
The Exploratorium's Science of Hockey
http://www.exploratorium.edu/hockey/index.html
Explica conceitos científicos relacionados com hóquei, incluindo como traduzir o movimento rotacional dos braços em movimento linear do disco.

PALAVRAS-CHAVE

Aceleração angular	Taxa de variação na velocidade angular.
Aceleração radial	Componente da aceleração de um corpo em movimento angular direcionado para o centro da curvatura; representa a mudança na direção.
Aceleração tangencial	Componente da aceleração de um corpo em movimento angular posicionado ao longo de uma tangente à trajetória do movimento; representa variação na rapidez linear.
Ângulo articular	Ângulo entre a posição anatômica ($0°$) e a posição do segmento corporal que se moveu.
Centro instantâneo	Centro de rotação localizado precisamente em uma articulação em determinado instante no tempo.
Deslocamento angular	Variação na posição ou na orientação angulares de um segmento linear.
Orientação do segmento corporal	Orientação angular de um segmento corporal em relação a uma linha fixa de referência.
Radiano	Unidade de medida angular utilizada em conversões de grandezas cinemáticas angular e linear; igual a $57,3°$.
Raio de rotação	Distância do eixo de rotação até um ponto de interesse em um corpo em rotação.
Regra da mão direita	Procedimento para identificar a direção de um vetor de movimento angular.
Velocidade angular	Taxa de variação na posição ou orientação angular de um segmento linear.

CAPÍTULO 12

Cinética Linear do Movimento

Ao término deste capítulo, você será capaz de:

Identificar as leis do movimento e da gravidade de Newton e descrever exemplos práticos dessas leis

Explicar quais fatores afetam o atrito e discutir o papel do atrito nas atividades da vida diária e nos esportes

Definir *impulso* e *momento* e explicar as relações entre eles

Explicar quais fatores regem o resultado de uma colisão entre dois corpos

Discutir as relações entre trabalho mecânico, potência e energia

Resolver problemas quantitativos relacionados com conceitos cinéticos.

©Vaara/iStock/Getty Images RF

O que as pessoas podem fazer para melhorar a tração quando caminham em ruas cobertas de gelo? Por que algumas bolas quicam mais alto em uma superfície do que em outra? Como um atacante no futebol americano consegue empurrar um oponente maior para trás? Neste capítulo, apresentamos o tema cinética com a discussão de alguns conceitos e princípios básicos importantes relacionados com a cinética linear.

Leis de Newton

Sir Isaac Newton (1642-1727) descobriu muitas das relações que fundamentam o campo da mecânica moderna. Esses princípios destacam as relações entre as grandezas cinemáticas básicas apresentadas no Capítulo 3.

Lei da inércia

A primeira lei de Newton para o movimento é conhecida como *lei da inércia*. Essa lei dita o seguinte:

> Um corpo manterá um estado de repouso ou de velocidade constante a menos que uma força externa altere esse estado.

Em outras palavras, um objeto parado permanecerá parado a menos que haja uma força líquida (uma força que não seja equilibrada por nenhuma outra força) atuando sobre ele. Da mesma maneira, um corpo que viaja com rapidez constante ao longo de uma trajetória retilínea continuará seu movimento a menos que haja uma força líquida que altere a rapidez ou a direção do movimento.

Parece intuitivamente óbvio que um objeto em uma situação estática (parado) permanecerá parado salvo se alguma força externa atuar. Consideramos que um móvel como uma cadeira manterá uma posição fixa a menos que seja puxado ou empurrado por uma pessoa que exerça uma força líquida para provocar seu movimento. Entretanto, quando um corpo está viajando a uma velocidade constante, o que é postulado pela lei da inércia não é tão óbvio porque, na maioria das situações, forças externas atuam para reduzir a velocidade. Por exemplo, a lei da inércia implica que um patinador deslizando sobre o gelo continuará deslizando com a mesma rapidez e na mesma direção, a menos que uma força externa atue sobre ele. Mas, na realidade, o atrito e a resistência do ar são duas forças habitualmente presentes que atuam desacelerando patinadores e outros corpos móveis.

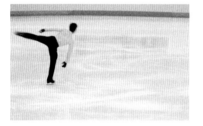

Um patinador tende a continuar deslizando com rapidez e direção constantes por causa da inércia.
©Karl Weatherly/Getty Images.

Lei da aceleração

A segunda lei de Newton para o movimento é uma expressão das relações entre força, massa e aceleração. Essa lei, conhecida como *lei da aceleração*, pode ser apresentada da seguinte maneira para um corpo com massa constante:

> Uma força aplicada sobre um corpo causa a aceleração desse corpo em uma magnitude proporcional à força, na direção da força e inversamente proporcional à massa do corpo.

Quando uma bola é arremessada, chutada ou atingida por um equipamento, ela tende a viajar na direção da linha de ação da força aplicada. Similarmente, quanto maior for o montante de força aplicada, maior será a rapidez que a bola terá. A expressão algébrica da lei é a fórmula bem conhecida que expressa as relações quantitativas entre uma força aplicada, a massa de um corpo e a aceleração resultante de um corpo:

$$F = ma$$

Assim, se uma bola de 1 kg é rebatida com uma força de 10 N, a aceleração resultante da bola é de 10 m/s^2. Se a bola tiver massa de 2 kg, a aplicação da mesma força de 10 N resultará em uma aceleração de apenas 5 m/s^2.

Capítulo 12 Cinética Linear do Movimento   297

A segunda lei de Newton também se aplica a um corpo em movimento. Quando um jogador de defesa do futebol que corre pelo campo é bloqueado por um jogador adversário, a velocidade do jogador de defesa após o contato é uma função da direção original do jogador, da rapidez, da direção e da magnitude da força exercida pelo jogador adversário.

Lei da reação

A terceira lei de Newton para o movimento diz que cada força aplicada é acompanhada por uma força de reação:

Para cada ação, existe uma reação igual e oposta.

Em termos de forças, a lei pode ser dita da seguinte maneira:

Quando um corpo exerce uma força sobre um segundo corpo, este corpo exerce uma força de reação que é igual em magnitude e em sentido oposto ao primeiro corpo.

Quando uma pessoa se apoia contra uma parede, a parede empurra a mão de volta com uma força que é igual e oposta à força exercida pela mão sobre a parede. Quanto mais forte a mão empurra a parede, maior é a pressão sentida sobre a superfície da mão que faz contato com a parede. Outra ilustração da terceira lei de Newton para o movimento é encontrada no Exemplo de Problema 12.1.

Durante a marcha, cada contato do pé com o chão produz uma força de reação para cima. Os pesquisadores e profissionais da saúde quantificam e estudam essas forças de reação do solo (FRSs) ao analisarem diferentes padrões de marcha entre diferentes faixas etárias e entre indivíduos com condições incapacitantes. Os pesquisadores estudaram as FRSs que são produzidas a cada pisada durante a corrida para investigar os fatores relacionados com o desempenho e as lesões relacionadas com a corrida. A magnitude do componente vertical das FRSs durante a corrida sobre uma superfície plana geralmente corresponde a duas ou três vezes o peso corporal do corredor, com o padrão de força produzido durante o contato com o chão variando de acordo com o estilo de corrida. Os corredores são classificados como batedores de retropé, mediopé e antepé, de acordo com a porção do calçado que primeiro faz contato com o solo. Os padrões típicos de FRS vertical para batedores de retropé e outros são mostrados na Figura 12.1.

EXEMPLO DE PROBLEMA 12.1

Um jogador de hóquei no gelo que pesa 90 kg colide de cabeça com um jogador que pesa 80 kg. Se o primeiro jogador exerce uma força de 450 N sobre o segundo jogador, qual a força exercida pelo segundo jogador sobre o primeiro?

Conhecido

$$m_1 = 90 \text{ kg}$$
$$m_2 = 80 \text{ kg}$$
$$F_1 = 450 \text{ N}$$

Solução

Esse problema não requer cálculos. De acordo com a terceira lei de Newton do movimento, para cada ação existe uma reação igual e oposta. Se a força exercida pelo primeiro jogador sobre o segundo tem magnitude de 450 N e direção positiva, então a força exercida pelo segundo jogador sobre o primeiro tem magnitude de 450 N e uma direção negativa:

$$-450 \text{ N}$$

Figura 12.1

Força de reação do solo típica para batedores de retropé e outros. Os corredores podem ser classificados como batedores de retropé, mediopé e antepé de acordo com a porção do calçado que em geral contata primeiro o solo.

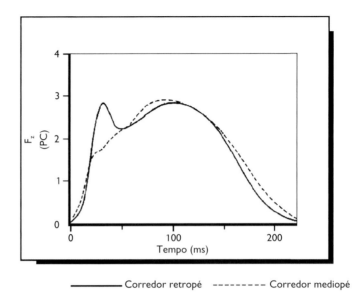

──────── Corredor retropé   ‑‑‑‑‑‑‑‑ Corredor mediopé

▼

Uma vez que a força de reação do solo é uma força externa que atua sobre o corpo humano, sua magnitude e sua direção afetam a velocidade do corpo.

Outros fatores que influenciam os padrões de FRS incluem rapidez da corrida, flexão do joelho durante o contato, comprimento das passadas, calçado, dureza da superfície, suavidade da superfície, intensidade discreta e inclinação. Entretanto, um fator que não altera sensivelmente a magnitude da FRS durante a corrida é a fadiga.[11]

Embora pareça lógico que superfícies de corrida mais duras produzam maiores forças de reação do solo, isso não foi documentado. Quando encontram superfícies de rigidez variada, os corredores tipicamente fazem ajustes individuais na cinemática da corrida que tendem a manter a FRS em um nível constante.[4] Isso pode ser explicado, até certo ponto, pela sensibilidade do corredor às ondas de choque que resultam de cada batida com o calcanhar que se propagam para cima, carregando dinamicamente o sistema musculoesquelético.

Como discutido no Capítulo 10, os corredores geralmente aumentam o comprimento das passadas conforme a velocidade da corrida aumenta em uma faixa de rapidez lenta a moderada. Passadas maiores tendem a produzir FRS com componentes horizontais de retardo maiores (Figura 12.2). Esse é um motivo por que passadas muito grandes podem ser contraprodutivas. Em velocidades de corrida maiores, a capacidade de o velocista gerar FRS com um componente horizontal direcionado para frente está relacionada com a capacidade de acelerar.[2]

Como a FRS é uma força externa que atua sobre o corpo humano, sua magnitude e sua direção têm implicações sobre o desempenho em muitos eventos esportivos. Embora lançamentos de beisebol e de *softball* sejam

Figura 12.2

Os melhores velocistas são capazes de gerar um componente horizontal (FH) da força total de reação do solo (F) direcionado para a frente.
©Digital Vision/Getty Images.

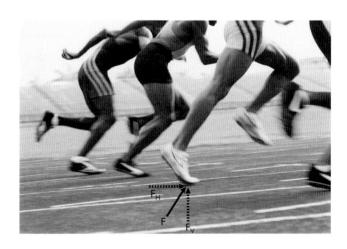

frequentemente considerados movimentos primariamente do membro superior, com FRS de quase 139% do peso corporal (PC) verticalmente, 24% do PC anteriormente e 42% do PC medialmente, os lançadores de *softball* que fazem os arremessos das bolas por baixo são atendidos comumente com lesões nos membros inferiores.[8] A cinemática observável de um lançador com estilo em moinho de vento (*windmill*) é refletida em um padrão característico ou uma "assinatura" nas forças de reação do solo geradas.[12] Nos lançadores de beisebol, calculou-se que as FRSs de frenagem têm 245% do PC.[7] A maximização da distância dos tacos de golfe requer a produção de grandes FRSs com uma proporção maior de FRS na parte de trás do pé durante o balanço para trás e a eficaz transferência dessa força para a parte da frente do pé durante o balanço para baixo.[13]

Lei da gravidade

A descoberta de Newton da lei universal da gravidade foi uma das contribuições mais significativas à revolução científica e é considerada por muitos o marco do início da ciência moderna. De acordo com a lenda, as ideias de Newton sobre a gravidade foram provocadas pela observação de uma maçã caindo de uma árvore ou por ele ter sido realmente atingido na cabeça por uma maçã. Nos seus escritos sobre o assunto, Newton utilizou o exemplo de uma maçã caindo para ilustrar o princípio de que todos os corpos atraem todos os corpos. A lei de Newton sobre a gravidade afirma o seguinte:

> Todos os corpos são atraídos uns pelos outros com uma força proporcional ao produto de suas massas e inversamente proporcional ao quadrado da distância entre eles.

Algebricamente, a lei é a seguinte:

$$F_g = G\,\frac{m_1\,m_2}{d^2}$$

A força de atração gravitacional é F_g, G é uma constante numérica, m_1 e m_2 são as massas dos corpos, e d é a distância entre os centros de massa dos corpos.

Para o exemplo da maçã caindo, a lei da gravidade de Newton indica que, do mesmo modo que a Terra atrai a maçã, a maçã atrai a Terra, embora em um grau muito menor. Como mostra a fórmula da força gravitacional, quanto maior for a massa de qualquer um dos corpos, maior será a força de atração entre os dois. Similarmente, quanto maior for a distância entre os corpos, menor será a força de atração entre eles.

Para aplicações biomecânicas, a única atração gravitacional de consequência é aquela produzida pela Terra por causa de sua massa extremamente grande. A taxa de aceleração gravitacional na qual os corpos são atraídos na direção da superfície da Terra ($9,81\ m/s^2$) é baseada na massa da Terra e na distância até o centro de gravidade.

Comportamento mecânico dos corpos em contato

De acordo com a terceira lei de Newton para o movimento, para cada ação existe uma reação igual e oposta. Entretanto, considere o caso de um cavalo atrelado a uma carroça. De acordo com a terceira lei de Newton para o movimento, a carroça exerce uma força para trás de magnitude igual no cavalo (Figura 12.3). Considerando o cavalo e a carroça como um único sistema mecânico, se as duas forças são iguais em magnitude em direções opostas, a soma de seus vetores é zero. Como o sistema cavalo e carroça conseguem se movimentar para a frente? A resposta está relacionada com a presença de outra força que atua com uma magnitude diferente na carroça do que no cavalo: a força do atrito.

Figura 12.3
Quando um cavalo tenta puxar uma carroça para a frente, a carroça exerce uma força igual e oposta no cavalo, de acordo com a terceira lei de Newton do movimento.

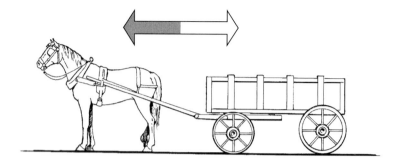

Atrito

Atrito
Força que atua sobre a área de contato entre duas superfícies no sentido oposto ao do movimento ou à tendência de movimento.

O **atrito** é uma força que atua na interface de superfícies de contato no sentido oposto ao sentido do movimento ou tendência de movimento iminente. Como o atrito é uma força, ele é quantificado em unidades de força (N). A magnitude da força de atrito produzida determina a facilidade ou a dificuldade de movimento relativa para os dois objetos em contato.

Considere o exemplo de uma caixa repousando sobre uma mesa (Figura 12.4). As duas forças que atuam sobre a caixa em repouso são seu próprio peso e a força de reação (R) aplicada pela mesa. Nessa situação, a força de reação é igual em magnitude e tem sentido oposto ao peso da caixa.

Quando uma força horizontal extremamente pequena é aplicada a essa caixa, ela permanece imóvel. A caixa pode ser mantida nessa posição estática porque a força aplicada provoca a produção de uma força de atrito na interface

Figura 12.4
A magnitude da força de atrito se modifica com o aumento da quantidade de força aplicada.

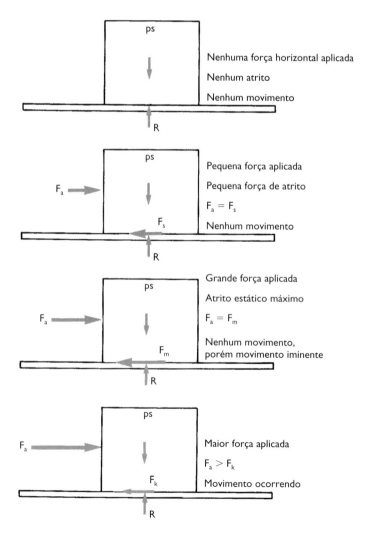

caixa/mesa que é igual em magnitude e oposta em sentido à pequena força aplicada. Conforme a magnitude da força aplicada se torna cada vez maior, a magnitude da força de atrito oposta também aumenta até certo ponto crítico. Nesse ponto, a força de atrito presente é chamada de **atrito estático máximo** (F_m). Se a magnitude da força aplicada aumentar além desse valor, ocorrerá o movimento (a caixa deslizará).

Uma vez que a caixa entra em movimento, uma força oposta de atrito continua atuando. A força de atrito presente durante o movimento é chamada de **atrito cinético** (F_k). Ao contrário do atrito estático, a magnitude do atrito cinético permanece em um valor constante que é *menor* do que a magnitude do atrito estático máximo. Independentemente da quantidade de força aplicada ou da rapidez do movimento que está acontecendo, a força de atrito cinético permanece a mesma. A Figura 12.5 ilustra a relação entre atrito e uma força externa aplicada.

Quais fatores determinam a quantidade de força aplicada necessária para mover um objeto? É necessário mais força para mover um refrigerador do que para mover a caixa vazia em que o refrigerador foi entregue. Também é necessário mais força para arrastar um refrigerador sobre um piso com carpete do que sobre um piso liso e encerado. Dois fatores regem a magnitude da força de atrito estático máximo ou de atrito cinético em qualquer situação: o **coeficiente de atrito**, representado pela letra grega minúscula mi (μ), e a **força normal de reação** (perpendicular) (R):

$$F = \mu R$$

O coeficiente de atrito é um número sem unidade que indica a facilidade relativa de deslizamento ou a quantidade de interação mecânica e molecular de duas superfícies em contato. Os fatores que influenciam o valor de μ são a rugosidade ou aspereza relativas das superfícies em contato e o tipo de interação molecular das superfícies. Quanto maior a interação mecânica e molecular, maior será o valor de μ. Por exemplo, o coeficiente de atrito entre dois blocos cobertos com um papel lixa é maior do que o coeficiente de atrito entre patins e uma superfície lisa de gelo. O coeficiente de atrito descreve a interação de duas superfícies em contato, e não de qualquer uma das duas superfícies sozinhas. O coeficiente de atrito para a lâmina de patins de gelo em contato com o gelo é diferente daquele para a lâmina do mesmo patim em contato com concreto ou madeira.

O coeficiente de atrito entre duas superfícies apresenta um ou dois valores diferentes, dependendo de se os corpos em contato estão parados (estáticos) ou em movimento (cinética). Os dois coeficientes são conhecidos como *coeficiente de atrito estático* (μ_s) e *coeficiente de atrito cinético* (μ_k). A magnitude do atrito estático máximo é baseada no coeficiente de atrito estático:

$$F_m = \mu_s R$$

Atrito estático máximo
Potencial máximo de atrito que pode ser produzido entre duas superfícies estáticas.

Atrito cinético
Atrito de magnitude constante produzido entre duas superfícies em contato durante o movimento.

Coeficiente de atrito
Número que funciona como um índice da interação de duas superfícies em contato.

Força normal de reação
Força que atua perpendicularmente a duas superfícies em contato.

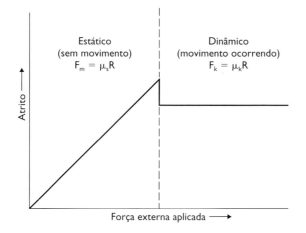

Figura 12.5

Enquanto um corpo está estático (imóvel), a magnitude da força de atrito desenvolvida é igual à de uma força externa aplicada. Uma vez iniciado o movimento, a magnitude da força de atrito permanece a um nível constante abaixo daquele do atrito estático máximo.

BIOMECÂNICA BÁSICA

Como μ_k é sempre menor do que μ_s, a magnitude do atrito cinético é sempre menor do que a magnitude do atrito estático máximo.

A magnitude da força de atrito cinético é baseada no coeficiente de atrito cinético:

$$F_k = \mu_k R$$

Para quaisquer dois corpos em contato, μ_k é sempre menor do que μ_s. Coeficientes de atrito cinético de 0,0071 foram descritos para patins de hóquei no gelo padrão, com projetos de lâminas envolvendo o alargamento da lâmina na porção inferior diminuindo ainda mais o coeficiente de atrito.[5] O uso dos coeficientes de atrito estático e cinético é ilustrado no Exemplo de Problema 12.2.

O outro fator que afeta a magnitude da força de atrito produzida é a força normal de reação. Se o peso for a única força vertical que atua sobre um corpo localizado sobre uma superfície horizontal, R será igual em magnitude ao peso. Se o objeto for um dispositivo de bloqueio de futebol americano com um treinador de 100 kg sobre ele, R será igual ao peso do carrinho mais o peso do treinador. Outras forças direcionadas verticalmente, como empurrar e puxar, também podem afetar a magnitude de R, que é sempre igual à soma vetorial de todas as forças ou componentes de força normal que agem sobre as superfícies em contato (Figura 12.6).

A magnitude de R pode ser modificada intencionalmente para aumentar ou diminuir o total de atrito presente em uma situação particular. Quando um técnico de futebol americano fica na parte de trás do dispositivo de bloqueio, a força normal de reação exercida pelo solo sobre o dispositivo é aumentada, com um aumento concorrente no total de atrito produzido, fazendo com que seja mais difícil para um jogador mover o dispositivo. Alternativamente, se a magnitude de R diminuir, o atrito diminuirá e será mais fácil iniciar o movimento.

Como a força normal de reação pode diminuir? Suponha que você precise reorganizar os móveis da sala. É mais fácil empurrar ou puxar um objeto como uma mesa para movê-la? Quando uma mesa é empurrada, a força exercida

EXEMPLO DE PROBLEMA 12.2

O coeficiente de atrito estático entre um trenó e a neve é de 0,18, com um coeficiente de atrito cinético de 0,15. Um menino de 250 N senta sobre o trenó de 200 N. Quanta força direcionada paralelamente à superfície horizontal é necessária para manter o trenó em movimento? Que total de força é necessário para manter o dispositivo em movimento?

Conhecido

$$\mu_s = 0,18$$
$$\mu_k = 0,15$$
$$ps = 250\ N + 200\ N$$

Solução

Para colocar o trenó em movimento, a força aplicada precisa exceder a força do atrito estático máximo:

$$F_m = \mu_s R$$
$$= (0,18)(250\ N + 200\ N)$$
$$= 81\ N$$

A força aplicada precisa ser maior do que 81 N.

Para manter o movimento, a força aplicada precisa igualar a força do atrito cinético:

$$F_k = \mu_k R$$
$$= (0,15)(250\ N + 200\ N)$$
$$= 67,5\ N$$

A força aplicada precisa ser de pelo menos 67,5 N.

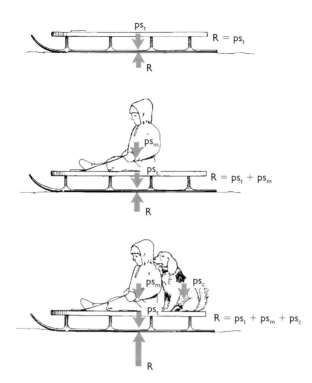

Figura 12.6
Conforme o peso aumenta, a força normal de reação aumenta.

tipicamente é direcionada diagonalmente para baixo. Em contraste, a força é em geral direcionada diagonalmente para cima quando a mesa é puxada. O componente vertical do empurrar ou puxar se soma ou se subtrai da magnitude da força normal de reação, influenciando assim a magnitude da força de atrito produzida e a facilidade relativa para movimentar a mesa (Figura 12.7).

O total de atrito entre duas superfícies também pode ser modificado pela alteração do coeficiente de atrito entre as superfícies. Por exemplo, o uso de luvas em esportes como golfe e raquetebol aumenta o coeficiente de atrito entre a mão e as contenções no taco ou na raquete. Do mesmo modo, camadas de parafina aplicadas sobre a prancha aumentam a rugosidade da superfície da prancha, aumentando assim o coeficiente de atrito entre a prancha e o pé do surfista. Para diminuir o coeficiente de atrito entre os esquis e a neve, é aplicada uma camada fina e lisa de cera na parte de baixo de esquis *cross-country*, utilizando-se ceras diferentes para diferentes condições de neve.

▼

É vantajoso puxar com uma linha de força que seja direcionada discretamente para cima quando movimentamos um objeto pesado.

▼

As luvas de raquetebol e de golfe são projetadas para aumentar o atrito entre a mão e a raquete ou o taco, do mesmo modo que as contenções no cabo de tacos e raquetes.

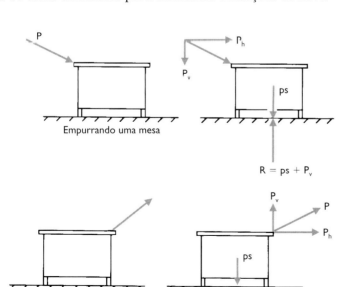

Figura 12.7
De um ponto de vista mecânico, é mais fácil puxar um objeto como uma mesa do que empurrá-lo, uma vez que puxar tende a diminuir a magnitude de R e de F, enquanto empurrar tende a aumentar R e F.

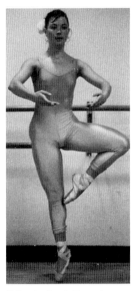

O coeficiente de atrito entre as sapatilhas de uma bailarina e o chão precisa ser pequeno o bastante para permitir liberdade de movimento, mas grande o suficiente para evitar a derrapagem. ©Susan Hall.

▼

O atrito de rolamento é influenciado pelo peso, raio e deformabilidade do objeto que rola, bem como pelo coeficiente de atrito entre as duas superfícies.

▼

O líquido sinovial presente em muitas articulações do corpo humano reduz grandemente o atrito entre as superfícies articulares dos ossos.

Um conceito errado e bastante popular sobre atrito é o de que áreas de superfície de contato maiores produzem mais atrito. Propagandas frequentemente afirmam que um automóvel com pneus grandes fornece uma tração melhor (atrito) contra a estrada do que pneus com espessura normal. Entretanto, os únicos fatores que conhecidamente afetam o atrito são o coeficiente de atrito e a força normal de reação. Como os pneus largos tipicamente pesam mais do que os pneus normais, eles aumentam o atrito porque aumentam R. Entretanto, o mesmo efeito pode ser alcançado carregando-se tijolos ou blocos de concreto no porta-malas do carro, uma prática frequentemente seguida por aqueles que dirigem regularmente em estradas com gelo. Pneus largos tendem a fornecer as vantagens de aumentar a estabilidade lateral e aumentar o tempo de uso, uma vez que áreas de superfície maiores reduzem o estresse sobre um pneu inflado adequadamente.

O atrito exerce uma influência importante durante muitas atividades da vida diária. Caminhar depende de um coeficiente de atrito adequado entre os calçados da pessoa e a superfície de apoio. Se o coeficiente de atrito for muito baixo, como quando uma pessoa com calçados de superfície lisa caminha sobre um bloco de gelo, ocorrerá uma derrapagem. O fundo de uma banheira ou de um boxe molhado precisa fornecer um coeficiente de atrito com a planta do pé descalço que seja suficientemente grande para evitar escorregões.

O total de atrito entre as sapatilhas de balé e o chão do estúdio de dança precisa ser controlado de modo que os movimentos que envolvam alguma quantidade de deslizamento ou giro possam ser executados suavemente, mas sem derrapagens. Normalmente, aplica-se resina nos tablados de dança porque ela fornece um grande coeficiente de atrito estático, mas um coeficiente de atrito dinâmico significativamente menor. Isso ajuda a evitar escorregões em situações estáticas e permite que os movimentos desejados ocorram livremente.

Uma discórdia ocorreu entre Glenn Allison, um jogador profissional de boliche aposentado e membro do Hall da Fama do Congresso Americano de Boliche, e o Congresso Americano de Boliche. A discussão surgiu a partir do total de atrito entre a bola de Allison e as pistas em que ele alcançou um placar perfeito de 300 em três jogos consecutivos. De acordo com o Congresso, seus placares não seriam reconhecidos porque as pistas que ele utilizou não estavam de acordo com os padrões do Congresso para a quantidade de óleo presente,[9] o que deu a Allison a vantagem injusta de tração adicional à bola.

A magnitude do atrito de rolamento entre um objeto que rola, como uma bola de boliche ou um pneu de automóvel, e uma superfície plana é de aproximadamente um centésimo a um milésimo daquele presente entre superfícies que deslizam. O atrito de rolamento ocorre porque ambas as superfícies, curvada e achatada, são discretamente deformadas durante o contato. O coeficiente de atrito entre as superfícies em contato, a força normal de reação e o tamanho do raio de curvatura influenciam a magnitude do atrito de rolamento.

O total de atrito presente em uma situação de derrapagem ou de rolamento é reduzido drasticamente quando uma camada de fluido, como óleo ou água, intervém entre as duas superfícies em contato. A presença do fluido sinovial funciona reduzindo o atrito e, subsequentemente, o desgaste mecânico, nas articulações sinoviais do corpo humano.

Revisando a questão apresentada anteriormente sobre o cavalo e a carroça, a força de atrito é o fator determinante do movimento. O sistema se move para a frente se a magnitude da força de atrito produzida pelos cascos do cavalo contra o chão exceder a que é produzida pelas rodas da carroça contra o chão (Figura 12.8). Como a maior parte dos cavalos utiliza ferraduras para aumentar a quantidade de atrito entre seus cascos e o chão e a maior parte das rodas de carroças são redondas e lisas para minimizar a quantidade de atrito que elas produzem, normalmente o cavalo está em vantagem. Entretanto, se o cavalo estiver sobre uma superfície escorregadia ou se a carroça estiver em areia funda ou carregada demais, o movimento pode não ser possível.

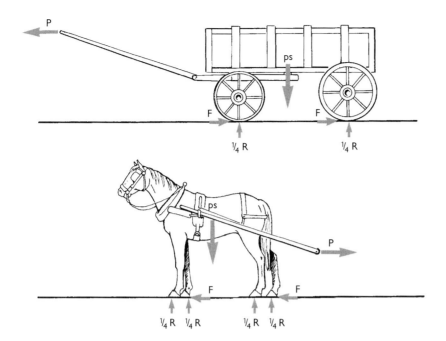

Figura 12.8
Um cavalo pode puxar uma carroça se os cascos dele produzirem mais atrito do que as rodas da carroça.

Momento

Outro fator que afeta o resultado das interações de dois corpos é o momento, grandeza mecânica particularmente importante em situações que envolvem colisões. O momento pode ser definido genericamente como a quantidade de movimento que um objeto apresenta. Mais especificamente, o **momento linear** é o produto da massa de um objeto por sua velocidade:

$$M = mv$$

Um objeto estático (com velocidade zero) não apresenta momento; ou seja, seu momento é igual a zero. Uma alteração no momento de um corpo pode ser causada tanto por uma mudança na massa do corpo quanto por uma mudança em sua velocidade. Na maior parte das situações de movimento humano, alterações do momento são resultado de mudanças na velocidade. As unidades do momento são unidades de massa multiplicadas por unidades de velocidade, expressas em termos de kg × m/s. Como a velocidade é uma grandeza vetorial, o momento também é uma grandeza vetorial e está sujeito às regras de composição e cálculo vetorial.

Quando ocorre uma colisão frontal entre dois objetos, ambos os objetos tendem a continuar se movendo na direção do movimento original do objeto com maior momento. Se um jogador de hóquei de 90 kg que esteja viajando a 6 m/s para a direita colide frontalmente com um jogador de 80 kg viajando a 7 m/s, o momento do primeiro jogador é o seguinte:

$$M = mv$$
$$= (90 \text{ kg}) (6 \text{ m/s})$$
$$= 540 \text{ kg} \times \text{m/s}$$

O momento do segundo jogador é expresso da seguinte maneira:

$$M = mv$$
$$= (80 \text{ kg}) (7 \text{ m/s})$$
$$= 560 \text{ kg} \times \text{m/s}$$

Uma vez que o momento do segundo jogador é maior, ambos os jogadores tenderiam a continuar se movendo no sentido da velocidade original do segundo jogador após a colisão. Colisões reais também são afetadas pelo grau em que os jogadores são engatados, pelo fato de um ou ambos os jogadores permanecerem sobre seus pés e pela elasticidade da colisão.

Momento linear
O potencial de movimento, medido como o produto da massa de um corpo por sua velocidade.

▼
O momento é uma grandeza vetorial.

> Na ausência de forças externas, o momento é conservado. Entretanto, o atrito e a resistência do ar são forças que atuam habitualmente reduzindo o momento.

Desprezando esses outros fatores que poderiam influenciar o resultado da colisão, é possível calcular a magnitude da velocidade combinada de ambos os jogadores de hóquei após a colisão utilizando uma declaração modificada da primeira lei de Newton para o movimento (Exemplo de Problema 12.3). A primeira lei de Newton pode ser reapresentada como o *princípio da conservação do momento*:

> Na ausência de forças externas, o momento total de um determinado sistema permanece constante.

O princípio é expresso no formato de equação do seguinte modo:

$$M_1 = M_2$$
$$(mv)_1 = (mv)_2$$

O subscrito 1 designa um ponto temporal inicial e o subscrito 2 representa um tempo posterior.

Aplicando esse princípio ao problema hipotético dos jogadores de hóquei que colidem, a soma vetorial dos momentos de ambos os jogadores antes da colisão

EXEMPLO DE PROBLEMA 12.3

Um jogador de hóquei de 90 kg que está viajando a uma velocidade de 6 m/s colide frontalmente com um jogador de 80 kg viajando a 7 m/s. Se os dois jogadores se engatam e continuam viajando juntos como uma unidade após a colisão, qual será sua velocidade combinada?

Conhecido

$m_1 = 90$ kg
$v_1 = 6$ m/s
$m_2 = 80$ kg
$v_2 = -7$ m/s

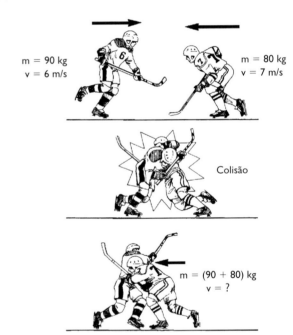

Solução

A lei de conservação do momento pode ser utilizada para resolver o problema, sendo os dois jogadores considerados um sistema total.

Antes da colisão   Após a colisão

$$m_1 v_1 + m_2 v_2 = (m_1 + m_2)(v)$$
$$(90 \text{ kg})(6 \text{ m/s}) + (80 \text{ kg})(-7 \text{ m/s}) = (90 \text{ kg} + 80 \text{ kg})(v)$$
$$540 \text{ kg} \times \text{m/s} - 560 \text{ kg} \times \text{m/s} = (170 \text{ kg})(v)$$
$$-20 \text{ kg} \times \text{m/s} = (170 \text{ kg})(v)$$

$v = 0{,}12$ m/s no sentido do percurso original do jogador de 80 kg.

é igual ao seu momento único, combinado, após a colisão (ver Exemplo de Problema 12.3). Na realidade, o atrito e a resistência do ar são forças externas que reduzem a quantidade total de momento presente.

Impulso

Quando atuam forças externas, elas alteram o momento presente em um sistema de maneira previsível. Alterações no momento dependem não só da magnitude das forças externas que estão atuando, mas também do intervalo de tempo durante o qual cada força atua. O produto da força pelo tempo é conhecido como **impulso**:

$$Impulso = Ft$$

Quando um impulso atua sobre um sistema, o resultado é uma mudança no momento total do sistema. A relação entre impulso e momento é derivada da segunda lei de Newton, descrita a seguir.

$$F = ma$$
$$F = m \frac{(v_2 - v_1)}{t}$$
$$Ft = (mv)_2 - (mv)_1$$
$$Ft = \Delta M$$

O subscrito 1 designa um tempo inicial e o subscrito 2 representa um tempo posterior. Uma aplicação dessa relação é apresentada no Exemplo de Problema 12.4.

Mudanças significativas no momento de um objeto podem ser resultado de uma pequena força que atua por um grande intervalo de tempo ou de uma grande força que atua sobre um pequeno intervalo de tempo. Uma bola de golfe rolando sobre a grama perde gradualmente seu momento porque seu movimento é contrariado pela força do atrito de rolagem. O momento em que uma bola de beisebol é atingida vigorosamente por um bastão também muda por causa da grande força exercida pelo bastão durante a fração de segundo em que ele fica em contato com a bola. Não surpreende o fato de ter sido demonstrado que velocistas de elite desenvolvem impulso significativamente

Impulso
Produto da força pelo intervalo de tempo durante o qual a força atua.

EXEMPLO DE PROBLEMA 12.4

Uma corrida de trenó começa com os dois membros da equipe empurrando o trenó para fazer com que ele se movimente o mais rápido possível antes de subirem nele. Se os membros da equipe aplicam uma força média de 100 N no sentido do movimento do trenó de 90 kg por um período de 7 s antes de pularem nele, qual é a rapidez do tobogã (esquecendo o atrito) naquele ponto?

Conhecido

$$F = 100 \text{ N}$$
$$t = 7 \text{ s}$$
$$m = 90 \text{ kg}$$

Solução

Os membros da equipe estão aplicando um impulso para que o trenó mude seu momento de zero para uma quantidade máxima. A relação entre impulso e momento pode ser utilizada para resolver esse problema.

$$Ft = (mv)_2 - (mv)_1$$
$$(100 \text{ N})(7 \text{ s}) = (90 \text{ kg})(v) - (90 \text{ kg})(0)$$

$$v = 7{,}78 \text{ m/s no sentido da força aplicada}$$

maior contra os blocos de largada em relação a velocistas bem treinados, porém abaixo da elite.[14] A geração de impulso contra os blocos de largada é igualmente importante nas competições de natação, uma vez que é a parte de trás do pé que gera o impulso mais horizontal.[15]

O total de impulso produzido pelo corpo humano com frequência é manipulado intencionalmente. Quando um salto vertical é realizado sobre uma plataforma de força, pode ser produzida uma representação gráfica da FRS vertical ao longo do tempo (Figura 12.9). Uma vez que o impulso é o produto da força pelo tempo, o impulso é a área sob a curva força-tempo. Quanto maior for o impulso produzido contra o chão, maior será a mudança no momento do realizador e maior será o salto resultante. Teoricamente, o impulso pode ser aumentado tanto pelo aumento da magnitude da força aplicada quanto pelo aumento do intervalo de tempo em que a força atua. Entretanto, na prática, quando o tempo de aplicação de força contra o chão é prolongado durante a execução de um salto vertical, a magnitude da força que pode ser produzida é reduzida drasticamente, sendo o resultado final um impulso menor. Para realizar um salto vertical máximo, o saltador precisa maximizar o impulso pela otimização da troca entre a magnitude da força aplicada e a duração da força.

O impulso também pode ser manipulado intencionalmente durante a aterrissagem de um salto (Figura 12.10). Um saltador que aterrissar em extensão completa experimentará uma FRS relativamente grande aplicada por um intervalo de tempo relativamente curto. Alternativamente, permitir que o

Figura 12.9

Históricos de força-tempo para saltos altos (**A**) e saltos verticais baixos (**B**) pelo mesmo saltador. A área sombreada representa o impulso produzido contra o chão durante o salto.

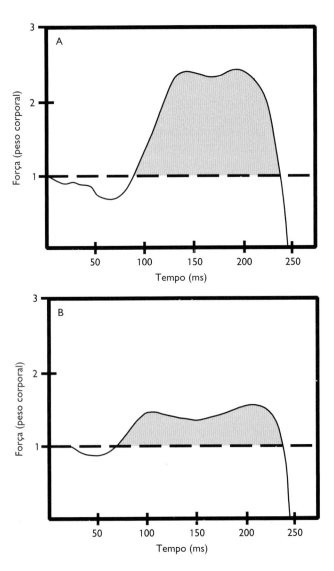

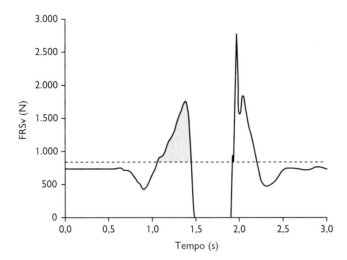

Figura 12.10

A força vertical de reação do solo (FRSv) em um salto vertical com contramovimento ilustra a força de pico durante a fase de propulsão (por volta de 1,4 s) e durante a fase de aterrissagem (por volta de 2,0 s). A linha tracejada representa a magnitude de um peso corporal (cerca de 725 N). A área sombreada representa o impulso gerado contra o solo durante a decolagem.

quadril, o joelho e o tornozelo sofram flexão durante a aterrissagem aumenta o intervalo durante o qual a força de aterrissagem é absorvida, reduzindo assim a magnitude da força aplicada. Durante o salto sobre a mesa, as ginastas produzem uma FRS de 6,8 a 13,3 vezes o seu peso corporal.[18]

Também é útil manipular o impulso quando se pega uma bola rápida. "Conduzir" a bola após ela entrar inicialmente em contato com as mãos ou com a luva antes de fazer com que a bola pare completamente evitará que a força da bola faça com que as mãos ardam. Quanto maior for o período entre a realização do contato manual inicial com a bola e a parada completa da bola, menor será a magnitude da força exercida pela bola contra a mão e menor será a probabilidade de experimentar ardência.

Impacto

O tipo de colisão que ocorre entre uma bola de beisebol e um taco é conhecido como **impacto**. Um impacto envolve a colisão entre dois corpos durante um intervalo de tempo extremamente pequeno durante o qual os dois corpos exercem forças relativamente grandes um sobre o outro. O comportamento de ambos os objetos após o impacto depende não apenas de seu momento coletivo, mas também da natureza do impacto.

Para o caso hipotético de um **impacto perfeitamente elástico**, as velocidades relativas de ambos os corpos após o impacto são iguais às suas velocidades relativas antes do impacto. O impacto de uma bola do tipo "perereca" contra uma superfície dura se aproxima da elasticidade perfeita, porque a rapidez da bola diminui pouco durante sua colisão contra a superfície. Na outra extremidade da faixa está o **impacto perfeitamente plástico**, durante o qual pelo menos um dos corpos em contato se deforma e não ganha novamente seu formato original e os corpos não se separam. Isso ocorre quando massa de modelar é derrubada sobre uma superfície.

Em sua maioria, os impactos não são perfeitamente elásticos nem perfeitamente plásticos, mas estão em algum ponto entre os dois. O **coeficiente de restituição** descreve a elasticidade relativa de um impacto. Ele é um número sem unidade entre 0 e 1. Quanto mais próximo o coeficiente de restituição estiver de 1, mais elástico é o impacto, e, quanto mais próximo o coeficiente estiver de 0, mais plástico é o impacto.

O coeficiente de restituição controla a relação entre as velocidades relativas dos dois corpos antes e após o impacto. Essa relação, que foi formulada originalmente por Newton, pode ser apresentada da seguinte maneira:

> Quando dois corpos sofrem uma colisão direta, a diferença entre suas velocidades imediatamente após o impacto é proporcional à diferença entre suas velocidades imediatamente antes do impacto.

Impacto
Colisão caracterizada pela troca de uma força grande durante um pequeno intervalo de tempo.

Impacto perfeitamente elástico
Impacto durante o qual a velocidade do sistema é conservada.

Impacto perfeitamente plástico
Impacto que resulta na perda total da velocidade do sistema.

Coeficiente de restituição
Número que funciona como um índice de elasticidade dos corpos colidindo.

Essa relação também pode ser expressa algebricamente da seguinte maneira:

$$-e = \frac{\text{Velocidade relativa após o impacto}}{\text{Velocidade relativa antes do impacto}}$$

$$-e = \frac{v_1 - v_2}{u_1 - u_2}$$

Nessa fórmula, e é o coeficiente de restituição, u_1 e u_2 são as velocidades dos corpos logo antes do impacto, e v_1 e v_2 são as velocidades dos corpos imediatamente após o impacto (Figura 12.11).

No tênis, a natureza do jogo depende dos tipos de impacto entre a bola e a raquete e entre a bola e a quadra. Com todas as outras condições sendo iguais, uma raquete mais rígida e segurada com mais firmeza aumenta o coeficiente de restituição aparente entre a bola e a raquete e, desse modo, a velocidade de rebatida da bola.[1] Quando uma bola de tênis pressurizada é perfurada, ocorre redução do coeficiente de restituição entre a bola e a raquete. Outros fatores influentes são o tamanho e o formato da raquete, o balanço, a flexibilidade, o tipo de corda e sua tensão, a cinemática do balanço e a força da pegada do jogador.[3,19]

A natureza do impacto entre o bastão e a bola também é um fator importante no beisebol e no *softball*. A superfície de contato do bastão é convexa, em contraste com a superfície da raquete de tênis, que deforma em formato côncavo durante o contato com a bola. Consequentemente, bater em uma bola de beisebol ou de softball de maneira direta em vez de em viés é de grande preocupação. As pesquisas mostraram que bastões de beisebol feitos de alumínio produzem velocidades de bola significativamente maiores do que os tacos de madeira, o que sugere que o coeficiente de restituição entre um taco de alumínio e uma bola de beisebol é maior do que entre um taco de madeira e uma bola de beisebol.[6]

Figura 12.11

A diferença entre as velocidades das duas bolas antes do impacto é proporcional à diferença entre suas velocidades após o impacto. O fator de proporcionalidade é o coeficiente de restituição.

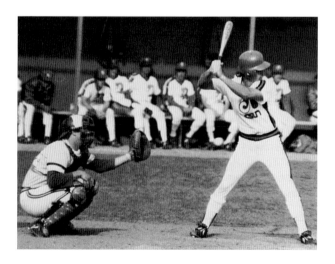

"Conduzir" a bola ao agarrar permite diminuir a magnitude da força de impacto sofrida pelo receptor. ©Susan Hall.

No caso de um impacto entre um corpo móvel e um estacionário, a lei de Newton para o impacto pode ser simplificada porque a velocidade do corpo estacionário permanece como zero. O coeficiente de restituição entre uma bola e uma superfície plana e estacionária sobre a qual a bola é solta pode ser aproximado utilizando-se a seguinte fórmula:

$$e = \sqrt{\frac{h_b}{h_d}}$$

Nessa equação, e é o coeficiente de restituição, h_d é a altura da qual a bola é solta e h_b é a altura em que a bola quica (Exemplo de Problema 12.5). O coeficiente de restituição descreve a interação de dois corpos durante um impacto; ele *não* é descritivo de um objeto ou uma superfície únicos. Soltar uma bola de basquete, de golfe, de raquetebol e de beisebol sobre diferentes superfícies demonstra que algumas bolas quicam mais alto sobre certos tipos de superfícies (Figura 12.12).

▼
Aumentos na velocidade e na temperatura de impacto aumentam o coeficiente de restituição.

EXEMPLO DE PROBLEMA 12.5

Uma bola de basquete é solta de uma altura de 2 m sobre o chão de um ginásio. Se o coeficiente de restituição entre a bola e o chão for de 0,9, quão alto a bola quicará?

Conhecido

$$h_d = 2 \text{ m}$$
$$e = 0,9$$

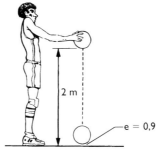

Solução

$$e = \sqrt{\frac{h_b}{h_d}}$$

$$0,9 = \sqrt{\frac{h_b}{2 \text{ m}}}$$

$$0,81 = \frac{h_b}{2 \text{ m}}$$

$$h_b = 1,6 \text{ m}$$

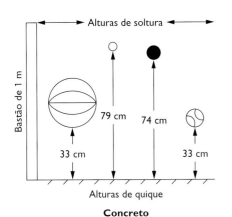

Concreto

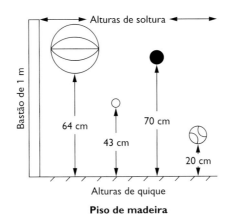

Piso de madeira

Figura 12.12

Alturas de quique de uma bola de basquete, de golfe, de raquetebol e de beisebol soltas sobre uma mesma superfície de uma altura de 1 m.

O coeficiente de restituição eleva-se com aumentos tanto na velocidade quanto na temperatura do impacto. Em esportes como beisebol e tênis, aumentos na velocidade da bola e na velocidade do taco ou da raquete na recepção aumentam o coeficiente de restituição entre o bastão ou a raquete e a bola e contribuem para uma rebatida mais vigorosa. No raquetebol e no *squash*, em que a bola é constantemente deformada contra a parede, a energia térmica da bola (temperatura) aumenta durante o período do jogo. Conforme a temperatura da bola aumenta, sua rebatida pela raquete e pela parede se torna mais vigorosa.

Relações entre trabalho, potência e energia

Trabalho

> **Trabalho**
> *Em um contexto mecânico, a força multiplicada pelo deslocamento da resistência na direção da força.*

A palavra *trabalho* é utilizada comumente em uma variedade de contextos. Uma pessoa pode dizer que está fazendo "trabalho de jardinagem" ou "trabalhando pesado" para se preparar para uma prova. Entretanto, do ponto de vista mecânico, **trabalho** é definido como a força aplicada contra uma resistência, multiplicada pelo deslocamento da resistência na direção da força:

$$W = Fd$$

Quando um corpo se move em uma determinada distância, como resultado da ação de uma força externa aplicada, o corpo teve trabalho realizado sobre ele, com a quantidade de trabalho igual ao produto da magnitude da força aplicada pela distância ao longo da qual o corpo foi movido. Quando uma força é aplicada sobre um corpo mas não resulta em nenhuma força líquida por causa de forças opostas como o atrito ou o peso do corpo, não foi realizado nenhum trabalho mecânico, uma vez que não houve movimento do corpo.

Quando os músculos do corpo humano produzem contração que resulta em movimento de um segmento corporal, os músculos realizam trabalho sobre o segmento do corpo e o trabalho mecânico realizado pode ser caracterizado como um trabalho positivo ou negativo, de acordo com o tipo de ação muscular que predomina. Quando tanto o torque muscular líquido quanto a direção do movimento angular em uma articulação estão no mesmo sentido, o trabalho realizado pelos músculos é considerado *positivo*. Alternativamente, quando o torque muscular líquido e a direção do movimento angular em uma articulação estão em sentidos opostos, o trabalho realizado pelos músculos é considerado *negativo*. Embora muitos movimentos do corpo humano envolvam a cocontração de grupos musculares agonistas e antagonistas, quando a contração concêntrica prevalece, o trabalho é positivo, e, quando a contração excêntrica prevalece, o trabalho é negativo. Durante uma atividade como corrida sobre uma superfície plana, o trabalho líquido negativo realizado pelos músculos é igual ao trabalho líquido positivo realizado pelos músculos.

> ▼
> Trabalho mecânico não deve ser confundido com gasto energético.

A realização de trabalho mecânico positivo tipicamente requer maior gasto energético do que a realização do mesmo montante de trabalho mecânico negativo. Entretanto, não foi descoberta relação entre a energia calórica gasta na realização de quantidades iguais de trabalho mecânico positivo e negativo, e o quadro é complicado pelo fato de que agonistas e outros grupos musculares frequentemente cocontraem.

As unidades de trabalho são unidades de força multiplicadas por unidades de distância. No sistema métrico, a unidade comum de força (N) multiplicada pela unidade comum de distância (m) é chamada de *joule* (J).

$$1 \text{ J} = 1 \text{ Nm}$$

Potência

> **Potência**
> *Taxa de produção de trabalho, calculada como o trabalho dividido pelo tempo durante o qual o trabalho foi realizado.*

Outro termo utilizado em contextos diferentes é a **potência**. Em mecânica, a potência se refere à quantidade de trabalho mecânico realizado em um determinado tempo:

$$\text{potência} = \frac{\text{trabalho}}{\text{intervalo de tempo}}$$

$$P = \frac{W}{\Delta t}$$

Utilizando as relações descritas anteriormente, a potência também pode ser definida da seguinte maneira:

$$\text{potência} = \frac{\text{força} \times \text{distância}}{\text{intervalo de tempo}}$$

$$P = \frac{Fd}{\Delta t}$$

Como a velocidade é igual à distância dividida pela variação no tempo, a equação também pode ser expressa da seguinte maneira:

$$P = Fv$$

As unidades de potência são unidades de trabalho divididas por unidades de tempo. No sistema métrico, joules divididos por segundos são chamados de *watts* (W):

$$1 \text{ W} = 1 \text{ J/s}$$

Em atividades como arremesso, salto, corrida e halterofilismo olímpico, a capacidade do atleta de exercer potência mecânica ou a combinação de força e velocidade é crítica para o sucesso do desempenho. O pico de potência está fortemente associado à força isométrica máxima. Uma questão que envolve trabalho mecânico e potência é apresentada no Exemplo de Problema 12.6.

> ▼
> A capacidade de produzir potência mecânica é crítica para atletas que competem em eventos explosivos de pista e de campo.

Energia

A energia é definida geralmente como a capacidade de realizar trabalho. A energia mecânica é, portanto, a capacidade de realizar trabalho mecânico. As unidades de energia mecânica são as mesmas do trabalho mecânico (joules, no sistema métrico). Existem dois tipos de trabalho mecânico: **energia cinética** e **energia potencial**.

Energia cinética
Energia do movimento, calculada como $1/2\ mv^2$.

Energia potencial
Energia em virtude de uma posição ou configuração do corpo, calculada como o produto do peso pela altura.

EXEMPLO DE PROBLEMA 12.6

Uma pessoa de 580 N sobe uma escada de 30 degraus com altura de 25 cm cada um durante um período de 15 s. Qual o total de trabalho mecânico realizado? Qual a potência mecânica produzida?

Conhecido

$$\text{ps (F)} = 580 \text{ N}$$
$$h = 30 \times 25 \text{ cm}$$
$$t = 15 \text{ s}$$

Solução

Para o trabalho mecânico:

$$W = Fd$$
$$= (580 \text{ N})(30 \times 0,25 \text{ m})$$
$$W = 4.350 \text{ J}$$

Para potência mecânica:

$$P = \frac{W}{t}$$
$$= \frac{4.350 \text{ J}}{15 \text{ s}}$$
$$P = 290 \text{ watts}$$

A energia cinética (EC) é a energia do movimento. Um corpo apresenta energia cinética apenas quando está em movimento. Formalmente, a energia cinética do movimento linear é definida como metade da massa corporal multiplicada pelo quadrado de sua velocidade:

$$KE = 1/2 \, mv^2$$

Se um corpo está imóvel (v = 0), sua energia cinética também é zero. Como a velocidade está ao quadrado na expressão para energia cinética, aumentos na velocidade do corpo produzem aumentos drásticos em sua energia cinética. Por exemplo, uma bola de 2 kg que rola com uma velocidade de 1 m/s tem uma energia cinética de 1 J:

$$
\begin{aligned}
EC &= 1/2 \, mv^2 \\
&= (0,5)\,(2 \text{ kg})\,(1 \text{ m/s})^2 \\
&= (1 \text{ kg})\,(1 \text{ m}^2/\text{s}^2) \\
&= 1 \text{ J}
\end{aligned}
$$

Se a velocidade da bola aumenta para 3 m/s, a energia cinética aumenta significativamente:

$$
\begin{aligned}
EC &= 1/2 \, mv^2 \\
&= (0,5)\,(2 \text{ kg})\,(3 \text{ m/s})^2 \\
&= (1 \text{ kg})\,(9 \text{ m}^2/\text{s}^2) \\
&= 9 \text{ J}
\end{aligned}
$$

A outra categoria importante de energia mecânica é a energia potencial (EP), que é a energia da posição. Mais especificamente, a energia potencial é o peso do corpo multiplicado por sua altura acima de uma superfície de referência:

$$
\begin{aligned}
EP &= ps \times h \\
EP &= ma_g h
\end{aligned}
$$

Na segunda fórmula, m representa a massa, a_g é a aceleração da gravidade e h é a altura do corpo. Em geral, a superfície de referência é o piso ou o chão, mas, em circunstâncias especiais, ela pode ser definida como outra superfície.

Como em aplicações biomecânicas o peso de um corpo está tipicamente fixo, as alterações de energia potencial geralmente são baseadas em alterações na altura do corpo. Por exemplo, quando uma barra de 50 kg é elevada a uma altura de 1 m, sua energia potencial naquele ponto é de 490,5 J:

$$
\begin{aligned}
EP &= ma_g h \\
&= (50 \text{ kg})\,(9,81 \text{ m/s}^2)\,(1 \text{ m}) \\
&= 490,5 \text{ J}
\end{aligned}
$$

Energia elástica
Capacidade de realizar trabalho por meio do retorno do corpo deformado a seu formato original.

A energia potencial também pode ser considerada energia armazenada. O termo *potencial* implica potencial para conversão em energia cinética. Uma forma especial de energia potencial é chamada de **energia elástica** (EE). A energia elástica pode ser definida da seguinte maneira:

$$EE = 1/2 \, kx^2$$

Nessa fórmula, k é uma constante elástica, representando a rigidez relativa do material ou sua capacidade de armazenar energia durante a deformação, e x é a distância pela qual o material é deformado. Quando um objeto é alongado, dobrado ou deformado de outra maneira, ele armazena esse tipo particular de energia potencial para uso posterior. Por exemplo, quando os músculos e tendões do corpo humano são alongados, eles armazenam energia elástica que é liberada para aumentar a força da contração subsequente, como discutido no Capítulo 6. Durante uma atividade como arremesso com esforço máximo, a energia armazenada nas unidades musculotendíneas pode contribuir significativamente para a força e a potência produzidas e para a velocidade do arremesso resultante. Por sua natureza, são os tendões que primariamente armazenam e devolvem a energia elástica, com os tendões mais longos realizando essa função mais efetivamente do que os tendões mais curtos.[16] O tendão do calcâneo (de Aquiles), em particular, armazena e devolve grandes quantidades de energia mecânica, fornecendo um grande componente de trabalho mecânico que é necessário para a caminhada.[10] Da mesma maneira, quando a extremidade da superfície de um trampolim é deprimida, é produzida energia elástica. A conversão subsequente da energia armazenada em energia cinética permite que a superfície retorne ao seu formato e posição originais. As varas utilizadas pelos saltadores armazenam energia elástica conforme elas se curvam e, então, liberam energia cinética e aumentam a energia potencial do atleta conforme se retificam durante a realização do salto.

Conservação de energia mecânica

Considere as mudanças que ocorrem na energia mecânica de uma bola arremessada verticalmente para o ar (Figura 12.13). Conforme a bola ganha altura, ela também ganha energia potencial (ma_gh). Entretanto, uma vez que a bola está perdendo altura por causa da aceleração gravitacional, ela também está perdendo energia cinética ($\frac{1}{2}mv^2$). No ápice da trajetória da bola (o instante entre a subida e a descida), sua altura e energia potencial estão com valor máximo e sua velocidade e energia cinética são zero. Conforme a bola começa a cair, ela progressivamente ganha energia cinética enquanto perde energia potencial.

A correlação entre as energias cinética e potencial da bola arremessada verticalmente ilustra um conceito que se aplica a todos os corpos quando a única força externa atuante é a gravidade. O conceito é conhecido como *lei da conservação da energia mecânica*, que pode ser apresentada da seguinte maneira:

> Quando a gravidade é a única força externa atuante, a energia mecânica de um corpo permanece constante.

Uma vez que a energia mecânica de um corpo é a soma de suas energias cinética e potencial, a relação também pode ser expressa como:

$$(EP + EC) = C$$

Nesta fórmula, C é constante, ou seja, é um valor que permanece constante ao longo de todo o período de tempo durante o qual a gravidade é a única força externa atuante. O Exemplo de Problema 12.7 ilustra quantitativamente este princípio.

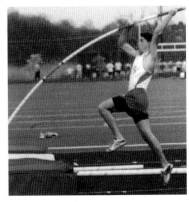

Durante o salto com vara, a curvatura da vara armazena energia elástica para liberação subsequente como energia cinética e calor. A foto é cortesia de Chris Martens, Universidade de Delaware.

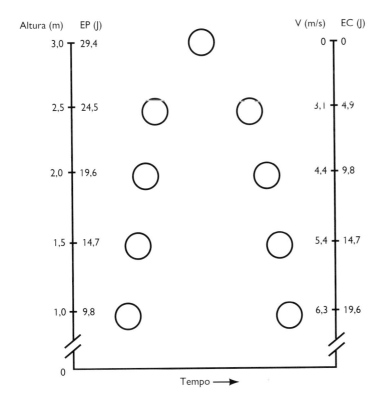

Figura 12.13

Variações de altura, velocidade, energia potencial e energia cinética para uma bola de 1 kg arremessada para cima de uma altura de 1 m. Repare que EP + EC = C (uma constante) ao longo de toda a trajetória.

EXEMPLO DE PROBLEMA 12.7

Uma bola de 2 kg é solta de uma altura de 1,5 m. Qual é a sua velocidade imediatamente antes do impacto contra o chão?

Conhecido

$$m = 2 \text{ kg}$$
$$h = 1,5 \text{ m}$$

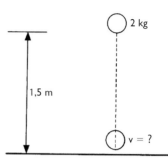

Solução

O princípio de conservação de energia mecânica pode ser utilizado para resolver o problema. A energia total que a bola apresenta quando é mantida a uma altura de 1,5 m é sua energia potencial. Imediatamente antes do impacto, a altura da bola (e sua energia potencial) pode ser considerada zero, e 100% de sua energia nesse ponto é cinética.

A energia mecânica total (constante) que a bola tem:

$$EP + EC = C$$
$$(p)(h) + 1/2 \, mv^2 = C$$
$$(2 \text{ kg})(9,81 \text{ m/s}^2)(1,5 \text{ m}) + 0 = C$$
$$29,43 \text{ J} = C$$

A velocidade da bola antes do impacto:

$$EP + EC = 29,43 \text{ J}$$
$$(p)(h) + 1/2 \, mv^2 = 29,43 \text{ J}$$
$$(2 \text{ kg})(9,81 \text{ m/s}^2)(0) + 1/2 \, (2 \text{ kg}) v^2 = 29,43 \text{ J}$$
$$v^2 = 29,43 \text{ J/kg}$$
$$v = 5,42 \text{ m/s}$$

> Quando a gravidade é a única força externa atuante, qualquer mudança na energia potencial de um corpo necessita de uma alteração compensatória em sua energia cinética.

Princípio de trabalho e energia

Existe uma relação especial entre as grandezas de trabalho mecânico e de energia mecânica. Essa relação é descrita como *princípio de trabalho e energia*, que pode ser apresentado da seguinte maneira:

O trabalho de uma força é igual à variação de energia produzida no objeto sobre o qual atuou.

Algebricamente, o princípio pode ser representado como:

$$W = \Delta EC + \Delta EP + \Delta ET$$

Nessa fórmula, EC é a energia cinética, EP é a energia potencial e ET é a energia térmica (calor). A apresentação algébrica do princípio de trabalho e energia indica que a variação na soma das formas de energia produzida por uma força é igual quantitativamente ao trabalho mecânico realizado por essa força. Quando uma bola de tênis é projetada no ar por uma máquina que arremessa bolas, o trabalho mecânico realizado sobre a bola pela máquina resulta em aumento da energia mecânica da bola. Antes da projeção, a energia potencial da bola baseia-se em seu peso e em sua altura e sua energia cinética é zero. A máquina que arremessa bolas aumenta a energia mecânica total da bola pela transmissão de energia cinética para ela. Nessa situação, a variação na energia térmica da bola é desprezível. O Exemplo de Problema 12.8 fornece uma amostra quantitativa do princípio de trabalho e energia.

A relação trabalho-energia também é evidente durante os movimentos do corpo humano. Por exemplo, os arcos dos pés de corredores atuam como uma mola mecânica para armazenar e, consequentemente, devolver a energia elástica conforme eles se deformam ciclicamente e, então, retomam seus formatos de repouso. A capacidade dos arcos de funcionarem como uma mola reduz a quantidade de trabalho mecânico que seria necessária durante a corrida.

EXEMPLO DE PROBLEMA 12.8

Qual o total de trabalho mecânico necessário para apanhar uma bola de 1,3 kg que esteja viajando a uma velocidade de 40 m/s?

Conhecido

m = 1,3 kg
v = 40 m/s

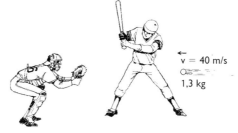

Solução

O princípio de trabalho e energia pode ser utilizado para calcular o trabalho mecânico necessário para modificar a energia cinética da bola para zero. Considere que a energia potencial e a energia térmica da bola não se alteram.

$$W = \Delta EC$$
$$= (1/2\ mv^2)_2 - (1/2\ mv^2)_1$$
$$= 0 - (1/2)(1{,}3\ kg)(0\ m/s)^2$$
$$W = 1.040\ J$$

Os músculos biarticulares do corpo também servem para transferir energia mecânica de uma articulação para outra, reduzindo assim o trabalho mecânico necessário aos músculos que cruzam a segunda articulação durante um movimento. Por exemplo, durante a partida para um salto vertical, quando os extensores do quadril trabalham concentricamente para produzir a extensão do quadril, se o músculo reto femoral permanecer contraído isometricamente, um efeito secundário é um torque extensor exercido sobre o joelho. Nesse caso, são os extensores do quadril que produzem o torque extensor do joelho, uma vez que o comprimento do músculo reto femoral não se altera.

É importante não confundir a produção de energia mecânica ou de trabalho mecânico pelos músculos do corpo humano com o consumo de energia mecânica ou com gasto calórico. Fatores como contrações musculares concêntricas *versus* excêntricas, transferência de energia entre os segmentos corporais, armazenamento elástico de energia e sua reutilização e limitações das articulações complicam o cálculo quantitativo direto da relação entre as estimativas de energia mecânica e fisiológica.[17] Aproximadamente 25% da energia consumida pelos músculos são convertidos em trabalho, com o restante convertido em calor ou utilizado nos processos químicos do corpo.

A Tabela 12.1 resume as fórmulas utilizadas neste capítulo.

Tabela 12.1 Resumo de fórmulas.

Descrição	Fórmula
Força = (massa) (aceleração)	$F = ma$
Atrito = (coeficiente de atrito) (força normal de reação)	$F = \mu R$
Momento linear = (massa) (velocidade)	$M = mv$
Coeficiente de restituição = $\dfrac{\text{velocidade relativa após o impacto}}{\text{velocidade relativa antes do impacto}}$	$-e = \dfrac{v_1 - v_2}{\mu_1 - \mu_2}$
Trabalho = (força) (deslocamento de resistência)	$W = Fd$
Potência = $\dfrac{\text{trabalho}}{\text{tempo}}$	$P = \dfrac{W}{t}$
Potência = (força) (velocidade)	$P = Fv$
Energia cinética = 1/2 (massa) (quadrado da velocidade)	$EC = 1/2\ mv^2$
Energia potencial = (peso) (altura)	$EP = ma_g h$
Energia elástica = 1/2 (constante elástica) (deformação ao quadrado)	$EE = 1/2\ kx^2$
Energia potencial + energia cinética = constante	$EP + EC = C$
Trabalho = variação de energia	$W = \Delta EC + \Delta EP + \Delta ET$

318 BIOMECÂNICA BÁSICA

RESUMO

A cinética linear é o estudo das forças associadas ao movimento linear. As relações entre as muitas grandezas cinéticas básicas são identificadas nas leis físicas formuladas por Sir Isaac Newton.

O atrito é uma força produzida na interface entre duas superfícies em contato quando existe movimento ou tendência ao movimento de uma superfície em relação à outra. As magnitudes do atrito estático e do atrito cinético máximos são determinadas pelo coeficiente de atrito entre as duas superfícies e pela força normal de reação que mantém as duas superfícies juntas. O sentido da força de atrito sempre se opõe ao sentido da tendência ao movimento.

Outros fatores que afetam o comportamento de dois corpos em contato quando uma colisão está envolvida são o momento e a elasticidade. O momento linear é o produto da massa de um objeto por sua velocidade. O momento total presente em um sistema permanece constante, exceto pela ação de forças externas. Mudanças no momento são resultado de impulsos, forças externas agindo sobre um intervalo de tempo. A elasticidade de um impacto controla a quantidade de velocidade presente no sistema após o impacto. A elasticidade relativa de dois corpos que se chocam é representada pelo coeficiente de restituição.

O trabalho mecânico é o produto da força pela distância em que a força atua. A potência mecânica é o trabalho mecânico realizado durante um intervalo de tempo. A energia mecânica apresenta dois tipos principais: cinética e potencial. Quando a gravidade é a única força externa atuante, a soma das energias cinética e potencial que certo corpo apresenta permanece constante. Variações na energia de um corpo são iguais ao trabalho mecânico realizado por uma força externa.

AUTOAVALIAÇÃO

1. Qual o total de força que precisa ser aplicado por um jogador que chuta uma bola para dar a uma bola de 2,5 kg, estacionária, uma aceleração de 40 m/s²? (Resposta: 100 N.)
2. Um saltador em altura com peso corporal de 712 N exerce uma força de 3 kN contra o chão durante a decolagem. Qual o total de força exercida pelo chão sobre o saltador? (Resposta: 3 kN.)
3. Quais fatores afetam a magnitude do atrito?
4. Se μ_s entre um calçado de basquete e a quadra é de 0,56 e a força normal de reação que atua sobre o sapato é de 350 N, que potencial de força horizontal é necessário para fazer com que o sapato deslize? (Resposta: > 196 N.)
5. Um jogador de futebol americano empurra um dispositivo de bloqueio de 670 N. O coeficiente de atrito estático entre o dispositivo e a grama é de 0,73 e o coeficiente de atrito cinético entre o dispositivo e a grama é de 0,68.
   a. Que total de força o jogador precisa exercer para começar a movimentar o dispositivo?
   b. Que total de força é necessário para manter o dispositivo em movimento?
   c. Responda às mesmas duas questões com um técnico de 100 kg sobre a parte posterior do dispositivo.
   (Respostas: a. > 489,1 N; b. 455,6 N; c. > 1.205,2 N, 1.122,7 N.)

6. O atacante A tem massa de 100 kg e está viajando a uma velocidade de 4 m/s quando colide frontalmente com o atacante B, que tem massa de 90 kg e está viajando a 4,5 m/s. Se ambos os jogadores permanecerem em pé, o que acontecerá? (Resposta: o atacante B empurrará o atacante A para trás com uma velocidade de 0,03 m/s.)
7. Dois patinadores que estão deslizando sobre o gelo correm um na direção do outro. Se os dois patinadores se chocam e continuam a se mover como uma unidade após a colisão, qual será sua velocidade resultante? O patinador A apresenta velocidade de 5 m/s e massa de 65 kg. O patinador B apresenta velocidade de 6 m/s e massa de 60 kg. (Resposta: v = 0,28 m/s na direção assumida originalmente pelo patinador B.)
8. Uma bola solta sobre uma superfície a partir de uma altura de 2 m quica a uma altura de 0,98 m. Qual é o coeficiente de restituição entre a bola e a superfície? (Resposta: 0,7.)
9. Um lance de 20 degraus, cada um com 20 cm de altura, é percorrido por um homem de 700 N em um período de 12,5 s. Calcule o trabalho mecânico, a potência e a variação de energia potencial durante a subida. (Resposta: W = 2.800 J, P = 224 W, EP = 2.800 J.)
10. Uma bola arremessada com massa de 1 kg que está viajando a uma velocidade de 28 m/s alcança a luva de um receptor.
    a. Quanto momento a bola tem?
    b. Quanto impulso é necessário para parar a bola?

c. Se a bola estiver em contato com a luva do receptor por 0,5 s durante o recebimento, que força média é aplicada sobre a luva?
(Respostas: a. 28 kg × m/s; b. 28 Ns; c. 56 N.)

AVALIAÇÃO ADICIONAL

1. Identifique três exemplos práticos de cada uma das leis de Newton para o movimento e explique claramente como cada exemplo ilustra a lei.
2. Selecione um esporte ou atividade diária e identifique de que maneira a quantidade de atrito presente entre as superfícies em contato afeta o resultado do desempenho.
3. Um bloco de 2 kg sobre uma superfície horizontal está sujeito a uma força horizontal de 7,5 N. Se a aceleração resultante do bloco for de 3 m/s², qual será a magnitude da força de atrito oposta ao movimento do bloco? (Resposta: 1,5 N.)
4. Explique as relações entre trabalho mecânico, potência e energia no contexto de uma habilidade motora humana específica.
5. Explique de que maneiras o trabalho mecânico está ou não relacionado com o gasto calórico. Inclua na sua resposta a distinção entre trabalho positivo e negativo e a influência dos fatores antropométricos.
6. Um taco de golfe de 108 cm, com 0,73 kg, é balançado por 0,5 s com uma aceleração constante de 10 rad/s². Qual é o momento linear da cabeça do taco ao atingir a bola? (Resposta: 3,9 kg × m/s.)
7. Uma bola de 6,5 N é arremessada com velocidade inicial de 20 m/s a um ângulo de 35° a partir de uma altura de 1,5 m.
   a. Qual é a velocidade da bola se ela é apanhada a uma altura de 1,5 m?
   b. Se a bola é apanhada a uma altura de 1,5 m, quanto trabalho mecânico é necessário?
   (Respostas: a. 20 m/s; b. 132,5 J.)
8. Uma pessoa de 50 kg realiza um salto vertical máximo com velocidade inicial de 2 m/s.
   a. Qual é a energia cinética máxima da pessoa durante o salto?
   b. Qual é a energia potencial máxima da pessoa durante o salto?
   c. Qual é a energia cinética mínima da pessoa durante o salto?
   d. Quanto o centro de gravidade da pessoa é elevado durante o salto?
   (Respostas: a. 100 J; b. 100 J; c. 0; d. 20 cm.)
9. Utilizando o princípio de conservação de energia mecânica, calcule a altura máxima alcançada por uma bola de 7 N arremessada verticalmente para cima à velocidade inicial de 10 m/s. (Resposta: 5,1 m.)
10. Selecione uma das seguintes atividades esportivas e discuta as variações que ocorrem entre os tipos de energia mecânica cinética e potencial.
    a. O apoio único durante a corrida
    b. Um saque de tênis
    c. A realização de salto com vara
    d. Salto de trampolim

LABORATÓRIO

NOME _____
DATA _____

1. Faça com que cada membro do seu grupo retire um sapato. Utilize uma balança de mola para determinar a magnitude de atrito estático máximo para cada sapato em duas superfícies diferentes. (Dependendo da sensibilidade da balança, pode ser necessário adicionar peso ao sapato.) Apresente seu resultado em uma tabela e escreva um parágrafo explicando seus resultados.

Sapato	Peso do sapato	Força aplicada	μ_s

Explicação: _____
_____
_____
_____
_____

2. Solte cinco bolas diferentes de uma altura de 2 m sobre duas superfícies diferentes, observe cuidadosamente e registre as alturas de quique. Calcule o coeficiente de restituição de cada bola e escreva um parágrafo explicando seus resultados.

Bola	Altura da soltura	Altura do quique	e

3. Utilizando um cronômetro, marque o tempo utilizado por cada membro do seu grupo de laboratório para subir um lance de escada. Utilize uma régua para medir a altura de cada degrau e, então, multiplique pelo número de degraus para calcular a variação total de altura. Calcule trabalho, potência e variação de energia potencial para cada membro do grupo.

Membro do grupo	Peso (N)	Massa (kg)	Tempo (s)	Vel. méd. (m/s)	Alt. (m)	Trabalho (J)	Potência (W)	ΔPE (J)

REFERÊNCIAS BIBLIOGRÁFICAS

1. Allen TB, Haake SJ, and Goodwill SR: Effect of tennis racket parameters on a simulated groundstroke, *J Sports Sci* 29:311, 2011.
2. Bezodis NE, North JS, and Razavet JL: Alterations to the orientation of the ground reaction force vector affect sprint acceleration performance in team sports athletes, *J Sports Sci* 4:1, 2016.
3. Chadefaux D, Rao G, Le Carrou JL, Berton E, and Vigouroux L: The effects of player grip on the dynamic behaviour of a tennis racket, *J Sports Sci* 35:1155, 2017.
4. Dixon SJ, Collop AC, and Batt ME: Surface effects on ground reaction forces and lower extremity kinematics in running, *Med Sci Sports Exerc* 32:1919, 2000.
5. Federolf PA, Mills R, and Nigg B: Ice friction of flared ice hockey skate blades, *J Sports Sci* 26:1201, 2008.
6. Greenwald RM, Penna LH, and Crisco JJ: Differences in batted ball speed with wood and aluminum baseball bats: A batting cage study, *J Appl Biomech* 17:241, 2001.
7. Guido JA Jr and Werner SL: Lower-extremity ground reaction forces in collegiate baseball pitchers, *J Strength Cond Res* 26:1782, 2012.
8. Guido JA Jr, Werner SL, and Meister K: Lower-extremity ground reaction forces in youth windmill softball pitchers, *J Strength Cond Res* 23:1873, 2009.
9. Kiefer J: Bowling: The great oil debate. In Schrier EW and Allman WF (Eds): *Newton at the bat,* New York, 1987, Charles Scribner's Sons.
10. Kümmel J, Cronin NJ, Kramer A, Avela J, and Gruber M: Conditioning hops increase triceps surae muscle force and Achilles tendon strain energy in the stretch-shortening cycle, *Scand J Med Sci Sports* 2017 Mar 6. doi: 0.1111/sms.12870. [Epub ahead of print].
11. Nikooyan AA and Zadpoor AA: Effects of muscle fatigue on the ground reaction force and soft-tissue vibrations during running: A model study, *IEEE Trans Biomed Eng* 59:797, 2012.
12. Nimphius S, McGuigan MR, Suchomel TJ, and Newton RU: Variability of a "force signature" during windmill softball pitching and relationship between discrete force variables and pitch velocity, *Hum Mov Sci* 47:151, 2016.
13. Queen RM, Butler RJ, Dai B, and Barnes CL: Difference in peak weight transfer and timing based on golf handicap, *J Strength Cond Res* 27:2481, 2013.
14. Slawinski J, Bonnefoy A, Levêque JM, Ontanon G, Riquet A, Dumas R, and Chèze L: Kinematic and kinetic comparisons of elite and well-trained sprinters during sprint start, *J Strength Cond Res* 24:896, 2010.
15. Takeda T, Sakai S, Takagi H, Okuno K, and Tsubakimoto S: Contribution of hand and foot force to take-off velocity for the kick-start in competitive swimming, *J Sports Sci* 35:565, 2017.
16. Thorpe CT, Godinho MS, Riley GP, Birch HL, Clegg PD, and Screen HR: The interfascicular matrix enables fascicle sliding and recovery in tendon, and behaves more elastically in energy storing tendons, *J Mech Behav Biomed Mater* 52:85, 2015.
17. Van de Walle P, Desloovere K, Truijen S, Gosselink R, Aerts P, and Hallemans A: Age-related changes in mechanical and metabolic energy during typical gait, *Gait Posture* 31:495, 2010.
18. Wade M, Campbell A, Smith A, Norcott J, and O'Sullivan P: Investigation of spinal posture signatures and ground reaction forces during landing in elite female gymnasts, *J Appl Biomech* 28:677, 2012.
19. Wu SK, Gross MT, Prentice WE, and Yu B: Comparison of ball-and-racquet impact force between two tennis backhand stroke techniques, *J Orthop Sports Phys Ther* 31:247, 2001.

LEITURA SUGERIDA

Lacour JR and Bourdin M: Factors affecting the energy cost of level running at submaximal speed, *Eur J Appl Physiol* 115:651, 2015.
Revisa o papel do armazenamento de energia elástica nos tendões em relação ao gasto energético da corrida.

Mlynarek RA, Lee S, and Bedi A: Shoulder injuries in the overhead throwing athlete, *Hand Clin* 33:19, 2017.
Revisa a mecânica do movimento de arremesso por sobre a cabeça, com atenção ao sequenciamento de desenvolvimento da força muscular, armazenamento e liberação de energia nos tendões, alterações adaptativas e patológicas no ombro devido a arremessos repetitivos, lesões comuns e opções cirúrgicas.

Popov V: *Contact mechanics and friction: Physical principles and applications*, New York, 2017, Springer.
Apresenta associações e relações entre a mecânica de contato e o atrito, incluindo atrito, lubrificação e desgaste.

Raviv D: *Math-less physics: A visual guide to understanding Newton's laws of motion*, North Charleston SC, 2016, CreateSpace Independent Publishing Platform.
Fornece uma apresentação visual e intuitiva aos conceitos básicos de física que possibilita aos alunos abordar a física sem sobressaltos.

SITES RELACIONADOS

Advanced Medical Technology, Inc.
http://www.amti.biz
Fornece informação sobre as plataformas de força AMTI com referência à força de reação do solo na análise da marcha, no equilíbrio e na postura e outros tópicos.
Fear of Physics: What Is Friction?
http://www.fearofphysics.com/Friction/frintro.html
Inclui texto e vídeo, além de um link *para simulação.*
Kistler
http://www.kistler.com
Descreve uma série de plataformas de força para medir as forças de reação do solo.

The Exploratorium's Science of Hockey
http://www.exploratorium.edu/hockey
Explica conceitos científicos relacionados com o hóquei, inclusive o atrito entre o gelo e os patins e a mecânica da patinação.
The Physics Classroom: Mechanical Energy
http://www.physicsclassroom.com/Class/energy/U5L1d.html
Inclui tutorial com definições e inúmeros exemplos práticos de todas as formas de energia mecânica.

PALAVRAS-CHAVE

Atrito
Força que atua sobre a área de contato entre duas superfícies no sentido oposto ao do movimento ou à tendência de movimento.

Atrito cinético
Atrito de magnitude constante produzido entre duas superfícies em contato durante o movimento.

Atrito estático máximo
Potencial máximo de atrito que pode ser produzido entre duas superfícies estáticas.

Coeficiente de atrito
Número que funciona como um índice da interação de duas superfícies em contato.

Coeficiente de restituição
Número que funciona como um índice de elasticidade dos corpos colidindo.

Energia cinética
Energia do movimento, calculada como $\frac{1}{2}\,mv^2$.

Energia elástica
Capacidade de realizar trabalho por meio do retorno do corpo deformado a seu formato original.

Energia potencial
Energia em virtude de uma posição ou configuração do corpo, calculada como o produto do peso pela altura.

Força normal de reação
Força que atua perpendicularmente a duas superfícies em contato.

Impacto
Colisão caracterizada pela troca de uma força grande durante um pequeno intervalo de tempo.

Impacto perfeitamente elástico
Impacto durante o qual a velocidade do sistema é conservada.

Impacto perfeitamente plástico
Impacto que resulta na perda total da velocidade do sistema.

Impulso
Produto da força pelo intervalo de tempo durante o qual a força atua.

Momento linear
O potencial de movimento, medido como o produto da massa de um corpo por sua velocidade.

Potência
Taxa de produção de trabalho, calculada como o trabalho dividido pelo tempo durante o qual o trabalho foi realizado.

Trabalho
Em um contexto mecânico, a força multiplicada pelo deslocamento da resistência na direção da força.

CAPÍTULO

13

Equilíbrio e Movimento

Ao término deste capítulo, você será capaz de:

Definir torque, quantificar os torques resultantes e identificar os fatores que afetam os torques articulares resultantes

Identificar as vantagens mecânicas associadas às diferentes classes de alavanca e explicar o conceito de alavancagem no corpo humano

Resolver problemas quantitativos utilizando as equações de equilíbrio estático

Definir centro de gravidade e explicar a importância da localização do centro de gravidade no corpo humano

Explicar como os fatores mecânicos afetam a estabilidade de um corpo.

©Vaara/iStock/Getty Images RF

324 BIOMECÂNICA BÁSICA

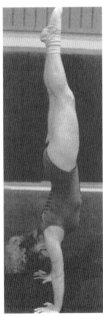

Muitas habilidades atléticas requerem estabilidade mecânica.
©Susan Hall.

Torque
Efeito rotatório de uma força sobre um eixo de rotação, medido como o produto da força pela distância perpendicular entre a linha de ação da força e o eixo.

Braço de momento
Menor distância (perpendicular) entre a linha de ação de uma força e o eixo de rotação.

Por que os saltadores em distância e em altura abaixam seus centros de gravidade antes da decolagem? Quais fatores mecânicos permitem que uma cadeira de rodas permaneça parada em uma rampa ou que um lutador de sumô resista ao ataque de seu oponente? A estabilidade do corpo humano se baseia na sua resistência a movimentos lineares e angulares. Este capítulo apresenta a cinética do movimento angular junto com os fatores que afetam a estabilidade mecânica.

Equilíbrio

Torque

Como discutido no Capítulo 3, o efeito rotatório produzido por uma força aplicada é conhecido como **torque**, ou *momento de força*. Torque, que pode ser considerado uma força rotacional, é o equivalente angular da força linear. Algebricamente, o torque é o produto da força pelo **braço de momento** da força, ou a distância perpendicular a partir da linha de ação da força sobre o eixo de rotação:

$$T = Fd_\perp$$

Assim, a magnitude de uma força e o comprimento de seu braço de momento afetam igualmente a quantidade de torque produzido (Figura 13.1). O braço de momento também é chamado algumas vezes de braço de força ou braço de alavanca.

Como pode ser observado na Figura 13.2, o braço de momento é a menor distância entre a linha de ação da força e o eixo de rotação. Uma força direcionada através de um eixo de rotação não produz torque, porque o braço de momento da força é zero.

No corpo humano, o braço de momento para um músculo em relação ao centro da articulação é a distância perpendicular entre a linha de ação do músculo e o centro da articulação (Figura 13.3). Conforme a articulação se move ao longo de uma amplitude de movimento, há variações nos braços de momento dos músculos que cruzam a articulação. Para qualquer músculo determinado, o braço de momento é maior quando o ângulo de tração sobre o osso está próximo de 90°. No cotovelo, conforme o ângulo de tração se afasta de 90° em qualquer direção, o braço de momento para os flexores do cotovelo diminui progressivamente. Como o torque é o produto do braço de momento pela força muscular, variações no braço de momento afetam diretamente o torque que é produzido por um músculo sobre uma articulação. Para que um músculo produza um torque constante sobre uma articulação durante um exercício, ele precisa produzir mais força conforme seu braço de momento diminui.

No esporte de remo, em que membros adjacentes da equipe remam tradicionalmente em lados opostos do barco, o braço de momento entre a força aplicada pelo remo e a popa do barco é um fator que afeta o desempenho (Figura 13.4). No arranjo tradicional, os remadores de um lado do barco são

Figura 13.1
Qual posição de aplicação de força é melhor para abrir uma porta com dobradiça? A experiência deve confirmar que a posição **C** é a melhor.

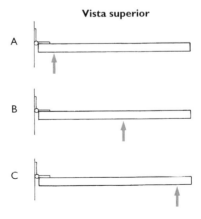

Capítulo 13 Equilíbrio e Movimento 325

Vista superior

Figura 13.2
O braço de momento de uma força é a distância perpendicular a partir da linha de ação da força até o eixo de rotação (a dobradiça da porta).

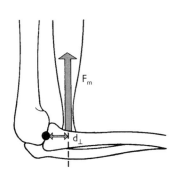
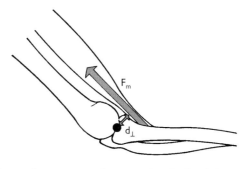
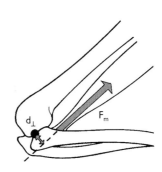

Figura 13.3
O braço de momento de um músculo é máximo a um ângulo de tração de 90°. Conforme a linha de tração se afasta de 90° para qualquer direção, o braço de momento se torna progressivamente menor.

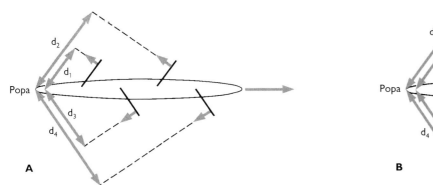
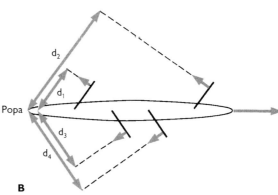

Figura 13.4
A. Essa disposição da equipe produz um torque final sobre a popa do barco porque a soma dos braços de momento dos remos do lado superior ($d_1 + d_2$) é menor do que a soma dos braços de momento do lado inferior ($d_3 + d_4$). **B.** Essa disposição elimina o problema, presumindo que todos os remadores puxem simultaneamente e produzam força igual, porque ($d_1 + d_2$) = ($d_3 + d_4$).

▼

É mais fácil iniciar a rotação quando a força é aplicada perpendicularmente e o mais distante possível do eixo de rotação.

Conjugado
Par de forças iguais e com sentidos opostos que atuam em lados opostos de um eixo de rotação para produzir torque.

posicionados mais distantes da popa do que seus companheiros do lado oposto, causando assim um torque final e uma oscilação lateral resultante sobre a popa durante a remada.[18] O arranjo italiano elimina esse problema posicionando os remadores de modo que não é produzido torque final, partindo do princípio de que a força produzida por cada remador em cada remada é praticamente a mesma (Figura 13.4). Os remadores italianos e alemães também desenvolveram posicionamentos alternativos para as equipes com oito integrantes (Figura 13.5).

Outro exemplo da importância do comprimento do braço de momento é fornecido pela localização do pé de um dançarino durante a preparação para a execução de uma rotação corporal total ao redor do eixo vertical. Quando um dançarino inicia um giro, o torque que produz o giro é fornecido por forças iguais e com sentidos opostos exercidas pelos pés contra o chão. Um par de forças iguais e opostas é conhecido como **conjugado**. Como as forças em um conjugado estão posicionadas em lados opostos do eixo de rotação, elas produzem torque no mesmo sentido. O torque produzido por um conjugado é, portanto, a soma dos produtos de cada força por seu braço de momento. Girar a partir da quinta posição, com uma pequena distância entre os pés, requer maior produção de força por um dançarino do que girar a partir da quarta posição, em que os braços de momento das forças no conjugado são maiores (Figura 13.6). É necessário significativamente mais força quando o torque é produzido por um único pé de apoio, para o qual o braço de momento é reduzido para a distância entre os metatarsos e o calcâneo.

O torque é uma grandeza vetorial e, portanto, é caracterizado tanto pela magnitude (módulo ou intensidade) quanto pelo sentido e pela direção. A magnitude do torque produzido por certa força é igual a $Fd_\perp$, e o sentido do

Figura 13.5

Os italianos e os alemães utilizaram posicionamentos alternativos para as equipes com oito membros. Os torques produzidos pelas forças dos remos em relação à popa são balanceados nos arranjos **B** e **C**, mas não no arranjo tradicional mostrado em **A**.

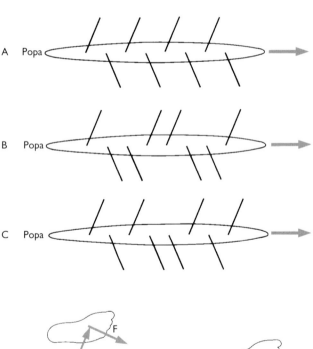

Figura 13.6

Quanto mais largos os passos de um dançarino, maior o braço de momento para a força conjugada produzida pelos pés quando é executado um giro. Quando a rotação é iniciada por um apoio sobre um pé, o braço de momento se torna a distância entre os pontos de apoio do pé.

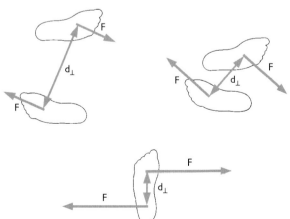

torque pode ser descrito como horário ou anti-horário. Como discutido no Capítulo 11, o sentido anti-horário é chamado convencionalmente de sentido positivo (+) e o sentido horário é considerado negativo (−). As magnitudes de dois ou mais torques que atuam sobre um eixo de rotação podem ser somadas utilizando-se as regras de composição vetorial (Exemplo de Problema 13.1).

Torques articulares resultantes

O conceito de torque é importante no estudo do movimento humano porque o torque produz movimento dos segmentos corporais. Como discutido no Capítulo 6, quando um músculo que cruza uma articulação desenvolve tensão, ele produz força puxando o osso em que se fixa, criando, assim, torque na articulação que o músculo cruza.

Grande parte do movimento humano envolve o desenvolvimento simultâneo de tensão nos grupos musculares agonistas e antagonistas. A contração dos antagonistas controla a velocidade do movimento e aumenta a estabilidade da articulação em que o movimento ocorre. Uma vez que a contração do músculo antagonista produz torque no sentido oposto ao do torque produzido pelos músculos agonistas, o movimento resultante na articulação é uma função do torque final. Quando o torque muscular final e o movimento articular ocorrem na mesma direção, o torque é chamado de concêntrico e o torque muscular no movimento articular no sentido oposto é considerado excêntrico. Embora esses termos sejam geralmente descritores úteis na análise da função muscular, sua aplicação é complicada quando são analisados músculos biarticulares ou multiarticulares, porque pode haver torque concêntrico em uma articulação e torque excêntrico em uma segunda articulação cruzada pelo músculo.

> O produto da tensão muscular pelo braço de momento do músculo produz um torque na articulação cruzada pelo músculo.

EXEMPLO DE PROBLEMA 13.1

Duas crianças sentam em lados opostos de uma gangorra. Se Joey, que pesa 200 N, está a 1,5 m do eixo de rotação da gangorra, e Susie, que pesa 190 N, está a 1,6 m do eixo de rotação, qual extremidade da gangorra vai cair?

Conhecido

Joey: $ps(F_J) = 200$ N
$d_{\perp J} = 1,5$ m

Susie: $ps(F_S) = 190$ N
$d_{\perp S} = 1,6$ m

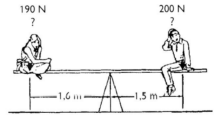

Solução

A gangorra penderá no sentido do torque resultante em seu eixo de rotação. Para descobrir o torque resultante, os torques produzidos pelas duas crianças são somados de acordo com as regras de composição vetorial. O torque produzido pelo peso corporal de Susie está no sentido anti-horário (positivo) e o torque produzido pelo peso corporal de Joey está no sentido horário (negativo).

$$T_a = (F_S)(d_{\perp S}) - (F_J)(d_{\perp J})$$
$$= (190 \text{ N})(1,6 \text{ m}) - (200 \text{ N})(1,5 \text{ m})$$
$$= 304 \text{ N-m} - 300 \text{ N-m}$$
$$= 4 \text{ N-m}$$

O torque resultante está no sentido positivo, e a extremidade da gangorra de Susie cairá.

Como a medida direta das forças produzidas pelos músculos durante a execução da maioria das habilidades de movimento não é prática, medidas ou estimativas dos torques articulares resultantes (momentos articulares) são frequentemente estudadas para investigar os padrões de contribuição dos músculos. Uma série de fatores, incluindo o peso dos segmentos corporais, o movimento dos segmentos corporais e a ação de forças externas, pode contribuir para os torques articulares finais. Os perfis de torques articulares são tipicamente igualados às demandas da tarefa e fornecem pelo menos estimativas gerais dos níveis de contribuição dos grupos musculares.

Para entender melhor a função muscular durante a corrida, vários pesquisadores estudaram os torques articulares resultantes no quadril, no joelho e no tornozelo ao longo das passadas da corrida. A Figura 13.7 apresenta torques articulares resultantes e velocidades angulares representativos para o quadril, o joelho e o tornozelo durante uma corrida, calculados a partir de dados registrados em filme e de plataforma de força. Na Figura 13.7, quando a curva de torque articular resultante e as curvas de velocidade angular estão no mesmo lado da linha zero, o torque é concêntrico; o torque é excêntrico quando o contrário é verdadeiro. Como pode ser observado na Figura 13.7, ambos os torques, concêntrico e excêntrico, estão presentes nas articulações do membro inferior durante a corrida. Conforme a velocidade da corrida aumenta de 3,5 m/s para 9,0 m/s, os músculos extensores do quadril e os flexores do joelho durante o balanço terminal passam a ser os principais responsáveis pelo aumento dos torques articulares no membro inferior.[16] Foi demonstrado que o uso de calçados de corrida aumenta os torques articulares no quadril, joelho e tornozelo em comparação com a corrida sem calçados.[10]

Os torques articulares no membro inferior durante a pedalagem em determinada potência são afetados pela taxa de pedalagem, altura do assento, comprimento da pedivela e distância entre o eixo do pedal e a articulação do

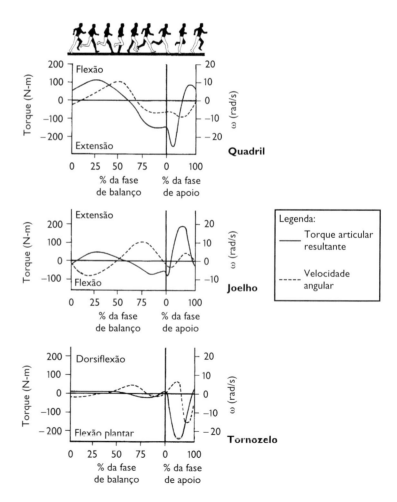

Figura 13.7

Torques articulares e curvas de velocidade angular representativos para o membro inferior durante a corrida. Fonte: Modificada de Putnam CA and Kozey JW: Substantive issues in running. In Vaughan CL, ed: *Biomechanics of sport*, Boca Raton, FL, 1989, CRC Press.

tornozelo. A Figura 13.8 mostra as variações no torque médio resultante nas articulações do quadril, joelho e tornozelo, com as alterações na taxa de pedalagem a uma potência constante. A máxima eficiência mecânica no ciclismo é alcançada por meio da coordenação dos músculos que cruzam cada articulação do membro inferior; da ativação máxima sequencial dos músculos que cruzam o joelho, o quadril e o tornozelo; e da utilização de vários músculos para gerar grandes torques articulares.[4]

É amplamente aceito que as necessidades de força muscular (e, subsequentemente, o torque articular) do exercício de resistência aumentam conforme a quantidade de resistência aumenta. Crianças obesas, que carregam peso extra, em comparação com crianças de peso normal, produzem torques significativamente maiores sobre o quadril, joelho e tornozelo a cada passo.[17] Observou-se também que um peso corporal maior aumenta o torque no joelho mesmo durante exercícios que não envolvam levantamento de peso, como o remoergômetro, devido ao aumento do peso dos membros inferiores.[15] Durante os exercícios de resistência, outro fator que afeta os torques articulares é a cinemática do movimento. Por exemplo, já foi demonstrado que os *back squats* (agachamento com a barra atrás do pescoço) produzem torques extensores significativamente maiores sobre o joelho do que os *front squats* (agachamentos com a barra apoiada na parte anterior do tórax).[8]

Outro fator que influencia os torques articulares durante o exercício é a rapidez do movimento. Quando os outros fatores permanecem constantes, o aumento da rapidez do movimento está associado ao aumento dos torques articulares resultantes durante exercícios como o agachamento. Entretanto, geralmente é indesejável maior rapidez do movimento durante o treinamento com peso, porque a maior rapidez aumenta não só a tensão muscular necessária, mas também a probabilidade de uso de técnica incorreta e lesão subsequente. A aceleração da carga no início do desempenho de um exercício de resistência também produz momento, o que significa que os músculos envolvidos não necessitam trabalhar tanto ao longo da amplitude de movimento como eles fariam se esse não fosse o caso. Por essas razões, é mais seguro e mais efetivo realizar exercícios com movimento lento e controlado.

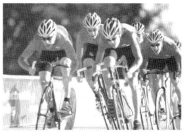

Os torques necessários sobre o quadril, o joelho e o tornozelo durante o ciclismo em determinada potência são influenciados pela posição corporal e pelas dimensões da bicicleta. ©Ryan McVay/DigitalVision/Getty Images RF.

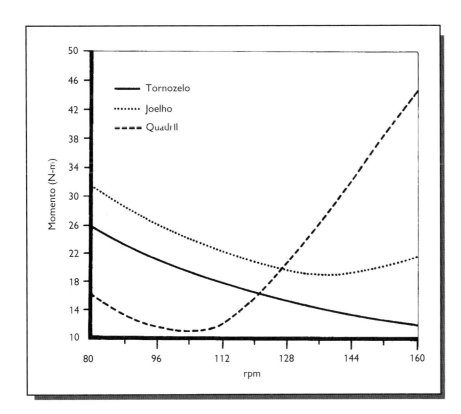

Figura 13.8

Torques articulares médios absolutos para o quadril, o joelho e o tornozelo *versus* a taxa de pedalagem durante o ciclismo. Fonte: Modificada de Redfield R and Hull ML: On the relation between joint moments and pedalling at constant power in bicycling, *J Biomech* 19:317, 1986.

Alavanca
Dispositivo simples que consiste em um corpo relativamente rígido, em formato de barra, que pode ser girado ao redor de um eixo.

Fulcro
Ponto de apoio, ou eixo, ao redor do qual se pode fazer uma alavanca girar.

Alavanca de primeira classe
Alavanca com a força aplicada e a resistência posicionadas em lados opostos do eixo de rotação.

Alavanca de segunda classe
Alavanca com a resistência posicionada entre a força aplicada e o fulcro.

Alavanca de terceira classe
Alavanca com a força aplicada entre o fulcro e a resistência.

Alavancas

Quando os músculos contraem, tracionando os ossos para manter ou movimentar a resistência criada pelo peso do(s) segmento(s) corporal(is) e possivelmente pelo peso de uma carga adicional, o músculo e o osso funcionam mecanicamente como uma **alavanca**. Uma alavanca é uma barra rígida que gira ao redor de um eixo ou **fulcro**. A força aplicada à alavanca desloca a resistência. No corpo humano, o osso atua como a barra rígida; a articulação é o eixo ou fulcro; e os músculos aplicam força. Os três arranjos relativos de força aplicada, resistência e eixo de rotação para uma alavanca estão mostrados na Figura 13.9.

Em uma **alavanca de primeira classe**, a força aplicada e a resistência estão localizadas em lados opostos do eixo. A gangorra de *playground* é um exemplo de alavanca de primeira classe, do mesmo modo que uma variedade de ferramentas utilizadas comumente, incluindo tesouras, alicates e pés de cabra (Figura 13.10). No corpo humano, a ação simultânea de grupos musculares agonistas e antagonistas em lados opostos de um eixo articular é análoga ao funcionamento de uma alavanca de primeira classe, com os agonistas fornecendo a força aplicada e os antagonistas fornecendo a força de resistência. Em uma alavanca de primeira classe, a força e a resistência aplicadas podem estar a distâncias iguais do eixo ou uma pode estar mais afastada do eixo do que a outra.

Em uma **alavanca de segunda classe**, a força aplicada e a resistência estão do mesmo lado do eixo, com a resistência mais próxima ao eixo. Um carrinho de mão, uma chave de roda e um quebrador de nozes são exemplos de alavancas de segunda classe, embora não existam exemplos completamente análogos no corpo humano (ver Figura 13.10).

Em uma **alavanca de terceira classe**, a força e a resistência estão do mesmo lado do eixo, mas a força aplicada está mais próxima do eixo. Um remo de canoa e uma pá funcionam como alavancas de terceira classe (ver Figura 13.10). A maioria dos sistemas de alavanca músculo-osso do corpo humano também é de terceira classe para contrações concêntricas, com os músculos fornecendo a força aplicada e se fixando ao osso a uma curta distância do centro da articulação em comparação com a distância em que atua a resistência fornecida pelo peso do segmento corporal ou aquele de um segmento corporal mais distante (Figura 13.11). Entretanto, como é mostrado na Figura 13.12, durante as contrações excêntricas, é o músculo que fornece a resistência contra a força externa aplicada. Durante as contrações excêntricas, o músculo e o osso funcionam como uma alavanca de segunda classe.

Um sistema de alavanca pode servir a um de dois objetivos (Figura 13.13). Sempre que o braço de momento da força aplicada for maior do que o braço de momento da resistência, a magnitude da força aplicada necessária para mover uma resistência será menor do que a magnitude da resistência. Sempre que o braço de resistência for maior do que o braço de força, a resistência pode

Figura 13.9

Localizações relativas da força aplicada, da resistência e do fulcro, ou eixo de rotação, determinam a classificação das alavancas.

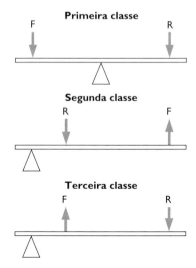

Capítulo 13 Equilíbrio e Movimento 331

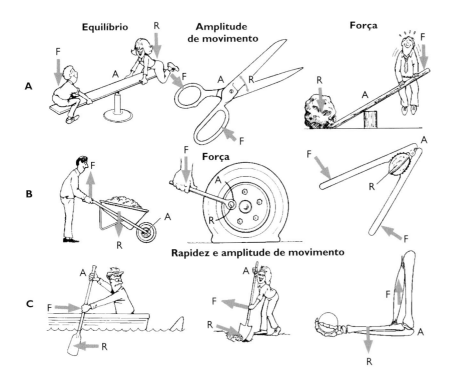

Figura 13.10

A. Alavancas de primeira classe.
B. Alavancas de segunda classe.
C. Alavancas de terceira classe.
Repare que a pá e o remo funcionam como alavancas de terceira classe apenas quando a mão de cima não aplica força, mas funciona como um eixo fixo de rotação.

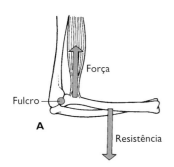
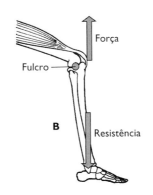
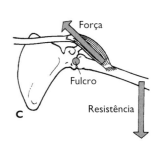

Figura 13.11

A maioria das alavancas no corpo humano é de terceira classe. **A.** O músculo bíceps braquial no cotovelo. **B.** O tendão patelar no joelho. **C.** O músculo deltoide médio no ombro.

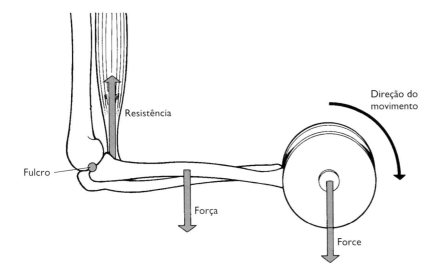

Figura 13.12

Os flexores do cotovelo contraem excentricamente para aplicar resistência e controlar a velocidade do movimento durante a fase baixa de um exercício de rolamento. Nesse caso, o sistema de alavanca músculo-osso é de segunda classe.

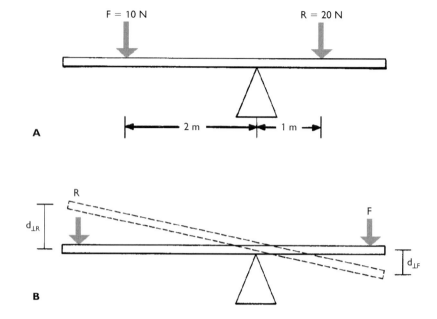

Figura 13.13
A. Uma força pode balancear uma resistência maior quando seu braço de momento é mais longo do que o braço de momento da resistência.
B. Uma força pode movimentar uma resistência ao longo de uma amplitude maior de movimento quando o braço de momento da força é mais curto do que o braço de momento da resistência.

Vantagem mecânica
Razão entre braço de força e braço de resistência para uma alavanca.

▼

O braço de momento de uma força aplicada também pode ser chamado de braço de força, e o braço de momento da resistência pode ser chamado de braço de resistência.

ser movida ao longo de uma distância relativamente grande. A eficácia mecânica de uma alavanca para movimentar uma resistência pode ser expressa quantitativamente como sua **vantagem mecânica**, que é a razão do braço de momento da força pelo braço de momento da resistência:

$$\text{vantagem mecânica} = \frac{\text{braço de momento (da força)}}{\text{braço de momento (da resistência)}}$$

Sempre que o braço de momento da força for maior do que o braço de momento da resistência, a taxa de vantagem mecânica será reduzida para um valor menor do que 1 e a magnitude da força aplicada necessária para mover a resistência será menor do que a magnitude da resistência. A capacidade de mover uma resistência com uma força menor do que a resistência oferece uma vantagem clara quando uma carga pesada precisa ser movimentada. Como mostrado na Figura 13.10, um carrinho de mão combina uma alavanca de segunda classe com o atrito para facilitar o transporte da carga. Quando se removem os parafusos de uma roda do automóvel, é útil usar a maior extensão prática possível na chave para aumentar a vantagem mecânica.

De outro modo, quando a razão da vantagem mecânica é menor do que 1, uma força maior do que a resistência precisa ser aplicada para fazer com que a alavanca se movimente. Embora esse arranjo seja menos efetivo por ser necessário maior força, um pequeno movimento da alavanca no ponto de aplicação da força move a resistência ao longo de uma amplitude maior de movimento (ver Figura 13.13).

Alavancas anatômicas

Em muitos esportes, atletas habilidosos maximizam intencionalmente o comprimento do braço de momento efetivo para a aplicação de força para maximizar o efeito do torque produzido pelos músculos sobre uma articulação. Durante a execução de um saque de tênis, jogadores experientes não só batem a bola com o braço completamente estendido, mas também giram vigorosamente o corpo no plano transversal, tornando a coluna vertebral o eixo de rotação e maximizando o comprimento da alavanca anatômica que produz a força. A mesma estratégia é empregada por lançadores de beisebol bem-sucedidos. Como discutido no Capítulo 11, quanto mais longo for o raio de rotação, maior a velocidade linear da cabeça da raquete ou da mão que realiza o arremesso, e maior a velocidade resultante da bola batida ou arremessada.

No corpo humano, a maioria dos sistemas de alavanca músculo-osso é de terceira classe e, portanto, apresenta uma vantagem mecânica menor do que 1. Embora esse arranjo promova amplitude de movimento e rapidez angular dos segmentos corporais, as forças musculares produzidas precisam exceder a força ou as forças de resistência se for realizado trabalho mecânico positivo.

O ângulo em que um músculo traciona um osso também afeta a eficácia mecânica do sistema de alavanca músculo-osso. A força da contração muscular é dividida em dois componentes, um perpendicular e outro paralelo ao osso (Figura 13.14). Como discutido no Capítulo 6, apenas o componente da força muscular que atua perpendicularmente ao osso – o componente rotacional – causa, de fato, a rotação do osso em relação ao centro da articulação. O componente de força muscular paralelo ao osso traciona o osso tanto para fora do centro da articulação (um componente de deslocamento) quanto na direção do centro da articulação (um componente estabilizador), dependendo de ser o ângulo entre o osso e o músculo nele fixado menor ou maior do que 90°. O ângulo de vantagem mecânica máxima para qualquer músculo é o ângulo em que a maior parte da força rotacional pode ser produzida. Em uma articulação como o cotovelo, o ângulo relativo presente na articulação está próximo aos ângulos de inserção dos flexores do cotovelo. As vantagens mecânicas máximas para os músculos braquial, bíceps braquial e braquiorradial ocorrem no cotovelo entre ângulos de aproximadamente 75° e 90° (Figura 13.15).

Conforme o ângulo e a vantagem mecânica variam, o comprimento muscular também varia. Mudanças no comprimento dos flexores do cotovelo associadas a variações no ângulo do cotovelo estão demonstradas na Figura 13.16. Essas variações afetam o potencial de tensão que um músculo pode produzir, como discutido no Capítulo 6. O ângulo do cotovelo em que o torque máximo de flexão é produzido é de aproximadamente 80°, e a capacidade de torque diminui progressivamente conforme o ângulo do cotovelo se modifica em qualquer direção.[19]

A eficácia mecânica variável dos grupos musculares em produzir rotação na articulação com as variações do ângulo articular é a base para o projeto de dispositivos modernos de treinamento de força com resistência variável. Esses equipamentos são projetados para igualar a capacidade variável de produção de torque de um grupo muscular ao longo da amplitude de movimento de uma articulação. Os equipamentos produzidos pelas empresas Universal (Centurion) e Nautilus são exemplos. Embora esses equipamentos ofereçam maior resistência relativa nos extremos da amplitude de movimento da articulação do que os pesos livres, os padrões de resistência incorporados não são exatamente iguais às curvas de força humana média.

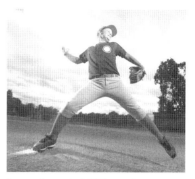

Lançadores habilidosos frequentemente maximizam o comprimento do braço de momento entre a mão da bola e o eixo de rotação corporal total durante a realização de um lançamento para maximizar o efeito do torque produzido pelos músculos.
©Erik Isakson/Tetra Images/Corbis/Getty Images RF.

▼

A capacidade de produção de força de um músculo é afetada pelo comprimento do músculo, por sua área transversal, seu braço de momento, seu ângulo de inserção, sua velocidade de encurtamento e sua condição de treinamento.

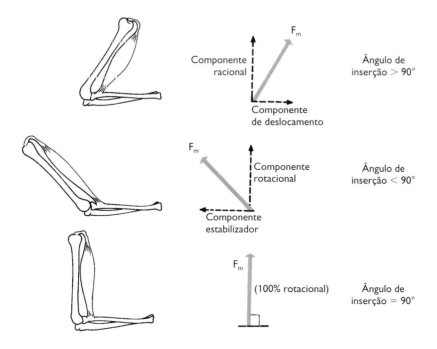

Figura 13.14

A força muscular pode ser decomposta em componentes rotacionais o do deslocamento.

Figura 13.15

Vantagem mecânica dos músculos braquial (●), bíceps braquial (□) e braquiorradial (▽) como uma função do ângulo do cotovelo. Fonte: van Zuylen, E. J., van Zelzen, A., and van der Gon, J. J. D. "A Biomechanical Model for Flexion Torques of Human Arm Muscles as a Function of Elbow Angle," Journal of Biomechanics, 21:183, 1988.

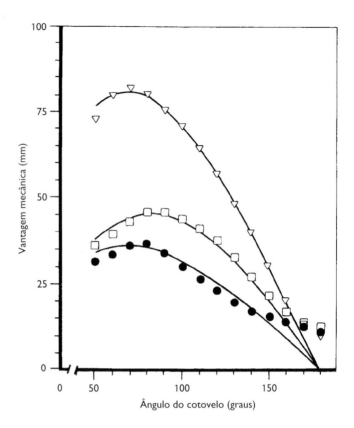

Figura 13.16

Comprimento contrátil dos músculos braquial (●), bíceps braquial (□) e braquiorradial (▽) como uma função do ângulo do cotovelo. Fonte: van Zuylen, E. J., van Zelzen, A., and van der Gon, J. J. D. "A Biomechanical Model for Flexion Torques of Human Arm Muscles as a Function of Elbow Angle," Journal of Biomechanics, 21:183, 1988.

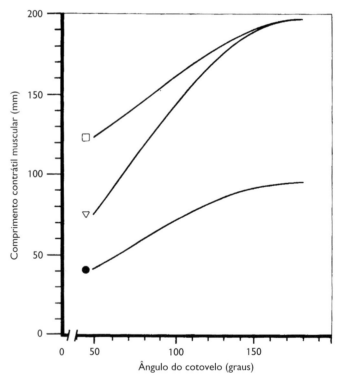

▼

Dispositivos de treinamento de resistência variável são projetados para igualar a resistência oferecida com a capacidade de produção de torque do grupo muscular à medida que ela varia ao longo da amplitude de movimento.

Os equipamentos representam outra estratégia para igualar a capacidade de produção de torque com a resistência. Esses dispositivos geralmente são desenhados de modo que um indivíduo aplique força a um braço de alavanca que gira a uma velocidade angular constante. Se o centro da articulação estiver alinhado com o centro de rotação do braço da alavanca, o segmento corporal irá girar com a mesma velocidade angular (constante) do braço da alavanca. Se o torque voluntário produzido pelo grupo muscular envolvido for máximo ao longo da amplitude de movimento, teoricamente, será alcançada uma resistência máxima equiparável.

Entretanto, quando a força é aplicada inicialmente ao braço da alavanca dos equipamentos isocinéticos, ocorre aceleração e a velocidade angular do braço varia até que a rapidez rotacional programada seja alcançada. Como o uso ótimo dos equipamentos isocinéticos de resistência requer que o usuário esteja focado em exercer esforço máximo ao longo da amplitude de movimento, alguns indivíduos preferem outros modos de treinamento de resistência.

▼

O termo isocinético implica velocidade angular constante em uma articulação quando é aplicada a um equipamento de exercício.

Equações do equilíbrio estático

O equilíbrio é um estado caracterizado por forças e torques balanceados (sem torques e forças finais). De acordo com a primeira lei de Newton, um corpo em equilíbrio ou está parado ou se move a uma velocidade constante. Sempre que um corpo estiver completamente imóvel, ele estará em um **equilíbrio estático**. Três condições precisam ser atendidas para que um corpo esteja no estado de equilíbrio estático:

Equilíbrio estático
Estado de imobilidade caracterizado por $\Sigma F_v = 0$, $\Sigma F_h = 0$ *e* $\Sigma T = 0$.

1. A soma de todas as forças verticais (ou componentes de força) que atuam sobre o corpo precisa ser zero.
2. A soma de todas as forças horizontais (ou componentes de força) que atuam sobre o corpo precisa ser zero.
3. A soma de todos os torques precisa ser zero.

$$\Sigma F_v = 0$$
$$\Sigma F_h = 0$$
$$\Sigma T = 0$$

A letra grega maiúscula sigma (Σ) significa a soma de, Fv representa as forças verticais, Fh representa as forças horizontais e T é o torque. Sempre que um objeto está em um estado estático, pode-se inferir que todas as três condições são atendidas, uma vez que a violação de qualquer uma das três condições resultaria em movimento do corpo. As condições de equilíbrio estático são ferramentas valiosas para a resolução de problemas relacionados com o movimento humano (Exemplos de Problema 13.2 a 13.4).

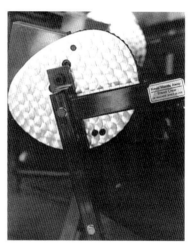

Uma câmara em um equipamento de treinamento de resistência variável é projetada para igualar a resistência oferecida pela vantagem mecânica do músculo. ©Susan Hall.

EXEMPLO DE PROBLEMA 13.2

Quanta força precisa ser produzida pelo músculo bíceps braquial, fixado em um ângulo de 90° em relação ao rádio a 3 cm do centro de rotação da articulação do cotovelo, para sustentar um peso de 70 N na mão a uma distância de 30 cm da articulação do cotovelo? (Não considere o peso do antebraço e do braço e despreze qualquer ação de outros músculos.)

Conhecido

$d_m = 3$ cm
$ps = 70$ N
$d_{ps} = 30$ cm

Solução

Como a situação descrita é estática, a soma dos torques que atuam sobre o cotovelo precisa ser igual a zero.

$$\Sigma T_e = 0$$
$$\Sigma T_e = (F_m)(d_m) - (ps)(d_{ps})$$
$$0 = (F_m)(0,03 \text{ m}) - (70 \text{ N})(0,30 \text{ m})$$
$$F_m = \frac{(70 \text{ N})(0,30 \text{ m})}{0,03 \text{ m}}$$

$$F_m = 700 \text{ N}$$

EXEMPLO DE PROBLEMA 13.3

Dois indivíduos aplicam força em lados opostos de uma porta giratória sem atrito. Se A aplica uma força de 30 N a um ângulo de 40° a 45 cm da dobradiça da porta, e B aplica força a um ângulo de 90° a 38 cm da dobradiça da porta, qual é a força aplicada por B se a porta permanece imóvel?

Conhecido

$F_A = 30$ N
$d_{\perp A} = (0{,}45 \text{ m})(\text{sen } 40)$
$d_{\perp B} = 0{,}38$ m

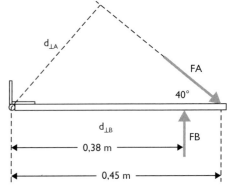

Solução

As equações de equilíbrio estático são utilizadas para descobrir FB. A solução também pode ser encontrada somando-se os torques produzidos sobre a articulação por ambas as forças:

$$\Sigma T_h = 0$$
$$\Sigma T_h = (F_A)(d_{\perp A}) - (F_B)(d_{\perp B})$$
$$0 = (30 \text{ N})(0{,}45 \text{ m})(\text{sen } 40) - (F_B)(0{,}38 \text{ m})$$

$$\boxed{F_B = 22{,}8 \text{ N}}$$

EXEMPLO DE PROBLEMA 13.4

O tendão do músculo quadríceps femoral se fixa à tíbia a um ângulo de 30° a 4 cm do centro da articulação do joelho. Quando um peso de 80 N é aplicado ao tornozelo a 28 cm da articulação do joelho, qual a força necessária para que o quadríceps femoral mantenha a perna na posição horizontal? Qual é a magnitude e o sentido da força de reação exercida pelo fêmur sobre a tíbia? (Desconsidere o peso da perna e a ação de outros músculos.)

$ps = 80$ N
$d_{ps} = 0{,}28$ m
$d_F = 0{,}04$ m

Solução

As equações de equilíbrio estático podem ser utilizadas para descobrir as grandezas desconhecidas:

$$\Sigma T_k = 0$$
$$\Sigma T_k = (F_m \text{ sen } 30)(d_f) - (ps)(dps)$$
$$0 = (F_m \text{ sen } 30)(0{,}04 \text{ m}) - (80 \text{ N})(0{,}28 \text{ m})$$

$$\boxed{F_m = 1.120 \text{ N}}$$

As equações de equilíbrio estático podem ser utilizadas para descobrir os componentes verticais e horizontais da força de reação exercida pelo fêmur sobre a tíbia. A soma das forças verticais resulta no seguinte:

$$\Sigma F_v = 0$$
$$\Sigma F_v = R_v + (F_m \operatorname{sen} 30) - ps$$
$$0 = R_v + 1.120 \operatorname{sen} 30 \text{ N} - 80 \text{ N}$$
$$R_v = -480 \text{ N}$$

A soma das forças horizontais resulta no seguinte:

$$\Sigma F_h = 0$$
$$\Sigma F_h = R_h - (F_m \cos 30)$$
$$0 = R_h - 1.120 \cos 30 \text{ N}$$
$$R_h = 970 \text{ N}$$

O teorema de Pitágoras pode ser utilizado agora para encontrar a magnitude da força de reação resultante:

$$R = \sqrt{(-480 \text{ N}^2) + (970 \text{ N})^2}$$
$$= 1.082 \text{ N}$$

A relação da tangente pode ser utilizada para encontrar o ângulo de orientação da força de reação resultante:

$$\tan \alpha = \frac{480 \text{ N}}{970 \text{ N}}$$
$$\alpha = 26,3$$
$$R = 1.082 \text{ N}, \alpha = 26,3°$$

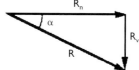

Equações de equilíbrio dinâmico

Os corpos em movimento são considerados em estado de **equilíbrio dinâmico**, quando todas as forças atuantes resultam em forças de inércia iguais e com sentido oposto. Esse conceito geral foi descoberto inicialmente pelo matemático francês D'Alembert e é conhecido como princípio D'Alembert. Versões modificadas das equações de equilíbrio estático, que incorporam os fatores conhecidos como forças inerciais, descrevem as condições de equilíbrio dinâmico. As equações de equilíbrio dinâmico podem ser apresentadas da seguinte maneira:

$$\Sigma F_x - m\bar{a}_x = 0$$
$$\Sigma F_y - m\bar{a}_y = 0$$
$$\Sigma T_G - \bar{I}\alpha = 0$$

As somas das forças horizontais e verticais que atuam sobre um corpo são ΣF_x e ΣF_y; $m\bar{a}_x$ e $m\bar{a}_y$ são os produtos da massa corporal pelas acelerações horizontal e vertical do centro de massa do corpo; ΣT_G é a soma dos torques sobre o centro de massa do corpo e é o produto do momento de inércia do corpo sobre o centro de massa e a aceleração angular do corpo (Exemplo de Problema 13.5). (O conceito de momento de inércia é discutido no Capítulo 14.)

Um exemplo familiar do efeito do princípio D'Alembert é a variação na força vertical experimentada ao se utilizar o elevador. Conforme o elevador acelera para cima, produz-se uma força inercial no sentido oposto, e o peso corporal medido em uma balança dentro do elevador aumenta. Conforme o elevador acelera para baixo, uma força inercial dirigida para cima diminui o peso corporal medido em uma balança dentro do elevador. Embora a massa corporal permaneça constante, a força inercial vertical modifica a magnitude da força de reação medida pela balança.

Equilíbrio dinâmico (princípio D'Alembert)
Conceito que indica equilíbrio entre as forças aplicadas e as forças inerciais para um corpo em movimento.

▼

A presença de uma força líquida atuando sobre um corpo resulta em aceleração do corpo.

EXEMPLO DE PROBLEMA 13.5

Um paraquedista de 580 N em queda livre está acelerando a $-8,8$ m/s² em vez de a $-9,81$ m/s² por causa da resistência do ar. Que força de arrasto está atuando sobre o paraquedista?

Conhecido

$$ps = -580 \text{ N}$$
$$a = -8,8 \text{ m/s}^2$$
$$\text{massa} = \frac{580 \text{ N}}{9,81 \text{ m/s}^2} = 59,12 \text{ kg}$$

Solução

Como se considera que o paraquedista está em equilíbrio dinâmico, o princípio D'Alembert pode ser utilizado. Todas as forças identificadas atuantes são forças verticais, de maneira que a equação de equilíbrio dinâmico em que a soma das forças verticais é igual a zero pode ser utilizada:

$$\Sigma F_y - \overline{m}a_y = 0$$

Considerando que $\Sigma F_y = -580 \text{ N} + F_d$, substitua a informação conhecida na equação:

$$-580 \text{ N} + F_d - (59,12 \text{ kg})(-8,8 \text{ m/s}^2) = 0$$

$$F_d = 59,7 \text{ N}$$

Centro de gravidade

A massa de um corpo é a matéria de que ele é composto. Associado a cada corpo está um ponto único ao redor do qual a massa do corpo está distribuída igualmente em todas as direções. Esse ponto é conhecido como **centro de massa**, ou **centroide de massa**, do corpo. Na análise dos corpos sujeitos à força gravitacional, o centro de massa também pode ser chamado de **centro de gravidade** (CG), o ponto sobre o qual o peso corporal está balanceado igualmente em todas as direções, ou o ponto sobre o qual os torques produzidos pelos pesos dos segmentos corporais é igual a zero. Essa definição não implica que os pesos posicionados em lados opostos do CG sejam iguais, mas que os torques criados pelos pesos em lados opostos do CG sejam iguais. Como ilustrado na Figura 13.17, a produção de pesos e torques iguais em lados opostos de um ponto pode ser bem diferente. Os termos *centro de massa* e *centro de gravidade* são mais utilizados para aplicações biomecânicas do que *centroide de massa*, embora os três termos se refiram exatamente ao mesmo

Centro de massa
Centroide de massa
Centro de gravidade
Ponto ao redor do qual a massa e o peso de um corpo estão equilibrados, independentemente de como o corpo esteja posicionado.

Figura 13.17

A presença de torques iguais em lados opostos de um eixo de rotação não necessita da presença de pesos iguais nos lados opostos do eixo.

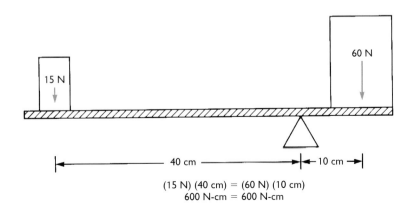

ponto. Como as massas dos corpos na Terra estão sujeitas à força gravitacional, o termo centro de gravidade provavelmente é o descritor mais exato entre os três para aplicações biomecânicas.

O CG de um objeto perfeitamente simétrico de densidade homogênea e, portanto, distribuição de massa e de peso homogênea está no centro exato do objeto. Por exemplo, o CG de um peso esférico ou de uma bola de borracha sólida está em seu centro geométrico. Se o objeto for um anel homogêneo, o CG estará localizado no centro oco do anel. Entretanto, quando a distribuição de massa no objeto não é constante, o CG muda na direção da maior massa. Também é possível que o CG de um objeto esteja localizado fisicamente fora do objeto (Figura 13.18).

Localização do centro de gravidade

A localização do CG para um objeto de segmento único, como um taco de beisebol, uma vassoura ou uma pá, pode ser definida aproximadamente utilizando-se um fulcro para determinar a localização de um ponto de equilíbrio para o objeto nos três diferentes planos. Como o CG é o ponto ao redor do qual a massa de um corpo está distribuída igualmente, ele também é o ponto ao redor do qual o corpo está equilibrado em todas as direções.

A localização do CG de um corpo é interessante porque, mecanicamente, um corpo se comporta como se sua massa estivesse concentrada no CG. Por exemplo, quando o corpo humano atua como um projétil, o CG do corpo segue uma trajetória parabólica, independentemente de qualquer mudança nas configurações dos segmentos corporais durante o período em que ele está no ar. Outra implicação é que, quando um vetor de peso é desenhado para um objeto representado em um diagrama de corpo livre, o vetor do peso atua sobre o CG. Como o comportamento mecânico do corpo pode ser traçado seguindo-se o percurso do CG total do corpo, esse fator tem sido estudado como um possível indicador da capacidade de desempenho em vários esportes.

Acredita-se que a trajetória do CG durante a decolagem em diferentes eventos de salto seja um fator para distinguir o desempenho habilidoso dos menos habilidosos. A pesquisa indica que os melhores saltadores em altura no estilo Fosbory empregam tanto inclinação quanto flexão corporal (especialmente da perna de apoio) imediatamente antes da decolagem para baixar o CG e prolongar o tempo de contato do pé de apoio, o que aumenta o impulso de decolagem.[5] No salto em distância, os melhores atletas mantêm um passo de impulso normal, com a altura do CG relativamente constante ao longo do penúltimo passo.[9] Entretanto, durante o último passo, eles diminuem marcadamente a altura do CG e, então, aumentam a altura do CG no passo de salto.[9] Entre os melhores saltadores com vara, há uma elevação progressiva do CG do antepenúltimo passo até a decolagem. Isso deve-se particularmente à elevação dos braços conforme o saltador se prepara para fincar a vara. Pesquisas indicam, porém, que os melhores saltadores com vara abaixam seus quadris durante o penúltimo passo e, então, elevam progressivamente o quadril (e o CG) durante a decolagem.

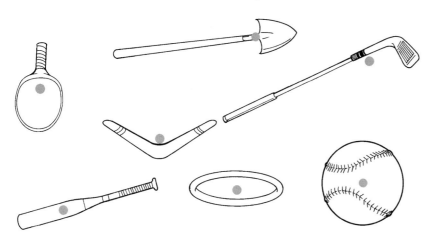

Figura 13.18

O centro de gravidade é o único ponto associado a um corpo em torno do qual o peso do corpo é igualmente distribuído em todas as direções.

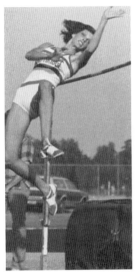

A velocidade e o ângulo de projeção do centro de massa corporal total de um atleta determinam fortemente o resultado do desempenho no salto em altura. ©Susan Hall.

Prancha de reação
Prancha construída especialmente para a determinação do centro de gravidade de um corpo posicionado sobre ela.

▼

A localização do CG do corpo humano é complicada porque seus constituintes (como osso, músculo e gordura) apresentam densidades diferentes e são distribuídos de maneira não uniforme ao longo do corpo.

Figura 13.19

A altura do CG de um atleta durante a preparação para a decolagem no salto em distância. Fonte: Modificada de Nixdorf E and Bruggemann P: Zur Absprungvorbereitung beim Weitsprung– Eine biomechanische, *Untersuchung zum Problem der Korperschwerpunktsenkung*, Lehre Leichtathlet, 1983, p. 1539.

A estratégia de baixar o CG antes da decolagem permite que o atleta aumente a trajetória vertical na qual o corpo é acelerado durante a decolagem, facilitando assim uma alta velocidade vertical na decolagem (Figura 13.19). A rapidez e o ângulo da decolagem são os principais determinantes da trajetória do CG do atleta durante o salto. O outro único fator que influencia é a resistência do ar, que exerce um efeito pequeno sobre o desempenho em eventos de salto.

Localização do centro de gravidade do corpo humano

A localização do centro de gravidade de um corpo que apresente dois ou mais segmentos móveis interconectados é mais difícil do que para um corpo não segmentado porque, toda vez que sua configuração se modifica, sua distribuição de peso e a localização do CG se alteram. Toda vez que um braço, uma perna ou um dedo se movem, a localização do CG como um todo se desloca pelo menos discretamente na direção em que o peso é movido.

Existem alguns procedimentos relativamente simples para a determinação do CG do corpo humano. No século XVII, o matemático italiano Borelli utilizou um procedimento simples de equilíbrio que envolvia o posicionamento de uma pessoa sobre uma prancha de madeira (Figura 13.20). Uma versão mais sofisticada desse procedimento permite o cálculo da localização do plano que passa através do CG de uma pessoa posicionada sobre uma **prancha de reação**. Esse procedimento requer o uso de uma balança, uma plataforma da mesma altura da superfície de pesagem da balança e uma prancha rígida com suportes afilados em uma extremidade (Figura 13.21). O cálculo da localização do plano que contém o CG envolve a soma dos torques que atuam sobre o suporte da plataforma. As forças que produzem torques sobre o suporte incluem o peso corporal da pessoa, o peso da prancha e a força de reação da balança sobre a plataforma (indicada pela leitura na balança). Embora a plataforma também exerça uma força de reação sobre a prancha, ela não produz torque porque a distância da força do suporte a partir da plataforma é zero. Uma vez que a prancha de reação e o sujeito estejam em equilíbrio estático, a soma dos três torques que atuam sobre o suporte da plataforma precisa ser zero e a distância entre o plano do CG do indivíduo e a plataforma pode ser calculada (Exemplo de Problema 13.6).

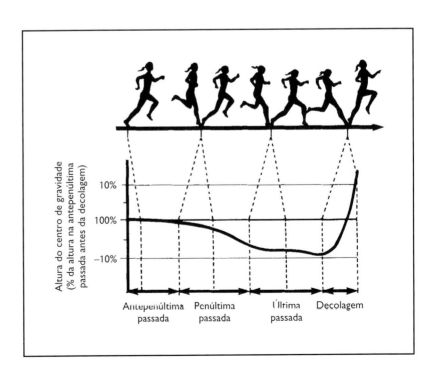

Capítulo 13 Equilíbrio e Movimento 341

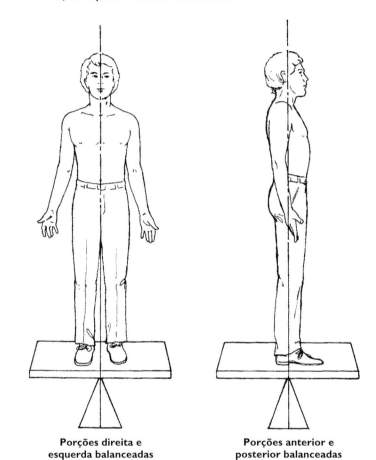

Porções superior e inferior balanceadas

Porções direita e esquerda balanceadas

Porções anterior e posterior balanceadas

Figura 13.20
O procedimento relativamente simples projetado pelo matemático Borelli no século XVII para estimar a localização do CG do corpo humano.

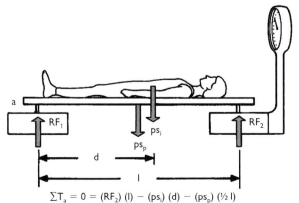

$$\sum T_a = 0 = (RF_2)(l) - (ps_i)(d) - (ps_p)(½\, l)$$

Figura 13.21
Pela soma dos torques no ponto a, d (a distância entre a e o CG do indivíduo) pode ser calculada.

EXEMPLO DE PROBLEMA 13.6

Encontre a distância entre o suporte da plataforma até o CG do indivíduo, fornecida a seguinte informação para o diagrama da Figura 13.21:

Conhecido

$$\text{massa (indivíduo)} = 73 \text{ kg}$$
$$\text{massa (prancha sozinha)} = 44 \text{ kg}$$
$$\text{leitura da balança} = 66 \text{ kg}$$
$$l_b = 2 \text{ m}$$

Solução

$$ps_i = (73 \text{ kg}) (9,81 \text{ m/s}^2)$$
$$= 716,13 \text{ N}$$
$$ps_p = (44 \text{ kg}) (9,81 \text{ m/s}^2)$$
$$= 431,64 \text{ N}$$
$$RF_2 = (66 \text{ kg}) (9,81 \text{ m/s}^2)$$
$$= 647,46 \text{ N}$$

Utilize uma equação de equilíbrio estático:

$$\sum T_a = 0 = (RF_2)(l) - (ps_p)(d) - (ps_i)\left(\tfrac{1}{2}l\right)$$
$$0 = (647,46 \text{ N})(2 \text{ m}) - (716,13 \text{ N})(d) - (431,64 \text{ N})\left(\tfrac{1}{2}\right)(2 \text{ m})$$
$$\boxed{d = 1,2 \text{ m}}$$

Método segmentar
Procedimento para determinar a localização do centro de massa corporal total com base nas massas e nas localizações do centro de massa dos segmentos corporais isolados.

Um procedimento comumente utilizado para a estimativa da localização do CG corporal total a partir de imagens filmadas do corpo humano projetadas é conhecido como **método segmentar**. Esse procedimento baseia-se no conceito de que, sendo o corpo composto por segmentos individuais (cada um com um CG individual), a localização do CG corporal total é uma função das localizações dos respectivos CGs segmentares. Entretanto, alguns segmentos corporais são muito mais pesados do que outros e têm, assim, uma influência maior na localização do CG corporal total. Quando os produtos da localização do CG de cada segmento corporal por sua massa são somados e, subsequentemente, divididos pela soma das massas de todos os segmentos (massa corporal total), o resultado é a localização do CG corporal total. O método segmentar utiliza dados das localizações médias dos CGs dos segmentos corporais individuais em relação a uma porcentagem do comprimento do segmento:

▼
A localização do CG de um objeto multis-segmentado é mais influenciada pelas posições dos segmentos mais pesados do que pelas posições dos segmentos mais leves.

$$X_{cg} = \sum(x_s)(m_s)/\sum m_s$$
$$Y_{cg} = \sum(y_s)(m_s)/\sum m_s$$

Nessa fórmula, X_{cg} e Y_{cg} são as coordenadas do CG corporal total, xs e ys são as coordenadas dos CGs dos segmentos individuais e ms é a massa dos segmentos individuais. Assim, a coordenada x da localização do CG de cada segmento é identificada e multiplicada pela massa daquele segmento respectivo. Os produtos (xs)(ms) para todos os segmentos corporais são então somados e, subsequentemente, divididos pela massa corporal total para fornecer a coordenada x da localização do CG corporal total. O mesmo procedimento é realizado para calcular a coordenada y para a localização do CG corporal total (Exemplo de Problema 13.7).

▼
O método segmentar é aplicado mais comumente por meio de um programa de computador que lê coordenadas x,y para centros articulares a partir de um arquivo criado por um digitalizador.

Estabilidade e balanço

Estabilidade
Resistência à perturbação do equilíbrio.

Um conceito intimamente relacionado com os princípios de equilíbrio é a **estabilidade**. A estabilidade é definida mecanicamente como a resistência a ambas as acelerações, linear e angular, ou a resistência à perturbação do equilíbrio. Em algumas circunstâncias, como uma competição de sumô ou um passe

EXEMPLO DE PROBLEMA 13.7

As coordenadas x,y dos CGs dos segmentos do braço, do antebraço e da mão são fornecidas no diagrama a seguir. Utilize o método segmentar para encontrar o CG para todo o membro superior utilizando os dados fornecidos pelas massas dos segmentos no Apêndice D.

Conhecido

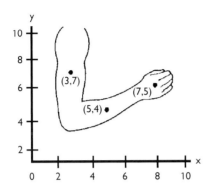

Segmento	% de massa	x	(x) (% de massa)	y	(y) (% de massa)
Braço	0,45				
Antebraço	0,43				
Mão	0,12				
Σ					

Solução

Primeiro, liste as coordenadas x e y em suas respectivas colunas e, então, calcule e insira o produto de cada coordenada e o percentual de massa para cada segmento em suas colunas apropriadas. Some as colunas dos produtos que fornecem as coordenadas x,y do CG total do braço.

Segmento	% de massa	x	(x) (% de massa)	y	(y) (% de massa)
Braço	0,45	3	1,35	7	3,15
Antebraço	0,43	5	2,15	4	1,72
Mão	0,12	7	0,84	5	0,60
Σ				4,34	5,47

$$x = 4,34$$
$$y = 5,47$$

---

de proteção por um zagueiro ofensivo, é desejável maximizar a estabilidade. Em outras situações, a melhor estratégia do atleta é minimizar intencionalmente sua estabilidade. Velocistas e nadadores na fase preparatória antes do início de uma competição adotam intencionalmente uma posição corporal que lhes permita acelerar rápida e facilmente ao som do tiro de largada. A capacidade de um indivíduo de controlar o equilíbrio é conhecida como **balanço**.

Diferentes fatores mecânicos afetam a estabilidade de um corpo. De acordo com a segunda lei de Newton (F = ma), quanto mais massa um objeto tiver, maior será a força necessária para produzir uma determinada aceleração. Atacantes de futebol americano, de quem se espera que mantenham suas posições independentemente das forças exercidas sobre eles pelos atacantes do time adversário, são, portanto, mais estáveis mecanicamente se forem mais corpulentos. Em contraste, ginastas com maior massa corporal estarão em desvantagem porque a execução da maior parte das habilidades da ginástica envolve a perturbação da estabilidade.

Balanço
Capacidade de uma pessoa de controlar o equilíbrio.

Base de apoio
Área limitada pelas regiões mais externas de contato entre um corpo e a superfície ou superfícies.

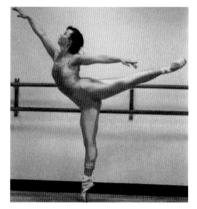

Realizar uma pirueta em ponta requer um equilíbrio excelente porque o movimento lateral da linha de gravidade do bailarino para fora da pequena base de apoio resultará em perda de equilíbrio. ©Susan Hall.

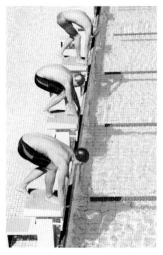

Os nadadores posicionam-se com o CG próximo do limite de sua base de apoio, preparando-se para a aceleração para a frente. ©Robert Daly/age fotostock RF.

Quanto maior o atrito entre um objeto e a superfície ou as superfícies com que ele entra em contato, maior é a necessidade de força para iniciar ou manter o movimento. Trenós e patins de corrida são projetados para produzir atrito mínimo contra o gelo, permitindo uma perturbação brusca da estabilidade no início de uma corrida. Entretanto, luvas de raquetebol, golfe e beisebol são projetadas para aumentar a estabilidade da garra do jogador sobre o instrumento.

Outro fator que afeta a estabilidade é o tamanho da **base de apoio**. Ela consiste na área demarcada pelos limites mais externos do corpo que está em contato com a superfície ou as superfícies de sustentação (Figura 13.22). Quando a linha de ação de um peso corporal (direcionada a partir do CG) se move para fora da base de apoio, é produzido um torque que tende a causar movimento angular do corpo, perturbando assim a estabilidade, com o CG caindo em direção ao solo. Quanto maior for a base de apoio, menor será a probabilidade de isso ocorrer. Praticantes de artes marciais tipicamente adotam uma base larga durante situações defensivas para aumentar a estabilidade. Alternativamente, velocistas nos blocos de partida mantêm uma base de apoio relativamente pequena, de maneira que possam perturbar a estabilidade rapidamente no início de uma corrida. Manter o equilíbrio durante uma posição de ponta, em que o bailarino se equilibra sobre os dedos de um pé, requer um ajuste contínuo da localização do CG durante os movimentos corporais sutis.

A localização horizontal do CG em relação à base de apoio também pode influenciar a estabilidade. Quanto mais próxima a localização do CG do limite da base de apoio, menor é a força necessária para desviá-lo para fora da base de apoio, perturbando assim o equilíbrio. Atletas na posição de partida para uma corrida adotam, consequentemente, posturas que posicionam o CG próximo ao limite anterior da base de apoio. Alternativamente, se a força horizontal precisa ser mantida, a estabilidade aumenta se o CG for posicionado próximo à força iminente, uma vez que o CG pode ser deslocado mais longe antes de ser movido para fora da base de apoio. Lutadores de sumô se inclinam na direção de seus oponentes quando são empurrados.

A altura do CG com relação à base de apoio também pode afetar a estabilidade. Quanto mais alta for a posição do CG, maior será o torque potencialmente perturbador produzido se o corpo sofrer um deslocamento angular (Figura 13.23). Atletas frequentemente se agacham em situações esportivas quando precisam de estabilidade adicional. Uma instrução comum para iniciantes em muitos esportes é "Flexione os joelhos!".

Embora esses princípios de estabilidade (resumidos no Quadro 13.1) geralmente sejam verdadeiros, suas aplicações no corpo humano também devem ser feitas apenas com o reconhecimento de que os fatores neuromusculares também influenciam. Como as quedas acidentais são um problema significativo para a crescente população idosa, a questão do controle do equilíbrio nessa faixa etária está recebendo cada vez mais atenção científica. Pesquisadores documentaram aumento da oscilação postural nas direções anteroposterior e mediolateral na posição ortostática em adultos mais velhos em comparação com adultos jovens.[14] Durante a marcha, entretanto, é principalmente a oscilação mediolateral que aumenta nos adultos mais velhos.[2]

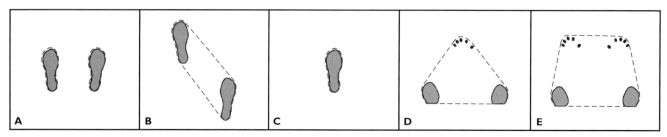

Figura 13.22 Bases de sustentação para apoio simétrico (**A**), apoio assimétrico (**B**), apoio sobre único pé (**C**), apoio sobre três pontos (**D**) e apoio sobre quatro pontos (**E**). As áreas de contato entre as partes do corpo e a superfície de contato estão sombreadas. As bases de sustentação são as áreas contidas nas linhas pontilhadas.

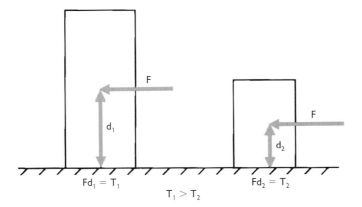

Figura 13.23

Quanto mais alta a localização do CG, maior o torque que seu movimento produz sobre a interseção entre a linha de gravidade e a superfície de apoio.

Quando outros fatores são mantidos constantes, a capacidade de um corpo de manter o equilíbrio aumenta pelo seguinte:

1. Aumento da massa corporal
2. Aumento do atrito entre o corpo e a superfície ou superfícies em contato
3. Aumento do tamanho da base de apoio na direção da linha de ação de uma força externa
4. Posicionamento horizontal do centro de gravidade perto da extremidade da base de apoio do lado da força externa iminente
5. Posicionamento vertical do centro de gravidade o mais baixo possível

Quadro 13.1

Princípios de estabilidade mecânica.

Essa é uma preocupação porque medidas de balanço mediolateral foram relacionadas com o risco de queda.[12] Do mesmo modo, foi demonstrado que a capacidade de variar a largura dos passos durante a marcha é mais importante para o controle do equilíbrio do que as variações no comprimento dos passos ou no tempo deles.[13] Pesquisadores supõem que a dificuldade com o controle do equilíbrio associada ao envelhecimento pode estar relacionada com o prejuízo na capacidade de abduzir o quadril com a mesma força e a rapidez necessárias para manter a estabilidade dinâmica.[11] De modo geral, à medida que adultos saudáveis envelhecem, a marcha se torna mais lenta e os passos mais curtos, com aumento da largura dos passos e prolongamento do suporte duplo. Tudo isso aumentaria a estabilidade, evitaria a ocorrência de quedas e reduziria o custo energético da marcha.[1] Todavia, o envelhecimento também tem sido associado à redução da capacidade de adaptar a cinemática da marcha a mudanças na velocidade da marcha, que pode contribuir para o risco de quedas.[6] Os programas de fortalecimento e de exercício aeróbico podem aumentar significativamente a oscilação postural em indivíduos idosos, para quem o equilíbrio é uma preocupação.[7] Já foi demonstrado que um programa de ciclismo de alta velocidade e baixa resistência melhora a mobilidade dependente de velocidade em adultos mais velhos.[3]

Embora, em condições normais, o tamanho da base de apoio seja um importante fator determinante da estabilidade, a pesquisa mostra que vários outros fatores também limitam o controle do equilíbrio. Coeficientes de atrito insuficientes, menor tensão muscular de repouso e comprometimento da força muscular, do movimento articular, do equilíbrio, da marcha, da audição, da visão e da cognição são fatores de risco para quedas. No entanto, está claro que são necessárias mais pesquisas para esclarecer a aplicação dos princípios de estabilidade ao equilíbrio em seres humanos.

RESUMO

O movimento rotacional é causado pelo torque, uma grandeza vetorial com magnitude (módulo ou intensidade), sentido e direção. Quando um músculo contrai, ele produz torque na articulação ou nas articulações que cruza. A rotação dos segmentos corporais ocorre na direção do torque articular resultante.

Mecanicamente, os músculos e ossos funcionam como alavancas. A maior parte das articulações funciona como sistemas de alavancas de terceira classe, bem estruturadas para maximizar a amplitude e a rapidez dos movimentos, mas exigem força muscular de magnitude maior para vencer a resistência. O ângulo em que um músculo traciona um osso também afeta sua efetividade mecânica porque apenas o componente rotacional da força muscular produz torque articular.

Quando um corpo está estacionário, ele está em equilíbrio estático. As três condições do equilíbrio estático são $\sum F_v = 0$, $\sum F_h = 0$ e $\sum T = 0$. Um corpo em movimento está em equilíbrio dinâmico quando os fatores inerciais são considerados.

O comportamento mecânico de um corpo sujeito a força ou forças é fortemente influenciado pela localização de seu centro de gravidade: o ponto ao redor do qual o peso corporal é balanceado igualmente em todas as direções. Diferentes procedimentos estão disponíveis para a determinação da localização do centro de gravidade.

A estabilidade mecânica de um corpo é a sua resistência a ambas as acelerações, linear e angular. Vários fatores influenciam a estabilidade de um corpo, incluindo massa, atrito, localização do centro de gravidade e base de apoio.

AUTOAVALIAÇÃO

1. Por que uma força direcionada através de um eixo de rotação não causa rotação do eixo?
2. Por que a orientação de uma força que atua sobre um corpo afeta o torque produzido em um eixo de rotação no corpo?
3. Um menino de 23 kg senta a 1,5 m do eixo de rotação de uma gangorra. A qual distância do eixo de rotação um garoto de 21 kg precisa estar sentado do outro lado do eixo para equilibrar a gangorra? (Resposta: 1,6 m.)
4. Quanta força precisa ser produzida pelo músculo bíceps braquial a uma distância perpendicular de 3 cm do eixo de rotação do cotovelo para sustentar um peso de 200 N a uma distância perpendicular de 25 cm do cotovelo? (Resposta: 1.667 N.)
5. Duas pessoas empurram faces opostas de uma porta giratória. Se A exercer uma força de 40 N a uma distância perpendicular de 20 cm da dobradiça e B exercer uma força de 30 N a uma distância perpendicular de 25 cm da dobradiça, qual será o torque resultante que atuará sobre a dobradiça e para qual lado a porta rodará? (Resposta: Th = 0,5 N-m; na direção em que A empurra.)
6. A que classe de alavanca pertencem um taco de golfe, uma porta giratória e uma vassoura? Explique suas respostas, incluindo diagramas de corpo livre.
7. A vantagem mecânica de uma alavanca de primeira classe é maior, menor ou igual a 1? Explique.
8. Utilizando um diagrama, identifique as magnitudes dos componentes rotacionais e estabilizadores de uma força muscular de 100 N que atua a um ângulo de 20° de um osso. (Resposta: componente rotatório = 34 N, componente estabilizador = 94 N.)
9. Um bloco de 10 kg está estacionário sobre uma mesa, apesar de ser aplicada uma força horizontal de 2 N. Quais são as magnitudes da força de reação e da força de atrito que agem sobre o bloco? (Resposta: R = 98,1 N, F = 2 N.)
10. Com os seguintes dados para o procedimento de prancha de reação, calcule a distância do apoio da plataforma para o CG de indivíduo: RF2 = 400 N, l = 2,5 m, ps = 600 N. (Resposta: 1,67 m.)

AVALIAÇÃO ADICIONAL

1. Para uma articulação do membro inferior, explique por que ocorre torque concêntrico durante a marcha.
2. Selecione uma habilidade motora humana com a qual você esteja familiarizado e construa um gráfico mostrando como você esperaria que a altura do CG variasse durante essa habilidade.
3. Uma mão de 35 N e um antebraço são mantidos a um ângulo de 45° do úmero orientado verticalmente. O CG do antebraço e da mão está localizado a uma distância de 15 cm do centro de articulação do cotovelo, e os músculos flexores do cotovelo se inserem a uma distância média de 3 cm do centro da articulação. (Presuma que os músculos se inserem nos ossos em um ângulo de 45°.)
   a. Quanta força precisa ser exercida pelos músculos flexores do antebraço para manter essa posição?
   b. Quanta força os músculos flexores do antebraço precisam exercer se um peso de 50 N for mantido na mão a uma distância de 25 cm do braço? (Respostas: a. 175 N; b. 591,7 N.)

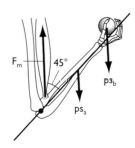

4. Uma mão exerce uma força de 90 N sobre uma balança a 32 cm do centro articular do cotovelo. Se o músculo tríceps braquial se inserir na ulna em um ângulo de 90° e a uma distância de 3 cm do centro articular do cotovelo, e se o peso do antebraço e da mão é de 40 N com o CG de antebraço/mão localizado a 17 cm do centro articular do cotovelo, que potencial de força está sendo exercido pelo músculo tríceps braquial? (Resposta: 733,3 N.)

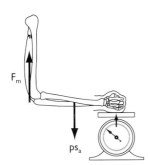

5. Um paciente em reabilitação de uma lesão no joelho realiza exercícios de extensão do joelho utilizando uma bota com peso de 15 N. Calcule a quantidade de torque produzido sobre o joelho pelo peso da bota para as quatro posições apresentadas, considerando uma distância de 0,4 m entre o CG do peso da bota e o centro articular do joelho. (Respostas: a. 0; b. 3 N-m; c. 5,2 N-m; d. 6 N-m.)

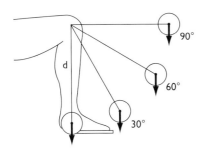

6. Uma pessoa de 600 N levanta uma mala de 180 N posicionada de modo que o CG da mala esteja lateralmente a 20 cm da localização do CG da pessoa antes do levantamento da mala. Se a pessoa não se inclinar para nenhum lado para compensar a carga adicionada, onde estará a localização do CG combinado da pessoa e da mala em relação à localização do CG original da pessoa? (Resposta: deslocado 4,6 cm na direção da mala.)

7. Uma trabalhadora se inclina e levanta uma caixa de 90 N a uma distância de 0,7 m do eixo de rotação

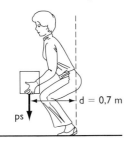

de sua coluna vertebral. Desprezando o efeito do peso corporal, que força adicional é necessária para que os músculos do lombo com um braço médio de momento de 6 cm estabilizem a caixa na posição mostrada? (Resposta: 1.050 N.)

8. Um homem carrega sobre seu ombro uma tábua de 3 m e 32 N. Se a tábua se estende 1,8 m para trás do ombro e 1,2 m para a frente do ombro, que força o homem precisa aplicar verticalmente para baixo com a sua mão, que repousa sobre a tábua a 0,2 m na frente do ombro, para estabilizar a tábua nessa posição? (Considere que o peso da tábua é distribuído igualmente ao longo do comprimento.) (Resposta: 48 N.)

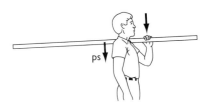

9. Um terapeuta aplica no antebraço uma força lateral de 80 N a uma distância de 25 cm do eixo de rotação do cotovelo. O músculo bíceps braquial se fixa ao rádio a um ângulo de 90° e a uma distância de 3 cm do centro da articulação do cotovelo.
   a. Qual o total de força necessário para que o músculo bíceps braquial estabilize o braço nessa posição?
   b. Qual é a magnitude da força de reação exercida pelo úmero na ulna? (Respostas: a. 666,7 N; b. 586,7 N.)

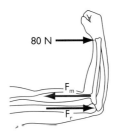

10. As forças tendíneas Ta e Tb são exercidas sobre a patela. O fêmur exerce a força F sobre a patela. Se a magnitude de Tb for de 80 N, quais serão as magnitudes de Ta e de F se nenhum movimento estiver ocorrendo na articulação? (Resposta: T_a = 44,8 N, F = 86,1 N.)

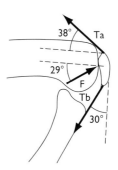

LABORATÓRIO

NOME _____

DATA _____

1. Experimente afrouxar os parafusos da roda de um automóvel utilizando uma chave de roda com uma pequena extensão de cabo e com uma chave com uma extensão de cabo maior. Escreva um parágrafo explicando seus achados e desenhe um diagrama de corpo livre mostrando a força aplicada, a resistência e o eixo de rotação. O que fornece a resistência?

Explicação: _____
_____
_____
_____
_____

Diagrama de corpo livre:

2. Posicione um bastão sobre as costas de uma cadeira (servindo de fulcro) e segure um peso de 0,9 kg em uma extremidade do bastão. Posicione um peso de 2,27 kg do outro lado do bastão de maneira que os pesos fiquem balanceados. Meça e registre as distâncias de ambos os pesos até o fulcro e escreva uma explicação sobre seus resultados.

Distância do peso de 2,27 kg do fulcro: _____
_____

Distância do peso de 0,9 kg do fulcro: _____
_____

Explicação: _____
_____
_____
_____
_____

3. Realize exercícios abdominais sob as seguintes condições: (a) braços flexionados sobre o tórax, (b) mãos atrás do pescoço e (c) segurando um peso de 2,27 kg acima da cabeça. Escreva um parágrafo explicando seus achados e desenhe um diagrama de corpo livre mostrando a força aplicada, a resistência e o eixo de rotação.

Explicação: _____
_____
_____
_____
_____
_____

Diagrama de corpo livre:

4. Utilize o procedimento de prancha de reação para calcular as posições sagital, frontal e transversal do centro de gravidade de um indivíduo na posição anatômica. Repita os cálculos com o indivíduo (a) estendendo ambas as mãos acima da cabeça e (b) estendendo um braço para a direita. Apresente seus resultados em uma tabela e escreva um parágrafo de explicação.

Peso do indivíduo: _____

Peso da prancha: _____

| Leitura 1 da balança: _____ | Leitura 2 da balança: _____ | Leitura 3 da balança: _____ |

d_1: _____ d_2: _____ d_3: _____

Cálculos:

Explicação: _____
_____
_____
_____
_____
_____

5. Utilizando uma imagem de uma pessoa em uma revista ou em uma fotografia e os dados antropométricos do Apêndice D, calcule e marque a localização do centro de gravidade corporal total utilizando o método segmentar. Primeiramente, desenhe e ponha em escala os eixos x e y ao redor da pessoa. Em seguida, marque as localizações aproximadas dos centros de gravidade segmentares na figura, utilizando os dados do Apêndice D. Finalmente, construa uma tabela utilizando a tabela do Exemplo de Problema 13.7 como modelo.

Segmento	% de massa	x	(x) (% de massa)	y	(y) (% de massa)
_____	_____	_____	_____	_____	_____
_____	_____	_____	_____	_____	_____
_____	_____	_____	_____	_____	_____
_____	_____	_____	_____	_____	_____
_____	_____	_____	_____	_____	_____

REFERÊNCIAS BIBLIOGRÁFICAS

1. Aboutorabi A, Arazpour M, Bahramizadeh M, Hutchins SW, and Fadayevatan R: The effect of aging on gait parameters in a le-bodied older subjects: A literature review, *Aging Clin Exp Res* 28:393, 2016.
2. Arvin M, Mazaheri M, Hoozemans MJ, Pijnappels M, Burger BJ, Verschueren SM, and van Dieën JH: Effects of narrow base gait on mediolateral balance control in young and older adults, *J Biomech* 49:1264, 2016.
3. Bellumori M, Uygur M, and Knight CA: High-speed cycling intervention improves rate-dependent mobility in older adults, *Med Sci Sport Exerc* 49:106, 2017.
4. Blake OM, Champoux Y, and Wakeling JM: Muscle coordination patterns for efficient cycling, *Med Sci Sports Exerc* 44:926, 2012.
5. Dapena J, McDonald C, and Cappaert J: A regression analysis of high jumping technique, *Int J Sport Biomech* 6:246, 1990.
6. Gimmon Y, Riemer R, Rashed H, Shapiro A, Debi R, Kurz I, and Melzer I: Age-related differences in pelvic and trunk motion and gait adaptability at different walking speeds, *J Electromyogr Kinesiol* 25:791, 2015.
7. Grabiner MD, Bareither ML, Gatts S, Marone J, and Troy KL: Task-specific training reduces trip-related fall risk in women, *Med Sci Sports Exerc* 44:2410, 2012.
8. Gullett JC, Tillman MD, Gutierrez GM, and Chow JW: A biomechanical comparison of back and front squats in healthy trained individuals, *J Strength Cond Res* 23:284, 2009.
9. Hay JG and Nohara H: The techniques used by elite long jumpers in preparation for take-off, *J Biomech* 23:229, 1990.
10. Kerrigan DC, Franz JR, Keenan GS, Dicharry J, Della Croce U, and Wilder RP: The effect of running shoes on lower extremity joint torques, *PM R* 1:1058, 2009.
11. Mille M-L, Johnson ME, Martinez KM, and Rogers MW: Age-dependent differences in lateral balance recovery through protective stepping, *Clin Biomech* 20:607, 2005.
12. Nakano W, Fukaya T, Kobayashi S, and Ohashi Y: Age effects on the control of dynamic balance during step adjustments under temporal constraints, *Hum Mov Sci* 47:29, 2016.
13. Owings TM and Grabiner MD: Step width variability, but not step length variability or step time variability, discriminates gait of healthy young and older adults during treadmill locomotion, *J Biomech* 37:935, 2004.
14. Park JH, Mancini M, Carlson-Kuhta P, Nutt JG, and Horak FB: Quantifying effects of age on balance and gait with inertial sensors in community-dwelling healthy adults, *Exp Gerontol* 85:48, 2016.
15. Roemer K, Hortobagyi T, Richter C, Munoz-Maldonado Y, and Hamilton S: Effect of BMI on knee joint torques in ergometer rowing, *J Appl Biomech* 29:763, Epub 2013 Apr 1.
16. Schache AG, Blanch PD, Dorn TW, et al: Effect of running speed on lower limb joint kinetics, *Med Sci Sports Exerc* 43:1260, 2011.
17. Shultz SP, Sitler MR, Tierney RT, Hillstrom HJ, and Song J: Effects of pediatric obesity on joint kinematics and kinetics during 2 walking cadences, *Arch Phys Med Rehabil* 90:2146, 2009.
18. Simpson C and Flood J (Eds.): *Advanced Rowing: International perspectives on high performance rowing*, London, Bloomsbury Sport, 2017.
19. Tibold R and Laczko J: The effect of load on torques in point-to-point arm movements: A 3D model, *J Mot Behav* 44:341, 2012.

LEITURA SUGERIDA

Blazevich A: *Sports biomechanics: The basics: Optimising human performance*, London, Bloomsbury Sport, 2017.
Inclui um capítulo sobre marcha humana, inclusive as participações dos torques articulares e forças de reação com o solo.

Cavagna G: *Physiological aspects of legged terrestrial locomotion: The motor and the machine*, New York, Springer, 2017.
Apresenta análises da caminhada e da corrida em diferentes cenários em relação a velocidade, frequência da passada, massa corporal, gravidade, idade e marcha patológica.

Flynn L: *All about preventing falls*, Guelph, ON, Mediscript Communications, Inc., 2017.
Inclui informações práticas e baseadas em evidências sobre prevenção de quedas para idosos.

Hanna M, Nacy S, and Hassan S: *Dynamic analysis of human l.l. with artificial knee joint modification: Modeling of lower limb to obtain forces and torques in joints & modified four bar knee joint and experimentally tested*, Saarbrücken, Germany, LAP Lambert Academic Publishing, 2015.
Descreve um procedimento para cálculo dos torques articulares nos membros inferiores durante o ciclo da marcha.

SITES RELACIONADOS

Advanced Medical Technology, Inc.
http://www.amti.com
Fornece informações sobre as plataformas de força AMTI com referência à força de reação do solo na análise da marcha, no equilíbrio e na postura, e outros tópicos.

Explain that Stuff: Center of Gravity
http://www.explainthatstuff.com/center-of-gravity.html
Dissertação interessante sobre CG acompanhada por fotografias e descrições de várias aplicações.

NASA: Center of Gravity
http://www.grc.nasa.gov/WWW/K-12/airplane/cg.html
Site oficial da National Aeronautics and Space Administration, que apresenta uma discussão abrangente acompanhada por slides sobre a importância do CG no projeto de aeroplanos.

NASA: Determining Center of Gravity
http://www.grc.nasa.gov/WWW/K-12/rocket/rktcg.html
Site oficial da National Aeronautics and Space Administration, que apresenta uma discussão abrangente acompanhada por slides sobre a importância do CG no projeto de modelos de foguetes.

PALAVRAS-CHAVE

Alavanca
Dispositivo simples que consiste em um corpo relativamente rígido, em formato de barra, que pode ser girado ao redor de um eixo.

Alavanca de primeira classe
Alavanca com a força aplicada e a resistência posicionadas em lados opostos do eixo de rotação.

Alavanca de segunda classe
Alavanca com a resistência posicionada entre a força aplicada e o fulcro.

Alavanca de terceira classe
Alavanca com a força aplicada entre o fulcro e a resistência.

Balanço
Capacidade de uma pessoa de controlar o equilíbrio.

Base de apoio
Área limitada pelas regiões mais externas de contato entre um corpo e a superfície ou superfícies.

Braço de momento
Menor distância (perpendicular) entre a linha de ação de uma força e o eixo de rotação.

Centro de massa, Centroide de massa, Centro de gravidade
Ponto ao redor do qual a massa e o peso de um corpo estão balanceados, independentemente de como o corpo esteja posicionado.

Conjugado
Par de forças iguais e com sentidos opostos que atuam em lados opostos de um eixo de rotação para produzir torque.

Equilíbrio dinâmico (princípio D'Alembert)
Conceito que indica um equilíbrio entre as forças aplicadas e as forças inerciais para um corpo em movimento.

Equilíbrio estático
Estado imóvel caracterizado por $\Sigma SF_v = 0, \Sigma SF_h = 0$, e $\Sigma ST = 0$

Estabilidade
Resistência à perturbação do equilíbrio.

Fulcro
Ponto de apoio, ou eixo, ao redor do qual se pode fazer uma alavanca girar.

Método segmentar
Procedimento para determinar a localização do centro de massa corporal total com base nas massas e nas localizações do centro de massa dos segmentos corporais isolados.

Prancha de reação
Prancha construída especialmente para a determinação do centro de gravidade de um corpo posicionado sobre ela.

Torque
Efeito rotatório de uma força sobre um eixo de rotação, medido como o produto da força pela distância perpendicular entre a linha de ação da força e o eixo.

Vantagem mecânica
Razão entre braço de força e braço de resistência para uma alavanca.

Cinética Angular do Movimento

14

CAPÍTULO

Ao término deste capítulo, você será capaz de:

Identificar os análogos angulares de massa, força, momento e impulso

Explicar por que mudanças na configuração de um corpo que gira no ar podem causar alterações na velocidade angular do corpo

Identificar e fornecer exemplos de análogos angulares das leis de Newton para o movimento

Definir força centrípeta e explicar onde e como ela atua

Resolver problemas quantitativos relacionados com os fatores que causam ou modificam o movimento angular.

©Vaara/iStock/Getty Images RF

Por que velocistas correm com maior flexão no joelho na fase de balanço do que corredores de distância? Por que bailarinos e patinadores artísticos giram mais rapidamente quando seus braços estão mais próximos ao corpo? Por que os gatos sempre caem sobre as patas? Neste capítulo, exploramos mais conceitos relacionados com a cinética angular, de um ponto de vista das semelhanças e diferenças entre as grandezas cinéticas angulares e lineares.

Resistência à aceleração angular

Momento de inércia

A inércia é a tendência de um corpo de resistir à aceleração (ver o Capítulo 3). Embora a inércia seja um conceito em vez de uma grandeza que possa ser medida em unidades, a inércia de um corpo é diretamente proporcional à sua massa (Figura 14.1). De acordo com a segunda lei de Newton, quanto maior a massa de um corpo, maior é a sua resistência à aceleração linear. Portanto, a massa é uma característica inercial de um corpo para considerações a respeito do movimento linear.

A resistência à aceleração angular também é uma função da massa de um corpo. Quanto maior a massa, maior é a resistência à aceleração angular. Entretanto, a facilidade ou a dificuldade relativa de iniciar ou de interromper um movimento angular depende de um fator adicional: a distribuição da massa em relação ao eixo de rotação.

Considere os tacos de beisebol mostrados na Figura 14.2. Suponha que um jogador em aquecimento no círculo próximo à linha de batida adicione uma anilha de peso ao taco que ele está girando. A facilidade relativa com que ele está balançando o taco será maior com o peso posicionado próximo à extremidade que bate ou com o peso próximo à porção do taco onde ficam as mãos? Do mesmo modo, é mais fácil girar um taco pela sua porção fina (posição normal das mãos) ou um taco invertido e segurado pela extremidade grossa?

Experimentos com um taco de beisebol ou algum objeto semelhante evidenciam que quanto mais próxima a massa concentrada estiver do eixo de rotação, mais fácil será girar um objeto. Alternativamente, quanto mais longe a massa estiver do eixo de rotação, mais difícil será começar (ou parar) o movimento angular. A resistência à aceleração angular depende, portanto, não só da quantidade de massa que um objeto apresenta, mas também da distribuição dessa massa em relação ao eixo de rotação. A propriedade inercial para o movimento angular precisa, portanto, incorporar ambos os fatores.

▼
Quanto mais próxima a massa estiver distribuída do eixo de rotação, mais fácil será iniciar ou interromper o movimento angular.

Figura 14.1
A distribuição da massa em um sistema não afeta seu momento linear.

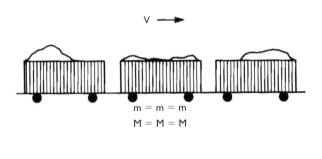

Figura 14.2
Embora ambos os tacos tenham a mesma massa, o taco A é mais difícil de girar do que o taco B porque a anilha de peso sobre ele está posicionada mais longe do eixo de rotação.

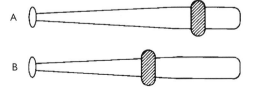

A propriedade inercial do movimento angular é o **momento de inércia**, representado como I. Cada corpo é composto por partículas de massa, cada qual a uma distância particular de um eixo de rotação. O momento de inércia para uma única partícula de massa pode ser representado da seguinte maneira:

$$I = mr^2$$

Nessa fórmula, m é a massa da partícula e r é o raio de rotação da partícula. O momento de inércia de todo um corpo é a soma dos momentos de inércia de todas as partículas de massa desse objeto (Figura 14.3):

$$I = \sum mr^2$$

A distribuição da massa em relação ao eixo de rotação é mais importante do que a quantidade total de massa corporal para determinar a resistência à aceleração angular, porque r está elevado ao quadrado. Uma vez que r é a distância entre uma partícula e seu eixo de rotação, os valores de r variam conforme o eixo de rotação varia. Assim, quando um jogador segura um taco de beisebol um pouco mais acima da empunhadura, ele diminui o momento de inércia do taco em relação ao eixo de rotação dos seus punhos e, assim, aumenta a facilidade relativa de girar o taco. Jogadores da Liga Mirim frequentemente utilizam esse conceito, mesmo sem saber disso, quando giram tacos mais compridos e mais pesados do que sua capacidade efetiva de lidar. Um estudo de jogadores de beisebol usando tacos com pesos no barril e na alça mostrou mudanças na cinemática e na cinética de movimento do taco[9].

No corpo humano, a distribuição de massa em relação a um eixo de rotação pode influenciar drasticamente a facilidade ou a dificuldade relativa de movimentar os membros do corpo. Por exemplo, durante a marcha, a distribuição da massa de um dos membros inferiores, e, portanto seu momento de inércia em relação ao principal eixo de rotação no quadril, depende fortemente do ângulo do joelho. Na corrida de velocidade, é desejada a aceleração angular máxima dos membros inferiores e uma consideravelmente maior flexão do joelho está mais presente durante a fase de balanço do que durante a corrida em velocidades menores. Isso reduz drasticamente o momento de inércia do membro em relação ao quadril, reduzindo assim a resistência à flexão do quadril. Os corredores que apresentam morfologia do membro inferior com distribuição de massa mais próxima ao quadril, com coxas mais maciças e pernas mais finas do que os outros, têm menor momento de inércia da perna em relação ao quadril. Essa é uma característica antropométrica vantajosa para os velocistas. Durante a caminhada, em que é necessária uma aceleração angular mínima dos membros inferiores, a flexão do joelho durante a fase de balanço permanece relativamente pequena e o momento de inércia da perna em relação ao quadril é relativamente grande.

Os modernos tacos de golfe de metal são comumente construídos com pesos na extremidade da cabeça, ou no perímetro, ou no "dedo" e no "calcanhar" da cabeça do taco. Essas manipulações da quantidade de massa e da distribuição da massa dentro da cabeça do taco são projetadas para aumentar a inércia da cabeça do taco, diminuindo assim a tendência do taco de girar sobre o eixo durante uma batida fora do centro. A preferência individual de um golfista, e sua intuição e experiência acabam determinando, em última análise, a escolha de um tipo de taco.

Momento de inércia
Propriedade inercial dos corpos em rotação que representa a resistência à aceleração angular; baseia-se tanto na massa quanto na distância em que a massa está distribuída do eixo de rotação.

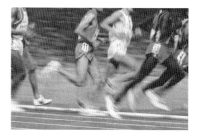

Durante a corrida de velocidade, a flexão extrema do joelho reduz o momento de inércia da perna suspensa. ©Lori Adamski Peek/The Image Bank/Getty Images.

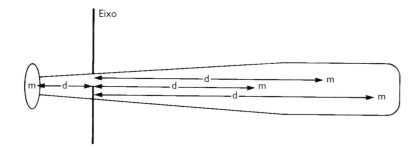

Figura 14.3

O momento de inércia é a soma dos produtos da massa de cada partícula e o quadrado do raio de rotação.

▼

O fato de o osso, o músculo e a gordura apresentarem densidades diferentes e estarem distribuídos de maneiras diferentes nos indivíduos complica os esforços para calcular os momentos de inércia dos segmentos do corpo humano.

▼

Como existem fórmulas disponíveis para calcular o momento de inércia de sólidos com formatos regulares, alguns pesquisadores modelaram o corpo humano como composto por várias formas geométricas.

Raio de giro
Distância entre o eixo de rotação e um ponto no qual a massa corporal poderia estar concentrada sem alterar suas características rotacionais.

Determinação do momento de inércia

Obviamente, não é prático avaliar o momento de inércia para um corpo em relação a um eixo medindo-se a distância de cada partícula da massa do corpo a partir de um eixo de rotação e, então, aplicar a fórmula. Na prática, são utilizados procedimentos matemáticos para calcular o momento de inércia para corpos com formatos geométricos regulares e dimensões conhecidas. Como o corpo humano é composto por segmentos que têm formatos irregulares e distribuição de massa heterogênea, procedimentos experimentais ou modelos matemáticos são utilizados para aproximar os valores de momento de inércia para os segmentos corporais isolados e para o corpo como um todo em diferentes posições. Os momentos de inércia do corpo humano e de seus segmentos foram estimados utilizando-se médias de medidas a partir de estudos em cadáveres, mensurando-se a aceleração de um membro durante o giro, empregando métodos de medidas em fotografia e aplicando modelos matemáticos.

Uma vez determinado o momento de inércia de um corpo de massa conhecida, o valor pode ser caracterizado utilizando-se a seguinte fórmula:

$$I = mk^2$$

Nessa fórmula, I é o momento de inércia em relação a um eixo, m é a massa corporal total e k é a distância conhecida como **raio de giro**. O raio de giro representa a distribuição da massa em relação a um eixo de rotação. É a distância entre o eixo de rotação e um ponto no qual a massa do corpo poderia estar concentrada teoricamente sem alterar as características inerciais do corpo em rotação. Esse ponto não é o mesmo do CG segmentar (Figura 14.4). Como o raio de giro baseia-se em r^2 para partículas individuais, ele sempre é maior do que o raio de rotação, a distância até o CG segmentar.

O comprimento do raio de giro varia conforme o eixo de rotação se altera. Como já mencionado, é mais fácil girar um taco de beisebol quando o taco é segurado pela sua porção mais larga do que pela empunhadura do taco. Quando o taco é segurado pela parte mais larga, k é mais curto do que quando o taco é segurado adequadamente, já que mais massa é posicionada próxima ao eixo de rotação. Do mesmo modo, o raio de giro para um segmento corporal como o antebraço é maior em relação ao punho do que em relação ao cotovelo.

O raio de giro é um índice útil do momento de inércia quando é examinada a resistência à rotação de um corpo em relação a diferentes eixos. As unidades de momento de inércia são correspondentes à definição da fórmula da grandeza e, portanto, consistem em unidades de massa multiplicadas pelo quadrado de unidades de comprimento ($kg \times m^2$).

Figura 14.4

O ângulo do joelho afeta o momento de inércia do membro na fase de balanço em relação ao quadril por causa das modificações no raio de giro para a perna (k_2) e o pé (k_3).

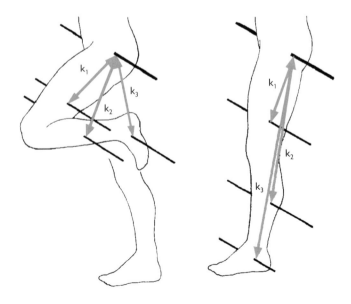

Momento de inércia do corpo humano

O momento de inércia pode ser definido apenas em relação a um eixo específico de rotação. Tipicamente, o eixo de rotação para um segmento corporal nos planos de movimento sagital e frontal é um eixo que passa através do centro da articulação proximal de um segmento corporal. Quando um segmento gira ao redor de seu eixo longitudinal, seu momento de inércia é um tanto diferente do seu momento de inércia durante a flexão e extensão ou abdução e adução porque sua distribuição de massa, e, portanto, seu momento de inércia é marcadamente diferente em relação a esse eixo de rotação. A Figura 14.5 ilustra a diferença nos comprimentos dos raios de giro para o antebraço em relação aos eixos transversal e longitudinal de rotação.

O momento de inércia do corpo humano como um todo também é diferente em relação aos diferentes eixos. Quando o corpo humano inteiro gira livre de apoio, ele se move ao redor de um dos **eixos principais**: o eixo transversal (ou frontal), o anteroposterior (ou sagital) ou o longitudinal (ou vertical), cada um deles passando através do CG corporal total. O momento de inércia em relação a um desses eixos é conhecido como **momento principal de inércia**. A Figura 14.6 apresenta estimativas quantitativas dos momentos principais de inércia para o corpo humano em várias posições. Quando um corpo adota uma posição flexionada durante uma cambalhota, seu momento principal de inércia (e a resistência ao movimento angular) sobre o eixo transversal é claramente menor do que quando o corpo está na posição anatômica.

Conforme as crianças passam da infância para a adolescência e para a vida adulta, as mudanças do desenvolvimento resultam em mudanças na proporção dos comprimentos dos segmentos corporais, massas e raios de giro, todas afetando os momentos de inércia segmentares. Os momentos de inércia segmentares afetam a resistência à rotação angular e, portanto, a capacidade de desempenho em esportes como ginástica e saltos ornamentais. Por causa dos menores momentos de inércia, os ginastas menores têm uma vantagem na realização de habilidades que envolvem rotações do corpo inteiro, independentemente do fato de ginastas maiores terem mais força e serem capazes de originar mais potência. Várias ginastas adolescentes que alcançaram destaque mundial durante o início da adolescência desapareceram da vista do público antes de alcançarem os 20 anos por causa de declínios em suas capacidades de desempenho atribuídos a mudanças nas proporções corporais com o crescimento.

Eixos principais
Três eixos mutuamente perpendiculares que cruzam o centro de gravidade corporal total.

Momento principal de inércia
Momento de inércia corporal total em relação a um dos eixos principais.

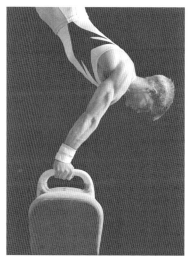

A razão da força muscular (capacidade de um grupo muscular produzir torque em torno de uma articulação) para momentos de inércia (resistência à rotação em uma articulação) é um importante contribuinte para o desempenho em eventos atléticos. ©Photodisc/Getty Images.

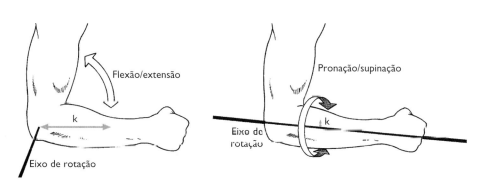

Figura 14.5
O raio de giro (k) do antebraço para movimentos de flexão/extensão é muito maior do que para pronação/supinação.

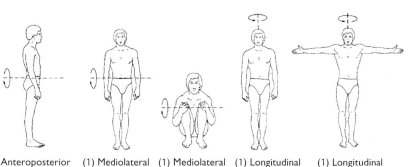

Figura 14.6
Momentos principais de inércia do corpo humano em diferentes posições em relação aos eixos principais: (1) eixo principal; (2) momento de inércia ($kg \times m^2$). Modificada de Hochmuth G: *Biomechanik sportlicher bewegungen*, Frankfurt, Germany, 1967, Wilhelm Limpart, Verlag.

Momento angular

Momento angular
Grandeza de movimento angular que um corpo apresenta; medida como o produto do momento de inércia pela velocidade angular.

Por ser a propriedade inercial para o movimento rotacional, o momento de inércia é um componente importante de outras grandezas cinéticas angulares. Como discutido no Capítulo 12, a grandeza de movimento que um objeto apresenta é chamada de momento. O momento linear é o produto da propriedade inercial linear (massa) e da velocidade linear. A grandeza de movimento angular que um corpo apresenta é conhecida como **momento angular**. O momento angular, representado por H, é o produto entre a propriedade inercial angular (momento de inércia) e a velocidade angular:

$$\text{Para o movimento linear: M} = mv$$
$$\text{Para o movimento angular: H} = I\omega$$
$$\text{Ou: H} = mk^2\omega$$

Três fatores afetam a magnitude do momento angular de um corpo: (a) sua massa (m), (b) a distribuição dessa massa em relação ao eixo de rotação (k) e (c) a velocidade angular do corpo (ω). Se um corpo não apresenta velocidade angular, ele não apresenta momento angular. Conforme a massa ou a velocidade angular aumentam, o momento angular aumenta proporcionalmente. O fator que influencia mais drasticamente o momento angular é a distribuição de massa em relação ao eixo de rotação porque o momento angular é proporcional ao quadrado do raio de giro (Exemplo de Problema 14.1). As unidades de momento angular resultam da multiplicação de unidades de massa por unidades de comprimento ao quadrado e unidades de velocidade angular, dando origem a kg $\times$ m²/s.

Para um objeto multissegmentado como o corpo humano, o momento angular sobre um eixo de rotação é a soma dos momentos angulares dos segmentos corporais isolados. Durante uma cambalhota no ar, o momento angular de um

---

EXEMPLO DE PROBLEMA 14.1

Considere um corpo de 10 kg em rotação para o qual k = 0,2 m e ω = 3 rad/s. Qual é o efeito sobre o momento angular do corpo se a massa dobra? O raio de giro dobra? A velocidade angular dobra?

Solução

O momento angular original do corpo é o seguinte:

$$H = mk^2\omega$$
$$H = (10 \text{ kg}) (0,2 \text{ m})^2 (3 \text{ rad/s})$$
$$H = 1,2 \text{ kg} \times \text{m}^2/\text{s}$$

Com o dobro da massa:

$$H = mk^2\omega$$
$$H = (20 \text{ kg}) (0,2 \text{ m})^2 (3 \text{ rad/s})$$
$$H = 2,4 \text{ kg} \times \text{m}^2/\text{s}$$
$$\boxed{\text{H dobra.}}$$

Com o dobro de k:

$$H = mk^2\omega$$
$$H = (10 \text{ kg}) (0,4 \text{ m})^2 (3 \text{ rad/s})$$
$$H = 4,8 \text{ kg} \times \text{m}^2/\text{s}$$
$$\boxed{\text{H quadruplica.}}$$

Com o dobro de ω:

$$H = mk^2\omega$$
$$H - (10 \text{ kg}) (0,2 \text{ m})^2 (6 \text{ rad/s})$$
$$H = 2,4 \text{ kg} \times \text{m}^2/\text{s}$$
$$\boxed{\text{H dobra.}}$$

único segmento, como a perna, em relação ao principal eixo de rotação que cruza o CG corporal total é constituído por dois componentes: o termo local e o termo remoto. O termo local fundamenta-se no momento angular do segmento sobre seu próprio CG, e o termo remoto representa o momento angular do segmento sobre o CG corporal total. O momento angular para esse segmento sobre um eixo principal é a soma dos termos local e remoto:

$$H = I_s\omega_s + mr^2\omega_g$$

No termo local, I_s é o momento de inércia do segmento e ω_s é a velocidade angular do segmento, ambos em relação a um eixo transversal através do CG do próprio segmento. No termo remoto, m é a massa do segmento, r é a distância entre os CGs do segmento e do corpo e ω_g é a velocidade angular do CG do segmento sobre o eixo transversal principal (Figura 14.7). A soma dos momentos angulares de todos os segmentos corporais sobre um eixo principal fornece o momento angular corporal total sobre aquele eixo.

Durante a partida de um trampolim ou plataforma, um atleta de saltos ornamentais precisa atingir momento linear suficiente para alcançar a altura necessária (e uma distância segura do trampolim ou da plataforma) e momento angular suficiente para realizar o número solicitado de rotações. Para saltos de plataforma sem giro e com rotações múltiplas, o momento angular produzido na decolagem aumenta conforme as necessidades rotacionais do mergulho aumentam. Quando um giro também é incorporado em um mergulho a partir de um trampolim, o momento angular necessário sofre um incremento ainda maior.

Da mesma forma, no salto, os ginastas precisam gerar momento linear e momento angular suficientes durante a aproximação da mesa e o contato com ela para completar as demandas rotacionais na fase pós-voo.[6] À medida que aumenta o número de rotações, também aumenta o momento linear e o momento angular necessários durante a aproximação.

Conservação do momento angular

Sempre que a gravidade for a única força externa atuante, o momento angular será conservado. Para o movimento angular, o princípio de conservação do momento pode ser expresso da seguinte maneira:

> O momento angular total de determinado sistema permanece constante na ausência de torques externos.

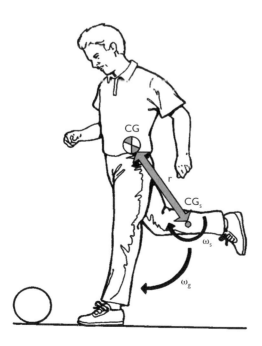

Figura 14.7

O momento angular da perna suspensa é a soma de seu termo local, $I_s\omega_s$, com seu termo remoto, $mr^2\omega_g$.

A magnitude e a direção do vetor do momento angular para uma cambalhota no ar são estabelecidas no instante da decolagem.

A força gravitacional que atua sobre o CG de um corpo não produz torque porque $d_\perp$ é igual a zero e, desse modo, ela não estabelece alterações no momento angular.

O princípio de conservação de momento angular é particularmente útil na análise mecânica nos eventos de salto, trampolim e ginástica, manobras em que o corpo humano sofre rotações controladas enquanto está no ar. No mergulho de um salto frontal com um mortal e meio, o atleta deixa o trampolim com uma quantidade fixa de momento angular. De acordo com o princípio de conservação do momento angular, a quantidade de momento angular presente no instante da decolagem permanece constante ao longo do salto. Conforme o saltador passa da posição de saída estendida para uma posição grupada, o raio de giro diminui, reduzindo assim o momento principal de inércia do corpo sobre o eixo transversal. Como o momento angular permanece constante, um aumento compensatório na velocidade angular precisa acompanhar essa diminuição do momento de inércia (Figura 14.8). Quanto mais próximas o mergulhador mantiver as pernas do tronco, maior será a velocidade angular. Quando o salto está completo, o mergulhador passa para uma posição completamente estendida, aumentando assim o momento de inércia em relação ao eixo de rotação. De novo, como o momento angular permanece constante, ocorre uma diminuição equivalente na velocidade angular. A fim de dar a impressão de que o mergulhador entrou na água em uma posição completamente vertical, é desejável uma velocidade angular mínima. O Exemplo de Problema 14.2 ilustra quantitativamente esse exemplo.

Outros exemplos de conservação de momento angular ocorrem quando um atleta no ar apresenta um momento angular corporal total igual a zero e executa um movimento potente, como um passe ou uma cortada. Quando um jogador de vôlei realiza uma cortada, movendo o braço que baterá a bola com uma velocidade angular alta e um grande momento angular, ocorre uma rotação compensatória da porção inferior do corpo, produzindo uma quantidade igual de momento angular no sentido oposto (Figura 14.9). O momento de inércia dos membros inferiores em relação aos quadris é muito maior do que o do braço que bate a bola em relação ao ombro. A velocidade angular dos membros inferiores produzida para equilibrar o momento do braço em balanço é, portanto, muito menor do que a velocidade angular do braço que bate na bola.

Transferência de momento angular

Embora o momento angular permaneça constante na ausência de torques externos, é possível, pelo menos parcialmente, a transferência da velocidade angular de um eixo principal de rotação para outro. Isso ocorre quando um atleta passa de uma rotação de uma cambalhota para um parafuso e vice-versa. Um vetor de velocidade angular de um atleta no ar não ocorre necessariamente

Figura 14.8

Quando o momento angular é conservado, as mudanças na configuração corporal produzem uma troca entre momento de inércia e velocidade angular, com a posição grupada dando origem a maior velocidade angular.

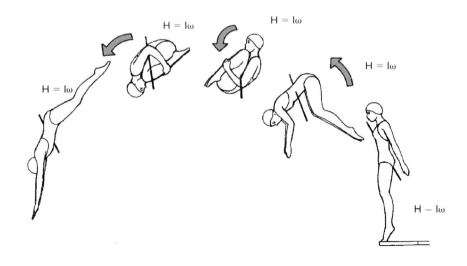

EXEMPLO DE PROBLEMA 14.2

Um atleta de 60 kg está posicionado de maneira que o raio de giro seja de 0,5 m conforme ele deixa a prancha com uma velocidade angular de 4 rad/s. Qual é a velocidade angular do atleta quando ele assume a posição grupada, alterando seu raio de giro para 0,25 m?

Conhecido

$m = 60$ kg
$k = 0,5$ m
$\omega = 4$ rad/s

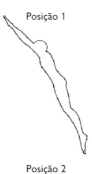

Posição 1

Posição 2

$m = 60$ kg
$k = 0,25$ m

Solução

Para encontrar ω, calcule o total de momento angular que o atleta apresenta quando deixa a prancha, uma vez que o momento angular permanece constante durante a fase aérea do mergulho:

Posição 1:

$$H = mk^2\omega$$
$$= (60 \text{ kg})(0,5 \text{ m})^2 (4 \text{ rad/s})$$
$$= 60 \text{ kg} \times \text{m}^2/\text{s}$$

Utilize esse valor constante para o momento angular para determinar ω quando $k = 0,25$ m.

Posição 2:

$$H = mk^2\omega$$
$$60 \text{ kg} \times \text{m}^2/\text{s} = (60 \text{ kg})(0,25 \text{ m})^2 (\omega)$$
$$\omega = 16 \text{ rad/s}$$

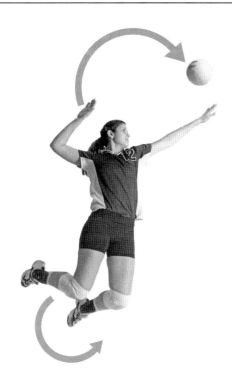

Figura 14.9

Durante a realização aérea de uma cortada do vôlei, uma rotação compensatória do membro inferior equipondera o braço balançado com força de modo a que o momento angular corporal total se conserve.
©Rubberball/Getty Images.

no mesmo sentido do vetor do momento angular. É possível que o momento angular da cambalhota de um corpo e seu momento angular de parafuso (pirueta) sejam alterados durante o período no ar, embora a soma vetorial de ambos (o momento angular total) permaneça constante em magnitude e sentido.

Pesquisadores observaram vários procedimentos para modificar o eixo de rotação corporal total. Os movimentos assimétricos dos braços e a rotação dos quadris (chamados *movimento hula*) podem inclinar o eixo de rotação para fora do plano de movimento original (Figura 14.10). O movimento hula utilizado menos frequentemente pode produzir a inclinação do eixo principal de rotação quando o corpo está realizando uma cambalhota na posição carpada.

Mesmo quando o momento angular corporal total é igual a zero, a produção de um giro no ar é possível se um corpo composto de pelo menos dois segmentos for habilidosamente manipulado. Impelidos pela observação de que gatos parecem sempre aterrissar sobre as patas independentemente da posição na qual eles caem, cientistas estudaram essa aparente contradição do princípio de conservação do momento angular.[4] Ginastas e atletas de saltos ornamentais podem utilizar esse procedimento, chamado rotação do gato, sem violar a conservação de momento angular.

A rotação do gato é basicamente um processo bifásico. Ela é alcançada mais efetivamente quando os dois segmentos corporais estão em uma posição carpada de 90°, de modo que o raio de giro de um segmento seja máximo em relação ao eixo longitudinal do outro segmento (Figura 14.11). A primeira fase consiste na rotação produzida internamente do Segmento 1 ao redor de seu eixo longitudinal. Como o momento angular é conservado, há uma rotação compensatória do Segmento 2 no sentido oposto ao redor do eixo longitudinal do Segmento 1. Entretanto, a rotação resultante tem velocidade relativamente pequena, porque k para o Segmento 2 é relativamente grande em relação ao Eixo 1. A segunda fase do processo consiste na rotação do Segmento 2 ao redor do seu eixo longitudinal no mesmo sentido adotado originalmente pelo Segmento 1. Uma rotação compensatória do Segmento 1 no sentido oposto ao redor do eixo 2 acompanha esse movimento. De novo, a velocidade angular é relativamente pequena, porque k para o Segmento 1 é relativamente grande em relação ao Eixo 2. Utilizando esse procedimento, um atleta habilidoso pode iniciar um giro no ar e rodar até 450°.[5] A rotação do gato é realizada ao redor dos eixos longitudinais dos dois principais segmentos corporais. É mais fácil iniciar a rotação ao redor do eixo longitudinal principal do que dos eixos principais transversal ou anteroposterior porque o momento de inércia corporal total em relação ao eixo longitudinal é muito menor do que os momentos de inércia corporal total em relação aos outros dois eixos.

Figura 14.10

O posicionamento assimétrico dos braços em relação ao eixo de momento angular pode deslocar o eixo de rotação.

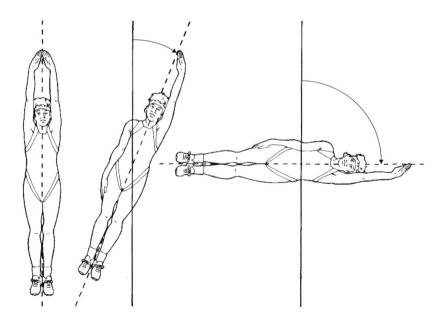

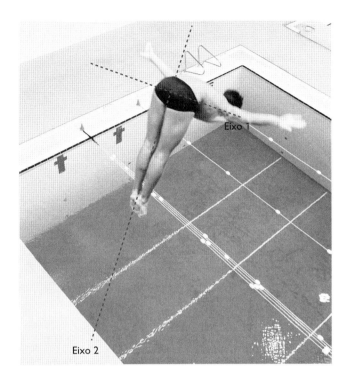

Figura 14.11
Um atleta habilidoso pode girar 180° ou mais no ar com momento angular zero porque, na posição carpada, há uma grande discrepância entre o raio de giro dos membros superior e inferior em relação aos eixos longitudinais desses dois segmentos corporais principais.
©Photodisc/Getty Images.

Mudança no momento angular

Quando um torque externo atua, ele modifica a quantidade de momento angular presente em um sistema de maneira previsível. Assim como ocorre com as alterações no momento linear, as alterações no momento angular dependem não só da magnitude e da direção, mas também da força e do intervalo de tempo durante o qual cada torque atua:

$$\text{Impulso linear} = Ft$$
$$\text{Impulso angular} = Tt$$

Quando um **impulso angular** atua sobre um sistema, o resultado é uma modificação no momento angular total do sistema. A relação impulso/momento para as grandezas angulares pode ser expressa como segue:

$$Tt = \Delta H$$
$$= (I\omega)_2 - (I\omega)_1$$

Como antes, os símbolos T, t, H, I e ω representam torque, tempo, momento angular, momento de inércia e velocidade angular, respectivamente, e os subscritos 1 e 2 denotam os pontos temporais inicial e final. Como o impulso angular é o produto do torque pelo tempo, modificações significativas no momento angular de um objeto podem ser resultado da ação de um grande torque por um intervalo de tempo curto ou da ação de um pequeno torque por um grande intervalo de tempo. Já que o torque é o produto da magnitude de uma força pela distância perpendicular do eixo de rotação, ambos os fatores afetam o impulso angular. O efeito do impulso angular sobre o momento angular é mostrado no Exemplo de Problema 14.3.

Nos eventos de arremesso no atletismo, o objetivo é maximizar o impulso angular exercido sobre um objeto antes da liberação para maximizar seu momento e deslocamento horizontal final após a liberação. Como discutido no Capítulo 11, a velocidade linear está diretamente relacionada com a velocidade angular, e o raio de rotação serve como fator de proporcionalidade. Enquanto o momento de inércia (mk^2) de um corpo em rotação permanece constante, o aumento do momento angular se traduz diretamente em aumento do momento linear quando o corpo é projetado. Esse conceito é particularmente evidente no arremesso de martelo, em que o atleta primeiramente gira o martelo duas ou três vezes ao redor do corpo com os pés plantados e, então, realiza as três ou quatro voltas

Impulso angular
Variação no momento angular igual ao produto do torque pelo intervalo de tempo durante o qual o torque atua.

EXEMPLO DE PROBLEMA 14.3

Que total médio de força precisa ser aplicado pelos músculos flexores do cotovelo inseridos a uma distância perpendicular média de 1,5 cm a partir do eixo de rotação no cotovelo por um período de 0,3 s para interromper o movimento de braço de 3,5 kg em balanço com uma velocidade angular de 5 rad/s quando k = 20 cm?

Conhecido

$d = 0,015$ m
$t = 0,3$ s
$m = 3,5$ kg
$k = 0,20$ m
$\omega = 5$ rad/s

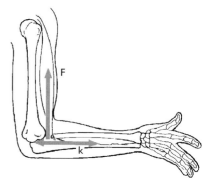

Solução

A relação impulso-momento para o momento angular pode ser usada.

$$Tt = \Delta H$$
$$Fdt = (mk^2\omega)_2 - (mk^2\omega)_1$$
$$F(0,015 \text{ m})(0,3 \text{ s}) = 0 - (3,5 \text{ kg})(0,20 \text{ m})^2 (5 \text{ rad/s})$$

$$F = -155,56 \text{ N}$$

---

seguintes com o corpo inteiro voltado para o martelo antes da liberação. Alguns arremessadores de martelo realizam a primeira ou as duas primeiras voltas de corpo inteiro com o tronco em leve flexão (chamada *oposição com os quadris*), permitindo assim um alcance ainda maior com as mãos (Figura 14.12). Essa tática aumenta o raio de rotação e, assim, o momento de inércia do martelo em relação ao eixo de rotação de modo que, se a velocidade angular não for reduzida, o momento angular do sistema arremessador/martelo aumenta. Para essa estratégia, as voltas finais são completadas com o corpo inteiro inclinando-se para longe do martelo, ou em oposição com os ombros.[3] Com qualquer uma das técnicas, tem-se observado que minimizar as flutuações na velocidade do martelo e manter uma tensão constante no cabo aumenta a velocidade do martelo no momento da liberação.[4]

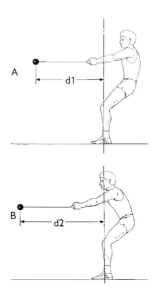

Figura 14.12

Um arremessador de martelo precisa contrariar a força centrífuga do martelo para evitar que seja puxado para fora da área de arremesso. A oposição com os ombros (**A**) resulta em menor raio de rotação para o martelo do que a oposição com os quadris (**B**).

O momento angular necessário para as rotações corporais totais executadas durante habilidades aéreas deriva principalmente do impulso angular criado pela força de reação da superfície de suporte durante a decolagem. Durante saltos de costas realizados de uma plataforma, o principal impulso angular é produzido durante o momento final sobre a plataforma, quando o atleta sai de uma posição agachada por meio de extensão das articulações do quadril, joelho e tornozelo e, simultaneamente, realiza um balanço vigoroso dos braços.[11] O componente vertical da força de reação da plataforma atuando à frente do CG do atleta produz a maior parte do momento angular necessário para trás (Figura 14.13).

Em um trampolim, a posição do fulcro em relação à ponta da prancha em geral pode ser ajustada e, assim, influenciar o desempenho. Ajustar o fulcro para longe da borda do trampolim resulta em maior velocidade vertical da borda do trampolim para baixo no início da decolagem, o que fornece ao atleta maior tempo de contato com o trampolim para produzir momento angular e maior velocidade angular ao iniciar o mergulho.[8] Entretanto, as desvantagens concomitantes incluem as necessidades de aumento da duração do tempo de voo e de reverter o movimento para baixo a partir de uma posição de maior flexão dos joelhos.[8] Em um salto reverso ótimo de um trampolim, o pico de torque de extensão do joelho é produzido logo antes da depressão máxima do trampolim de modo que o mergulhador exerça força contra uma prancha mais firme.[13]

Os movimentos dos segmentos corporais durante a partida determinam a magnitude e a direção da força de reação que produz impulsos angulares e lineares. Durante os saltos a partir da plataforma e do trampolim, a rotação dos braços na partida geralmente contribui mais para o momento angular do que para o movimento de qualquer outro segmento.[10] Atletas especialmente habilidosos realizam o giro do braço com os braços completamente estendidos, maximizando assim o momento de inércia dos braços e o momento angular produzido. Atletas menos habilidosos frequentemente precisam utilizar a flexão de cotovelo para reduzir o momento de inércia dos braços sobre os ombros de maneira que o balanço dos braços possa ser completado durante o tempo disponível.[10]

O impulso angular produzido por meio da força de reação da superfície de apoio também é essencial para a realização de um *tour jeté*, um movimento de dança que consiste em um salto acompanhado por um giro de 180° com o bailarino aterrissando com o pé oposto ao da partida. Quando o movimento é realizado adequadamente, parece que o dançarino levanta de forma reta e, então, gira ao redor do eixo vertical principal no ar. Na realidade, o salto precisa ser realizado de forma que o torque de reação ao redor do eixo vertical do bailarino seja produzido pelo chão. A perna estendida no início do salto cria um momento de inércia relativamente grande em relação ao eixo de

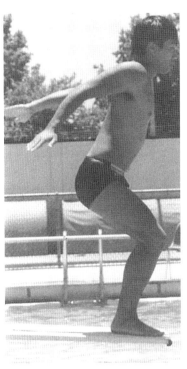

O balanço dos braços durante a partida contribui significativamente para o momento angular do atleta.
©Susan Hall.

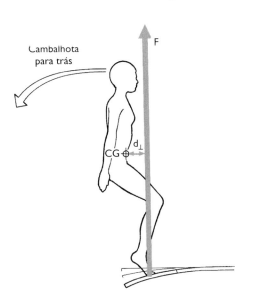

Figura 14.13

O produto da força de reação do trampolim (F) por seu braço de momento em relação ao centro de gravidade do atleta ($d_\perp$) cria um torque, que produz o impulso angular do qual deriva o momento angular do atleta na partida.

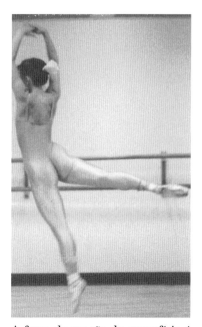

A força de reação da superfície é utilizada pelo dançarino para produzir momento angular durante a subida de um *tour jeté*. ©Susan Hall.

rotação, resultando assim em uma velocidade angular corporal total relativamente pequena. No pico do salto, as pernas do bailarino cruzam simultaneamente o eixo de rotação e os braços, próximos ao eixo de rotação, se juntam acima da cabeça ao mesmo tempo. Esses movimentos reduzem drasticamente o momento de inércia, aumentando a velocidade angular.

Similarmente, quando um patinador realiza um salto tipo axel (em parafuso) duplo ou triplo, o momento angular é produzido pelos movimentos do patinador e pelas variações no momento de inércia corporal total antes da decolagem. Mais da metade do momento angular para um axel duplo é produzida durante o deslizamento preparatório do patim que realizará o salto.[1] A maior parte desse momento angular é produzida pelo movimento da perna livre, que é um pouco estendida horizontalmente para aumentar o momento de inércia corporal total ao redor do eixo vertical do patinador.[1] Conforme o patinador decola, ambas as pernas são estendidas verticalmente e os braços são cruzados com firmeza. Como a velocidade angular é controlada principalmente pelo momento de inércia do patinador, o posicionamento firme dos braços e das pernas próximos ao eixo de rotação é essencial para a maximização das revoluções durante o voo.

Nos movimentos esportivos acima da cabeça, como arremessar uma bola, fazer uma cortada no vôlei ou um saque no tênis, o braço funciona como o que tem sido chamado de "cadeia cinética". Da mesma maneira, conforme o braço se move com força para a frente, o momento angular é transferido progressivamente dos segmentos proximais para os distais. Durante um arremesso por cima do braço, os movimentos de extensão do cotovelo e de flexão do punho são acelerados pelos movimentos do tronco e da porção superior do braço, conforme o momento angular é transferido de segmento a segmento.[7,12] Na realização de um saque de tênis, o momento angular é produzido pelos movimentos de tronco, braços e pernas, com uma transferência de momento do membro inferior em extensão e do tronco em rotação para o braço da raquete e, finalmente, para a raquete.[2]

Análogos angulares das leis de Newton do movimento

A Tabela 14.1 apresenta as grandezas cinéticas angulares e lineares em um formato paralelo. Com os muitos paralelos entre o movimento linear e o angular, não é surpreendente que as leis de Newton do movimento também possam ser expressas em termos de movimento angular. É necessário lembrar que torque e momento de inércia são os equivalentes angulares de força e de massa em termos de substituição.

Primeira lei de Newton

A versão angular da primeira lei de movimento pode ser expressa da seguinte maneira:

> Um corpo em rotação manterá um estado de movimento rotacional constante a menos que sofra a ação de um torque externo.

Tabela 14.1

Grandezas cinéticas lineares e angulares.

Linear	Angular
Massa (m)	Momento de inércia (I)
Força (F)	Torque (T)
Momento (M)	Momento angular (H)
Impulso (Ft)	Impulso angular (Tt)

Na análise do movimento humano em que a massa permanece constante durante todo o tempo, esse análogo angular forma a base subjacente para o princípio de conservação do momento angular. Como a velocidade angular pode variar para compensar variações no momento de inércia resultante de alterações no raio de giro, a grandeza que permanece constante na ausência de torque externo é o momento angular.

Segunda lei de Newton

Em termos angulares, a segunda lei de Newton pode ser expressa algebricamente e em palavras da seguinte maneira:

$$T = I\alpha$$

Um torque resultante produz aceleração angular de um corpo que é diretamente proporcional à magnitude do torque, no mesmo sentido do torque e inversamente proporcional ao momento de inércia do corpo.

De acordo com a segunda lei de Newton para o movimento angular, a aceleração angular do antebraço é diretamente proporcional à magnitude do torque resultante no cotovelo e no sentido (flexão) do torque resultante no cotovelo. Quanto maior o momento de inércia em relação ao eixo de rotação do cotovelo, menor é a aceleração angular resultante (Exemplo de Problema 14.4).

Terceira lei de Newton

A lei de reação pode ser expressa na forma angular da seguinte maneira:

Para cada torque exercido por um corpo sobre outro, há um torque igual e oposto exercido pelo segundo corpo sobre o primeiro.

Quando um jogador de beisebol gira um taco com força, girando a massa da porção superior do corpo, é criado um torque ao redor do eixo longitudinal do jogador. Se os pés do batedor não estiverem plantados firmemente, a porção

---

EXEMPLO DE PROBLEMA 14.4

Os músculos extensores do joelho se inserem na tíbia em um ângulo de 30° a uma distância de 3 cm do eixo de rotação do joelho. Que força os músculos extensores do joelho precisam exercer para produzir uma aceleração angular no joelho de 1 rad/s², considerando a massa da perna e do pé de 4,5 kg e k − 23 cm?

Conhecido

$$d - 0,03 \text{ m}$$
$$\alpha = 1 \text{ rad/s}^2$$
$$m = 4,5 \text{ kg}$$
$$k = 0,23 \text{ m}$$

Solução

O análogo angular da segunda lei de Newton do movimento pode ser utilizado para resolver o problema:

$$T = I\alpha$$
$$Fd = mk^2\alpha$$
$$(F \text{ sen } 30 \text{ N}) (0,03 \text{ m}) = (4,5 \text{ kg}) (0,23 \text{ m})^2 (1 \text{ rad/s}^2)$$

$$F = 15,9 \text{ N}$$

inferior do corpo tenderá a girar ao redor do eixo longitudinal no sentido oposto. Entretanto, uma vez que os pés em geral estão fixos, o torque produzido pela porção superior do corpo é transferido para o chão, onde a Terra produz um torque de magnitude igual e em sentido oposto sobre as travas dos sapatos do batedor.

Força centrípeta

Os corpos que sofrem movimento rotacional ao redor de um eixo fixo também estão sujeitos à força linear. Quando um objeto preso a uma linha é deslocado em uma trajetória circular e então liberado, ele voa seguindo uma trajetória que forma uma tangente à trajetória circular que ele estava seguindo até o ponto em que foi liberado, uma vez que esta é a direção por ele percorrida no ponto da liberação (Figura 14.14). A **força centrípeta** evita que o corpo em rotação saia de sua trajetória enquanto a rotação ocorre em um eixo fixo. O sentido da força centrípeta é sempre para o centro de rotação; esse é o motivo pelo qual ela também é chamada de *força que busca o centro*. A força centrípeta produz um componente radial da aceleração de um corpo em uma trajetória curvilínea (ver o Capítulo 11). A seguinte fórmula quantifica a magnitude da força centrípeta em termos de velocidade linear tangencial do corpo em rotação:

$$F_c = \frac{mv^2}{r}$$

Nessa fórmula, Fc é a força centrípeta, m é a massa, v é a velocidade linear tangencial do corpo em rotação em um momento no tempo, e r é o raio de rotação. A força centrípeta também pode ser definida em termos de velocidade angular:

$$F_c = mr\omega^2$$

Como é evidente em ambas as equações, a rapidez da rotação é o fator que mais influencia a magnitude da força centrípeta porque a força centrípeta é proporcional ao quadrado da velocidade ou da velocidade angular.

Quando um ciclista realiza uma curva, o solo exerce uma força centrípeta sobre os pneus da bicicleta. As forças que atuam sobre o sistema bicicleta/ciclista são o peso, o atrito e a força de reação do solo (Figura 14.15). O componente horizontal da força de reação do solo e o atrito direcionado lateralmente fornecem a força centrípeta, que também produz um torque sobre o CG do sistema bicicleta/ciclista. Para evitar a rotação para fora da curva, o ciclista precisa se inclinar para dentro da curva de modo que o braço de momento do peso do sistema em relação ao ponto de contato com o solo seja grande o suficiente para produzir um torque de magnitude igual em sentido oposto. Na ausência de inclinação na curva, o ciclista teria que reduzir a rapidez para reduzir a magnitude da força de reação do solo para evitar a perda de equilíbrio.

Quando um automóvel faz uma curva, há uma sensação de ser empurrado para fora da curva. O que é sentido é chamado (incorretamente) de *força centrífuga*. Entretanto, o que está acontecendo de fato é que, em concordância com a primeira lei de Newton, a inércia do corpo tende a fazer com que ele

Força centrípeta
Força direcionada para o centro de rotação em um corpo em movimento rotacional.

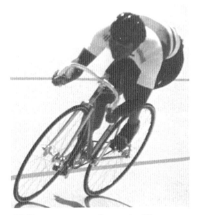

Ciclistas e corredores inclinam-se em uma curva para compensar o torque criado pela força centrípeta que atua sobre a base de sustentação. ©Susan Hall.

Figura 14.14

Um objeto girado em círculo e então liberado seguirá uma trajetória linear tangencial à curva no ponto de liberação, uma vez que essa é a direção do movimento no ponto da liberação.

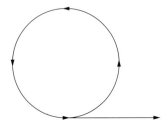

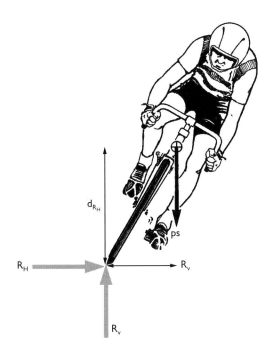

Figura 14.15

Diagrama de corpo livre para um ciclista em uma curva. RH é a força centrípeta. Quando o ciclista está equilibrado, os torques se somam no centro de gravidade dele, $(R_v)(d_{R_v}) = (R_H)(d_{R_H})$.

continue viajando por um percurso linear e não curvilíneo. O assento do carro, o cinto de segurança e possivelmente a porta do carro fornecem uma força de reação que modifica a direção do movimento corporal. A "força centrífuga", então, é uma força de atrito que pode ser descrita de maneira mais apropriada como a ausência de força centrípeta atuante sobre um objeto.

A Tabela 14.2 resume as fórmulas utilizadas neste capítulo.

Tabela 14.2

Resumo de fórmulas.

Descrição	Fórmula
Momento de inércia = (massa) (quadrado do raio de giro)	$I = mk^2$
Momento angular = (momento de inércia) (velocidade angular)	$H = I\omega$
Termo local do momento angular = (momento de inércia do segmento sobre o CG do segmento) (velocidade angular do segmento sobre o CG do segmento)	$H_l = I_s v_s$
Termo remoto do momento angular = (massa do segmento) (quadrado da distância entre os CGs do segmento e do corpo todo) (velocidade angular do segmento sobre o eixo principal)	$H_r = mr^2\omega_g$
Impulso angular = variação no momento angular	$Tt = \Delta H$ $Tt = (mk^2\omega)_2 - (mk^2\omega)_1$
Segunda lei de Newton (versão rotacional)	$T = I\alpha$
Força centrípeta = (massa) (quadrado da velocidade) / raio de rotação	$F_c = mv^2/r$
Força centrípeta = (massa) (raio de rotação) (quadrado da velocidade angular)	$F_c = mr\omega^2$

RESUMO

Enquanto a resistência de um corpo à aceleração linear é proporcional à sua massa, a resistência à aceleração angular está relacionada tanto com a massa quanto com a distribuição da massa em relação ao eixo de rotação. A resistência à aceleração angular é conhecida como momento de inércia, uma grandeza que incorpora a quantidade de massa e sua distribuição em relação ao centro de rotação.

368 BIOMECÂNICA BÁSICA

Assim como o momento linear é produto da propriedade inercial linear (massa) pela velocidade linear, o momento angular é o produto entre o momento de inércia e a velocidade angular. Na ausência de torques externos, o momento angular é conservado. Um atleta no ar pode modificar a velocidade angular corporal total pela manipulação do momento de inércia por meio de mudanças na configuração corporal em relação ao eixo principal ao redor do qual a rotação está ocorrendo. Atletas habilidosos também podem modificar o eixo de rotação e iniciar a rotação quando nenhum momento angular está presente durante o período no ar. O princípio de conservação de momento angular baseia-se na versão angular da primeira lei de Newton do movimento. A segunda e a terceira leis de movimento também podem ser expressas em termos angulares substituindo-se o momento de inércia pela massa, o torque pela força e a aceleração angular pela aceleração linear.

Uma força linear que atua sobre todos os corpos em rotação é a força centrípeta (ou que busca o centro), que é sempre direcionada para o centro da rotação. A magnitude da força centrípeta depende da massa, da rapidez e do raio de rotação do corpo em rotação.

AUTOAVALIAÇÃO

1. Se você tivesse que desenhar um modelo do corpo humano composto apenas por sólidos geométricos regulares, quais formas sólidas você escolheria? Utilizando uma régua, esboce um modelo do corpo humano que incorpore as formas sólidas que você selecionou.
2. Construa uma tabela apresentando unidades comuns de medida para as grandezas lineares e angulares da propriedade inercial, momento e impulso.
3. A realização habilidosa de uma série de tarefas esportivas é caracterizada pela finalização. Explique o valor dessa atitude em termos dos conceitos discutidos neste capítulo.
4. Explique o motivo pelo qual o produto da massa corporal pelo quadrado da altura corporal é um bom preditor do momento de inércia em crianças.
5. Uma raquete de 1,1 kg apresenta um momento de inércia sobre o eixo de rotação da empunhadura de $0,4$ kg $\times$ m². Qual é o raio de giro? (Resposta: 0,6 m.)
6. Que impulso angular precisa ser fornecido pelos isquiotibiais para fazer com que uma perna balançando a 8 rad/s pare, considerando que o momento de inércia da perna é de 0,7 kg $\times$ m²? (Resposta: 5,6 kg $\times$ m²/s.)
7. Apresentados os seguintes momentos de inércia e velocidades angulares do eixo principal transversal, calcule o momento angular de cada um dos seguintes ginastas. Quais configurações corporais esses momentos de inércia representam?

	I_{cg}(kg $\times$ m²)	(rad/s)
A	3,5	20,00
B	7,0	10,00
C	15,0	4,67

(Respostas: A = 70 kg $\times$ m²/s; B = 70 kg $\times$ m²/s; C = 70 kg $\times$ m²/s.)

8. Um jogador de vôlei move seu braço, que pesa 3,7 kg, a uma velocidade angular média de 15 rad/s durante a execução de uma cortada. Se o momento de inércia médio do braço estendido é de 0,45 kg $\times$ m², qual é o raio de giro médio do braço durante o corte? (Resposta: 0,35 m.)
9. Uma atleta de 50 kg em uma posição completamente estendida, com um raio de giro total em relação ao seu eixo principal transversal igual a 0,45 m, deixa o trampolim com uma velocidade angular de 6 rad/s. Qual é a velocidade angular da mergulhadora quando ela adota uma posição grupada, reduzindo seu raio de giro para 0,25 m? (Resposta: 19,4 rad/s.)
10. Se a força centrípeta exercida sobre uma raquete de tênis balançada pela mão de um jogador é de 40 N, que força de reação é exercida no jogador pela raquete? (Resposta: 40 N.)

AVALIAÇÃO ADICIONAL

1. O raio de giro da coxa em relação ao eixo transversal do quadril é de 54% do comprimento do segmento. A massa da coxa corresponde a 10,5% da massa corporal total e o comprimento da coxa equivale a 23,2% da altura corporal total. Qual é o momento de inércia da coxa em relação ao quadril para homens com as seguintes massas e alturas?

	Massa (kg)	Altura (m)
A	60	1,6
B	60	1,8
C	70	1,6
D	70	1,8

(Respostas: A = 0,25 kg $\times$ m²; B = 0,32 kg $\times$ m²; C = 0,30 kg $\times$ m²; D = 0,37 kg $\times$ m².)

2. Selecione três equipamentos esportivos ou da vida diária e explique de que maneiras você poderia modificar os momentos de inércia em relação ao eixo de rotação para adaptá-lo a uma pessoa com a força prejudicada.

3. A uma bola de tênis de 0,68 kg é aplicado um momento angular de $2,72 \times 10$ a 3 kg $\times$ m²/s quando atingida por uma raquete. Se seu raio de giro é de 2 cm, qual é a velocidade angular? (Resposta: 10 rad/s.)

4. Um peso de 7,27 kg faz 7 revoluções completas durante seu voo de 2,5 s. Se seu raio de giro for de 2,54 cm, qual será o momento angular? (Resposta: 0,0817 kg $\times$ m²/s.)

5. Qual é a aceleração angular resultante de um antebraço e mão de 1,7 kg quando os flexores do antebraço, que se fixam a 3 cm do centro de rotação do cotovelo, produzem 10 N de tensão, considerando um ângulo de 90° no cotovelo e um raio de giro do antebraço e da mão de 20 cm? (Resposta: 4,41 rad/s².)

6. O tendão patelar se fixa à tíbia a um ângulo de 20° e a 3 cm do eixo de rotação do joelho. Se a tensão no tendão for de 400 N, qual é a aceleração resultante da perna e do pé de 4,2 kg considerando um raio de giro de 25 cm para a perna/pé em relação ao eixo de rotação do joelho? (Resposta: 15,6 rad/s².)

7. Uma mulher das cavernas gira uma funda de 0,75 m e de peso desprezível ao redor de sua cabeça com uma força centrípeta de 220 N. Qual é a velocidade inicial de uma pedra de 9 N liberada pela funda? (Resposta: 13,4 m/s.)

8. Um martelo de 7,27 kg com um cabo de 1 m é liberado a uma velocidade linear de 28 m/s. Qual força de reação é exercida no arremessador pelo martelo no instante antes do lançamento? (Resposta: 5,7 kN.)

9. Discuta o efeito de margear uma curva em uma pista de corrida. Construa um diagrama de corpo livre para ajudar na sua análise.

10. Utilizando os dados do Apêndice D, calcule a localização dos raios de giro de todos os segmentos corporais em relação ao centro da articulação proximal para uma mulher com 1,7 m de altura.

LABORATÓRIO

NOME _____

DATA _____

1. Assista a um vídeo ou à realização ao vivo de um salto em distância em vista lateral. Explique os movimentos dos braços e das pernas do saltador em termos dos conceitos apresentados neste capítulo.

Contribuições dos braços: _____
_____
_____
_____

Contribuições das pernas: _____
_____
_____
_____

2. Assista a um vídeo ou à realização ao vivo de um salto incorporando uma posição carpada ou uma cambalhota em uma vista lateral. Explique os movimentos dos braços e das pernas do atleta em termos dos conceitos apresentados neste capítulo.

Contribuições dos braços: _____
_____
_____
_____
_____

Contribuições das pernas: _____
_____
_____
_____
_____

3. Suba em uma plataforma giratória com ambos os braços abduzidos a 90° e faça com que um parceiro gire você a uma velocidade angular moderada. Quando o parceiro soltar você, cruze rapidamente seus braços sobre o peito, com cuidado para não perder o equilíbrio. Escreva sobre a variação na velocidade angular.

Explicação: _____
_____
_____
_____
_____

O momento angular é constante nessa situação? ___
_____
_____
_____
_____

4. Suba em uma plataforma giratória e utilize o movimento de hula dos quadris para produzir rotação. Explique como ocorre a rotação corporal total.

Explicação: _____
_____
_____
_____
_____

REFERÊNCIAS BIBLIOGRÁFICAS

1. Albert WJ and Miller DI: Takeoff characteristics of single and double axel figure skating jumps, *J Appl Biomech* 12:72, 1996.

2. Baiget E, Corbi F, Fuentes JP, and Fernández-Fernández J: The relationship between maximum isometric strength and ball velocity in the tennis serve, *J Hum Kinet* 53: 63, 2016.

3. Błażkiewicz M, Łysoń B, Chmielewski A, and Wit A: Transfer of mechanical energy during the shot put, *J Hum Kinet* 52:139, 2016.

4. Brice SM, Ness KF, and Rosemond D: An analysis of the relationship between the linear hammer speed and the thrower applied forces during the hammer throw for male and female throwers, *Sports Biomech* 10:174, 2011.
5. Frohlich C: The physics of somersaulting and twisting, *Sci Am* 242:154, 1980.
6. Hiley MJ, Jackson MI, and Yeadon MR: Optimal technique for maximal forward rotating vaults in men's gymnastics, *Hum Mov Sci* 42:117, 2015.
7. Hirashima M, Yamane K, Nakamura Y, and Ohtsuki T: Kinetic chain of overarm throwing in terms of joint rotations revealed by induced acceleration analysis, *J Biomech* 41:2874, 2008.
8. Jones IC and Miller DI: Influence of fulcrum position on springboard response and takeoff performance in the running approach, *J Appl Biomech* 12:383, 1996.
9. Laughlin WA, Fleisig GS, Aune KT, and Diffendaffer AZ: The effects of baseball bat mass properties on swing mechanics, ground reaction forces, and swing timing, *Sports Biomech* 15:36, 2016.
10. Miller DI, Jones IC, and Pizzimenti MA: Taking off: Greg Louganis' diving style, *Soma* 2:20, 1988.
11. Miller DI, et al: Kinetic and kinematic characteristics of 10-m platform performances of elite divers, I: Back takeoffs, *Int J Sport Biomech* 5:60, 1989.
12. Oliver GD: Relationship between gluteal muscle activation and upper extremity kinematics and kinetics in softball position players, *Med Biol Eng Comput* 2013 Mar 22. [Epub ahead of print].
13. Sprigings EJ and Miller DI: Optimal knee extension timing in springboard and platform dives from the reverse group, *J Appl Biomech* 20:275, 2004.

LEITURA SUGERIDA

Jemni M (Ed.): The Science of gymnastics: *Advanced concepts*, London, Routledge, 2017.
Descreve os princípios científicos subjacentes ao desempenho em ginástica artística (ginástica olímpica), incluindo seções sobre cinética, cinemática, orientação especial e controle motor.
Özkaya N, Leger D, Goldsheyder D, and Nordin M: *Fundamentals of biomechanics: Equilibrium, motion, and deformation*, New York, Springer, 2017.
Integra os campos clássicos da mecânica – estática, dinâmica e força dos materiais – usando exemplos de biologia e medicina, com análises quantitativas de tópicos incluindo cinemática angular, sem exigir conhecimentos matemáticos avançados.
Reeser JC (Ed.): *Handbook of sports medicine and science, volleyball (Olympic handbook of sports medicine)*, New York, Wiley-Blackwell, 2017.
Apresenta a medicina desportiva e os aspectos científicos do vôlei endossados pelo International Olympic Committee (IOC) e pela International Federation of Volleyball (FIVB), incluindo a cinética angular de desempenho.
Watson M, Boeve T, and Shull T: *Smart golf: Science, math, art, reason, and tradition of golf*, New York, Afflatus Press, 2016.
Compêndio abrangente e didático com informações sobre o golfe, incluindo uma seção científica sobre a biomecânica do swing (movimento de rotação que permite ao jogador golpear a bola) e a trajetória de voo da bola.

SITES RELACIONADOS

Coriolis Force
http://hyperphysics.phy-astr.gsu.edu/hbase/corf.html
Inclui diagramas, explicações e alguns exemplos de forças rotacionais.
Exploratorium: Angular Momentum
http://www.exploratorium.edu/snacks/momentum_machine/index.html
Apresenta um vídeo de um experimento simples que ilustra o momento angular e descreve alguns experimentos correlatos que podem ser realizados.
The Physics Classroom: The Forbidden F Word
http://www.physicsclassroom.com/class/circles/Lesson-1/The-Forbidden-F-Word
Explica o que provoca a sensação de força centrípeta, acompanhado por animações.
The Physics Classroom: Motion Characteristics for Angular Motion
http://www.physicsclassroom.com/Class/circles/u6l1c.cfm
Apresenta uma discussão sobre força centrípeta, exemplificando com os efeitos sentidos pelos passageiros de um automóvel no momento da curva e uma animação.

PALAVRAS-CHAVE

Eixos principais	Três eixos mutuamente perpendiculares que cruzam o centro de gravidade corporal total.
Força centrípeta	Força direcionada para o centro de rotação em um corpo em movimento rotacional.
Impulso angular	Variação no momento angular igual ao produto do torque pelo intervalo de tempo durante o qual o torque atua.
Momento angular	Grandeza de movimento angular que um corpo apresenta; medida como o produto do momento de inércia pela velocidade angular.
Momento de inércia	Propriedade inercial dos corpos em rotação que representa a resistência à aceleração angular; baseia-se tanto na massa quanto na distância em que a massa está distribuída do eixo de rotação.
Momento principal de inércia	Momento de inércia corporal total em relação a um dos eixos principais.
Raio de giro	Distância entre o eixo de rotação e um ponto no qual a massa corporal poderia estar concentrada sem alterar suas características rotacionais.

CAPÍTULO 15

Movimento em um Meio Fluido

Ao término deste capítulo, você será capaz de:

Explicar de que maneiras a composição e as características do fluxo de um fluido afetam as forças do fluido

Definir flutuabilidade e explicar as variáveis que determinam se um corpo humano flutuará

Definir arrasto, e identificar os componentes do arrasto e os fatores que afetam a magnitude de cada componente

Definir sustentação e explicar de que maneiras ela pode ser produzida

Discutir as teorias a respeito da propulsão do corpo humano na natação.

©Vaara/iStock/Getty Images RF

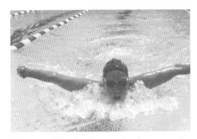

A capacidade de controlar a ação das forças fluidas diferencia os nadadores de elite dos medianos.
©Susan Hall.

Por que existem depressões em uma bola de golfe? Por que algumas pessoas são capazes de flutuar e outras não? Por que ciclistas, nadadores, esquiadores e patinadores de velocidade se preocupam em tornar seus corpos mais aerodinâmicos durante uma competição?

O ar e a água são meios fluidos que exercem forças sobre os corpos que neles se movem. Algumas dessas forças atrasam a progressão de um corpo em movimento; outras fornecem apoio ou propulsão. O entendimento geral das ações das forças dos fluidos nas atividades de movimento humano é um componente importante do estudo da biomecânica do movimento humano. Este capítulo apresenta os efeitos das forças fluidas sobre o movimento humano e de projéteis.

Natureza dos fluidos

Embora, na linguagem leiga, o termo *fluido* seja frequentemente utilizado de maneira intercambiável com o termo líquido, de uma perspectiva mecânica um **fluido** é uma substância que tende a fluir ou a deformar continuamente quando sofre uma força de cisalhamento. Gases e líquidos são fluidos com comportamentos mecânicos similares.

Fluido
Substância que flui quando submetida a um estresse de cisalhamento.

▼
O ar e a água são fluidos que exercem forças sobre o corpo humano.

▼
A velocidade de um corpo em relação a um fluido influencia a magnitude das forças exercidas pelo fluido sobre o corpo.

Velocidade relativa
Velocidade de um corpo em relação à velocidade de outra coisa, como o fluido circunjacente.

Movimento relativo

Como um fluido é um meio capaz de fluir, sua influência sobre um corpo em movimento depende não só da velocidade do corpo, mas também da velocidade do fluido. Considere o caso de aves pernaltas na parte rasa de um rio com uma corrente moderadamente forte. Se permanecem paradas, elas sentem a força da corrente contra suas pernas. Se elas caminham contra a corrente, a força da corrente contra suas pernas é ainda mais forte. Se elas caminham no sentido da corrente, a força da corrente é reduzida e talvez até imperceptível.

Quando um corpo se move através de um fluido, sua **velocidade relativa** em relação ao fluido influencia a magnitude das forças atuantes. Se o sentido do movimento é diretamente oposto ao sentido do fluxo de fluido, a magnitude da velocidade do corpo em movimento em relação ao fluido é a soma algébrica das velocidades do corpo em movimento com o fluido (Figura 15.1). Se o corpo se move no mesmo sentido do fluido circunjacente, a magnitude da velocidade do corpo em relação ao fluido é a diferença entre as velocidades do objeto e do fluido. Em outras palavras, a velocidade relativa de um corpo em relação a um fluido corresponde à subtração vetorial da velocidade absoluta do fluido da velocidade absoluta do corpo (Exemplo de Problema 15.1). Do mesmo modo, a velocidade relativa de um fluido em relação ao corpo que se move através dele equivale à subtração vetorial da velocidade do corpo da velocidade do fluido.

Fluxo laminar *versus* turbulento

Quando a mão ou um objeto como o remo de uma canoa se movem pela água, há um pequeno distúrbio aparente da água imediatamente ao redor se a velocidade relativa do objeto em relação à água for pequena. Entretanto, se a velocidade relativa do movimento pela água for suficientemente alta, aparecem ondas e redemoinhos.

Quando um objeto se move com velocidade suficientemente baixa em relação a qualquer meio fluido, o fluxo do fluido adjacente é chamado de **fluxo laminar**. O fluxo laminar é caracterizado por camadas suaves de fluxo paralelas umas às outras (Figura 15.2).

Fluxo laminar
Fluxo caracterizado por camadas suaves e paralelas de fluido.

Quando um objeto se move com velocidade suficientemente alta em relação ao fluido circunjacente, as camadas de fluido próximas à superfície do objeto se misturam e o fluxo é chamado de *turbulento*. Quanto mais dura é a superfície do corpo, menor é a velocidade relativa com que é causada a turbulência.

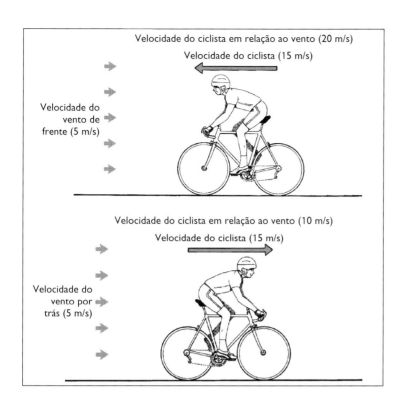

Figura 15.1

A velocidade relativa de um corpo em movimento em relação a um fluido é igual à subtração vetorial da velocidade do vento da velocidade do corpo.

EXEMPLO DE PROBLEMA 15.1

Um barco a vela está viajando a uma velocidade absoluta de 3 m/s contra uma corrente de 0,5 m/s e com um vento em popa de 6 m/s. Qual é a velocidade da corrente em relação ao barco? Qual é a velocidade do vento em relação ao barco?

Conhecido

$v_b = 3$ m/s $\rightarrow$
$v_c = 0,5$ m/s $\leftarrow$
$v_v = 6$ m/s $\rightarrow$

Solução

A velocidade da corrente em relação ao barco é igual à subtração vetorial da velocidade absoluta do barco da velocidade absoluta da corrente.

$$v_{c/b} = v_c - v_b$$
$$= (0,5 \text{ m/s} \leftarrow) - (3 \text{ m/s} \rightarrow)$$
$$= (3,5 \text{ m/s} \leftarrow)$$

A velocidade da corrente em relação ao barco é de 3,5 m/s no sentido oposto ao do barco.

A velocidade do vento em relação ao barco é igual à subtração vetorial da velocidade absoluta do barco da velocidade absoluta do vento.

$$V_{v/b} = v_v - v_b$$
$$= (6 \text{ m/s} \rightarrow) - (3 \text{ m/s} \rightarrow)$$
$$= (3 \text{ m/s} \rightarrow)$$

A velocidade do vento em relação ao barco é de 3 m/s no sentido em que o barco está velejando.

Figura 15.2

O fluxo laminar é caracterizado por camadas planas e paralelas de fluido.

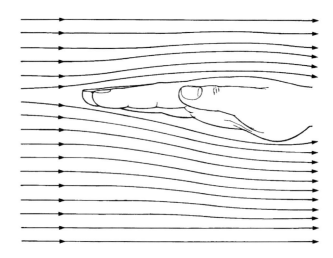

Fluxo turbulento
Fluxo caracterizado pela mistura de camadas adjacentes de fluido.

O fluxo laminar e o **fluxo turbulento** são duas categorias distintas. Se houver qualquer turbulência, o fluxo não é laminar. A natureza do fluido ao redor do objeto pode afetar drasticamente as forças fluidas exercidas sobre o objeto. No caso do corpo humano durante a natação, o fluxo não é completamente laminar e nem completamente turbulento, mas sim transicional entre ambos.[14]

Propriedades dos fluidos

Outros fatores que influenciam a magnitude das forças produzidas por um fluido são a densidade, o peso específico e a viscosidade do fluido. Como discutido no Capítulo 3, a densidade (ρ) é definida como massa/volume, e a taxa de peso pelo volume é conhecida como peso específico (γ). Quanto mais denso e mais pesado for o meio fluido que cerca um corpo, maiores serão as magnitudes das forças que o fluido exercerá sobre o corpo. A propriedade de viscosidade do fluido envolve a resistência interna de um fluido em fluir. Quanto maior o grau de resistência de um fluido ao fluxo sob uma força aplicada, mais viscoso é esse fluido. Um melado espesso, por exemplo, é mais viscoso do que um mel líquido, que é mais viscoso do que a água. O aumento da viscosidade do fluido resulta em aumento das forças exercidas sobre os corpos expostos ao fluido.

A pressão atmosférica e a temperatura influenciam a densidade, o peso específico e a viscosidade de um fluido, havendo mais massa concentrada em uma determinada unidade de volume do fluido sob maiores pressões atmosféricas e menores temperaturas. Como o movimento molecular dos gases aumenta de acordo com a temperatura, a viscosidade dos gases também aumenta. A viscosidade dos líquidos diminui com o aumento da temperatura por causa da redução das forças coesivas entre as moléculas. As densidades, os pesos específicos e as viscosidades dos fluidos comuns são mostrados na Tabela 15.1.

▼
A pressão atmosférica e a temperatura influenciam a densidade, o peso específico e a viscosidade de um fluido.

Tabela 15.1

Propriedades físicas aproximadas dos fluidos comuns.

Fluido*	Densidade (kg/m³)	Peso específico (n/m³)	Viscosidade (ns/m²)
Ar	1,20	11,8	0,000018
Água	998	9.790	0,0010
Água do mar⁺	1.026	10.070	0,0014
Álcool etílico	799	7.850	0,0012
Mercúrio	13.550,20	133.000,0	0,0015

*Os fluidos são medidos a 20°C e à pressão atmosférica normal.
⁺10°C, 3,3% de salinidade.

Flutuabilidade

Características da força de empuxo

O empuxo é uma força fluida que sempre atua verticalmente para cima. Os fatores que determinam a magnitude da força de empuxo foram explicados originalmente por Arquimedes, matemático da Grécia Antiga. O **princípio de Arquimedes** declara que a magnitude da força de empuxo que atua sobre um corpo é igual ao peso do fluido deslocado pelo corpo. O último fator é calculado pela multiplicação do peso específico do fluido pelo volume da parte do corpo que está cercada pelo fluido. O empuxo (F_b) é calculado como o produto do volume deslocado (V_d) pelo peso específico do fluido γ:

$$F_b = V_{d\gamma}$$

Por exemplo, se uma bola de polo aquático com um volume de 0,2 m^3 for completamente submergida em água a 20°C, a força de empuxo que agirá sobre a bola será igual ao volume da bola multiplicado pelo peso específico da água a 20°C:

$$
\begin{aligned}
F_b &= V_{d\gamma} \\
&= (0{,}2 \text{ m}^3)\,(9.790 \text{ N/m}^3) \\
&= 1.958 \text{ N}
\end{aligned}
$$

Quanto mais denso for o fluido circunjacente, maior será a magnitude da força de empuxo. Como a água do mar é mais densa do que a água doce, a flutuabilidade é maior na água do mar do que na água doce. Como a magnitude da força de empuxo está diretamente relacionada com o volume do objeto submerso, o ponto em que a força de empuxo atua é o centro de volume do objeto, que também é conhecido como centro de empuxo. O **centro de volume** é o ponto ao redor do qual o volume de um corpo está igualmente distribuído.

> **Princípio de Arquimedes**
> *Lei da física que diz que a força de empuxo que atua sobre um corpo é igual ao peso do fluido deslocado pelo corpo.*

> **Centro de volume**
> *Ponto ao redor do qual o volume de um corpo está distribuído igualmente e no qual atua a força de empuxo.*

Flutuação

A capacidade de um corpo de flutuar em um meio fluido depende da relação entre a sua flutuabilidade e o seu peso. Quando o peso e o empuxo são as únicas duas forças atuantes sobre um corpo e suas magnitudes são iguais, o corpo flutua em estado imóvel, de acordo com o princípio de equilíbrio estático. Se a magnitude do peso for maior do que o empuxo, o corpo afunda, movendo-se para baixo no sentido da força líquida.

A maioria dos objetos flutua estaticamente em posição parcialmente submersa. O volume de um objeto que flutua livremente, necessário para gerar uma força de flutuação igual ao peso do objeto, é o volume que fica submerso.

Flutuação do corpo humano

No estudo da biomecânica, o interesse a respeito da flutuabilidade é mais comumente relacionado com a flutuação do corpo humano na água. Alguns indivíduos não flutuam em uma posição imóvel, enquanto outros boiam com pouco esforço. Essa diferença de flutuabilidade é uma função da densidade corporal. Como a densidade dos músculos e dos ossos é maior do que a densidade da gordura, os indivíduos extremamente musculosos e com pouca gordura corporal apresentam densidades corporais médias maiores do que indivíduos com menos músculos, ossos menos densos ou mais gordura corporal. Se dois indivíduos apresentam volume corporal idêntico, o que tem maior densidade corporal será mais pesado. Se duas pessoas apresentam o mesmo peso corporal, a pessoa com maior densidade corporal terá um volume corporal menor. Para que ocorra a flutuação, o volume corporal precisa ser grande o bastante para produzir um empuxo maior ou igual ao peso corporal (Exemplo de Problema 15.2). Muitas pessoas conseguem boiar apenas quando mantêm um grande volume de ar inspirado nos pulmões, uma tática que aumenta o volume corporal sem alterar o peso corporal.

> ▼
> Para que um corpo flutue, o empuxo que ele produz precisa ser igual ou maior do que seu peso.

EXEMPLO DE PROBLEMA 15.2

Quando mantém grande quantidade de ar inspirado em seus pulmões, uma menina de 22 kg tem um volume corporal de 0,025 m³. Ela consegue flutuar em água doce se γ for igual a 9.810 N/m³? Considerando seu volume corporal, até quanto ela poderia pesar e ainda ser capaz de flutuar?

Conhecido

m = 22 kg
V = 0,025 m³
γ = 9.810 N/m³

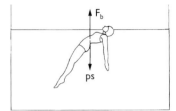

Solução

Duas forças atuam sobre a menina: seu peso e o empuxo. De acordo com as condições de equilíbrio estático, a soma das forças verticais precisa ser igual a zero para que a menina flutue em uma posição estática. Se o empuxo for menor do que seu peso, ela afundará, e se o empuxo for igual ao seu peso, ela flutuará completamente submersa. Se o empuxo for maior do que seu peso, ela flutuará parcialmente submersa. A magnitude do empuxo que atua sobre seu volume corporal total é o produto do volume de fluido deslocado (seu volume corporal) pelo peso específico do fluido:

$$F_b = V_\gamma$$
$$= (0,025 \text{ m}^3)(9.810 \text{ N/m}^3)$$
$$= 245,52 \text{ N}$$

Seu peso corporal é igual à sua massa corporal multiplicada pela aceleração da gravidade:

$$ps = (22 \text{ kg})(9,81 \text{ m/s}^2)$$
$$= 215,82 \text{ N}$$

Como o empuxo é maior do que seu peso corporal, a menina boiará parcialmente submersa na água doce.

Sim, ela flutuará.

Para calcular o peso máximo que o volume corporal da menina pode sustentar na água doce, multiplique o volume corporal pelo peso específico da água.

$$ps_{máx} = (0,025 \text{ m}^3)(9.810 \text{ N/m}^3)$$

$$ps_{máx} = 245,25 \text{ N}$$

A orientação do corpo humano quando flutua na água é determinada pela posição relativa do centro de gravidade corporal total em relação ao centro de volume corporal total. As localizações exatas do centro de gravidade e do centro de volume variam de acordo com as dimensões antropométricas e com a composição corporal. Tipicamente, o centro de gravidade é inferior ao centro de volume por causa do volume relativamente grande e do peso relativamente pequeno dos pulmões. Como o peso atua sobre o centro de gravidade e o empuxo atua sobre o centro de volume, é criado um torque que gira o corpo até que ele se posicione de modo a que essas duas forças estejam alinhadas verticalmente e o torque deixe de existir (Figura 15.3).

Quando nadadores iniciantes tentam boiar de costas, eles assumem tipicamente uma posição corporal horizontal. Quando o nadador relaxa, a parte inferior do seu corpo afunda por causa do torque em ação. Um professor experiente instrui os nadadores iniciantes a adotar uma posição mais diagonal na água antes de relaxarem na flutuação de costas. Essa posição minimiza o torque e

▼ Pessoas que não conseguem flutuar em piscinas podem flutuar no Grande Lago Salgado de Utah, onde a densidade da água supera até mesmo a da água do mar.

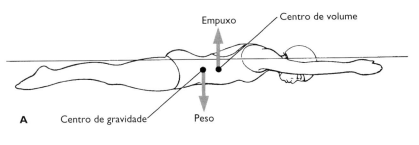

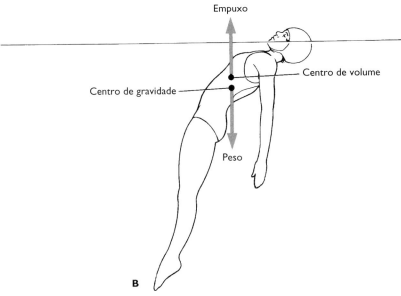

Figura 15.3

A. É criado um torque sobre o nadador pelo peso corporal (que atua no centro de gravidade) e pelo empuxo (que atua no centro de volume). **B.** Quando o centro de gravidade e o centro de volume são alinhados verticalmente, esse torque é eliminado.

o afundamento concomitante da parte inferior. Outras estratégias que um nadador pode utilizar para reduzir o torque sobre o corpo quando está em uma posição de flutuação de costas incluem a extensão dos braços para trás na água, acima da cabeça, e a flexão dos joelhos. Ambas as táticas elevam a localização do centro de gravidade, posicionando-o mais próximo do centro de volume.

Arrasto

O arrasto é uma força gerada pela ação dinâmica de um fluido que atua no sentido de um fluxo de fluido livre de correnteza. Genericamente, o arrasto é uma força de *resistência*: uma força que diminui a velocidade do movimento de um corpo que se move através de um fluido. A força de arrasto que atua sobre um corpo em movimento relativo em relação a um fluido é definida pela seguinte fórmula:

$$F_D = \tfrac{1}{2} C_D \rho A_p v^2$$

Nessa fórmula, F_D é a força de arrasto, C_D é o **coeficiente de arrasto**, ρ é a densidade do fluido, A_p é a área projetada do corpo ou a área de superfície do corpo orientada perpendicularmente ao fluxo de fluido e v é a velocidade relativa do corpo em relação ao fluido. O coeficiente de arrasto é um número sem unidade que funciona como um índice do total de arrasto que um objeto pode produzir. Seu tamanho depende do formato e da orientação do corpo em relação ao fluxo de fluido; corpos longos e estreitos geralmente têm menores coeficientes de arrasto do que objetos largos e com formatos irregulares. Os coeficientes de arrasto aproximados para o corpo humano em posições adotadas comumente durante a participação em diferentes esportes são mostrados na Figura 15.4. A área frontal média do corpo em relação às braçadas de quatro estilos de natação é semelhante no *crawl*, no nado de costas e no nado borboleta, contudo, é maior no nado de peito.[8]

Coeficiente de arrasto
Número sem unidade que é um índice da capacidade de um corpo de produzir resistência a um fluido.

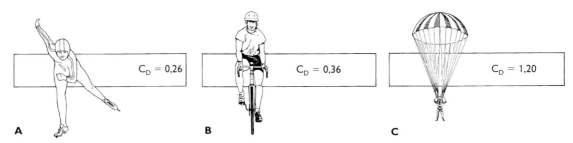

Figura 15.4 Coeficiente de arrasto aproximado para o corpo humano. **A.** Arrasto frontal em patinador de velocidade. **B.** Arrasto frontal em um ciclista na posição de passeio. **C.** Arrasto vertical em um paraquedista caindo com o paraquedas completamente aberto. Fonte: Adaptada de Roberson JA e Crowe CT: *Engineering fluid mechanics* (2nd ed.), Boston, 1980, Houghton Mifflin.

Lei teórica do quadrado
O arrasto aumenta aproximadamente com o quadrado da velocidade quando a velocidade relativa é baixa.

A fórmula para a força de arrasto total demonstra a maneira exata como cada um dos fatores identificados afeta o arrasto. Se o coeficiente de arrasto, a densidade do fluido e a área projetada do corpo permanecerem constantes, o arrasto aumentará com o quadrado da velocidade relativa de movimento. Essa relação é chamada de **lei teórica do quadrado**. De acordo com essa lei, se os cliclistas dobrarem sua rapidez e os outros fatores permanecerem constantes, a força de arrasto vai se opor quatro vezes mais a eles. O efeito do arrasto é mais evidente quando um corpo se move em alta velocidade, o que ocorre em esportes como ciclismo, patinação de velocidade, esqui, trenó e luge.

Na natação, o arrasto em um corpo em movimento é centenas de vezes maior do que seria no ar, com a magnitude do arrasto variando de acordo com as características antropométricas do nadador e com o tipo de nado. Pesquisadores distinguem entre arrasto passivo, que é produzido pelo tamanho corporal do nadador, seu formato e posição na água, e arrasto ativo, que está associado ao movimento da natação. O arrasto passivo está relacionado inversamente com a flutuabilidade do nadador e foi observado que ele tem uma influência pequena, porém importante, no desempenho da natação de velocidade.[19] Quando é usado um planador subaquático, o arrasto passivo é reduzido em mais de 17% quando os braços estão ao longo do corpo em comparação com os braços estendidos acima da cabeça.[5]

Três formas de resistência contribuem para a força de arrasto total. O componente de resistência que predomina depende da natureza do fluxo de fluido imediatamente adjacente ao corpo.

Atrito da pele

Atrito da pele
Arrasto de superfície
Arrasto viscoso
Resistência derivada do atrito entre camadas adjacentes de fluido próximas a um corpo que se move através do fluido.

Um componente do arrasto total é conhecido como **atrito da pele**, **arrasto de superfície** ou **arrasto viscoso**. Esse arrasto é semelhante à força de atrito descrita no Capítulo 12. O atrito da pele deriva dos contatos deslizantes entre as camadas sucessivas de fluido próximas à superfície do corpo em movimento (Figura 15.5). A camada de partículas de fluido imediatamente adjacente ao corpo em movimento tem a velocidade reduzida por causa da força de cisalhamento que o corpo exerce sobre o fluido. A camada seguinte adjacente de partículas de fluido se move com uma rapidez discretamente menor por causa do atrito entre as moléculas adjacentes e, por sua vez, a camada seguinte é afetada. O número de camadas de fluido afetadas se torna progressivamente maior conforme o fluido se move corrente abaixo junto com o corpo. Toda a região na qual a velocidade do fluido está diminuída por causa da resistência de cisalhamento originada pelo limite do corpo em movimento é a **camada limite**. A força que o corpo exerce sobre o fluido na criação da camada limite resulta em uma força de reação com sentido oposto pelo fluido no corpo. Essa força de reação é chamada de *atrito da pele*.

Camada limite
Camada de fluido imediatamente adjacente a um corpo.

Vários fatores afetam a magnitude do arrasto do atrito da pele. Ela aumenta proporcionalmente conforme aumenta a velocidade relativa do fluxo de fluido, a área de superfície do corpo sobre a qual ocorre o fluxo, a rugosidade da

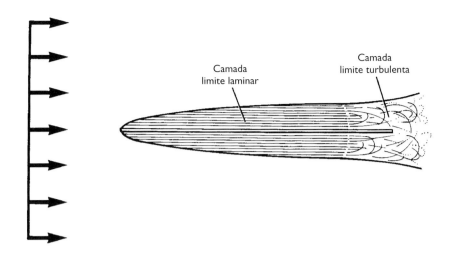

Figura 15.5
A camada limite de fluido para uma lâmina fina e chata, mostrada de um ponto de vista lateral. A camada limite laminar gradualmente se torna mais espessa conforme o fluxo progride ao longo da placa.

superfície corporal e a viscosidade do fluido. O atrito da pele é sempre um componente da força de arrasto total que atua em um corpo que se move em relação a um fluido e é o principal tipo de arrasto quando o fluxo é predominantemente laminar. Para o nado *crawl*, a canoagem e o remo, o atrito da pele predomina em velocidades entre 1 e 3 m/s.[17]

Dentre esses fatores, um pode ser prontamente modificado por um atleta competitivo: a rugosidade relativa da superfície corporal. Atletas podem utilizar vestimentas justas compostas por um tecido liso em vez de usar um vestuário frouxo ou uma roupa feita com um tecido rugoso. Quando os ciclistas usam um vestuário adequado, incluindo luvas, calças justas e coberturas lisas sobre os cadarços dos sapatos, há uma redução perceptível na resistência do ar. O atrito da pele também é significativamente diminuído quando os nadadores do sexo masculino usam trajes que vão dos ombros aos joelhos ou dos ombros aos tornozelos em vez de sungas. Nadadores e ciclistas masculinos competitivos frequentemente raspam os pelos corporais para reduzir o atrito da pele.

Outro fator que afeta o atrito da pele e que os atletas podem modificar em algumas circunstâncias é a quantidade de área de superfície em contato com o fluido. Carregar um passageiro extra, como um timoneiro em um evento de remo, resulta em maior área molhada do casco por causa do peso adicional; como resultado, o arrasto do atrito da pele aumenta.

Arrasto de forma

Um segundo componente do arrasto total que atua sobre um corpo em movimento através de um fluido é o **arrasto de forma**, que também é conhecido como **arrasto de perfil** ou **arrasto de pressão**. O arrasto de forma é sempre um componente do arrasto em um corpo que se move em relação a um fluido. Quando a camada limite das moléculas de fluido próximas à superfície de um corpo móvel é principalmente turbulenta, o arrasto de forma predomina. O arrasto de forma é o principal contribuinte do arrasto total na maioria dos movimentos humanos e de projétil. Ele é o tipo de arrasto predominante em velocidades menores do que 1 m/s no nado *crawl*, na canoagem e no remo.[17]

Quando um corpo se move através de um meio fluido com velocidade suficiente para criar uma área de turbulência atrás do corpo, um desequilíbrio é criado na pressão que cerca o corpo – um *diferencial de pressão* (Figura 15.6). Na porção apical do corpo na qual as partículas de fluido encontram frontalmente o corpo, é formada uma zona de pressão relativamente alta. Na porção distal do corpo, na qual a turbulência está presente, é criada uma zona de pressão relativamente baixa. Sempre que existe um diferencial de pressão, uma força é direcionada da região de alta pressão para a região de baixa pressão. Por exemplo, um aspirador a vácuo produz força de sucção porque existe uma

Arrasto de forma
Arrasto de perfil
Arrasto de pressão
Resistência criada por uma diferença de pressão entre as porções proximal e distal de um corpo que se move através de um fluido.

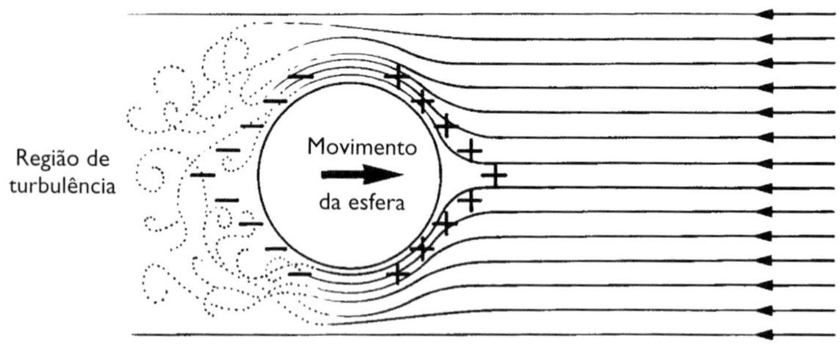

Figura 15.6

O arrasto de forma é resultado de uma força de sucção produzida entre a zona de pressão positiva na porção apical de um corpo e a zona de pressão negativa na porção distal do corpo quando há turbulência.

▼

A aerodinâmica ajuda a minimizar o arrasto de forma.

região de pressão relativamente baixa (o vácuo relativo) dentro da máquina. Essa força, direcionada da porção frontal para a parte posterior do corpo em relação ao movimento através de um fluido, constitui o arrasto de forma.

Vários fatores afetam a magnitude do arrasto de forma, incluindo a velocidade relativa do corpo em relação ao fluido, a magnitude do gradiente de pressão entre as porções apical e distal do corpo, e o tamanho da área de superfície que está alinhada perpendicularmente ao fluxo. O tamanho do gradiente de pressão e a proporção de área de superfície perpendicular ao fluido podem ser reduzidos para minimizar o efeito do arrasto de forma sobre o corpo humano. Por exemplo, tornar o formato do corpo mais aerodinâmico reduz a magnitude do gradiente de pressão. Isso minimiza a quantidade de turbulência criada e, assim, reduz a pressão negativa produzida na parte posterior do objeto (Figura 15.7). Adotar uma posição corporal mais agachada também reduz a área de superfície do corpo projetada perpendicularmente ao fluxo de fluido.

Ciclistas, patinadores e esquiadores de competição adotam uma posição corporal mais aerodinâmica com a menor área corporal possível orientada de modo perpendicular à corrente de ar iminente. Mesmo que a posição mais curvada adotada por ciclistas de competição aumente o custo metabólico do ciclista em comparação com a posição ereta, o benefício aerodinâmico é uma redução de mais de 10 vezes no arrasto.[11] Do mesmo modo, carros de corrida, cascos de iate e alguns capacetes para ciclistas são projetados com formatos aerodinâmicos. Os projetos aerodinâmicos do quadro e do guidão das bicicletas de corrida também reduzem o arrasto.

Dar ao corpo um formato aerodinâmico também é uma maneira efetiva de reduzir o arrasto na água. A capacidade de tornar o corpo mais aerodinâmico durante o nado livre é uma característica que distingue os atletas de elite

Figura 15.7

O efeito da aerodinâmica é uma redução da turbulência produzida na porção distal de um corpo em um fluido. **A.** Um formato aerodinâmico. **B.** Uma esfera.

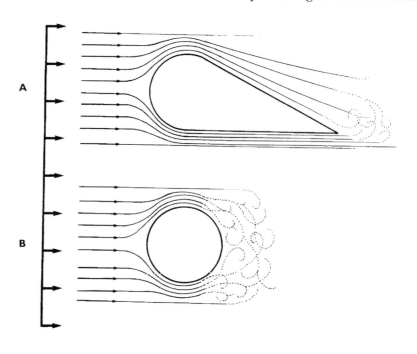

daqueles abaixo da elite. Utilizar uma roupa de triátlon molhada pode reduzir o arrasto na natação de um competidor em um ritmo de 1,25 m/s em uma competição típica de triátlon em até 14% porque o efeito de flutuabilidade da roupa resulta em menor arrasto de forma no nadador.[20]

A natureza da camada limite na superfície de um corpo que se move através de um fluido também pode influenciar o arrasto de forma por afetar o gradiente de pressão nas extremidades anterior e posterior do corpo. Quando a camada limite é predominantemente laminar, o fluido se separa do limite próximo à extremidade anterior do corpo, produzindo uma grande área de turbulência com grande gradiente de pressão e, portanto, grande arrasto de forma (Figura 15.8). Em contraste, quando a camada limite é turbulenta, o ponto de separação de fluido é mais próximo da porção distal do corpo, a área turbulenta criada é menor e o arrasto de forma resultante é menor.

A natureza da camada limite depende da rugosidade da superfície corporal e da velocidade relativa do corpo em relação ao fluido. Conforme a velocidade relativa do movimento para um objeto como uma bola de golfe aumenta, ocorrem variações no arrasto atuante (Figura 15.9). Conforme a velocidade relativa aumenta até um ponto crítico, a lei teórica do quadrado atua, com o arrasto aumentando com o quadrado da velocidade. Após esse ponto crítico ter sido alcançado, a camada limite se torna mais turbulenta do que laminar e o arrasto de forma diminui porque a redução da área de pressão na parte posterior da bola se torna menor. Conforme a velocidade aumenta ainda mais, crescem os efeitos de atrito da pele e de arrasto de forma, aumentando o arrasto total. Os furinhos em uma bola de golfe são projetados cuidadosamente para produzir uma camada limite turbulenta sobre a superfície da bola, o que reduz o arrasto de forma sobre a bola ao longo da faixa de velocidades em que a bola viaja.

Outra maneira pela qual o arrasto pode ser minimizado é com o enfileiramento, o processo de seguir outro participante bem próximo da parte posterior dele em esportes de velocidade como ciclismo e corridas de automóveis. O enfileiramento fornece a vantagem de reduzir o arrasto de forma de quem segue, já que o líder protege parcialmente a porção frontal de quem o segue da maior pressão contra o fluido. Dependendo do tamanho da área de pressão reduzida atrás do líder, uma força semelhante ao vácuo também pode ajudar a propelir para a frente quem o segue. Na natação, a distância de enfileiramento ótima

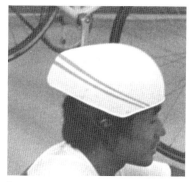

Um capacete aerodinâmico de ciclismo. ©Susan Hall.

Figura 15.8

O fluxo laminar (A) resulta em uma separação precoce do fluxo a partir do limite e de um arrasto produtor de arrasto maior em comparação com o fluxo de superfície turbulento (B)

Figura 15.9

O arrasto aumenta aproximadamente com o quadrado da velocidade até que haja velocidade relativa (v_1) suficiente para produzir uma camada limite turbulenta. Conforme a velocidade aumenta além desse ponto, o arrasto de forma diminui. Após ser alcançada uma segunda velocidade relativa crítica (v_2), o arrasto aumenta novamente.

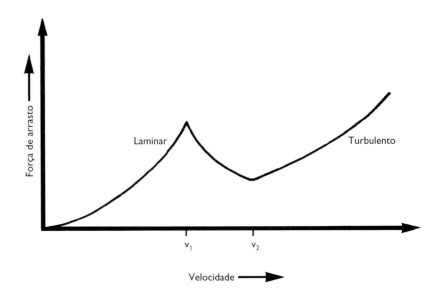

atrás de outro nadador em uma piscina é de 0 a 50 cm dos dedos dos pés do nadador líder.[3] Foi observado que o enfileiramento parece melhorar o desempenho durante a natação de longa distância, particularmente para nadadores mais rápidos e mais magros.[4]

Arrasto de onda

O terceiro tipo de arrasto atua na interface entre dois fluidos diferentes, por exemplo, na interface entre a água e o ar. Embora os corpos que estejam completamente submersos em um fluido não sejam afetados pelo **arrasto de onda**, esse tipo de arrasto pode ser o principal contribuinte para o arrasto total em um nadador, particularmente quando a natação é feita em águas abertas. Quando um nadador move um segmento corporal ao longo, próximo ou através da interface entre ar e água, é criada uma onda no fluido mais denso (a água). A força de reação que a água exerce no nadador constitui o arrasto de onda.

A magnitude do arrasto de onda aumenta com o maior movimento do corpo para cima e para baixo e com o aumento da rapidez da natação. A altura da onda produzida à frente do nadador aumenta proporcionalmente com a velocidade

Arrasto de onda
Resistência criada pela produção de ondas na interface entre dois fluidos, como o ar e a água.

Ciclistas se enfileiram para minimizar o arrasto de forma. ©Susan Hall.

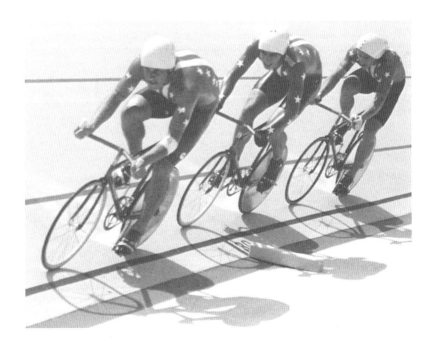

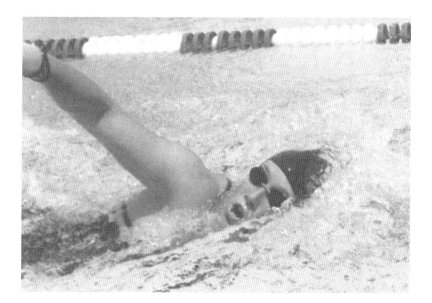

A onda produzida por um nadador de competição. ©Susan Hall.

de natação, embora, em determinada velocidade, nadadores habilidosos produzam ondas menores do que nadadores menos habilidosos, presumivelmente por causa do uso de uma técnica melhor (menor movimento para cima e para baixo). Em nados de grande rapidez (mais de 3 m/s), com frequência o arrasto de onda é o maior componente do arrasto total que atua sobre um nadador.[17] Por essa razão, os nadadores de competição se projetam tipicamente abaixo da água para eliminar o arrasto de onda por uma pequena parte da corrida em eventos cujas regras permitam isso. Um nado abaixo da água é permitido após o mergulho ou na volta do nado de peito, e é permitido também percorrer uma distância de até 15 m abaixo da água após uma volta do nado costas. Na maioria das piscinas de natação, as linhas das raias são projetadas para minimizar a ação da onda por dissipar a água superficial em movimento.

Força de sustentação

Enquanto a força de arrasto atua no sentido do fluxo de fluido livre de corrente, outra força, conhecida como **sustentação**, geralmente é perpendicular ao fluxo de fluido. Embora o nome *sustentação* sugira que essa força seja direcionada verticalmente para cima, ela pode assumir qualquer direção, conforme determinado pelo sentido do fluxo de fluido e pela orientação do corpo. Os fatores que afetam a magnitude da sustentação são basicamente os mesmos que afetam a magnitude do arrasto:

$$F_S = \tfrac{1}{2} C_S \rho A_p v^2$$

Nessa equação, F_S representa a força de sustentação, C_S é o **coeficiente de sustentação**, ρ é a densidade do fluido, A_p é a área de superfície contra a qual a sustentação é produzida e v é a velocidade relativa de um corpo em relação a um fluido. Os fatores que afetam a magnitude das forças fluidas estão resumidos na Tabela 15.2.

Sustentação
Força que atua sobre um corpo em um fluido em direção perpendicular ao fluxo de fluido.

Coeficiente de sustentação
Número sem unidade que é um índice da capacidade de um corpo de produzir sustentação.

Formato laminar

Uma maneira pela qual pode ser produzida força de sustentação é o formato do corpo móvel semelhante a uma **lâmina** (Figura 15.10). Quando a corrente de fluido encontra uma lâmina, o fluido se separa com uma parte fluindo acima da superfície curva e uma parte fluindo logo abaixo da superfície plana do lado oposto. O fluido que flui sobre uma superfície curva é acelerado positivamente em relação ao fluxo de fluido, criando uma região de fluxo de

Lâmina
Formato capaz de produzir sustentação na presença de um fluxo de fluido.

Tabela 15.2

Fatores que afetam a magnitude das forças fluidas.

Força	Fatores
Empuxo	Peso específico do fluido Volume de fluido deslocado
Atrito da pele	Densidade do fluido Velocidade relativa do fluido Quantidade de área de superfície corporal exposta ao fluxo Rugosidade da superfície corporal Viscosidade do fluido
Arrasto de forma	Densidade do fluido Velocidade relativa do fluido Diferencial de pressão entre as porções proximal e distal do corpo Proporção de área de superfície corporal perpendicular ao fluxo
Arrasto de onda	Velocidade relativa da onda Proporção de área de superfície perpendicular à onda Viscosidade do fluido
Força de sustentação	Velocidade relativa do fluido Densidade do fluido Tamanho, formato e orientação do corpo

Figura 15.10

A força de sustentação produzida por um formato de lâmina é direcionada da região de pressão relativa alta do lado plano da lâmina para a região de pressão relativa baixa do lado curvado da lâmina.

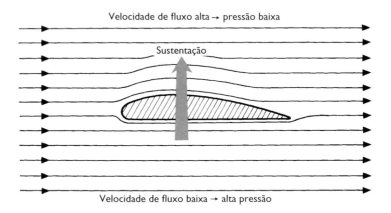

Princípio de Bernoulli
Expressão da relação inversa entre velocidade relativa e pressão relativa em um fluxo de fluido.

velocidade relativa alta. A diferença da velocidade de fluxo do lado curvo da lâmina em relação ao lado plano dela produz uma diferença de pressão no fluido, em concordância com a relação derivada pelo cientista italiano Bernoulli. De acordo com o **princípio de Bernoulli**, as regiões de fluxo de fluido de velocidade relativa alta estão associadas às regiões de pressão relativa baixa e as regiões de fluxo de velocidade relativa baixa estão associadas às regiões de pressão relativa alta. Quando essas regiões de pressão relativa alta e baixa são criadas em lados opostos da lâmina, o resultado é uma força de sustentação direcionada perpendicularmente à lâmina da zona de alta pressão para a zona de baixa pressão.

Diferentes fatores afetam a magnitude da força de sustentação que atua sobre uma lâmina. Quanto maior a velocidade da lâmina em relação ao fluido, maior é o diferencial de pressão e a força de sustentação produzidos. Outros fatores que contribuem são a densidade do fluido e a área de superfície do lado plano da lâmina. Conforme ambas as variáveis aumentam, a sustentação aumenta. Um fator adicional que influencia é o *coeficiente de sustentação*, que indica a capacidade de um corpo de produzir sustentação com base no seu formato.

A mão apresenta um formato de lâmina quando observada de um ponto de vista lateral. Quando o nadador insere a mão na água, ele produz força de sustentação direcionada perpendicularmente à palma. Os praticantes de nado sincronizado utilizam um movimento de remo, inserindo rapidamente suas mãos para trás e para a frente para manobrar seus corpos em diferentes posições na

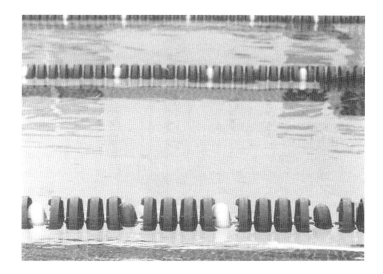

As raias em uma piscina de natação moderna são projetadas para minimizar a ação de onda, permitindo tempos de disputa mais rápidos.
©Susan Hall.

água. A força de sustentação produzida pelos movimentos rápidos de remo permite que praticantes de nado sincronizado de elite sustentem seus corpos em uma posição invertida com ambas as pernas estendidas completamente para fora da água.

Os formatos semilaminares de projéteis, como discos, dardos, bolas de futebol americano e bumerangues, produzem alguma força de sustentação quando orientados em ângulos adequados em relação à direção do fluxo de fluido. Entretanto, projéteis esféricos, como um peso ou uma bola, não se assemelham suficientemente a uma lâmina e não conseguem criar sustentação por seus formatos.

O ângulo de orientação de um projétil em relação ao fluxo de fluido – o **ângulo de ataque** – é um fator importante no lançamento de um projétil produtor de sustentação para um alcance máximo (deslocamento horizontal). Um ângulo de ataque positivo é necessário para produzir uma força de sustentação (Figura 15.11). Conforme o ângulo de ataque aumenta, a quantidade de área de superfície exposta perpendicularmente ao fluxo de fluido também aumenta, incrementando assim a quantidade de arrasto de forma atuante. Com um ângulo de ataque muito íngreme, o fluido não consegue fluir ao longo do lado curvado da lâmina para produzir a sustentação. Aviões que adotam uma ascendente muito íngreme podem perder sustentação e altitude até que os pilotos reduzam o ângulo de ataque das asas para conseguir sustentação.

Ângulo de ataque
Ângulo entre o eixo longitudinal de um corpo e a direção do fluxo de fluido.

Para maximizar a distância de voo de um projétil como o disco ou o dardo, é vantajoso maximizar a sustentação e minimizar o arrasto. Entretanto, o arrasto de forma é mínimo em um ângulo de ataque de 0°, que é um ângulo pequeno para criar sustentação. O ângulo de ataque ótimo para maximizar o alcance é o ângulo em que a **taxa de sustentação/arrasto** é máxima. A maior taxa de sustentação/arrasto para um disco que trafega a uma velocidade relativa de 24 m/s é produzida a um ângulo de ataque de 10°.[7] Contudo, tanto para o disco quanto para o dardo, o único fator mais importante relacionado com a distância alcançada é a rapidez de liberação.

Taxa de sustentação/arrasto
Magnitude da força de sustentação dividida pela magnitude da força total de arrasto que atua sobre um corpo em determinado tempo.

Quando o projétil é o corpo humano durante a realização de um salto, é mais complicado maximizar os efeitos da sustentação enquanto se minimizam os efeitos do arrasto. No salto de esqui, por causa do período relativamente longo durante o qual o corpo fica no ar, a taxa de sustentação/arrasto para o corpo humano é particularmente importante. Pesquisas sobre o salto de esqui indicam que para o desempenho ótimo os saltadores precisam ter um corpo longilíneo, com uma grande área frontal (para produzir sustentação), e um pequeno peso corporal (para permitir uma aceleração maior) durante o salto. O efeito da sustentação é imediato na partida, resultando em uma velocidade vertical inicial maior do que a produzida pelo saltador através de um impulso contra a superfície da rampa.[21] Durante a primeira parte do voo, os saltadores devem adotar um pequeno ângulo de ataque para minimizar o arrasto (Figuras 15.12 e 15.13). Durante a última parte do voo, eles devem aumentar o ângulo de ataque até aquele de sustentação máxima. Saltar com o vento frontal aumenta drasticamente o comprimento do salto por causa do aumento da sustentação que atua sobre o saltador.[15]

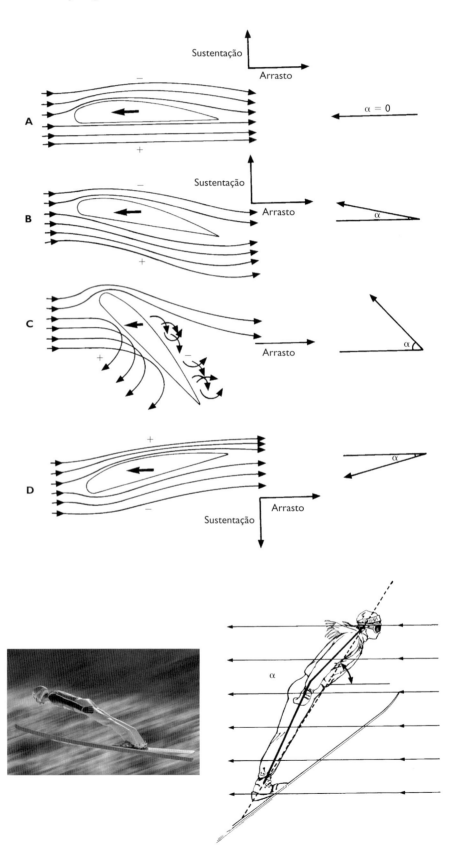

Figura 15.11

A. O arrasto e a sustentação são pequenos porque o ângulo de ataque (α) não cria um diferencial de pressão suficientemente alto ao longo das superfícies superior e inferior da lâmina. **B.** Um ângulo de ataque que promove sustentação. **C.** Quando o ângulo de ataque é muito grande, o fluido não consegue fluir pela superfície curva da lâmina e não se produz sustentação. **D.** Quando o ângulo de ataque está abaixo da horizontal, é produzida sustentação em uma direção para baixo. Fonte: Adaptada de Maglischo E: *Swimming faster: A comprehensive guide to the science of swimming*, Palo Alto, CA, 1982, Mayfield.

Figura 15.12

O ângulo de ataque é o ângulo formado entre o eixo principal de um corpo e a direção de fluxo de fluido (*à esquerda*). ©technotr/E+/Getty Images RF.

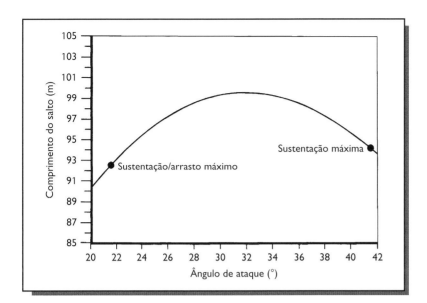

Figura 15.13
A relação entre o comprimento do salto de esqui e o ângulo de ataque do atleta. Fonte: Denoth, J., Luethi, S. M., and Gasser, H. H. "Methodological Problems in Optimization of the Flight Phase in Ski Jumping," International Journal of Sports Biomechanics, 3:404, 1987.

Efeito Magnus

Os objetos que giram também produzem sustentação. Quando um objeto em um meio fluido gira, a camada limite das moléculas de fluido adjacente ao objeto gira com ele. Quando isso acontece, as moléculas de fluido de um lado do corpo que gira colidem frontalmente com as moléculas no fluido livre de corrente (Figura 15.14). Isso dá origem a uma região de velocidade relativa baixa e alta pressão. No lado oposto do objeto que gira, a camada limite se move no mesmo sentido do fluxo de fluido, criando assim uma zona de velocidade relativa alta e baixa pressão. O diferencial de pressão cria o que é chamado de **força Magnus**, uma força de sustentação direcionada da região de alta pressão para a região de baixa pressão.

A força Magnus afeta a trajetória de voo de um projétil que gira conforme ele viaja através do ar, fazendo com que o percurso se desvie progressivamente na direção do giro, um desvio conhecido como **efeito Magnus**. Quando uma bola de tênis ou uma bola de pingue-pongue é batida e gira para a frente, a bola cai mais rapidamente do que cairia sem o giro e tende a ricochetear baixo e rapidamente, com frequência fazendo com que seja mais difícil para o oponente rebater a bola. A parte felpuda da bola de tênis prende consigo uma grande camada limite de ar conforme ela gira, acentuando assim o efeito Magnus. O efeito Magnus também pode ser resultado do giro lateral, como ocorre quando um arremessador lança uma bola curva (Figura 15.15). A versão atual da bola curva é uma bola lançada intencionalmente com giro, fazendo com que ela siga uma trajetória curvilínea no sentido do giro ao longo de sua trajetória.

O grau com que a bola curva nos planos vertical e horizontal depende principalmente da taxa de rotação da bola e da orientação do eixo de rotação da bola que gira. Se o eixo de rotação for perfeitamente vertical, todo o efeito Magnus ocorre no plano horizontal. Alternativamente, se o eixo de rotação está

Força Magnus
Força de sustentação causada pelo giro.

Efeito Magnus
Desvio na trajetória de um objeto que gira no sentido do giro, resultante da força Magnus.

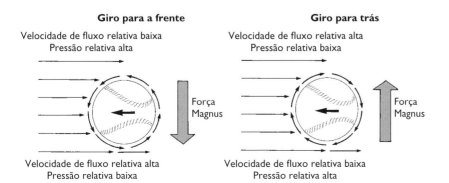

Figura 15.14
A força Magnus é resultado do diferencial de pressão criado por um corpo que gira.

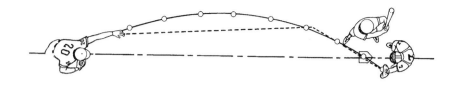

Figura 15.15

A trajetória de uma bola arremessada com giro lateral segue uma curva regular por causa do efeito Magnus. A linha pontilhada mostra a ilusão observada pelos jogadores no campo.

orientado horizontalmente, o efeito Magnus é restrito ao plano vertical. Duas orientações distintas de eixo de rotação foram observados nos arremessadores de beisebol da primeira divisão: um para bola rápida e *changeup* e outro para bola curva e *slider*.[22] Todavia, como a orientação das costuras na bola também influencia a sua trajetória, é provável que arremessadores diferentes empreguem estratégias um pouco diferentes para lançar as bolas.[16]

Os jogadores de futebol também utilizam o efeito Magnus quando é vantajoso que uma bola chutada tenha um percurso curvo, como pode ser o caso quando um jogador bate um tiro livre e tenta marcar o gol. Uma jogada "folha-seca" consiste em um chute executado de modo que o jogador aplique um giro lateral na bola, curvando-a ao redor da barreira de jogadores de defesa na frente do gol (Figura 15.16).

O efeito Magnus é máximo quando o eixo de giro é perpendicular à direção da velocidade relativa do fluido. Os tacos de golfe são projetados para transmitir algum giro para trás à bola batida, criando assim uma força Magnus direcionada para cima que aumenta o tempo e a distância de voo (Figura 15.17). Quando uma bola de golfe é batida lateralmente fora de seu centro, também é

▼

Uma bola projetada com giro segue uma trajetória curva na direção do giro.

Figura 15.16

Uma jogada folha-seca no futebol é resultado da transmissão de giro lateral à bola.

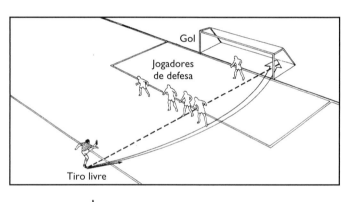

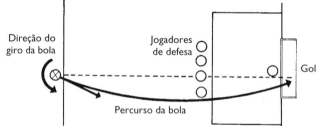

Figura 15.17

A parte de cima da cabeça de um taco de golfe é projetada para produzir giro para trás na bola. Uma bola batida adequadamente sobe por causa do efeito Magnus.

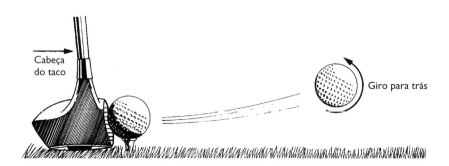

produzido um giro no eixo vertical, causando uma força Magnus desviada lateralmente que induz a bola a desviar de uma trajetória linear. Quando são transmitidos giro para trás e giro lateral para a bola, o efeito resultante da força Magnus sobre a trajetória da bola depende da orientação do eixo de rotação resultante da bola para a corrente de ar e da velocidade com que a bola foi batida. Quando uma bola de golfe é batida lateralmente fora do seu centro por um golfista destro, a bola infelizmente segue um percurso curvo para um lado – comumente conhecido como *hook* (para a esquerda) ou *slice* (para a direita).

No voleibol, o saque flutuante é feito com a batida da palma da mão retificada de modo que a bola viaje sem rotação. A ausência de rotação faz com que a bola "flutue" e esteja sujeita a desvios laterais causados pelas correntes de ar. Entretanto, a expressão "saque flutuante" não sugere que o saque não seja forçado. Um saque flutuante de alta velocidade, cuja direção oscile lateralmente durante a trajetória, pode ser muito difícil de receptar.

Propulsão em um meio fluido

Enquanto um vento frontal deixa mais lento um corredor ou um ciclista por aumentar a força de arrasto atuante, um vento por trás pode, de fato, contribuir para a propulsão para a frente. Um vento por trás afeta a velocidade relativa de um corpo em relação ao ar, modificando assim o arrasto resistivo que atua sobre o corpo. Desse modo, um vento por trás de velocidade maior do que a velocidade de um corpo em movimento produz uma força de arrasto no sentido do movimento (Figura 15.18). Essa força é chamada de **arrasto propulsivo**.

Arrasto propulsivo
Força que atua no sentido do movimento de um corpo.

Analisar as forças fluidas que atuam sobre o nadador é mais complicado. O arrasto resistivo atua sobre um nadador, ainda que as forças propulsivas exercidas pela água em reação aos movimentos do nadador sejam responsáveis pelo movimento do nadador para a frente através da água. Os movimentos dos segmentos corporais durante a natação produzem uma combinação complexa de forças de arrasto e de sustentação ao longo de cada ciclo de natação, e até mesmo entre nadadores de elite foi observada uma ampla faixa de padrões cinéticos durante a natação. Como resultado, os pesquisadores propuseram várias teorias a respeito da maneira como os nadadores se propelem através da água.

Teoria do arrasto propulsivo

A mais antiga teoria da propulsão na natação é a **teoria do arrasto propulsivo**, que foi proposta por Counsilman e Silvia[6] e tem como base a terceira lei de Newton para o movimento. De acordo com essa teoria, conforme as mãos e braços do nadador se movem para trás através da água, a força de reação direcionada para a frente originada pela água produz propulsão. A teoria também

Teoria do arrasto propulsivo
Teoria que atribui, pelo menos parcialmente, a propulsão na natação ao arrasto propulsivo sobre o nadador.

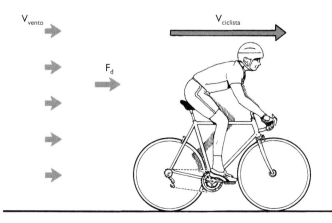

Figura 15.18

A força de arrasto que atua no mesmo sentido do movimento corporal pode ser considerada um arrasto propulsivo porque ela contribui para a velocidade do corpo para a frente.

sugere que os componentes horizontais do movimento para baixo e para trás de um pé e o movimento para cima e para trás do outro pé criam uma força de reação direcionada para a frente da água.

Quando filmes em alta velocidade de nadadores habilidosos revelaram que as mãos e os pés dos nadadores seguiam um zigue-zague em vez de um percurso reto através da água, a teoria foi modificada. Foi sugerido que esse tipo de padrão de movimento permitia que os segmentos corporais se impulsionassem contra a água parada ou em movimento lento e não contra a água já acelerada para trás, produzindo assim mais arrasto propulsivo. Nadadores habilidosos no nado *crawl* estabilizam o cotovelo para que o braço supere o arrasto resistivo durante a braçada em sua fase de propulsão embaixo da água.[12] A pesquisa mostra que manter as mãos com os dedos afastados confortavelmente com cerca de 12° entre eles, ou uma postura em repouso da mão, é ótimo para aumentar o arrasto contra a palma durante a natação.[13] Entretanto, o arrasto propulsivo pode não ser o principal contribuinte para a propulsão na natação.

Teoria da sustentação propulsiva

Teoria da sustentação propulsiva

Teoria que atribui a propulsão na natação, pelo menos parcialmente, à sustentação que atua sobre o nadador.

A **teoria da sustentação propulsiva** foi proposta por Counsilman em 1971.[2] De acordo com essa teoria, os nadadores usam o formato de lâmina da mão para aplicar movimentos laterais rápidos através da água para criar sustentação. A sustentação é resistida pelo movimento da mão para baixo e pela estabilização da articulação do ombro, que transmite ao corpo a força direcionada para a frente, propelindo-o para além da mão.

Desde então, uma série de investigadores estudou as forças produzidas pelos segmentos corporais durante a natação. Foi demonstrado que a sustentação contribui para a propulsão e que uma combinação de forças de sustentação e arrasto atua durante o ciclo da natação. As contribuições relativas da sustentação e do arrasto variam de acordo com o nado realizado, a fase do nado e o próprio nadador. O arrasto produzido pela mão do nadador é máximo quando a orientação da mão é praticamente perpendicular ao fluxo e a sustentação é máxima quando a mão se move tanto na direção do polegar quanto do dedo mínimo.

Técnica de braçada

Assim como a rapidez da corrida é o produto do comprimento da passada pela taxa de passadas, a rapidez da natação é o produto do comprimento da braçada (CB) pela taxa de braçadas (TB). Dos dois, o CB está mais diretamente relacionado com a rapidez da natação entre nadadores de competição em estilo livre. A comparação entre nadadores homens e mulheres que percorrem as mesmas distâncias de competição revelou TBs praticamente idênticas, mas CBs maiores resultaram em maiores velocidades para os homens. Em velocidades menores, nadadores habilidosos no estilo livre são capazes de manter níveis constantes e altos de CB, com redução progressiva do CB conforme a intensidade do exercício aumenta devido à fadiga muscular local. Isso sugere que os nadadores amadores de estilo livre que buscam melhorar seu desempenho devem se concentrar em aplicar mais força na água durante cada braçada para aumentar o CB em vez de realizar braçadas mais rápidas. No nado *crawl* amador, realizado mais vagarosamente, a contribuição das pernadas para a propulsão geral é maior do que nos nados mais velozes.[9]

Outra variável técnica de importância durante a natação de estilo livre é o giro corporal. A pesquisa mostra que o giro corporal na natação é causado pelo efeito de volta das forças fluidas que atuam sobre o corpo do nadador. A contribuição do giro corporal é importante, pois permite que o nadador empregue os músculos potentes e grandes do tronco em vez de contar apenas com os músculos do ombro e do braço. Isso também facilita a ação de respirar sem qualquer interrupção na mecânica da braçada. O giro corporal pode influenciar o percurso da mão através da água quase tanto quanto os movimentos mediolaterais da mão em relação ao tronco. Em particular, um aumento no giro corporal aumenta a rapidez da mão do nadador no plano perpendicular à direção da natação, aumentando assim o potencial para que a mão desenvolva forças de sustentação propulsivas. Com o aumento da rapidez da natação, o giro corporal geral diminui, embora o giro do tronco aumente, permitindo que os nadadores se beneficiem do giro da porção superior do tronco enquanto limitam o aumento de arrasto da extremidade inferior.[23]

Pesquisas indicam que, nos quatro estilos da natação – *crawl*, costas, peito e borboleta –, a força que o nadador gera contra um cinto de tração está fortemente ligada à velocidade do nado.[10] No entanto, na mecânica normal desses estilos, há variações na produção de força e na velocidade dos ciclos, com uma variação maior de velocidade no nado de peito, seguido pelo nado borboleta, pelo nado de costas e pelo nado *crawl*.[1] Isso sugere ser vantajoso manter a velocidade o mais constante possível nas competições de natação. É claro que ainda há muito o que aprender sobre a biomecânica da natação, especialmente diante de uma diferença de tempo cada vez menor entre o primeiro e o último colocado nas competições internacionais.

RESUMO

A velocidade relativa de um corpo em relação ao fluido e à densidade, o peso específico e a viscosidade do fluido afetam as magnitudes das forças fluidas. A força fluida que permite a flutuação é a flutuabilidade. O empuxo atua verticalmente para cima; seu ponto de aplicação é o centro de volume corporal e sua magnitude é igual ao produto do volume do fluido deslocado pela gravidade específica do fluido. Um corpo flutua em uma posição estática apenas quando a magnitude do empuxo e o peso corporal são iguais e quando o centro de volume e o centro de gravidade estão alinhados verticalmente.

O arrasto é uma força fluida que atua no sentido do fluxo de fluido livre de corrente. O atrito da pele é um componente de arrasto derivado dos contatos deslizantes entre as camadas sucessivas de fluido próximas à superfície de um corpo em movimento. O arrasto de forma, outro componente do arrasto total, é causado por um diferencial de pressão entre as porções apical e distal de um corpo que se move em relação a um fluido. O arrasto de onda é produzido pela formação de ondas na interface entre dois fluidos diferentes, como a água e o ar.

A sustentação é uma força que pode ser produzida perpendicularmente ao fluxo de fluido livre de corrente por um objeto com formato de lâmina. A sustentação é criada por um diferencial de pressão no fluido em lados opostos de um corpo que é resultado das diferenças na velocidade do fluxo de fluido. A sustentação produzida pelo giro é conhecida como força Magnus. A propulsão na natação parece resultar de uma ação combinada complexa de arrasto propulsivo e sustentação.

AUTOAVALIAÇÃO

Para todos os problemas, considere que o peso específico da água doce é igual a 9.810 N/m³ e o peso específico da água do mar (salgada) é igual a 10.070 N/m³.

1. Um menino está nadando com uma rapidez absoluta de 1,5 m/s em um rio no qual a rapidez da corrente é de 0,5 m/s. Qual é a velocidade do nadador em relação à corrente quando o menino nada diretamente rio acima? E diretamente rio abaixo? (Resposta: 2 m/s no sentido rio acima; 1 m/s no sentido rio abaixo.)

2. Um ciclista está pedalando a uma rapidez de 14 km/h com um vento frontal de 16 km/h. Qual é a velocidade do vento em relação ao ciclista? Qual é a velocidade do ciclista em relação ao vento? (Resposta: 30 km/h no sentido do vento; 30 km/h no sentido do ciclista.)

3. Um esquiador que está viajando a 5 m/s apresenta uma rapidez de 5,7 m/s em relação a um vento frontal. Qual é a rapidez absoluta do vento? (Resposta: 0,7 m/s.)

4. Um homem de 700 N apresenta um volume corporal de 0,08 m³. Se submerso em água doce, ele flutuará? Considerando o seu volume corporal, até quanto ele poderia pesar e ainda flutuar? (Resposta: Sim; 784,8 N.)

5. Um barco de competição de remo apresenta um volume de 0,38 m³. Quando flutua em água doce, quantas pessoas de 700 N ele pode suportar? (Resposta: 5.)

6. Que volume corporal uma pessoa de 60 kg precisa ter para flutuar em água doce? (Resposta: 0,06 m³.)
7. Explique as implicações para a flutuação por causa da diferença entre o peso específico da água doce e o peso específico da água do mar.
8. Qual estratégia as pessoas podem utilizar para melhorar suas chances de flutuar na água? Explique sua resposta.
9. Que tipos de pessoas podem ter dificuldade em flutuar na água? Explique sua resposta.
10. Uma bola de praia que pesa 1 N e com volume de 0,03 m³ é mantida submersa na água do mar. Qual o total de força que precisa ser exercido verticalmente para baixo para manter a bola completamente submersa? E para manter a bola submersa pela metade? (Resposta: 301,1 N; 150,05 N.)

AVALIAÇÃO ADICIONAL

1. Um ciclista que está pedalando contra um vento frontal de 12 km/h apresenta velocidade de 28 km/h em relação ao vento. Qual é a velocidade absoluta do ciclista? (Resposta: 16 km/h.)
2. Um nadador atravessa um rio com uma rapidez absoluta de 2,5 m/s em um curso orientado a um ângulo de 45° da corrente de 1 m/s. Considerando que a velocidade absoluta do nadador é igual à soma vetorial da velocidade da corrente e da velocidade do nadador em relação à corrente, qual a magnitude e a direção da velocidade do nadador em relação à corrente? (Resposta: 3,3 m/s a um ângulo de 32,6° da corrente.)

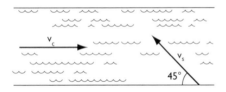

3. Qual a densidade média máxima que um corpo apresenta se ele flutua na água doce? E na água do mar?
4. Um mergulhador carrega um equipamento de câmera em um contêiner cilíndrico com 45 cm de comprimento, 20 cm de diâmetro e 22 N de peso. Para a manobrabilidade ótima do contêiner abaixo da água, quanto o seu conteúdo precisa pesar? (Resposta: 120,36 N.)
5. Uma pessoa de 50 kg com volume corporal de 0,055 m³ flutua em uma posição imóvel. Que volume corporal está acima da superfície da água doce? E na água do mar? (Resposta: 0,005 m³; 0,0063 m³.)
6. Um nadador de 670 N orientado horizontalmente na água doce apresenta o volume corporal de 0,07 m³ e um centro de volume localizado 3 cm superiormente ao centro de gravidade.
   a. Quanto torque o peso do nadador produz?
   b. Quanto torque o empuxo que atua sobre o nadador produz?
   c. O que o nadador pode fazer para balancear o torque e manter uma posição horizontal? (Resposta: 0; 20,6 N-m.)
7. Com base em seu conhecimento sobre a ação das forças fluidas, explique por que um bumerangue arremessado adequadamente retorna para o arremessador.
8. Explique os benefícios aerodinâmicos do alinhamento em uma bicicleta ou em um automóvel.
9. Qual é o efeito prático de aerodinamizar? Como a aerodinamização altera as forças fluidas que atuam em um corpo em movimento?
10. Explique por que uma bola curva faz uma curva. Inclua uma discussão do papel aerodinâmico das costuras da bola.

LABORATÓRIO

NOME _____
DATA _____

1. Corte uma bola oca, como uma bola de pingue-pongue ou uma bola de raquetebol, ao meio e faça flutuar uma metade da bola (com o lado côncavo para cima) em um recipiente com água. Gradualmente, adicione um peso de chumbo na metade da bola até que ela flutue com a extremidade cortada na superfície da água. Remova a metade da bola da água e, então, meça seu diâmetro e calcule seu volume. Pese a bola junto com o peso de chumbo que foi colocado sobre ela. Utilizando suas medidas, calcule o peso específico da água no recipiente. Repita o experimento utilizando água em diferentes temperaturas ou utilizando diferentes líquidos.

Diâmetro da bola: _____
Volume da bola: _____
Peso do chumbo: _____

Peso específico da água: Peso específico do segundo fluido: _____
_____
_____

Cálculos:

2. Posicione um recipiente com água sobre uma balança e anote seu peso. Insira sua mão, com os dedos primeiro, na água até que a linha da água esteja na articulação do punho. Anote o peso registrado na balança. Subtraia o peso original do recipiente do novo peso, divida a diferença pela metade e adicione o resultado ao peso original do recipiente para chegar ao peso-alvo. Lentamente, eleve sua mão da água até que o peso-alvo seja alcançado. Marque a linha da água na sua mão. O que essa linha representa?

3. Utilizando um cronômetro, marque seu tempo enquanto corre em uma escada rolante. Meça ou estime o comprimento da escada rolante e calcule a rapidez dela. Mais uma vez, utilizando um cronômetro, marque seu tempo enquanto sobe cuidadosamente a escada rolante e calcule sua rapidez. Calcule a sua rapidez em relação à rapidez da escada rolante.

Tempo correndo na escada rolante: _____
_____

Tempo subindo a escada rolante: _____
_____

Sua rapidez em relação à rapidez da escada rolante:
_____
_____

Cálculos:

4. Use um ventilador de velocidade variável e um dinamômetro para construir um túnel de vento falso. Posicione o ventilador de modo a que ele sopre verticalmente para cima e suspenda o dinamômetro em um braço rígido acima do ventilador. Esse aparato pode ser utilizado para testar o arrasto relativo em diferentes objetos suspensos no dinamômetro. Repare que o arrasto relativo entre os diferentes objetos pode variar com a rapidez do ventilador.

Objeto	Arrasto
_____	_____
_____	_____
_____	_____
_____	_____

REFERÊNCIAS BIBLIOGRÁFICAS

1. Barbosa TM, Morouço PG, Jesus S, Feitosa WG, Costa MJ, Marinho DA, Silva AJ, and Garrido ND: The interaction between intra-cyclic variation of the velocity and mean swimming velocity in young competitive swimmers, *Int J Sports Med* 34:123, 2013.
2. Brown RM and Counsilman JE: The role of lift in propelling swimmers. In Cooper JM, Ed: *Biomechanics*, Chicago, 1971, Athletic Institute.
3. Chatard J-C and Wilson B: Drafting distance in swimming, *Med Sci Sports Exerc* 35:1176, 2003.
4. Chollet D, Hue O, Auclair F, Millet G, and Chatard JC: The effects of drafting on stroking variations during swimming in elite male triathletes, *Eur J Appl Physiol* 82:413, 2000.
5. Cortesi M and Gatta G: Effect of the swimmer's head position on passive drag, *J Hum Kinet* 49:37, 2015.
6. Counsilman JE: *Science of swimming,* Englewood Cliffs, NJ, 1968, Prentice Hall.
7. Ganslen RV: *Aerodynamic factors which influence discus flight.* Research report, University of Arkansas.
8. Gatta G, Cortesi M, Fantozzi S, and Zamparo P: Planimetric frontal area in the four swimming strokes: implications for drag, energetics and speed, *Hum Mov Sci* 39:41, 2015.

9. Gatta G, Cortesi M, and Di Michele R: Power production of the lower limbs in flutter-kick swimming, *Sports Biomech* 11:480, 2012.
10. Gatta G, Cortesi M, and Zamparo P: The relationship between power generated by thrust and power to overcome drag in elite short distance swimmers, *PLoS One* 11:e0162387, 2017.
11. Gnehm P, Reichenback S, Altpeter E, Widmer H, and Hoppeler H: Influence of different racing positions on metabolic cost in elite cyclists, *Med Sci Sports Exerc* 29:818, 1997.
12. Lauer J, Figueiredo P, Vilas-Boas JP, Fernandes RJ, and Rouard AH: Phase dependence of elbow muscle coactivation in front crawl swimming, *J Electromyogr Kinesiol* 23:820, 2013.
13. Marinho DA, Barbosa TM, Reis VM, Kjendlie PL, Alves FB, Vilas-Boas JP, Machado L, Silva AJ, and Rouboa AI: Swimming propulsion forces are enhanced by a small finger spread, *J Appl Biomech* 26:87, 2010.
14. Mollendorf JC, Termin AC, Oppenheim E, and Pendergast DR: Effect of swimsuit design on passive drag, *Med Sci Sports Exerc* 36:1029, 2004.
15. Muller W: Determinants of ski-jump performance and implications for health, safety and fairness, *Sports Med* 39:85, 2009.
16. Nagami T, Higuchi T, Nakata H, Yanai T, and Kanosue K: Relation between lift force and ball spin for different baseball pitches, *J Appl Biomech* 32: 196, 2016.
17. Pendergast D, Mollendorf J, Zamparo P, Termin A 2nd, Bushnell D, and Paschke D: The influence of drag on human locomotion in water, *Undersea Hyperb Med* 32:45, 2005.
18. Ribeiro J, Figueiredo P, Morais S, Alves F, Toussaint H, Vilas-Boas JP, and Fernandes RJ: Biomechanics, energetics and coordination during extreme swimming intensity: Effect of performance level, *J Sports Sci* 7:1, 2016.
19. Seifert L, Toussaint HM, Alberty M, Schnitzler C, and Chollet D: Arm coordination, power, and swim efficiency in national and regional front crawl swimmers, *Hum Mov Sci* 29:426, 2010.
20. Tomikawa M and Nomura T: Relationships between swim performance, maximal oxygen uptake and peak power output when wearing a wetsuit, *J Sci Med Sport* 12:317, 2009.
21. Virmavirta M, Kivekas J, and Komi PV: Take-off aerodynamics in ski jumping, *J Biomech* 34:465, 2001.
22. Whiteside D, McGinnis RS, Deneweth JM, Zernicke RF, and Goulet GC: Ball flight kinematics, release variability and in-season performance in elite baseball pitching, *Scand J Med Sci Sports* 26:256, 2016.
23. Yanai T: Buoyancy is the primary source of generating body roll in front-crawl swimming, *J Biomech* 37: 605, 2004.

LEITURA SUGERIDA

Lanser A: *The science behind swimming, diving and other water sports*, Oxford, 2017, Raintree Publishers.
Discute as aplicações da ciência desportiva no desempenho do mergulho e da natação competitiva.
Lees A, MacLauren D, and Reilly T (Eds): *Biomechanics and medicine in swimming V1 (Swimming Science),* Philadelphia, 2015, Taylor & Francis.
Inclui artigos científicos apresentados no The International Symposium on Biomechanics and Medicine in Swimming (Simpósio Internacional de Biomecânica e Medicina na Natação), realizado a cada 4 anos sob a égide da Interna-

tional Society of Biomechanics (Sociedade Internacional de Biomecânica) e da World Commission of Sports Biomechanics (Comissão Mundial de Biomecânica Desportiva).

Marinoff A and Coumbe-Lilley J: *Swimming (The science of sport)*, Wiltshire ENGLAND, 2016, Crowood Press.

Constitui um guia completo de natação com a aplicação de fisiologia, biomecânica, psicologia, força e condicionamento físico, nutrição e métodos de manejo de lesões para otimizar o desempenho.

Riewald S and Rodeo S: *Science of swimming faster*, Champaign, 2017, Human Kinetics.

Apresenta a pesquisa mais recente sobre técnicas de natação e protocolos de treinamento, juntamente com a percepção de renomados cientistas, treinadores e nadadores.

SITES RELACIONADOS

NASA: Lift from Pressure
http://www.grc.nasa.gov/WWW/K-12/airplane/right1.html
Fornece narrativas, definições de termos relacionados e um diagrama ilustrando os conceitos de sustentação.

NASA: Lift to Drag Ratio
http://www.grc.nasa.gov/WWW/K-12/airplane/ldrat.html
Fornece narrativas, definições de termos relacionados e um diagrama ilustrando os conceitos de razão sustentação/arrasto.

NASA: Relative Velocities
http://www.grc.nasa.gov/WWW/K-12/airplane/move2.html
Fornece narrativas, definições de termos relacionados e um diagrama ilustrando os conceitos de velocidade relativa.

NASA: What Is Drag?
http://www.grc.nasa.gov/WWW/K-12/airplane/drag1.html
Fornece narrativas, definições de termos relacionados e um diagrama ilustrando os conceitos de arrasto.

The Open Door Website: Relativity
http://www.saburchill.com/physics/chapters/0083.html
Fornece a descrição de um problema quantitativo de velocidade relativa com gráficos.

The Physics Classroom: Relative Velocity
http://www.physicsclassroom.com/Class/vectors/U3L1f.html
Inclui explicação, gráficos e animações demonstrando velocidade relativa.

PALAVRAS-CHAVE

Ângulo de ataque	Ângulo entre o eixo longitudinal de um corpo e a direção do fluxo de fluido.
Arrasto de forma, Arrasto de perfil, Arrasto de pressão	Resistência criada por uma diferença de pressão entre as porções proximal e distal de um corpo que se move através de um fluido.
Arrasto de onda	Resistência criada pela produção de ondas na interface entre dois fluidos, como o ar e a água.
Arrasto propulsivo	Força que atua no sentido do movimento de um corpo.
Atrito da pele, Arrasto de superfície, Arrasto viscoso	Resistência derivada do atrito entre camadas adjacentes de fluido próximas a um corpo que se move através do fluido.
Camada limite	Camada de fluido imediatamente adjacente a um corpo.
Centro de volume	Ponto ao redor do qual o volume de um corpo está distribuído igualmente e no qual atua a força de empuxo.
Coeficiente de arrasto	Número sem unidade que é um índice da capacidade de um corpo de produzir resistência a um fluido.
Coeficiente de sustentação	Número sem unidade que é um índice da capacidade de um corpo de produzir sustentação.
Efeito Magnus	Desvio na trajetória de um objeto que gira no sentido do giro, resultante da força Magnus.
Fluido	Substância que flui quando submetida a um estresse de cisalhamento.
Fluxo laminar	Fluxo caracterizado por camadas suaves e paralelas de fluido.
Fluxo turbulento	Fluxo caracterizado pela mistura de camadas adjacentes de fluido.
Força Magnus	Força de sustentação causada pelo giro.
Lâmina	Formato capaz de produzir sustentação na presença de um fluxo de fluido.
Lei teórica do quadrado	O arrasto aumenta aproximadamente com o quadrado da velocidade quando a velocidade relativa é baixa.
Princípio de Arquimedes	Lei da física que diz que a força de empuxo que atua sobre um corpo é igual ao peso do fluido deslocado pelo corpo.
Princípio de Bernoulli	Expressão da relação inversa entre velocidade relativa e pressão relativa em um fluxo de fluido.
Sustentação	Força que atua sobre um corpo em um fluido em direção perpendicular ao fluxo de fluido.
Taxa de sustentação/arrasto	Magnitude da força de sustentação dividida pela magnitude da força total de arrasto que atua sobre um corpo em determinado tempo.
Teoria da sustentação propulsiva	Teoria que atribui a propulsão na natação, pelo menos parcialmente, à sustentação que atua sobre o nadador.
Teoria do arrasto propulsivo	Teoria que atribui, pelo menos parcialmente, a propulsão na natação ao arrasto propulsivo sobre o nadador.
Velocidade relativa	Velocidade de um corpo em relação à velocidade de outra coisa, como o fluido circunjacente.

Matemática Básica e Habilidades Relacionadas

Números negativos

Números negativos são precedidos por um sinal de menos. Embora as grandezas físicas utilizadas em biomecânica não tenham valores de magnitude menores do que zero, o sinal de menos é frequentemente utilizado para indicar a direção oposta à direção convencionada como positiva. Portanto, é importante recordar as regras seguintes a respeito de operações aritméticas que envolvem números negativos:

1. A adição de um número negativo produz o mesmo resultado que a subtração de um número positivo de mesma magnitude:

$$6 + (-4) = 2$$
$$10 + (-3) = 7$$
$$6 + (-8) = -2$$
$$10 + (-23) = -13$$
$$(-6) + (-3) = -9$$
$$(-10) + (-7) = -17$$

2. A subtração de um número negativo produz o mesmo resultado que a adição de um número positivo de mesma magnitude:

$$5 - (-7) = 12$$
$$8 - (-6) = 14$$
$$-5 - (-3) = -2$$
$$-8 - (-4) = -4$$
$$-5 - (-12) = 7$$
$$-8 - (-10) = 2$$

3. A multiplicação ou a divisão de um número por um número de sinal oposto produz um resultado negativo:

$$2 \times (-3) = -6$$
$$(-4) \times 5 = -20$$
$$9 \div (-3) = -3$$
$$(-10) \div 2 = -5$$

4. A multiplicação ou a divisão de um número por um número de mesmo sinal (positivo ou negativo) produz um resultado positivo:

$$3 \times 4 = 12$$
$$(-3) \times (-2) = 6$$
$$10 \div 5 = 2$$
$$(-15) \div (-3) = 5$$

Expoentes

Expoentes são números sobrescritos imediatamente após um número de base, indicando quantas vezes aquele número é multiplicado por ele mesmo para produzir o resultado:

$$5^2 = 5 \times 5$$
$$= 25$$
$$3^2 = 3 \times 3$$
$$= 9$$
$$5^3 = 5 \times 5 \times 5$$
$$= 125$$
$$3^3 = 3 \times 3 \times 3$$
$$= 27$$

Raízes quadradas

Calcular a raiz quadrada de um número é a operação inversa de elevar um número ao quadrado (multiplicar um número por ele mesmo). A raiz quadrada de um número é o número que produz o número original quando multiplicado por ele mesmo. A raiz quadrada de 25 é 5, e a raiz quadrada de 9 é 3. Utilizando a notação matemática, essas relações são expressas como segue:

$$\sqrt{25} = 5$$
$$\sqrt{9} = 3$$

Como -5 multiplicado por ele mesmo também é igual a 25, -5 também é uma raiz quadrada de 25. A notação a seguir é algumas vezes utilizada para indicar que a raiz quadrada pode ser positiva ou negativa:

$$\sqrt{25} = +5$$
$$\sqrt{9} = +3$$

Ordem das operações

Quando um cálculo envolve mais de uma operação, uma série de regras precisa ser utilizada para se chegar ao resultado correto. Essas regras podem ser resumidas como se segue:

1. Adição e subtração têm igual precedência; essas operações são realizadas da esquerda para a direita à medida que aparecem na equação:

$$7 - 3 + 5 = 4 + 5$$
$$= 9$$
$$5 + 2 - 1 + 10 = 7 - 1 + 10$$
$$= 6 + 10$$
$$= 16$$

2. Multiplicação e divisão têm igual precedência; essas operações são realizadas da esquerda para a direita à medida que aparecem na equação:

$$10 \div 5 \times 4 = 2 \times 4$$
$$= 8$$
$$20 \div 4 \times 3 \div 5 = 5 \times 3 \div 5$$
$$= 15 \div 5$$
$$= 3$$

3. Multiplicação e divisão têm precedência sobre adição e subtração. Em cálculos que envolvem uma combinação de operações de níveis diferentes de precedência, multiplicação e divisão são realizadas antes de adição e subtração:

$$3 + 18 \div 6 = 3 + 3$$
$$= 6$$
$$9 - 2 \times 3 + 7 = 9 - 6 + 7$$
$$= 3 + 7$$
$$= 10$$
$$8 \div 4 + 5 - 2 \times 2 = 2 + 5 - 2 \times 2$$
$$= 2 + 5 - 4$$
$$= 7 - 4$$
$$= 3$$

4. Quando parênteses ( ), colchetes [ ] ou chaves { } são utilizados, as operações inclusas são realizadas primeiro, antes de outras regras de precedência serem aplicadas:

$$2 \times 7 + (10 - 5) = 2 \times 7 + 5$$
$$= 14 + 5$$
$$= 19$$
$$20 \div (2 + 2) - 3 \times 4 = 20 \div 4 - 3 \times 4$$
$$= 5 - 3 \times 4$$
$$= 5 - 12$$
$$= -7$$

Uso de calculadora

Cálculos simples em problemas de biomecânica são frequentemente realizados rápida e facilmente com uma calculadora de mão. Entretanto, o resultado correto pode ser obtido em uma calculadora somente quando o cálculo é construído corretamente e as regras de ordem das operações são seguidas. A maioria das calculadoras traz um manual de instruções com exemplos de cálculos. Vale a pena estar bem familiarizado com as capacidades de sua calculadora, particularmente com o uso da memória, antes de utilizá-la para resolver problemas.

Porcentagens

Uma porcentagem é uma parte de 100. Assim, 37% representam 37 partes de 100. Para encontrar 37% de 80, multiplica-se o número 80 por 0,37:

$$80 \times 0,37 = 29,6$$

O número 29,6 é 37% de 80. Se você quer determinar a porcentagem do número 55 que é igual a 42, multiplique a fração por 100%:

$$\frac{42}{55} \times 100\% = 76,4\%$$

O número 42 é 76,4% de 55.

Álgebra simples

A solução de muitos problemas envolve construir uma equação que contenha uma ou mais grandezas desconhecidas representadas por variáveis como x. Uma equação é uma sentença de igualdade que implica que as grandezas expressas do lado esquerdo do sinal de igual são iguais às grandezas expressas do lado direito do sinal de igual. Resolver um problema tipicamente requer calcular grandezas desconhecidas contidas na equação.

O procedimento geral para calcular o valor de uma variável em uma equação é isolar a variável em um lado do sinal de igual e, então, realizar as operações entre os números expressos no outro lado do sinal de igual. O processo de isolar uma variável em geral envolve efetuar uma série de operações em ambos os lados do sinal de igual. Como a mesma operação é realizada em ambos os lados do sinal de igual, a igualdade é preservada e a equação permanece válida:

$$x + 7 = 10$$

Subtraia 7 de ambos os lados da equação:

$$x + 7 - 7 = 10 - 7$$
$$x + 0 = 10 - 7$$
$$x = 3$$
$$y - 3 = 12$$

Adicione 3 a ambos os lados da equação:

$$y - 3 + 3 = 12 + 3$$
$$y - 0 = 12 + 3$$
$$y = 15$$
$$z \times 3 = 18$$

Divida ambos os lados da equação por 3:

$$z \times 3 \div 3 = \frac{18}{3}$$
$$z \times 1 = \frac{18}{3}$$
$$z = 6$$
$$q \div 4 = 2$$

Multiplique ambos os lados da equação por 4:

$$q \div 4 \times 4 = 2 \times 4$$
$$q = 2 \times 4$$
$$q = 8$$
$$x \div 3 + 5 = 8$$

Subtraia 5 de ambos os lados da equação:

$$x \div 3 + 5 - 5 = 8 - 5$$
$$x \div 3 = 3$$

Multiplique ambos os lados da equação por 3:

$$x \div 3 \times 3 = 3 \times 3$$
$$x = 9$$
$$y \div 4 - 7 = -2$$

Adicione 7 a ambos os lados da equação:

$$y \div 4 - 7 + 7 = -2 + 7$$
$$y \div 4 = 5$$

Multiplique ambos os lados da equação por 4:

$$y \div 4 \times 4 = 5 \times 4$$
$$y = 20$$
$$z^2 = 36$$

Calcule a raiz quadrada de ambos os lados da equação:

$$z = 6$$

Mensuração dos ângulos

Os procedimentos a seguir são utilizados para medir um ângulo com um transferidor:

1. Posicione o centro do transferidor no vértice do ângulo.
2. Alinhe a linha zero do transferidor com um dos lados do ângulo.
3. O tamanho do ângulo é indicado na escala do transferidor onde o outro lado do ângulo intercepta a escala. (Tenha certeza de ler na escala correta do transferidor. O ângulo é maior ou menor que 90°?)

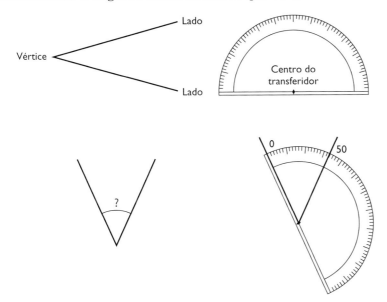

Se você não está familiarizado com o uso do transferidor, teste a si mesmo verificando os tamanhos dos três ângulos a seguir:

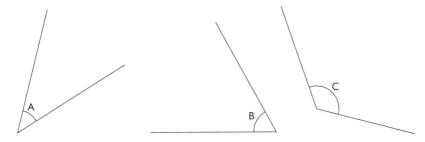

(Resposta: A = 45°, B = 60°, C = 123°.)

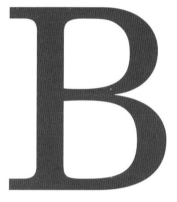

Funções Trigonométricas

Funções trigonométricas baseiam-se em relações presentes entre lados e ângulos de triângulos. Muitas funções derivam de um triângulo retângulo – um triângulo contendo um ângulo reto (90°). Considere o triângulo retângulo a seguir com lados A, B e C, e ângulos α, β e γ.

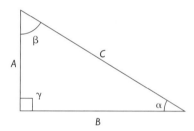

O lado C, que é o lado de maior comprimento e é oposto ao ângulo reto, é conhecido como a *hipotenusa do triângulo*.

Uma relação trigonométrica comumente utilizada para triângulos retângulos é o *teorema de Pitágoras*. O teorema de Pitágoras é uma expressão da relação entre a hipotenusa e os outros dois lados do triângulo retângulo:

> A soma dos quadrados dos comprimentos dos dois lados de um triângulo retângulo é igual ao quadrado do comprimento da hipotenusa.

Utilizando-se os lados do triângulo desenhado, resulta o seguinte:

$$A^2 + B^2 = C^2$$

Suponha que os lados A e B meçam 3 e 4 unidades de comprimento, respectivamente. O teorema de Pitágoras pode ser usado para se encontrar o comprimento do lado C:

$$\begin{aligned} C^2 &= A^2 + B^2 \\ &= 3^2 + 4^2 \\ &= 9 + 16 \\ &= 25 \\ C &= 5 \end{aligned}$$

Três relações trigonométricas fundamentam-se nas razões dos comprimentos dos lados de um triângulo retângulo. O seno (abreviado por *sen*) de um ângulo é definido como a razão entre o comprimento do lado do triângulo oposto ao ângulo e o comprimento da hipotenusa. Utilizando-se o triângulo desenhado, resulta o seguinte:

$$\text{sen } \alpha = \frac{\text{oposto}}{\text{hipotenusa}} = \frac{A}{C}$$

$$\text{sen } \beta = \frac{\text{oposto}}{\text{hipotenusa}} = \frac{B}{C}$$

Com $A = 3$, $B = 4$ e $C = 5$:

$$\text{sen } \alpha = \frac{A}{C} = \frac{3}{5} = 0{,}6$$

$$\text{sen } \beta = \frac{B}{C} = \frac{4}{5} = 0{,}8$$

O cosseno (abreviado por *cos*) de um ângulo é definido como a razão entre o comprimento do lado do triângulo adjacente ao ângulo e o comprimento da hipotenusa. Utilizando-se o triângulo desenhado, resulta o seguinte:

$$\cos \alpha = \frac{\text{adjacente}}{\text{hipotenusa}} = \frac{B}{C}$$

$$\cos \beta = \frac{\text{adjacente}}{\text{hipotenusa}} = \frac{A}{C}$$

Com $A = 3$, $B = 4$ e $C = 5$:

$$\cos \alpha = \frac{B}{C} = \frac{4}{5} = 0{,}8$$

$$\cos \beta = \frac{A}{C} = \frac{3}{5} = 0{,}6$$

A terceira função, a tangente (abreviada por *tan*) de um ângulo, é definida como a razão entre o comprimento do lado do triângulo oposto ao ângulo e o comprimento do lado adjacente ao ângulo. Utilizando-se o triângulo desenhado, resulta o seguinte:

$$\tan \alpha = \frac{\text{oposto}}{\text{hipotenusa}} = \frac{A}{B}$$

$$\tan \beta = \frac{\text{oposto}}{\text{hipotenusa}} = \frac{B}{A}$$

Com $A = 3$, $B = 4$ e $C = 5$:

$$\tan \alpha = \frac{A}{B} = \frac{3}{4} = 0{,}75$$

$$\tan \beta = \frac{B}{A} = \frac{4}{3} = 1{,}33$$

Duas relações trigonométricas úteis são aplicáveis a *todos* os triângulos. A primeira é conhecida como a lei dos senos:

A razão entre o comprimento de qualquer lado de um triângulo e o seno do ângulo oposto àquele lado é igual à razão entre o comprimento de qualquer outro lado do triângulo e o seno do ângulo oposto a este lado.

Em relação ao triângulo desenhado, isso pode ser apresentado como se segue:

$$\frac{A}{\text{sen } \alpha} = \frac{B}{\text{sen } \beta} = \frac{C}{\text{sen } \gamma}$$

Uma segunda relação trigonométrica aplicável a *todos* os triângulos é a lei dos cossenos:

O quadrado do comprimento de qualquer lado de um triângulo é igual à soma dos quadrados dos comprimentos dos outros dois lados do triângulo menos duas vezes o produto dos comprimentos dos outros dois lados e do cosseno do ângulo oposto ao lado original.

BIOMECÂNICA BÁSICA

Essa relação resulta no seguinte para cada um dos lados do triângulo desenhado:

$$A^2 = B^2 + C^2 - 2BC \cos \alpha$$
$$B^2 = A^2 + C^2 - 2AC \cos \beta$$
$$C^2 = A^2 + B^2 - 2AB \cos \gamma$$

Segue uma tabela de valores das funções trigonométricas básicas.

Tabela B1

Valores das funções trigonométricas básicas.

Graus	Sen	Cos	Tan	Graus	Sen	Cos	Tan
00	0,0000	1,0000	0,0000	–	–	–	–
01	0,0175	0,9998	0,0175	46	0,7193	0,6947	1,0355
02	0,0349	0,9994	0,0349	47	0,7314	0,6820	1,0723
03	0,0523	0,9986	0,0524	48	0,7431	0,6691	1,1106
04	0,0698	0,9976	0,0699	49	0,7547	0,6561	1,1504
05	0,0872	0,9962	0,0875	50	0,7660	0,6428	1,1918
06	0,1045	0,9945	0,1051	51	0,7771	0,6293	1,2349
07	0,1219	0,9925	0,1228	52	0,7880	0,6157	1,2799
08	0,1392	0,9903	0,1405	53	0,7986	0,6018	1,3270
09	0,1564	0,9877	0,1584	54	0,8090	0,5878	1,3764
10	0,1736	0,9848	0,1763	55	0,8192	0,5736	1,4281
11	0,1908	0,9816	0,1944	56	0,8290	0,5592	1,4826
12	0,2079	0,9781	0,2126	57	0,8387	0,5446	1,5399
13	0,2250	0,9744	0,2309	58	0,8480	0,5299	1,6003
14	0,2419	0,9703	0,2493	59	0,8572	0,5150	1,6643
15	0,2588	0,9659	0,2679	60	0,8660	0,5000	1,7321
16	0,2756	0,9613	0,2867	61	0,8746	0,4848	1,8040
17	0,2924	0,9563	0,3057	62	0,8829	0,4695	1,8807
18	0,3090	0,9511	0,3249	63	0,8910	0,4540	1,9626
19	0,3256	0,9455	0,3443	64	0,8988	0,4384	2,0503
20	0,3420	0,9397	0,3640	65	0,9063	0,4226	2,1445
21	0,3584	0,9336	0,3839	66	0,9135	0,4067	2,2460
22	0,3746	0,9272	0,4040	67	0,9205	0,3907	2,3559
23	0,3907	0,9205	0,4245	68	0,9272	0,3746	2,4751
24	0,4067	0,9135	0,4452	69	0,9336	0,3584	2,6051
25	0,4226	0,9063	0,4663	70	0,9397	0,3420	2,7475
26	0,4384	0,8988	0,4877	71	0,9456	0,3256	2,9042
27	0,4540	0,8910	0,5095	72	0,9511	0,3090	3,0779
28	0,4695	0,8829	0,5317	73	0,9563	0,2924	3,2709
29	0,4848	0,8746	0,5543	74	0,9613	0,2756	3,4874
30	0,5000	0,8660	0,5774	75	0,96593	0,2588	3,7321
31	0,5150	0,8572	0,6009	76	0,9703	0,2419	4,0108
32	0,5299	0,8480	0,6249	77	0,9744	0,2250	4,3315
33	0,5446	0,8387	0,6494	78	0,9781	0,2079	4,7046
34	0,5592	0,8290	0,6745	79	0,9816	0,1908	5,1446
35	0,5736	0,8192	0,7002	80	0,9848	0,1736	5,6713
36	0,5878	0,8090	0,7265	81	0,9877	0,1564	6,3138
37	0,6018	0,7986	0,7536	82	0,9903	0,1391	7,1154
38	0,6157	0,7880	0,7813	83	0,9925	0,1219	8,1443
39	0,6293	0,7771	0,8098	84	0,9945	0,1045	9,5144
40	0,6428	0,7660	0,8391	85	0,99625	0,0872	11,4301
41	0,6561	0,7547	0,8693	86	0,9976	0,0698	14,3007
42	0,6691	0,7431	0,9004	87	0,99866	0,05239	19,0811
43	0,6820	0,7314	0,9325	88	0,9994	0,0349	28,6363
44	0,6947	0,7193	0,9657	89	0,9998	0,0175	57,2900
45	0,7071	0,7071	1,0000	90	1,0000	0,0000	Infinito

APÊNDICE C

Unidades de Medida Comuns

Este apêndice contém fatores de conversão entre unidades métricas comumente utilizadas em biomecânica e seus equivalentes no sistema inglês. Em cada caso, um valor expresso em uma unidade métrica pode ser dividido pelo fator de conversão dado para resultar no equivalente aproximado na unidade inglesa, ou um valor expresso na unidade inglesa pode ser multiplicado pelo fator de conversão para encontrar o equivalente em unidade métrica. Por exemplo, para converter 100 Newtons para libras, faça o seguinte:

$$\frac{100 \text{ N}}{4,45 \text{ N/lb}} = 22,5 \text{ lb}$$

Para converter 100 libras para Newtons, faça o seguinte:

$$(100 \text{ lb}) \, (4,45 \text{ N/lb}) = 445 \text{ N}$$

Tabela C1

Conversão de unidades.

Variável	Unidade métrica	← Multiplica por / Divide por →	Unidade inglesa
Distância	Centímetros	2,54	Polegadas
	Metros	0,3048	Pés
	Quilômetros	1,609	Milhas
Rapidez	Metros/segundo	0,447	Milhas/h
Massa	Quilogramas	14,59	Slugs
Força	Newtons	4,448	Libras
Trabalho	Joules	1,355	Pé-libras
Potência	Watts	745,63	Cavalos-vapor
Energia	Joules	1,355	Pé-libras
Momento linear	Quilograma-metros/segundo	4,448	Slug-pés/segundo
Impulso	Newton-segundos	4,448	Libra-segundos
Momento angular	Quilograma-metros^2/segundo	1,355	Slug-pés^2/segundo
Momento de inércia	Quilograma-metros^2	1,355	Slug-pés^2
Torque	Newton-metros	1,355	Pé-libras

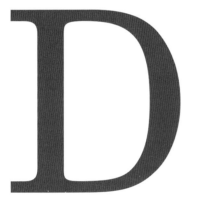

Parâmetros Antropométricos*

Tabela D1
Pesos de segmentos.

Segmento	Homens	Mulheres
Cabeça	8,26	8,20
Tronco	46,84	45,00
Braço	3,25	2,90
Antebraço	1,87	1,57
Mão	0,65	0,50
Coxa	10,50	11,75
Perna	4,75	5,35
Pé	1,43	1,33

Pesos de segmentos expressos em porcentagens do peso corporal total.
De Plagenhoef, S., Evans, F.G., and Abdelnour, T., "Anatomical data for analyzing human motion," Research Quarterly for Exercise and Sport 54:169, 1983.

Tabela D2
Localização do centro de gravidade de segmentos.

Segmento	Homens	Mulheres
Cabeça e pescoço	55,0	55,0
Tronco	63,0	56,9
Braço	43,6	45,8
Antebraço	43,0	43,4
Mão	46,8	46,8
Coxa	43,3	42,8
Perna	43,4	41,9
Pé	50,0	50,0

Localizações dos centros de gravidade de segmentos expressas em porcentagens dos comprimentos dos segmentos; medidos a partir das extremidades proximais dos segmentos.

*Os valores apresentados nestas tabelas representam valores médios para um número limitado de indivíduos como relatado na literatura científica.

Segmento	Homens		Mulheres	
	Proximal	Distal	Proximal	Distal
Braço	54,2	64,5	56,4	62,3
Antebraço	52,6	54,7	53,0	64,3
Mão	54,9	54,9	54,9	54,9
Coxa	54,0	65,3	53,5	65,8
Perna	52,9	64,2	51,4	65,7
Pé	69,0	69,0	69,0	69,0

Raios de rotação dos segmentos expressos em porcentagens dos comprimentos dos segmentos.

Tabela D3

Raios de rotação dos segmentos medidos a partir das extremidades proximais e distais dos segmentos.

Glossário

Aceleração angular	Taxa de variação na velocidade angular.
Aceleração linear	Taxa de mudança na velocidade linear.
Aceleração radial	Componente da aceleração de um corpo em movimento angular direcionado para o centro da curvatura; representa a mudança na direção.
Aceleração tangencial	Componente da aceleração de um corpo em movimento angular posicionado ao longo de uma tangente à trajetória do movimento; representa variação na rapidez linear.
Agonista	Papel desempenhado por um músculo que produz um movimento.
Alavanca	Objeto relativamente rígido que pode girar ao redor de um eixo pela aplicação de força.
Alavanca de primeira classe	Alavanca com a força aplicada e a resistência posicionadas em lados opostos do eixo de rotação.
Alavanca de segunda classe	Alavanca com a resistência posicionada entre a força aplicada e o fulcro.
Alavanca de terceira classe	Alavanca com a força aplicada entre o fulcro e a resistência.
Alcance	Deslocamento horizontal de um projétil quando aterrissa.
Alongamento ativo	Alongamento de músculos, tendões e ligamentos produzido pela contração ativa dos músculos antagonistas.
Alongamento balístico	Uma série de alongamentos rápidos e bruscos.
Alongamento dinâmico	Alongamento que envolve movimentos controlados, em vez de bruscos.
Alongamento estático	Manutenção de um alongamento lento, controlado e contínuo com duração média de cerca de 30 segundos.
Alongamento passivo	Alongamento de músculos, tendões e ligamentos produzido por uma força de alongamento diferente da contração dos músculos antagonistas.
Altura relativa de projeção	Diferença entre a altura de projeção e a altura de aterrissagem.
Amplitude de movimento	Ângulo ao longo do qual uma articulação se move da posição anatômica até o limite extremo do movimento do segmento em determinada direção.
Anel fibroso	Anel fibrocartilaginoso espesso que forma a porção externa do disco intervertebral.
Angular	Envolve a rotação ao redor de uma linha ou ponto central.
Ângulo articular	Ângulo entre a posição anatômica ($0°$) e a posição do segmento corporal que se moveu.
Ângulo de ataque	Ângulo entre o eixo longitudinal de um corpo e a direção do fluxo de fluido.
Ângulo de projeção	Direção na qual um corpo é projetado em relação ao horizonte.
Anisotrópico	Que exibe propriedades mecânicas diferentes em resposta a estímulos em direções diferentes.
Antagonista	Papel desempenhado por um músculo que atua desacelerando ou interrompendo um movimento.
Ápice	Ponto mais alto na trajetória de um projétil.
Arqueamento	Carregamento assimétrico que produz tensão em um lado do eixo longitudinal do corpo e compressão no outro lado.
Arrasto de forma, Arrasto de perfil, Arrasto de pressão	Resistência criada por uma diferença de pressão entre as porções proximal e distal de um corpo que se move através de um fluido.
Arrasto de onda	Resistência criada pela produção de ondas na interface entre dois fluidos, como o ar e a água.
Arrasto propulsivo	Força que atua no sentido do movimento de um corpo.
Articulação acromioclavicular	Articulação irregular entre o acrômio da escápula e a parte distal da clavícula.
Articulação coracoclavicular	Sindesmose entre o processo coracoide da escápula e a superfície inferior da clavícula unida pelo ligamento coracoclavicular.
Articulação esternoclavicular	Articulação esferóidea modificada entre a extremidade proximal da clavícula e o manúbrio do esterno.
Articulação glenoumeral	Articulação esferóidea em que a cabeça do úmero se articula com a cavidade glenoidal da escápula.
Articulação patelofemoral	Articulação entre a patela e o fêmur.
Articulação radiulnar	As articulações radiulnares proximal e distal são articulações em pivô; a articulação radiulnar média é uma sindesmose.

408 BIOMECÂNICA BÁSICA

Articulação tibiofemoral	Articulações elipsóideas duplas entre os côndilos medial e lateral da tíbia e do fêmur que compõem a principal articulação do joelho em gínglimo.
Articulação umerorradial	Articulação plana em que o capítulo do úmero se articula com a extremidade proximal do rádio.
Articulação umeroulnar	Articulação em dobradiça em que a tróclea do úmero se articula com a fossa troclear da ulna.
Articulações radiocarpais	Articulações condiloides entre o rádio e os três ossos carpais.
Atividade mioelétrica	Corrente elétrica ou voltagem produzida quando um músculo desenvolve tensão.
Atraso eletromecânico	Tempo entre a chegada do estímulo neural e a produção de tensão pelo músculo.
Atrito	Força que atua sobre a área de contato entre duas superfícies no sentido oposto ao do movimento ou à tendência de movimento.
Atrito cinético	Atrito de magnitude constante produzido entre duas superfícies em contato durante o movimento.
Atrito da pele, Arrasto de superfície, Arrasto viscoso	Resistência derivada do atrito entre camadas adjacentes de fluido próximas a um corpo que se move através do fluido.
Atrito estático máximo	Potencial máximo de atrito que pode ser produzido entre duas superfícies estáticas.
Atrofia óssea	Diminuição na massa óssea resultante da predominância da atividade osteoclástica.
Axial	Direcionado ao longo do eixo longitudinal de um corpo.
Balanço	Capacidade de uma pessoa de controlar o equilíbrio.
Base de apoio	Área limitada pelas regiões mais externas de contato entre um corpo e a superfície ou superfícies.
Biomecânica	Aplicação dos princípios mecânicos no estudo dos organismos vivos.
Braço de momento	Menor distância (perpendicular) entre a linha de ação de uma força e o eixo de rotação.
Bursas ou bolsas	Sacos que secretam líquido sinovial internamente para diminuir o atrito entre os tecidos moles ao redor das articulações.
Camada limite	Camada de fluido imediatamente adjacente a um corpo.
Cápsula articular	Membrana dupla que envolve cada articulação sinovial.
Carregamento agudo	Aplicação de uma única força de magnitude suficiente para causar lesão a um tecido biológico.
Carregamento combinado	Ação simultânea de mais de uma das formas puras de carregamento.
Carregamento repetitivo	Aplicação repetida de uma carga subaguda que em geral tem magnitude relativamente baixa.
Cartilagem articular	Camada protetora de tecido conectivo firme e flexível sobre as áreas articulares dos ossos longos.
Cartilagem articular	Camada protetora de tecido conectivo denso e branco que cobre as superfícies articulares do osso nas articulações diartrósicas.
Centro de gravidade	Ponto ao redor do qual um peso corporal é igualmente equilibrado, independentemente de como o corpo esteja posicionado.
Centro de massa, Centroide de massa, Centro de gravidade	Ponto ao redor do qual a massa e o peso de um corpo estão balanceados, independentemente de como o corpo esteja posicionado.
Centro de volume	Ponto ao redor do qual o volume de um corpo está distribuído igualmente e no qual atua a força de empuxo.
Centro instantâneo	Centro de rotação localizado precisamente em uma articulação em um determinado instante no tempo.
Ciclo alongamento-encurtamento	Contração excêntrica imediatamente seguida por uma contração concêntrica.
Cinemática	Estudo da descrição do movimento, considerando espaço e tempo.
Cinesiologia	Estudo do movimento humano.
Cinética	Estudo da ação das forças.
Cintura pélvica	Conjunto dos dois ossos do quadril mais o sacro, que pode ser girado para a frente, para trás e lateralmente para aperfeiçoar o posicionamento da articulação do quadril.
Cisalhamento	Força direcionada em paralelo à superfície.
Coeficiente de arrasto	Número sem unidade que é um índice da capacidade de um corpo de produzir resistência a um fluido.
Coeficiente de atrito	Número que funciona como um índice da interação de duas superfícies em contato.
Coeficiente de restituição	Número que funciona como um índice de elasticidade dos corpos colidindo.
Coeficiente de sustentação	Número sem unidade que é um índice da capacidade de um corpo de produzir sustentação.
Componente contrátil	Propriedade muscular que permite a produção de tensão pelas fibras musculares estimuladas.
Componente elástico em paralelo	Propriedade elástica passiva de um músculo derivada das membranas musculares.
Componente elástico em série	Propriedade elástica passiva do músculo originada dos tendões.
Composição vetorial	Processo de determinação de um único vetor a partir de dois ou mais vetores por soma vetorial.
Compressão	Força de pressão ou esmagamento direcionada axialmente através de um corpo.
Concêntrica	Descreve uma contração que causa encurtamento do músculo.
Conjugado	Par de forças iguais e com sentidos opostos que atuam em lados opostos de um eixo de rotação para produzir torque.
Curvaturas primárias da coluna vertebral	Curvaturas que estão presentes ao nascimento.
Curvaturas secundárias da coluna vertebral	Curvaturas que não se desenvolvem até que o peso do corpo comece a ser sustentado nas posições sentada e ereta.

Curvilíneo	Ao longo de uma linha curva.
Deformação	Mudança de formato.
Deformação relativa	Quantidade de distorção dividida pelo comprimento original da estrutura ou pela orientação angular original da estrutura.
Densidade	Massa por unidade de volume.
Deslocamento angular	Variação na posição ou na orientação angulares de um segmento linear.
Deslocamento linear	Mudança na localização ou distância orientada entre as localizações inicial e final.
Diagrama de corpo livre	Desenho que demonstra um sistema definido isolado com todos os vetores de força que atuam sobre o sistema.
Dinâmica	Ramo da mecânica que lida com sistemas sujeitos a aceleração.
Disposição paralela das fibras	Padrão de fibras de um músculo em que as fibras estão grosseiramente paralelas ao eixo longitudinal do músculo.
Disposição peniforme das fibras	Padrão de fibras de um músculo em que as fibras curtas se fixam a um ou mais tendões.
Efeito Magnus	Desvio na trajetória de um objeto que gira no sentido do giro, resultante da força Magnus.
Eixo de rotação	Linha imaginária perpendicular ao plano de rotação e que passa através do centro de rotação.
Eixo frontal	Linha imaginária que passa através do corpo de lado a lado, e ao redor da qual ocorrem rotações no plano sagital.
Eixo longitudinal	Linha imaginária que passa através do corpo de cima a baixo, e ao redor da qual ocorrem rotações no plano transversal.
Eixo sagital	Linha imaginária que passa através do corpo da frente para trás, e ao redor da qual ocorrem rotações no plano frontal.
Eixos principais	Três eixos mutuamente perpendiculares que cruzam o centro de gravidade corporal total.
Energia cinética	Energia do movimento, calculada como $\frac{1}{2}$ mv^2.
Energia elástica	Capacidade de realizar trabalho por meio do retorno do corpo deformado a seu formato original.
Energia potencial	Energia em virtude de uma posição ou configuração do corpo, calculada como o produto do peso pela altura.
Epicondilite	Inflamação e, algumas vezes, microrruptura dos tecidos colagenosos tanto na face lateral quanto na medial da extremidade distal do úmero; acredita-se que seja uma lesão causada por uso excessivo.
Epífise	Centro de crescimento de um osso que produz novo tecido ósseo como parte do processo de crescimento normal, até ela se fechar, durante a adolescência ou o início da vida adulta.
Equilíbrio dinâmico (princípio D'Alembert)	Conceito que indica um equilíbrio entre as forças aplicadas e as forças inerciais para um corpo em movimento.
Equilíbrio estático	Estado imóvel caracterizado por $\sum SF_v = 0$, $\sum SF_h = 0$, e $\sum ST = 0$.
Escalar	Grandeza física que é completamente descrita por sua magnitude.
Escoliose	Curvatura vertebral lateral.
Espondilólise	Presença de fratura na parte interarticular do arco vertebral.
Espondilolistese	Fratura bilateral completa da parte interarticular, resultando em deslocamento anterior da vértebra.
Esqueleto apendicular	Os ossos que compõem os membros do corpo.
Esqueleto axial	O crânio, as vértebras, o esterno e as costelas.
Estabilidade	Resistência à perturbação do equilíbrio.
Estabilidade articular	Capacidade de uma articulação de resistir a um deslocamento anormal dos ossos da articulação.
Estabilizador	Papel desempenhado por um músculo que atua estabilizando uma parte do corpo contra alguma outra força.
Estática	Ramo da mecânica que lida com sistemas em estado constante de movimento.
Estresse	Distribuição de força dentro de um corpo, calculada como força dividida pela área sobre a qual atua.
Excêntrica	Descreve a contração em que ocorre o alongamento do músculo.
Facilitação neuromuscular proprioceptiva	Grupo de procedimentos de alongamento que envolve a alternância de contrações e de relaxamento dos músculos que estão sendo alongados.
Falência	Perda da continuidade mecânica.
Fáscia plantar	Feixes grossos de fáscia que cobrem a face plantar do pé.
Fenômeno de relaxamento em flexão	Condição na qual, quando a coluna está em flexão total, os músculos extensores da coluna vertebral relaxam e o torque de flexão é sustentado pelos ligamentos vertebrais.
Fibra de contração lenta	Fibra que alcança o pico de tensão de modo relativamente lento.
Fibra de contração rápida	Fibra que alcança o pico de tensão de modo relativamente rápido.
Fibrocartilagem articular	Discos de tecido mole ou meniscos localizados entre os ossos da articulação.
Flexibilidade articular	Termo que representa as amplitudes relativas de movimento permitidas em uma articulação.
Fluido	Substância que flui quando submetida a um estresse de cisalhamento.
Fluxo laminar	Fluxo caracterizado por camadas suaves e paralelas de fluido.
Fluxo turbulento	Fluxo caracterizado pela mistura de camadas adjacentes de fluido.

410 BIOMECÂNICA BÁSICA

Força	Tração ou destração; o produto da massa multiplicada pela aceleração.
Força centrípeta	Força direcionada para o centro de rotação em um corpo em movimento rotacional.
Força Magnus	Força de sustentação causada pelo giro.
Força normal de reação	Força que atua perpendicularmente a duas superfícies em contato.
Força resultante	Força derivada da composição de duas ou mais forças.
Fratura	Solução de continuidade de um osso.
Fratura por estresse	Fratura resultante de esforços repetidos de magnitude relativamente baixa.
Fulcro	Ponto de apoio, ou eixo, ao redor do qual se pode fazer uma alavanca girar.
Fuso muscular	Receptor sensorial que provoca contração reflexa em um músculo alongado e inibe o desenvolvimento de tensão nos músculos antagonistas.
Hipercifose	Curvatura extrema na região torácica da coluna vertebral.
Hiperlordose	Curvatura extrema na região lombar da coluna vertebral.
Hipertrofia óssea	Aumento na massa óssea resultante da predominância da atividade osteoblástica.
Iliopsoas	Os músculos psoas maior e ilíaco com uma inserção comum no trocanter menor do fêmur.
Impactado	Submetido a um estímulo compressivo.
Impacto	Colisão caracterizada pela troca de uma força grande durante um pequeno intervalo de tempo.
Impacto perfeitamente elástico	Impacto durante o qual a velocidade do sistema é conservada.
Impacto perfeitamente plástico	Impacto que resulta na perda total da velocidade do sistema.
Impulso	Produto da força pelo intervalo de tempo durante o qual a força atua.
Impulso angular	Variação no momento angular igual ao produto do torque pelo intervalo de tempo durante o qual o torque atua.
Inércia	Tendência de um corpo a resistir contra uma mudança em seu estado de movimento.
Inferência	Processo de formação de deduções a partir das informações disponíveis.
Inibição recíproca	Inibição da produção de tensão nos músculos antagonistas resultante da ativação dos fusos musculares.
Instantânea	Que ocorre em um pequeno intervalo de tempo.
Insuficiência ativa	Condição que ocorre quando um músculo biarticular não é capaz de encurtar o suficiente para produzir uma amplitude de movimento completa simultaneamente em todas as articulações que cruza.
Insuficiência passiva	Incapacidade de um músculo biarticular de alongar o suficiente para permitir a amplitude completa de movimento em ambas as articulações ao mesmo tempo.
Isométrica	Descreve a contração que não envolve mudança no comprimento muscular.
Isquiotibiais	Os músculos bíceps femoral, semimembranáceo e semitendíneo.
Lábio glenoidal	Anel de tecido mole localizado na periferia da cavidade glenoidal que adiciona estabilidade à articulação glenoumeral.
Lâmina	Formato capaz de produzir sustentação na presença de um fluxo de fluido.
Lei teórica do quadrado	O arrasto aumenta aproximadamente com o quadrado da velocidade quando a velocidade relativa é baixa.
Leis da aceleração constante	Fórmulas relacionadas com deslocamento, velocidade, aceleração e tempo quando a aceleração é constante.
Ligamento amarelo	Ligamento que conecta as lâminas de vértebras adjacentes, caracterizado por sua elasticidade.
Ligamentos colaterais	Grandes ligamentos que cruzam as faces medial e lateral do joelho.
Ligamentos cruzados	Grandes ligamentos que se cruzam conectando as regiões anterior e posterior do joelho.
Linear	Ao longo de uma linha, que pode ser reta ou curva, com todas as partes do corpo se movendo na mesma direção e na mesma velocidade.
Líquido sinovial	Líquido claro, discretamente amarelado, que lubrifica o interior da cápsula articular nas articulações sinoviais.
Manguito rotador	Feixe de tendões dos músculos subescapular, supraespinal, infraespinal e redondo menor, que se fixam à cabeça do úmero.
Massa	Quantidade de matéria contida em um objeto.
Mecânica	Ramo da física que analisa as ações de forças sobre partículas e sistemas mecânicos.
Média	Que ocorre em determinado intervalo de tempo.
Medicina desportiva	Aspectos clínicos e científicos de esportes e exercícios.
Meniscos	Discos cartilaginosos localizados entre os côndilos tibiais e femorais.
Método segmentar	Procedimento para determinar a localização do centro de massa corporal total com base nas massas e nas localizações do centro de massa dos segmentos corporais isolados.
Metro	Unidade internacional de comprimento mais comum, na qual o sistema métrico é fundamentado.
Momento angular	Grandeza de movimento angular que um corpo apresenta; medida como o produto do momento de inércia pela velocidade angular.
Momento de inércia	Propriedade inercial dos corpos em rotação que representa a resistência à aceleração angular; baseia-se tanto na massa quanto na distância em que a massa está distribuída do eixo de rotação.

Momento linear	O potencial de movimento, medido como o produto da massa de um corpo por sua velocidade.
Momento principal de inércia	Momento de inércia corporal total em relação a um dos eixos principais.
Movimento geral	Movimento que envolve a translação e a rotação simultâneas.
Músculos extrínsecos	Músculos com origens proximais ao punho e inserções localizadas distalmente ao punho.
Músculos intrínsecos	Músculos com origem e inserção distais ao punho.
Neutralizador	Papel desempenhado por um músculo que atua eliminando uma ação indesejada produzida por um agonista.
Núcleo pulposo	Gel coloidal com alto teor de fluido, localizado no anel fibroso do disco intervertebral.
Órgãos tendinosos de Golgi	Receptores sensoriais que inibem o desenvolvimento de tensão em um músculo e iniciam o desenvolvimento de tensão nos músculos antagonistas.
Orientação do segmento corporal	Orientação angular de um segmento corporal em relação a uma linha fixa de referência.
Osso cortical	Tecido conectivo mineralizado compacto com baixa porosidade, encontrado no corpo dos ossos longos.
Osso trabecular	Tecido conectivo mineralizado menos compacto com grande porosidade, encontrado nas extremidades dos ossos longos e nas vértebras.
Ossos curtos	Estruturas ósseas pequenas e cúbicas; incluem os ossos do carpo e do tarso.
Ossos irregulares	Estruturas ósseas de formato irregular – por exemplo, o sacro.
Ossos longos	Estruturas ósseas que consistem em uma diáfise longa com extremidades arredondadas – por exemplo, o fêmur.
Ossos planos	Estruturas ósseas que têm formato predominantemente achatado – por exemplo, a escápula.
Osteoblastos	Células ósseas especializadas que formam um novo tecido ósseo.
Osteoclastos	Células ósseas especializadas que reabsorvem o tecido ósseo.
Osteopenia	Condição de densidade mineral óssea reduzida que predispõe o indivíduo a fraturas.
Osteoporose	Distúrbio que envolve massa e força ósseas diminuídas, com uma ou mais fraturas resultantes.
Periósteo	Membrana dupla que recobre o osso; os tendões se ligam à camada externa, e a camada interna é um local de atividade osteoblástica.
Peso	Força gravitacional que a Terra exerce sobre um corpo.
Peso específico	Peso por unidade de volume.
Plano frontal	Plano no qual ocorrem movimentos laterais do corpo e dos segmentos corporais.
Plano sagital	Plano no qual ocorrem movimentos para a frente e para trás do corpo ou dos segmentos corporais.
Plano transverso	Plano no qual ocorrem movimentos horizontais do corpo e dos segmentos corporais quando o corpo está na posição ereta.
Planos cardeais	Três planos perpendiculares imaginários de referência que dividem o corpo na metade, pela massa.
Ponto limite (limite elástico)	Ponto na curva de deformação a partir do qual a deformação é permanente.
Poplíteo	Músculo conhecido como liberador da trava do joelho porque sua ação é a rotação lateral do fêmur em relação à tíbia.
Poroso	Que contém poros ou cavidades.
Posição anatômica de referência	Posição ereta, com todas as partes do corpo, incluindo as palmas das mãos, voltadas para a frente; é considerada a posição inicial para os movimentos dos segmentos corporais.
Posição de travamento	Orientação articular em que o contato entre as superfícies dos ossos que formam uma articulação é máximo.
Posição destravada	Qualquer orientação articular diferente da posição de travamento.
Potência	Taxa de produção de trabalho, calculada como o trabalho dividido pelo tempo durante o qual o trabalho foi realizado.
Prancha de reação	Prancha construída especialmente para a determinação do centro de gravidade de um corpo posicionado sobre ela.
Pré-estresse	Estresse sobre a coluna vertebral produzido pela tensão nos ligamentos em repouso.
Pressão	Força por unidade de área sobre a qual uma força atua.
Pressão intra-abdominal	Acredita-se que a pressão na cavidade abdominal ajude a enrijecer a coluna lombar contra a deformação.
Princípio de Arquimedes	Lei da física que diz que a força de empuxo que atua sobre um corpo é igual ao peso do fluido deslocado pelo corpo.
Princípio de Bernoulli	Expressão da relação inversa entre velocidade relativa e pressão relativa em um fluxo de fluido.
Projétil	Corpo em queda livre que está sujeito apenas às forças da gravidade e da resistência do ar.
Pronação	Condições combinadas de dorsiflexão, eversão e abdução.
Quadríceps femoral	Músculos reto femoral, vasto lateral, vasto medial e vasto intermédio.
Qualitativo	Está relacionado com descrição não numérica de qualidade.
Quantitativo	Está relacionado com uso de números.

Radiano	Unidade de medida angular utilizada em conversões de grandezas cinemáticas angular e linear; igual a 57,3°.
Raio de giro	Distância entre o eixo de rotação e um ponto no qual a massa corporal poderia estar concentrada sem alterar suas características rotacionais.
Raio de rotação	Distância do eixo de rotação até um ponto de interesse em um corpo em rotação.
Rapidez de projeção	Magnitude da velocidade de projeção.
Reação de estresse	Patologia óssea progressiva associada a esforços repetidos.
Reflexo de estiramento	Reflexo monossináptico iniciado pelo estiramento de fusos musculares e que resulta na produção imediata de contração muscular.
Regra da mão direita	Procedimento para identificar a direção de um vetor de movimento angular.
Resistência à compressão	Capacidade de resistir a uma força de pressão ou de compressão.
Resistência à tração	Capacidade de resistir a uma força de tração ou de estiramento.
Resolução vetorial	Operação que substitui um único vetor por dois vetores perpendiculares de modo que a composição vetorial dos dois vetores perpendiculares gere o vetor original.
Retilíneo	Ao longo de uma linha reta.
Retináculos	Feixes fibrosos da fáscia.
Rigidez	Razão entre força e deformação em um material sobrecarregado – ou seja, a força dividida pela quantidade relativa de mudança no formato de uma estrutura.
Ritmo escapuloumeral	Padrão regular de rotação escapular que acompanha e facilita a abdução do úmero.
Segmento móvel	Duas vértebras adjacentes e os tecidos moles associados; a unidade funcional da coluna vertebral.
Sistema	Objeto ou grupo de objetos escolhidos pelo analista para estudo.
Sistema inglês	Sistema de pesos e medidas originalmente desenvolvido na Inglaterra e utilizado atualmente nos EUA.
Sistema métrico	Sistema de pesos e medidas internacionalmente utilizado em aplicações científicas e adotado para uso diário na maioria dos países, exceto nos EUA.
Somação	Formação de maneira aditiva.
Supinação	Condições combinadas de flexão plantar, inversão e adução.
Sustentação	Força que atua sobre um corpo em um fluido em direção perpendicular ao fluxo de fluido.
Taxa de sustentação/arrasto	Magnitude da força de sustentação dividida pela magnitude da força total de arrasto que atua sobre um corpo em um determinado tempo.
Tensão	Força de tração ou distensão direcionada axialmente através de um corpo.
Teoria da sustentação propulsiva	Teoria que atribui a propulsão na natação, pelo menos parcialmente, à sustentação que atua sobre o nadador.
Teoria do arrasto propulsivo	Teoria que atribui, pelo menos parcialmente, a propulsão na natação ao arrasto propulsivo sobre o nadador.
Tetania	Condição muscular que produz tensão máxima contínua resultante de uma estimulação repetitiva.
Torção	Giro que produz carga de um corpo ao redor de seu eixo longitudinal.
Torque	Efeito rotacional de uma força.
Torque	Efeito rotatório de uma força sobre um eixo de rotação, medido como o produto da força pela distância perpendicular entre a linha de ação da força e o eixo.
Trabalho	Em um contexto mecânico, a força multiplicada pelo deslocamento da resistência na direção da força.
Trajetória	Percurso de voo de um projétil.
Transdutor	Dispositivo que detecta sinais.
Translação	Movimento linear.
Trato iliotibial	Feixe espesso e forte de tecido que conecta o músculo tensor da fáscia lata aos côndilos laterais do fêmur e da tíbia.
Unidade motora	Um único neurônio motor e todas as fibras musculares que ele inerva.
Valgo	Condição de desvio lateral no alinhamento das porções proximal e distal de um segmento corporal.
Vantagem mecânica	Razão entre braço de força e braço de resistência para uma determinada alavanca.
Varo	Condição de desvio medial no alinhamento das porções proximal e distal de um segmento corporal.
Velocidade angular	Taxa de variação na posição ou orientação angular de um segmento linear.
Velocidade inicial	Grandeza vetorial que incorpora tanto o ângulo quanto a velocidade de projeção.
Velocidade linear	Taxa de mudança na localização.
Velocidade relativa	Velocidade de um corpo em relação à velocidade de outra coisa, como o fluido circunjacente.
Vetor	Grandeza física que tem magnitude, sentido e direção.
Viscoelástico	Que tem a capacidade de se alongar ou retrair ao longo do tempo.
Volume	Quantidade de espaço tridimensional ocupado por um corpo.

Índice Alfabético

A

Abdução, 26
– do quadril, 177
– horizontal, 29
– – do fêmur, 179
– na articulação
   glenoumeral, 145, 147
– passiva, 187
Abordagem para solução de
   problemas, 9
Ação de bombeamento, 215
Aceleração, 250
– angular, 282, 287, 293
– linear, 250, 270, 287, 288, 293
– tangencial, 288, 293
Adução, 26
– do quadril, 178
– horizontal, 29
– – do fêmur, 179
– – na articulação glenoumeral, 147
– na articulação glenoumeral, 145
– passiva, 187
Adutores do quadril, 178
Agonista, 120, 136
Alavanca(s), 66, 84, 350, 330
– anatômicas, 332
– de primeira classe, 330, 350
– de segunda classe, 330, 350
– de terceira classe, 330, 350
Alcance, 259, 270
Álgebra vetorial, 57
Alongamento
– ativo, 98, 106
– balístico, 99, 106
– dinâmico, 99, 106
– estático, 99, 106
– passivo, 98, 106
Alterações do alinhamento do pé, 200
Altura relativa
   de projeção, 260, 261, 270
Amplitude
   de movimento, 93, 106, 218
– de uma articulação, 94
Análise do movimento
– de um projétil, 262
– humano, 31
Análogos angulares das leis de
   Newton do movimento, 364

Anel fibroso, 213, 241
Anfiartrose, 87
Angular, 20, 42
Ângulo(s)
– articular(es), 272, 293
– de ataque, 385, 394
– de carregamento, 154
– de projeção, 257, 258, 270
Anisotrópico, 67, 84
Anorexia nervosa, 76
Antagonista, 120, 136
Anterior, 23
Antropometria, 2
Ápice, 256, 270
Apófises, 79
Apofisite, 79
Arco(s)
– neural, 211
– plantares, 196
Arqueamento, 53, 64
Arquitetura
– da articulação, 86
– da fibra, 116
Arrasto, 377
– de forma, 379, 384, 394
– de onda, 382, 384, 394
– de perfil, 379, 394
– de pressão, 379, 394
– de superfície, 378, 394
– propulsivo, 389, 394
– viscoso, 378, 394
Articulação(ões), 88
– acromioclavicular, 138, 139, 172
– anaxiais, 88
– arquitetura da, 86
– biaxial, 88
– carpometacarpal, 163, 164
– coracoclavicular, 138, 139, 172
– da mão, estrutura das, 163
– discretamente móveis, 87
– disposição dos ligamentos
   e dos músculos, 92
– escapulotorácica, 141
– estabilidade da, 92
– esternoclavicular, 138, 139, 172
– estiramento
   dos ligamentos, 92
– fatores que influenciam
   a flexibilidade da, 94

– glenoumeral, 139, 140, 172
– – abdução, 145
– – – horizontal na, 147
– – adução, 145
– – – horizontal na, 147
– – extensão, 145
– – flexão, 145
– – músculo da, 143
– imóveis, 86
– interfalângicas, 164, 196
– intermetacarpais, 163
– intermetatarsais, 196
– luxações da, 101
– mensuração da amplitude de
   movimento, 94
– metacarpofalângicas, 163, 164, 196
– móveis, 87
– patelofemoral, 182, 184, 207
– – forças sobre a, 188
– – movimento da, 187
– radiocarpal, 160, 172
– radiulnar, 172
– – proximal, 153
– ruptura dos ligamentos
   em uma, 92
– sinoviais, 87
– – condiloide, 87
– – deslizante, 87
– – dobradiça, 87
   clipsóidea, 87
– – em sela, 87
– – esferóidea, 87
– – gínglimo, 87
– – globosa, 87
– – ovoide, 87
– – pivô, 87
– – selar, 87
– – trocóidea, 87
– subtalar, 195
– tarsometatarsais, 196
– tibiofemoral, 182, 207
– – extensão, 186
– – flexão, 186
– – forças sobre, 187
– triaxial, 88
– umerorradial, 153, 172
– umeroulnar, 152, 172
Artrite, 101
– reumatoide, 101

414 BIOMECÂNICA BÁSICA

Atividade mioelétrica, 125, 126, 136
Atlas, 211
Atraso eletromecânico, 126, 136
Atrito, 300, 304, 321
– cinético, 301, 321
– da pele, 378, 384, 394
– estático máximo, 301, 321
Atrofia óssea, 73, 84
Axial, 53, 64

B

Bainhas tendíneas, 89
Balanço, 342, 343, 350
Bandas
– A, 110, 111
– I, 111
Base de apoio, 344, 350
Biomecânica, 1, 2, 18
– da coluna vertebral, 209
– das fraturas ósseas, 77
– do membro
– – inferior, 173
– – superior, 137
– do músculo esquelético, 107
– estudo da, 9
– ocupacional, 5
Bolsa(s), 141, 172
– articulares, 185
– subacromial, 141
– subescapular, 141
– tendíneas, 89
Braço de momento, 324, 350
Bulimia nervosa, 76
Bursas, 141, 172
Bursite, 101

C

Cadeia cinética, 364
Cãibras, 132
Camada limite, 378, 394
Canal, 69
Canelite, 192
Capacidade de produzir tensão, 109
Cápsula articular, 87, 106, 185
Cargas
– agudas, 55
– mecânicas sobre
    o corpo humano, 51
– repetitivas, 55
– sobre
– – a coluna vertebral, 227
– – o cotovelo, 156
– – o joelho, 187
– – o ombro, 147
– – o pé, 198
– – o quadril, 179
Carregamento
– agudo, 55, 64
– combinado, 53, 54, 64
– repetitivo, 55, 64
Cartilagem articular, 69,
    84, 87, 89, 106

Cavidade medular, 69
Células contráteis, 113
Centro
– de gravidade, 46, 64, 338, 350
– de massa, 338, 350
– de volume, 375, 394
– instantâneo de rotação, 275, 293
Centroide de massa, 338, 350
Ciclo alongamento-encurtamento,
    124, 136
Cinemática, 3, 18, 244, 270
– angular do movimento, 271
– – humano, 272
– do movimento de projétil, 254
– linear do movimento, 243
Cinesiologia, 3, 18
Cinética, 3, 18, 44
– angular do movimento, 351
– linear do movimento, 295
Cintura
– escapular, 138
– pélvica, 175, 207
Circundução, 30
Cisalhamento, 51, 64, 230
Clavículas, 138
Coeficiente
– de arrasto, 377, 394
– de atrito, 301, 321
– – cinético, 301
– – estático, 301
– de restituição, 309, 321
– de sustentação, 383, 384, 394
Colágeno, 66
Coluna vertebral, 210
– estrutura da, 210
– extensão da, 219
– flexão da, 219
– – lateral e rotação da, 220
– hiperextensão da, 219
– movimentos da, 218
– músculo da, 220
Componente(s)
– contrátil, 109, 136
– elástico
– – em paralelo, 108, 136
– – em série, 109, 136
– horizontal e vertical, 255
– rotacional da
    força muscular, 127
Comportamento mecânico dos corpos
    em contato, 299
Composição
– do tecido ósseo, 66
– vetorial, 57, 64
Compressão, 51, 64, 66, 230
Comprimento e tensão, 123
Concêntrica, 119, 136
Condições ótimas de projeção, 261
Condrócitos, 89
Conjugado, 326, 350
Conservação
– de energia mecânica, 315
– do momento angular, 357

Contração, 109
– concêntrica, 119
– excêntrica, 119
– isométrica, 119
Contusões
– do quadril, 181
– musculares, 132
Corcunda de viúva, 76
Corpo, 69
– livre, 45
Corrida com os pés descalços, 202
Costas
– de nadador, 217
– lesões das, 232
Cotovelo, 152
– de golfista, 159
– de tenista, 159
– estrutura do, 152
– extensão do, 155
– flexão do, 155
– hiperextensão continuada do, 159
– lesões do, 157
– luxações do 157, 159
– movimentos do, 154
– pronação do, 155
– supinação do, 155
Crescimento
– e desenvolvimento ósseos, 69
– em diâmetro, 70
– longitudinal, 70
Curvaturas
– primárias da
    coluna vertebral, 217, 241
– secundárias da
    coluna vertebral, 217, 241
– vertebrais, 217
Curvilíneo, 20, 42

D

Dedos
– do pé
– – extensão dos, 197
– – flexão dos, 197
– – movimentos dos, 165
Deformação, 55, 64
– relativa, 67, 84
Densidade, 49, 64
– mineral óssea, 5
Desenvolvimento ósseo adulto, 70
Deslocamento, 245, 246
– angular, 276, 284, 293
– de disco, 235
– linear, 245, 270, 284
Desvio
– radial, 27, 163
– ulnar, 27, 163
Determinação do momento
    de inércia, 354
Diáfise, 69
Diagrama de corpo livre, 45, 64
Diartrose, 87
Diferencial de pressão, 379

Dinâmica, 2, 18
Discos intervertebrais, 213, 215
Disposição
– paralela das fibras, 116, 118, 136
– peniforme das fibras, 116, 136
Distal, 23
Distância, 245, 246
– angular, 276
Distensão do quadril, 181
Distorção relativa, 67
Doença
– de Osgood-Schlatter, 79
– de Sever, 79
– degenerativa articular, 101
Dor muscular tardia induzida
  pelo exercício, 132
Dorsiflexão, 26, 193

E

Economia de corrida, 4
Efeito(s)
– do carregamento, 55
– Magnus, 387, 388, 394
Eixo(s)
– anatômicos de referência, 25
– de rotação, 20, 42
– frontal, 25, 42
– longitudinal, 25, 42
– principais, 355, 370
– sagital, 25, 42
Elasticidade, 108
Eletrodos, 125
Eletromiografia, 125
Eminência intercondilar, 182
Empuxo, 384
Endomísio, 112
Energia, 313
– cinética, 313, 321
– elástica, 314, 321
– potencial, 313, 321
Entorses
– das articulações, 100
  do tornozelo, 199
– do cotovelo, 157
Epicondilite, 159, 172
– lateral, 159
– medial, 159
Epífises, 70, 84
– de pressão, 79
– de tração, 79
Equações
– de aceleração constante, 264, 267
– de equilíbrio dinâmico, 335, 337
Equilíbrio, 324
– dinâmico, 350
– estático, 335, 350
Escalar, 57, 64
Escápulas, 138
Escoliose, 218, 241
– idiopática, 218
Espondilólise, 234, 241
Espondilolistese, 235, 241

Esqueleto
– apendicular, 68, 84
– axial, 68, 84
Estabilidade, 342, 350
– articular, 91, 92, 106
Estabilizador, 120, 136
Estática, 2, 18
Estiramento dos ligamentos
  em uma articulação, 92
Estresse, 52, 64
– compressivo, 52
– de cisalhamento, 52
– mecânico, 52
– tensor, 52
Estrutura
– da coluna vertebral, 210
– das articulações da mão, 163
– do cotovelo, 152
– do joelho, 182
– do ombro, 138
– do punho, 160
– do quadril, 174
– do tecido ósseo, 66
Eversão, 27
– do pé, 198
Excêntrica, 119, 136
Extensão, 25
– da coluna vertebral, 219
– do cotovelo, 155
– do punho, 162
– do quadril, 177
– dos dedos do pé, 197
– horizontal, 29
– na articulação
– – glenoumeral, 145
– – tibiofemoral, 186
Extensibilidade, 108

F

Facilitação neuromuscular
  proprioceptiva, 99, 106
Fadiga muscular, 130
Falência, 55, 64
Fáscia, 92
– plantar, 196, 207
Fenômeno de relaxamento
  em flexão, 230, 241
Ferramentas para mensuração
  de grandezas
– cinemáticas, 38
– cinéticas, 56
Fibra(s)
– de contração
– – lenta, 114, 136
– – rápida, 114, 136
– intrafusais, 96
– musculares, 110
– tipos de, 114
Fibrocartilagem articular, 90, 106
Flexão, 25
– da coluna vertebral, 219
– do cotovelo, 155
– do quadril, 175

– dos dedos do pé, 197
– horizontal, 29
– lateral, 27
– – e rotação da coluna vertebral, 220
– na articulação
– – glenoumeral, 145
– – tibiofemoral, 186
– no punho, 161
– plantar, 26, 193
Flexibilidade
– articular, 93, 94, 95 106
– – técnicas para aumentar a, 96
– estática, 93
Fluido, 372, 394
Flutuabilidade, 375
Flutuação, 375
– do corpo humano, 375
Fluxo
– laminar, 372, 374, 394
– turbulento, 372, 374, 394
Força(s), 45, 64
– cêntrica, 50
– centrífuga, 366
– centrípeta, 366, 370
– compressiva, 51
– de empuxo, 375
– de reação do solo, 297
– de resistência, 377
– de sustentação, 383, 384
– do tipo axial, 53
– e velocidade, 122
– excêntrica, 50
– Magnus, 387, 394
– muscular, 126
– – componente rotacional da, 127
– – fatores que afetam
    a produção de, 122
– normal de reação, 321
– que busca o centro, 366
– resultante, 45, 58, 64
– rotacional, 50
– sobre a articulação
– – patelofemoral, 188
– – tibiofemoral, 187
– tênsil, 51
Formas de movimento, 20
Formato
– das superfícies articulares
    dos ossos, 91
– laminar, 383
Fratura(s), 77, 84
– agudas das costas e do pescoço, 234
– cominutiva, 78
– do quadril, 181
– em fissura, 78
– em galho verde, 78
– espiral, 78
– oblíqua, 78
– ósseas, 77
– por avulsão, 77
– por estresse, 78, 84, 200
– – das costas e do pescoço, 234
– transversal, 78

416 BIOMECÂNICA BÁSICA

Fulcro, 330, 350
Fusos musculares, 96, 106

G

Goniômetro, 94, 273
Grandezas
– angulares médias *versus*
  instantâneas, 284
– cinemáticas lineares, 244
– médias e instantâneas, 254
Gravidade, 255
Grupo
– eretor da espinha, 224
– semiespinal, 225

H

Hérnias de disco, 235
Hipercifose, 217, 241
Hiperextensão, 25
– continuada do cotovelo, 159
– da coluna vertebral, 219
– do punho, 162
Hiperlordose, 217, 241
Hipertrofia óssea, 72, 84

I

Iliopsoas, 175, 207
Impactado, 78, 84
Impacto, 309, 321
– perfeitamente elástico, 309, 321
– perfeitamente plástico, 309, 321
Impulso, 50, 64, 307, 308, 321
– angular, 361, 363, 370
Inércia, 44, 64, 352
Inferência, 12, 18
Inferior, 23
Inibição recíproca, 97, 106
Instantânea, 254, 270
Instrumentos para
  a medição dos
  ângulos corporais, 273
Insuficiência
– ativa, 121, 136
– passiva, 122, 136
Inversão do pé, 198
Irritabilidade, 109
Isocinético, 335
Isométrica, 119, 136
Isquiotibiais, 207

J

Joelho
– estrutura do, 182
– lesões do, 189
– ligamentos do, 184
– movimentos do, 185

K

Klapskate, 5, 6

L

Lábio glenoidal, 140, 172
Lâmina(s), 383, 394
– epifisiais, 70
Lei(s)
– da aceleração, 296
– – constante, 264, 270
– da conservação da energia
  mecânica, 315
– da gravidade, 299
– da inércia, 296
– da reação, 297
– de Newton, 296
– de Wolff, 71, 72
– teórica do quadrado, 378, 394
Lesão(ões)
– aguda, 55
– articular, 95
– crônica, 55
– das costas e do pescoço, 232
– do cotovelo, 157
– do joelho e da perna, 189
– do ligamento
– – colateral medial, 191
– – cruzado anterior, 190
– do manguito rotador, 151
– do menisco, 191
– do ombro, 150
– do pé, 199
– do punho e da mão, 167
– do quadril, 181
– do tornozelo, 199
– e patologias comuns das
  articulações, 100
– em chicote, 236
– em rotação, 152
– epifisiais, 79
– musculares comuns, 131
– nos tecidos moles, 234
– ósseas comuns, 77
– por estresse, 55
– por uso excessivo, 199
– – do cotovelo, 159
– relacionadas com estruturas
  de arco alto e baixo, 201
Libra, 45
Ligamento(s), 216
– amarelo, 216, 241
– colaterais, 207
– – medial e lateral, 183
– – tibial e fibular, 183
– cruzado(s), 184, 207
– – posterior, 190
– do joelho, 184
– do pescoço, 216
– do quadril, 175
– nucal, 216
Limite elástico, 55, 64
Linear, 20, 42
Linha(s)
– M, 110, 111
– Z, 110, 111

Líquido sinovial, 87, 106
Localização do centro
  de gravidade, 339
– do corpo humano, 340
Lombalgia, 232
Luxação(ões)
– da articulação, 101
– do cotovelo, 157, 159
– do ombro, 150

M

Macrotrauma, 55
Maléolos medial e lateral, 194
Manguito rotador, 140, 172
Mão
– lesões da, 167
– movimentos da, 164
Massa, 44, 64
Máxima eficiência
  mecânica, 329
Mecânica, 2, 18
Média, 254, 270
Medial, 23
Medicina desportiva, 3, 18
Meniscos, 183, 207
Mensuração dos ângulos, 272
Método
– contrair-relaxar-agonista, 100
– "ponta-cauda", 58
– segmentar, 342, 350
Metro, 245, 270
Microtrauma, 55
Miosite ossificante, 132
Modelagem óssea, 71
Momento, 305
– angular, 356, 370
– de força, 324
– de inércia, 352, 353, 355, 370
– flexor, 77
– linear, 305, 321
– principal de inércia, 355, 370
Movimento(s)
– angular, 20, 284
– da articulação patelofemoral, 187
– da coluna vertebral, 218
– da mão, 164
– de balé clássico, 178
– de translação, 20
– do complexo do ombro, 141
– do cotovelo, 154
– do joelho, 185
– do pé, 197
– do polegar, 165
– do punho, 161
– do quadril, 175
– do tornozelo, 193
– do úmero, 142
– dos dedos, 165
– em um meio fluido, 371
– geral, 20, 22, 42
– hula, 360
– linear, 20, 284

– no plano
– – frontal, 26
– – sagital, 25
– – transverso, 28
– relativo, 372
– retilíneo, 20
Mudança
– no comprimento muscular com a produção de tensão, 119
– no momento angular, 361
Músculo(s), 144, 154, 176, 185, 197, 220
– abdutor
– – curto do polegar, 166
– – do dedo mínimo, 166
– – longo do polegar, 166
– adutor
– – breve, 176
– – do polegar, 166
– – longo, 176
– – magno, 176
– ancôneo, 154
– anteriores da região cervical, 222
– biarticulares, 121
– bíceps
– – braquial, 144, 154
– – femoral, 176, 185
– braquial, 154
– braquiorradial, 154
– coracobraquial, 144
– da articulação glenoumeral, 143
– da coluna vertebral, 220
– da escápula, 142, 143
– da região anterior, 221
– deltoide, 144
– do costureiro, 176
– do manguito rotador, 142
– do ombro, 144
– do pé, 197
– do quadril, 175 176
– eretores da espinha, 221
– escalenos, 221, 226
– espinais profundos, 221, 225
– esplênio(s), 220
– – da cabeça, 222
– – do pescoço, 222
– esquelético
– – função do, 118
– – organização estrutural do, 109
– esternocleidomastóideo, 221, 226
– extensor(es)
– – curto do polegar, 166
– – do dedo, 166
– – – indicador, 166
– – – mínimo, 166
– – longo
– – – do hálux, 197
– – – do polegar, 166
– – – dos dedos, 197
– extrínsecos, 166, 172
– fibular
– – curto, 197
– – longo, 197
– – terceiro, 197

– flexor
– – curto
– – – do dedo mínimo, 167
– – – do polegar, 166
– – longo
– – – do hálux, 197
– – – do polegar, 166
– – – dos dedos, 197
– – profundo dos dedos, 166
– – superficial dos dedos, 166
– gastrocnêmio, 185, 197
– glúteo
– – máximo, 176
– – médio, 176
– – mínimo, 176
– grácil, 176, 185
– hióideos, 222
– ilíaco, 176
– iliopsoas, 175, 176
– infraespinal, 144
– interósseos
– – dorsais, 167
– – palmares, 167
– intrínsecos, 166, 172
– latíssimo do dorso, 144
– levantador
  da escápula, 221, 226, 227
– lumbricais, 167
– multiarticulares, 121
– oblíquo(s)
– – externo, 220, 223
– – interno, 220, 223
– oponente
– – do dedo mínimo, 167
– – do polegar, 166
– papéis desempenhados pelos, 120
– pectíneo, 176
– peitoral maior, 144
– plantar, 185, 197
– poplíteo, 185, 186
– pré-vertebrais, 220
– pronador
– – quadrado, 154
– – redondo, 154
– psoas, 176, 227
– – maior, 221
  quadrado do lombo, 221, 227
– quadríceps femoral, 186
– que cruzam
– – o cotovelo, 154
– – o joelho, 185
– redondo
– – maior, 144
– – menor, 144
– reto
– – do abdome, 220, 223
– – femoral, 176, 185
– sartório, 176, 185
– – delgado, 176
– seis rotadores laterais, 176
– semiespinais, 221
– semimembranáceo, 176, 185
– semitendíneo, 176, 185

– sóleo, 197
– subescapular, 144
– suboccipitais, 220, 224
– superficiais do tronco posterior, 222
– supinador, 154
– supraespinal, 144
– tensor da fáscia lata, 176
– tibial
– – anterior, 197
– – posterior, 197
– tríceps braquial, 144, 154
– vasto
– – intermédio, 185
– – lateral, 185
– – medial, 185

N

Natureza dos fluidos, 372
Neuropatia subescapular, 152
Neutralizador, 120, 136
Newton, 45
Núcleo pulposo, 213, 241

O

Ombro, 138
– cargas sobre o, 147
– de nadador, 151
– estrutura do, 138
– lesões do, 150
– luxações do, 150
– músculos do, 144
Oposição com os quadris, 362
Organização estrutural, 66
Órgãos tendinosos de Golgi, 96, 106
Orientação dos segmentos corporais, 272, 273, 293
Osso(s)
– cortical, 66, 84
– curtos, 68, 84
– irregulares, 69, 84
– longos, 69, 84
– planos, 68, 84
  porosos, 66
– tipos de, 68
– trabecular, 66, 84
Osteoartrite, 101
Osteoblastos, 70, 84
Osteoclastos, 70, 84
Osteopenia, 75, 84
– prevenção e tratamento da, 76
Osteoporose, 5, 75, 84
– na pós-menopausa e associada à idade, 75
– prevenção e tratamento da, 76
– tipo I, 75

P

Paralisia do nervo subescapular, 152
Pascal, 47
Patela, 184
Patinação artística, 7

418 BIOMECÂNICA BÁSICA

Pé
– estrutura do, 194
– lesões do, 199
– movimentos do, 197
– músculos do, 197
– pronação do, 198
– supinação do, 198
Perimísio, 112
Periósteo, 70, 84
Perna, lesões da, 189
Pescoço
– lesões do, 232
– ligamentos do, 216
Peso, 46, 64
– específico, 49, 64
Planejamento da análise
  qualitativa, 32
Plano(s)
– anatômicos de referência, 23
– cardeais, 23, 42
– frontal, 23, 42
– sagital, 23, 42
– transverso, 23, 42
Plataformas
– de força, 56
– de pressão, 56
Platô(s)
– tibiais, 182
– – medial, 187
Polegar, movimentos do, 165
Ponto limite, 55, 64
Poplíteo, 207
Poroso, 66, 84
Posição
– anatômica de referência, 22, 42
– de travamento, 91, 106
– destravada, 91, 106
Posterior, 23
Potência, 312, 321
– muscular, 128
Prancha de reação, 340, 350
Pré-estresse, 217, 241
Pressão, 47, 64
– intra-abdominal, 232, 241
Primeira lei de Newton, 364
Principais extensores
  cervicais, 224
Princípio(s)
– d'Alembert, 337, 350
– da conservação do momento, 306
– de Arquimedes, 375, 394
– de Bernoulli, 384, 394
– de conservação de momento
  angular, 358
– de estabilidade, 344
– – mecânica, 345
– de trabalho e energia, 316
Problemas
– estudados pela biomecânica, 3
– formais, 11, 12
– informais, 11
– qualitativos, 10
– quantitativos, 10

– vetoriais, solução
– – gráfica de, 59
– – trigonométrica de, 59
Profundo, 23
Projétil, 254, 270
Pronação, 27, 28, 207
– do cotovelo, 155
– do pé, 198
Propriedade(s)
– comportamentais da unidade
  musculotendínea, 108
– dos fluidos, 374
– viscoelástica, 109
Propulsão em um meio fluido, 389
Proximal, 23
Punho, 160, 161
– estrutura do, 160
– extensão do, 162
– flexão no, 161
– hiperextensão do, 162
– lesões do, 167
– movimentos do, 161

Q

Quadríceps femoral, 207
Quadril, 174
– estrutura do, 174
– extensão do, 177
– flexão do, 175
– lesões do, 181
– ligamentos do, 175
– movimentos do, 175
– músculos do, 175 176
Qualitativo, 10, 18
Quantitativo, 10, 18

R

Radiano, 277, 293
Raio
– de giro, 354, 370
– de rotação, 285, 293
Rapidez, 246
– angular, 278
– de projeção, 259, 270
– do movimento, 329
Reação de estresse, 78, 84
Realização da análise qualitativa, 35
Recrutamento das
  unidades motoras, 118
Reflexo
– de estiramento, 97, 106
– miotático, 97
Região lateral do pescoço, 225
Regra da mão direita, 283, 293
Relação(ões)
– cinemáticas angulares, 276
– força-velocidade, 123
Remodclagcm óssea, 71
Resistência, 329
– à aceleração angular, 352
– à compressão, 84

– à tração, 66, 84
– do ar, 256
– muscular, 130
Resolução
– de problemas
– – formais quantitativos, 12
– – qualitativos, 11
– vetorial, 58, 59, 64
Resposta
– neuromuscular
  ao alongamento, 96
– óssea ao estresse, 71
– viscoelástica, 109
Retículo sarcoplasmático, 110
Retilíneo, 20, 42
Retináculos, 161, 172
Rigidez, 66, 84
Ritmo escapuloumeral, 142, 172
Rotação
– do gato, 360
– lateral, 28
– medial, 28
– – e lateral
– – – do fêmur, 178
– – – do úmero, 147
– para a direita, 28
– para a esquerda, 28
– passiva, 187
Ruptura(s)
– dos ligamentos em
  uma articulação, 92
– musculares, 131

S

Sarcolema, 110
Sarcoplasma, 110
Segmento móvel, 210, 241
Segunda lei de Newton, 365
Sinal eletromiográfico bruto, 125
Sinartroses, 86
Sincondrose, 87
Sindesmose, 86
Síndrome
– compartimental, 132
– da dor patelofemoral, 191, 192
– do atrito do trato iliotibial, 191
– do impacto do
  manguito rotador, 151
– do túnel do carpo, 167
Sínfise, 87
Sistema(s), 22, 42
– de referência espacial, 30
– inglês, 13, 18
– mecânicos, 22
– métrico, 13, 18
Solução
– gráfica de problemas vetoriais, 59
– trigonométrica de problemas
  vetoriais, 59
Somação, 113, 136
Superficial, 23
Superior, 23

Índice Alfabético

Supinação, 27, 28, 207
– do cotovelo, 155
– do pé, 198
Sustentação, 383, 394
Suturas, 86

T

Tangente, 288
Taxa de sustentação/arrasto, 385, 394
Tecido(s)
– conectivo articular, 91
– conectivos, 92
Técnica
– contrair-relaxar-antagonista-
   contrair, 100
– de braçada, 390
Temperatura corporal, 130
Tendinite do tendão do calcâneo, 199
Tensão, 51, 64
– e comprimento, 123
Teoria
– da sustentação propulsiva, 390, 394
– do arrasto propulsivo, 389, 394
Terceira lei de Newton, 365
Terminologia
– de referência padrão, 22
– do movimento articular, 25
Termos direcionais, 23

Tetania, 113, 136
Torção, 53, 54, 64
Tornozelo
– estrutura do, 192
– lesões do, 199
– movimentos do, 193
Torque(s), 50, 64, 324, 350
– articulares resultantes, 327
– líquido, 118
Trabalho, 312, 321
– negativo, 312
– positivo, 312
Trabéculas, 66
Trajetória, 257, 270
– do projétil, 257
– parabólica, 258
Transdutores, 125, 136
Transferência de momento angular, 358
Translação, 20, 42
Trato iliotibial, 92, 93, 184, 207
Tríade da mulher atleta, 76
Túbulos transversos, 110
Túneis de vento, 6

U

Úmero
– movimentos do, 142
– rotação medial e lateral do, 147

Unidade(s)
– de medida, 13
– de rapidez e de
   velocidade, 247
– motoras, 112, 136
– – do tipo tônico, 114
– musculotendínea, 108

V

Valgo, 200, 207
Vantagem mecânica, 332, 350
Varo, 200, 207
Velocidade(s), 246
– angular, 279, 285, 293
– e força, 122
– inicial, 262, 270
– linear, 246, 270, 285
– relativa, 372, 394
Vértebras, 211
Vetor(es), 57, 64
– de movimento angular, 283
Vídeo e filme, 38
Viscoelástico, 109, 136
Volume, 48, 64

Z

Zonas H, 110, 111